儿科护理学

主编 ◎ 周乐山　李　君

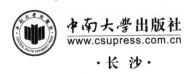

中南大学出版社
www.csupress.com.cn

·长沙·

图书在版编目（CIP）数据

儿科护理学／周乐山，李君主编．—长沙：中南大学出版社，2021.6

百校千课共享联盟护理学专业融媒体教材

ISBN 978-7-5487-0624-3

Ⅰ．①儿… Ⅱ．①周… ②李… Ⅲ．①儿科学－护理学－医学院校－教材 Ⅳ．①R473.72

中国版本图书馆 CIP 数据核字（2020）第 109098 号

儿科护理学
ERKE HULIXUE

主编 周乐山 李 君

□责任编辑	陈 娜 王雁芳
□责任印制	易红卫
□出版发行	中南大学出版社
	社址：长沙市麓山南路 邮编：410083
	发行科电话：0731-88876770 传真：0731-88710482
□印 装	长沙德三印刷有限公司

□开 本 787 mm×1092 mm 1/16 □印张 29.25 □字数 693 千字
□互联网+图书 二维码内容 字数 368 千字 视频 138 分钟 PPT 1548 张 图片 25 张
□版 次 2021 年 6 月第 1 版 □2021 年 6 月第 1 次印刷
□书 号 ISBN 978-7-5487-0624-3
□定 价 78.00 元

编委会

主　编

周乐山(中南大学)　　　　　　李　君(南方医科大学珠江医院)

副主编

张筱岚(大理大学)　　　　　　宋　薇(湖南医药学院)

张　侠(湖北科技学院)　　　　韦秋菊(南方医科大学珠江医院)

黄　琼(南方医科大学珠江医院)

编　委(按姓氏音序排列)

丛　丽(湖南师范大学)　　　　甘　敏(南方医科大学珠江医院)

贺　琴(南方医科大学珠江医院)　李艳伟(华中科技大学同济医学院
　　　　　　　　　　　　　　　　　　　附属同济医院)

梁丽婵(南方医科大学珠江医院)　廖小妹(南方医科大学珠江医院)

刘　卫(南方医科大学珠江医院)　刘小妹(南方医科大学珠江医院)

刘新娥(中南大学)　　　　　　宋霞梅(南方医科大学珠江医院)

谭　薇(南方医科大学珠江医院)　王　丹(南方医科大学珠江医院)

王淑爱(南方医科大学珠江医院)　王思娃(中南大学湘雅三医院)

王滢茹(兰州大学第二医院)　　吴海花(南方医科大学珠江医院)

吴　萍(中南大学湘雅二医院)　吴燕梅(南方医科大学珠江医院)

肖雅文(南方医科大学珠江医院)　杨　青(湖南医药学院)

张翠兰(南方医科大学珠江医院)　张观梅(南方医科大学珠江医院)

郑爽欢(南方医科大学珠江医院)　周幸妃(南方医科大学珠江医院)

朱　瑶(南方医科大学珠江医院)

丛书序一

20世纪早期，熊彼特提出著名的"创造性毁灭"理论：一旦现有的技术受到竞争对手更新、效率更高的技术产品的猛烈冲击，创新就会毁灭现有的生产技术，改变传统的工作、生活和学习方式。今天，网络技术的影响波及全球，各种教育资源通过网络可以跨越时间、空间距离的限制，使学校教育成为超出校园向更广泛的地区辐射的开放式教育。而融媒体教材，正在以一种新型的出版形式影响着教育和教学。

随着社会的进步，人民大众对享有高质量的卫生保健需求日益增加，特别是目前国内外对高层次护理人才的需求增加，要求学校护理教育更快、更多地培育出高质量的护理人才。为加强高校优质课程资源共享，实现优势互补，共建共享高质量融媒体课程，推动我国护理专业教育质量的提升，针对远程教育的教学特点，我们组织全国三十余所高等院校有丰富教学经验的专家编写了这套"百校千课共享联盟护理学专业融媒体教材"。

融媒体教材建设的实质就是将纸质图书与多媒体资源进行链接，使资源的获取变得更加容易，使读者能高效、深度地获取知识。在本套教材中，我们以纸质教材为载体和服务入口，综合利用数字化技术，将纸质教材与数字服务相融合。学生可以随时随地利用电脑和手机等多个终端进行学习。纸质教材的权威、视频的直观以及其中设计的互动内容，可以让学习更生动有效。

另外，本套教材在编写中根据《国家中长期教育改革和发展规划纲要（2010—2020年）》《全国护理事业发展规划（2016—2020年）》提出的"坚持以岗位需求为导向""大力培养临床实用型人才""注重护理实践能力的提高""增强人文关怀意识"的要求，注重理论与实践相结合、人文社科学与护理学相结合，培养学生的实践能力、独立分析问题和解决问题的评判性思维能力。各章前后分别列有"阅读音频""学习目标""预习案例""本章小结""学习检测",便于学生掌握重点,巩固所学知识。能切实满足培养从事临床护理、社区护理、护理教育、护理科研及护理管理等人才的需求。

由于书中涉及内容广泛,加之编者水平有限,不当之处在所难免,恳请专家、学者和广大师生批评指正,以便再版时修订完善。

2020 年 6 月

丛书序二

　　教材是学生学习一门功课最基本，也是最权威的学习资源。过去如此，"互联网+"时代的今天也不例外。国家教材委员会认为"课程教材是学校教育工作的核心内容，集中体现了教育思想和理念、人才培养的目标和内容"。习近平总书记在 2016 年全国高校思想政治工作会议上明确提出"教材建设是育人育才的重要依托"，在 2018 年全国教育大会上更是明确地指出"要把立德树人融入思想道德教育、文化知识教育、社会实践教育各环节，贯穿基础教育、职业教育、高等教育各领域，学科体系、教学体系、教材体系、管理体系要围绕这个目标来设计"。足见教材在回答教育"培养什么人""如何培养人""为谁培养人"这一根本问题中的重要根本价值。

　　教材之于高等教育(无论是全日制高等教育，还是非全日制高等教育，即高等学历继续教育)同样意义重大。2016 年 10 月 15 日，教育部陈宝生部长在武汉高等学校工作座谈会上首次提出高等教育要实现"四个回归"，分别是"回归常识""回归本分""回归初心""回归梦想"。当谈到"回归常识"时，他首先阐述的内涵就是"教育的常识就是读书"。当然，这里的"书"不仅仅是教材，还包括其他类型的"书"，甚至"社会书""国情书""基层书"，但首选是"教材"！这是毫无疑问的。

　　在高等学历继续教育领域，特别是师生多处于分离状态的远程高等教育领域，教材肩负着更加重要的使命——它不仅要呈现教的内容，而且要承担部分教师教的职能，也就是让学习者通过阅读教材产生"对话"，就仿佛学习者在与教师(编者)进行双向交流。这在远程教育领域叫作"有指导的教学会谈"。过去，由于教材受到表现形式的束缚，要实现这类"对话"，只能通过编写指导性文字的方式来实现。伴随以互联网为主的现代信息技术的发展，传统印刷教材可以通过二维码、配套学习卡等方式，与网络上的在线学习平台、微信小程序、多媒体资源、在线学习服务等建立链接。这不仅打破了传统图书内容封闭、无法更新的不足，还使学习者能通过教材获得相应的资源，服务更加便捷，获取知识更加高效、个性化，且更有深度。我们称这样的教材为"融媒体教材"。

显然，融媒体教材的编写不是一件简单的事情，编者既需要掌握扎实的学科专业知识，做到深入浅出；又需要丰富的媒体技术运用能力，尤其是要掌握在线学习资源的设计能力。融媒体教材已经不是简单的图文著述，而是变成了一个相对完整的教学资源系统的开发。除了传统教材所需要的文字、图表等内容外，还需要作者配套相应的授课微视频、测试题、学习活动(如投票、讨论等)、拓展学习资料等。根据课程特点，还可以有动画、音频、VR(AR、MR)等更加富有表现力的资源。因此，开发高质量的融媒体教材，需要专业化的团队合作。

2018年，为贯彻落实党的十九大提出的"办好继续教育"要求，推动我国远程与继续教育事业健康、可持续发展，由全国高校现代远程教育协作组发起，在全国范围力邀了一大批志同道合的高水平大学、出版社，与北京网梯(技术支持)共同组建了"百校千课共享联盟"。很荣幸，我任联盟理事长。我们成立这个联盟的初心就是以开发融媒体教材为突破口，加强高校优质课程资源的共建共享，避免低水平重复建设，打破高校、出版社、企业的合作壁垒，实现优势互补，共建共享高质量课程，推动我国在线教育质量的提升。可喜的是，联盟得到了会员单位，以及各方面的大力支持，迅速发展壮大，已经有不少学科专业组建了专业编委会，成立了教材研发团队，启动了相关教材编写、资源制作工作，将传统图书与网络资源相融合成新型立体化融媒体教材。这套丛书有如下特点。

一是立德树人，育人为本。丛书注重知识、技能与价值观的综合，将学科知识与人文知识、人文精神有效融合，坚持以文化人、以文育人。丛书编写注重增进文化自信，在具体内容的取舍上，既瞄准世界前沿，又紧密结合国情，坚持古为今用，推陈出新。

二是语言活泼，对话风格。丛书改变传统教科书刻板、艰涩的语言风格，倡导使用轻松活泼的语言，以对话的方式，深入浅出地将要教给学生的知识点、技能点呈现出来，帮助图书使用者更好地学习。

三是既有内容，也有活动。丛书绝不是知识点的简单罗列，而是将要教的内容与教学的活动在技术的支持下有机组合，以实现印刷教材与网络资源、学习平台的有效结合，实现学习者"学—练—测—评"一体化。

四是版面活泼，模块设计。丛书版面设计活泼，在适应读者阅读习惯基础上，注重提升读者的阅读舒适度和使用教材的便捷度(如可以方便地做笔记、扫码等)。此外，模块化的栏目设计让读者更容易区分不同内容的价值，有利于提升阅读。

五是链接资源，开放灵活。丛书通过二维码、学习卡等方式，实现了传统教材与在线学习课程、微信学习小程序的无缝链接。通过扫描教材内页的资源码，学习者能够轻松地访问配套学习资源。

丛书是多方面共同努力的结果和集体智慧的结晶。每一本融媒体教材的诞生，都有着至少4支队伍的共同贡献。第一支队伍是由主编带领的学科专业编写团队，这支团队往往由国内同领域多个大学的老师组成，共同编写、共同审校；第二支队伍是协助完成图书配套视频、动画、测试等资源建设的多媒体资源开发团队和北京网梯科技发展有限公司的平台、小程序研发团队，他们是立体化资源的建设者和技术研发者；第三支队伍是负责教材设计和图文资源审校的出版社工作团队，他们从出版的专业角度，为丛书的每一个细节进行把关；第四支队伍是"百校千课联盟"的所有成员单位及专家委员会，他们参与了需求研判、丛书设计、标准拟定、制作开发、推广应用等全过程。在此，一并表示衷心的感谢！

是以为序。

严继昌

2018 年 12 月于清华园

前　言

为适应社会发展和进步，满足国内外对高层次护理人才的需求，加强高校优质课程资源共享，实现优势互补，共建共享高质量融媒体课程，全国"百校千课共享联盟"组织编写了这套护理专业融媒体教材，将传统图书与多媒体资源进行链接，使资源的获取变得更加容易，使读者能高效、深度地获取知识，使学习更加生动有效。

习近平总书记提出"立德树人"是新时代教育的根本任务，2020 年 5 月教育部《高等学校课程思政建设指导纲要》明确提出，全面推进课程思政建设是落实立德树人根本任务的战略举措，要将思政教育融入课堂教学全过程，其中教材建设是非常重要的环节，融媒体教材《儿科护理学》将"立德树人"的思想贯穿于整个编写过程，挖掘专业内容中的思政元素，设置"课程思政"模块，结合专业和课程特点，将思政和人文教育融入教材。

编写内容上，依据学科发展趋势，借鉴国内外经典教材的经验，结合新时代背景和我国护理实践，根据儿科疾病谱的变化，同时注重儿科护理领域的新理论、新技术及新方法，精选教材内容；编写患病儿童护理等内容时，倡导"以患儿及其家庭为中心"的护理理念，以护理程序为框架，引导学生建立临床思维，提高临床观察、分析、判断问题和解决问题的能力，适应现代儿科护理的需要。认真研究了护士执业资格考试和护师职称考试大纲，将上述考试要求中涉及的理论、知识和技能，尽量在教材中予以覆盖。

编写结构上，本教材每章设置"案例导入"模块，并可通过扫码查看"案例导入"的解析，有助于学生思考和提高分析问题的能力；每章设置"本章小结"帮助读者更好地梳理和巩固章节内容；章末设置客观题测验和主观题测验，题型采用执业考试题型，题量涵盖执业考试大纲的知识点，促进学生能更全面、系统地掌握儿科护理学的基本理论、基本知识和基本技能，提高临床观察、分析和解决问题的能力。

呈现形式上，采用纸质版和数字版融合的新模式，以提高教材使用效果。每章设置章首二维码、章末二维码及随文二维码，学生可使用移动终端或 PC 终端查阅教学课件、彩图、音频和视频等学习资料，数字内容主题鲜明，形式多样，内容丰富，使形式和内容深度融合，顺应信息化和大数据时代的发展，有利于促进学生自主学习能力的提高。

整个编写过程中，得到了全国 10 余所护理院校领导和同道的帮助和支持，在此谨致诚挚的感谢！

本教材虽经多次修改和审校，但由于时间仓促，水平有限，难免存在错误和不当之处，恳请各院校师生和广大读者批评、指正。

周乐山

2021 年 1 月

目　录

第一章

绪论

儿科护理学（pediatric nursing）是一门研究儿童各年龄阶段生长发育规律及其影响因素、儿童健康促进、儿童营养与喂养及儿童疾病防治和护理，以保障儿童身心健康的一门专科护理学。

绪论PPT

▌ 第一节　儿科护理学的任务和范围

一、儿科护理学的任务

儿科护理学的任务是适应医学模式的转变，从体格、智能、行为和社会等各方面综合评价儿童生长发育情况，充分利用先进的医学、护理学及相关学科的理论和技术，为儿童及其家庭提供综合性、广泛性、整体化的护理，以降低发病率、病死率，提高治愈率，增强儿童体质，保障和促进儿童身心健康，提高人类整体健康素质。

二、儿科护理学的范围

儿科护理学所涉及的范围很广，所有儿童时期的疾病防护和健康促进都属于儿科护理学研究和实践的范围，包括儿童生长发育、儿童健康促进、儿科营养与喂养、儿童疾病防治和护理及相关知识的普及。儿科护理学的研究对象为胎儿期至青春期的儿童，中国临床儿科一般收治0~14岁的儿童。

随着医学科学和护理学的迅猛发展，儿科护理学已发展成以儿童及其家庭为中心的身心整体护理，儿科护理学的范围和内容有了质的变化，所涉及的相关学科也越来越多，儿科护理学除了本身的内容外，尚需要社会学、教育学、心理学、流行病学、医学统计学等多个学科的密切配合，这些变化和发展将促进儿科护理学的发展。

第二节　儿童年龄分期

儿童处在不断生长发育的变化过程，这一过程是连续的，但不同年龄阶段的解剖结构、生理功能和心理行为又有其规律性。为了更好地促进儿童身心健康，更好地治疗和护理患病儿童，在实际工作中医务工作者根据儿童年龄将儿童年龄分期划分为 7 个时期。

一、胎儿期

从受精卵的结合开始至胎儿出生为止称为胎儿期（fetal period），约 40 周（280 天）。此期又分为胚胎期（0~12 周）、胎儿中期（13~28 周）和胎儿晚期（29~40 周）。胎儿的周龄称为胎龄或妊娠龄。胚胎期是受精卵细胞不断分裂，各系统组织器官迅速分化发育的时期，容易受内外因素的影响而导致胎儿发育受到影响。

二、新生儿期

出生后脐带结扎至生后 28 天为新生儿期（neonatal period）。此期是儿童脱离母体独立生活、体内外环境发生巨大变化、生理功能进行调整以逐渐适应外界环境的时期。

胎龄满 28 周至出生后 7 天又称围生期（perinatal period），包括胎儿晚期、分娩过程及新生儿早期 3 个阶段。

三、婴儿期

出生至 1 周岁为婴儿期（infant period），又称乳儿期。新生儿期也包含在此期内。此期是儿童出生后生长发育最迅速的阶段，又称儿童生长发育的第一个高峰期。

四、幼儿期

从 1 周岁至满 3 周岁为幼儿期（toddler age）。此期儿童的体格发育较婴儿期相对缓慢。

五、学龄前期

3 周岁以后至 6~7 岁为学龄前期（preschool age）。此期体格发育呈稳步增长状态。

六、学龄期

从 6~7 岁起到 11~12 岁为学龄期（school age）。这一阶段体格发育平稳增长，除生殖系统外，其他器官系统均达到成人水平，理解、分析、综合等能力增强，是开始接受文化教育的时期，也是儿童心理发展中的一个重大转折时期。

七、青春期

女孩从 11~12 岁开始到 17~18 岁，男孩从 12~13 岁开始到 18~20 岁为青春期（adolescence）（或青少年期）。此期为体格生长发育第二个高峰期，生殖系统迅速发育，此阶段是由童年向成人过渡的时期。

课程思政

"儿童不是成人的缩小版"

儿童从生命开始到长大成人，整个阶段都处在不断生长发育的过程中，在解剖、生理、免疫、疾病诊治、心理、社会等方面均与成人不同，且儿童个体差异、性别差异、年龄差异都非常大，"儿童不是成人的缩小版"，其中蕴含很多的哲学思想，提示我们要用辩证统一的观点看事物，用联系和发展的观点看变化，用整体与部分的关系理解和实施以家庭为中心的整体护理，根据不同年龄阶段采取不同的护理方式。

第三节　儿科特点

儿童从生命开始直到长大成人，整个阶段都处在不断生长发育的过程中，在解剖、生理、病理、免疫、疾病诊治、心理社会等方面均与成人不同，且各年龄期的儿童之间也存在差异，在护理上有其独特之处。因此，学习儿科护理学时不能将儿童视为成人的缩影。

（一）儿童解剖生理特点

1. 解剖特点

在生长发育过程中，儿童的外观不断发生变化，体重、身高（身长）、头围、胸围等不断增长；身体各部分比例、骨骼和牙齿等均随年龄增长而发生变化；主要内脏器官的大小、位置等解剖特点亦与成人有所不同，如新生儿时期两侧心室壁厚度几乎相等，2 岁以下婴幼儿的心脏多呈横位。熟悉儿童正常解剖特点和发育规律，才能做好保健护理工作。如抱婴儿时注意保护头部（婴儿 2 个月前因颈椎肌肉和颈椎发育相对滞后不能抬头）；给婴幼儿进行操作时不能压迫或过度牵拉（婴儿期骨骼柔软，长期受压易变形）等。因此，儿科护士应掌握儿童生长发育过程中的特殊现象，才能做好儿童保健和护理工作。

2. 生理生化特点

儿童处在不断的生长发育过程中，不同年龄阶段有不同的生理生化正常值，如心率、呼吸频率、血压、外周血细胞等。婴儿肾脏功能不成熟，容易发生水、电解质代谢紊乱；儿童生长发育快，代谢旺盛，营养需求相对较高，但胃肠消化吸收功能相对不成熟，容易发生腹泻；呼吸系统功能不成熟，容易出现呼吸困难，气管、支气管黏膜血流丰富易致病原体感染。掌握不同年龄儿童的生理生化特点，才能做出正确的判断与处理。

3.免疫特点

儿童时期体液免疫和细胞免疫均不成熟，皮肤、黏膜娇嫩易破损，淋巴系统、体液免疫及细胞因子等发育不完善，防御能力差，易患感染性疾病。新生儿虽可从母体获得IgG，但3~5个月后逐渐下降，而自行合成IgG的能力一般要到6~7岁时才达到成人水平。IgM是抵抗革兰阴性细菌感染的主要抗体，由于母体IgM不能通过胎盘，因此婴儿易患革兰阴性细菌感染。SIgA是黏膜局部的主要免疫物质，婴幼儿期常缺乏，易患呼吸道和消化道感染。因此，护理中应特别注意消毒隔离以预防感染。

（二）儿科临床特点

1.疾病种类特点

儿童时期各系统疾病的种类与成人有很大的区别，成人常以慢性消耗性疾病和后天获得性疾病为主，而新生儿以先天性疾病多见，婴幼儿以遗传性疾病、感染性疾病多见，高热时可有热性惊厥，这些疾病在成人少见；儿童恶性肿瘤以白血病多见，而成人则以肺癌、肝癌、食管癌等多见；心血管疾病中儿童以先天性心脏病多见，而成人则以冠心病、高血压多见。

2.病理特点

儿童对致病因素的病理反应往往与成人有所不同，且不同年龄段的儿童也存在差异，例如，维生素D缺乏在婴幼儿可引起佝偻病，在成人则表现为骨软化病。肺炎链球菌所致的肺部感染，在婴儿导致支气管肺炎，在年长儿和成人则导致大叶性肺炎。

3.临床表现特点

儿童病情常来势凶、变化快、易反复，护理人员需更加仔细和严密地观察。如儿童患感染性疾病时，由于机体抵抗力低下、不能使病原体局限化，容易发展为败血症，常引起循环衰竭和水、电解质紊乱；新生儿化脓性脑膜炎常缺少典型临床表现，仅有反应低下、拒乳和体温不升等非特异性表现；新生儿患有严重感染性疾病时，其表现与病理改变常不相符，缺乏定位性症状与体征。因此，儿科医护人员必须密切观察病情的细微变化，不轻易放过任何可疑的临床表现。

4.诊断特点

婴幼儿不会主动诉说病情，有了语言表达能力后也往往不能正确描述症状。医护人员应密切观察病情，同时还要考虑患儿的年龄因素，不同年龄的患儿即使是同一症状，所引起的原因也有很大区别。以儿童惊厥为例，发生在早期新生儿时，首先要考虑产伤、缺氧缺血性脑病和颅内出血等；发生在婴幼儿时，首先要考虑维生素D缺乏性手足搐搦症或热性惊厥；发生在年长儿时则要考虑癫痫。在诊断儿科疾病时，要仔细分析和核实患儿的病史，进行全面准确的体格检查，根据发病年龄、季节和流行病学资料，考虑不同年龄儿童检验正常值的差异，结合儿童起病急、变化快等临床特点，才能作出正确的临床判断和诊断。

5. 治疗特点

儿童处在生长发育的动态过程中，儿科的各种治疗不能影响儿童的正常生长发育。有些治疗方法为儿童所特有，如蓝光治疗与换血疗法为治疗新生儿溶血病的特有方法。儿童患病时容易发生水、电解质平衡紊乱，液体疗法时需要定量、定性与定速。由于儿童发育不成熟，机体抵抗力差，患某个系统疾病时往往会累及多个系统；如患肺炎时易发生腹泻和惊厥，因此在治疗原发病的同时，也要积极处理各种并发症。儿科药物治疗的剂量必须按体重或体表面积仔细计算，除药物治疗外，还必须配合支持疗法和护理措施。

6. 预后特点

儿童新陈代谢和生命力旺盛，组织修复能力强，患病时虽然起病急、来势凶、变化快，但只要发现及时、治疗和护理得当，疾病好转也快，转为慢性疾病或留下后遗症也较少。但新生儿、体弱患儿及危重患儿病情恶化迅速，如果评估错误，抢救不及时，易造成突然死亡。

7. 预防特点

加强预防措施是儿科护理工作的特点，而计划免疫是预防工作的重点，通过计划免疫控制许多急性传染病，通过生长发育的监测可早期发现问题，及时给予纠治。通过遗传咨询和新生儿筛查可防止某些先天性、遗传性疾病的发生和发展；注意合理营养，积极进行体育锻炼，可预防儿童营养不良和肥胖症。儿童时期的饮食、行为习惯及生存环境的改善也有利于预防许多成年时期的疾病和心理问题的发生。

8. 护理特点

儿童许多方面与成人不同，收集健康资料时要仔细核实。身体评估时应根据儿童年龄特点及耐受程度，对身体评估顺序进行适当调整；提出护理诊断/问题时，不能忽略疾病对患儿生长发育的影响，还要包括对家长认知的诊断；护理过程中要以儿童及其家庭为中心实施身心整体护理，尽量减少儿童创伤和疼痛，给予儿童及家长更多的人文关怀，还应遵守法律和伦理道德规范，加强多学科合作，实现和促进儿童身心健康。

以家庭为中心的护理模式

(三)儿童心理社会特点

不同年龄阶段儿童心理特征不同。儿童身心发育不成熟，缺乏适应及满足需要的能力，依赖性强，合作性差，需特别保护和照顾；儿童好奇、好动、缺乏经验，容易发生各种意外，同时儿童心理发育过程也受家庭、环境、教育等的影响，环境中任何刺激包括愉快的刺激和不愉快的刺激，都会引起儿童不同的心理反应，进而影响以后的行为。因此，获得家庭、社会的正确引导，对儿童的身心发育尤为重要。儿童生长发育过程受多方面因素影响，尤其是家庭、幼儿园和学校，因此在护理中应以儿童及其家庭为中心，与儿童父母、幼教工作者、学校教师等共同合作，根据不同年龄阶段儿童的心理发育特征和心理需求，提供相应措施，促进其心理健康发展。

第四节　儿科护士的角色与素质要求

一、儿科护士的角色

随着护理学的发展，护理人员的角色有了扩展，儿科护理人员也被赋予了多元化角色。

（一）护理活动的计划者和执行者

护理人员应收集患儿生理、心理、社会状况等方面的资料，全面评估儿童的健康状况，提出健康问题，并制定系统全面、切实可行的护理计划；护理人员也是各种护理措施的执行者和患儿的照顾者，尤其对生活尚不能自理或不能完全自理的患儿更是如此。儿科护理人员应了解儿童营养的摄取和搭配、感染的预防和护理、药物的选择、心理的支持等，以满足儿童身心两方面的需要。

（二）专业照顾者

儿童各个系统和器官尚未发育成熟，生活部分不能自理或完全不能自理，儿科护理最重要的角色就是在帮助儿童促进、保持或恢复健康的过程中，为儿童及其家庭提供直接的、专业的、有效的护理措施，促进儿童身心发展。

（三）健康教育者

在护理患儿的过程中，护理人员应依据各年龄阶段儿童智力发展水平，有针对性地进行疾病防护知识的介绍，帮助患儿了解疾病过程，培养良好的生活、卫生习惯，纠正不良行为。同时，护理人员还应向儿童家长宣传科学育儿知识，达到预防疾病、促进儿童健康的目的。

（四）健康协调者

护理人员应有良好的沟通能力，在需要与有关人员和机构联系时充当协调员的角色，协调各方面的相互关系，维持有效的沟通网，以利于诊断、治疗、救助的顺利进行，使有关儿童保健工作得以互相协调、配合，保证儿童获得有效的照顾。

（五）健康咨询者

护理人员应向儿童及其家长提供有关疾病的信息，给予健康指导，解答与疾病和健康有关的问题，帮助他们以积极有效的方法去面对压力和心理问题，找到有利于身心健康的最佳途径和方法。

(六)儿童代言人

护理人员是患儿合法权益的维护者，在患儿不会表达或不能表达自己的要求和意愿时，护理人员有责任解释并维护儿童的权益不受侵犯或损害。护理人员还应了解影响儿童健康的问题和事件，提供给医院行政部门进行改进，或提供给卫生行政部门作为拟定卫生政策的参考。

(七)护理研究者

护理人员应积极进行研究工作，通过研究提高护理理论知识水平，发展护理新技术，用研究结果指导、改进护理工作，提高儿科护理质量，促进护理专业发展。同时，护理人员还需具备敏锐的观察力，能发现问题的本质，更实际、更深入地认识和解决问题。

课程思政

儿科护士新角色——"护士妈妈"

突如其来的新型冠状病毒肺炎疫情，即使年幼的儿童也未能幸免。新型冠状病毒肺炎疫情防控的特殊性，使得患儿不得不与家长分离，从而引起患儿的紧张和恐惧。疫情就是战场，医院就是前线，儿科护士担当起了"妈妈"的角色，不仅给予了儿童生理上的照顾和心理上的抚慰，而且温暖了无数儿童和家长的心，赢得了全社会的尊敬，受到了世界卫生组织总干事谭德塞的高度赞扬。"护士妈妈"的角色诠释了儿科护士的职业担当，体现了儿科护士的职业素养，疫情结束后需要将这份人文情怀继续践行。

二、儿科护士的素质要求

(一)思想道德素质

儿科护士应有坚定的思想政治素质，正确的人生观和价值观，要有高度的社会责任感、同情心和奉献精神，应热爱儿科护理工作，具有诚实的品格、实事求是的工作作风、高尚的道德情操。对待儿童像对待自己的亲人，倾注爱心，一切为儿童着想，尊重儿童的人格，在儿童面前注意自己的仪表和语言，严于律己，以身作则。

(二)人文关怀素质

儿童的认知和表达能力都不及成人，在儿科护理工作中需要护理人员有良好的人文关怀意识和能力，良好的交流和沟通能力，主动观察患儿需求，主动给予安抚和安慰，理解家长焦虑的情绪，主动让家庭参与护理过程，使患儿获得最佳护理。

（三）专业素质

儿科护士应具有合理的知识结构，有系统而完整的儿科护理理论知识和较强的实践技能，操作准确，技术精湛，动作轻柔、敏捷。具有敏锐的观察力和综合分析能力，能对患儿实施整体护理，运用护理程序解决儿童的健康问题。还应具有开展护理教育和护理科研的能力。

（四）科学文化素质

儿科护士应具备一定的文化素养和自然科学、社会科学、人文科学等多学科知识，掌握一定的外语和计算机应用技术及现代科学发展的新理论、新技术。

（五）身体心理素质

儿科护士应具有健康的身体，稳定的情绪和较强的适应能力，具备良好的自控力及忍耐力，思维灵活敏捷。还应具有强烈的进取心，能与患儿及其家长建立良好的人际关系，同事间相互尊重、团结协作。

第五节　儿科护理学的发展和展望

中医学在儿童疾病的防治与护理方面有丰富的经验。从中医学发展史和丰富的医学典籍及历代名医传记中，经常可见到有关儿童保健、疾病预防等方面的记载，如我国现存最早的医学经典著作《黄帝内经》中对儿科病症已有记录；唐代杰出医学家孙思邈所著的《备急千金要方》中，比较系统地解释了儿童的发育过程，提出了儿童喂养和清洁等方面的护理原则。

19世纪下半叶，西方医学迅速发展并传入我国，西医儿科护理学逐渐形成并得到发展。各国传教士开办的医院里出现了儿科门诊及病房。

中华人民共和国成立以后党和政府对儿童健康非常重视，自1949年第一次提出母亲和儿童的健康受国家保护后，相继出台了一系列旨在提高儿童卫生保健水平的政策和条例，儿童医疗和护理工作得到了迅速的发展。从推广新法接生、实行计划免疫、建立各级儿童保健机构、大力开展城乡儿童保健、提倡科学育儿及儿童生长发育监测到儿科监护病房和新生儿监护病房的形成和发展，表明儿科护理范围和儿科护理水平有了很大的拓展和提高。儿童急性传染病的发病率和病死率大幅下降，儿童常见病和多发病的发病率和病死率亦迅速降低，婴儿病死率逐年下降，儿童体质普遍增强。

为了进一步维护和提高儿童健康水平，世界卫生组织和联合国儿童基金会制订了"儿童疾病综合管理（Integrated management of childhood illness，IMCI）"的战略，儿童疾病综合管理包括家庭和社区，以及卫生机构实施的预防性和医疗性措施。我国通过推广实施该战略，进一步提高了基层儿童医疗卫生服务质量。

2011年国务院颁发了《中国儿童发展纲要（2011—2020年）》，把儿童健康明确纳入国民经济和社会发展规划，作为优先发展的领域之一，儿科学和儿科护理学的发展迎来了新的机遇和挑战，儿童健康研究将向新的领域发展和延伸：①感染性疾病（主要包括已经得到控制的传染病的回升及新发传染病的广泛传播）；②儿童精神卫生；③环境污染对儿童健康的危害；④成人疾病的儿童期预防；⑤儿童意外损伤及其预防；⑥青春期医学等多学科的渗透；⑦儿科疾病的基因诊断和治疗；⑧儿童康复及延续性护理。要求儿科医护人员在诊治儿童疾病的同时，还应维护和促进儿童的心理和行为发育。

随着儿科护理学的发展，儿科护士队伍逐渐壮大。儿科护理信息化建设日渐完善，儿科护理学已逐渐发展成有独特功能的专门学科，其研究内容、任务及范围都会影响儿童的身心发展，今后儿科护理学的任务应更加着眼于保障儿童健康，提高儿童生命质量，儿科专科护士的培训和使用也将更加规范和完善，以儿童及家庭为中心的护理、协同护理、以儿童健康问题为导向的护理及儿科医疗护理网络服务将成为趋势。

儿科专科护士应具备的能力

协同护理模式在儿科的应用

儿科护士应适应现代科学和儿科学的发展，不断学习先进的科学技术和最新的护理手段，推广以家庭为中心的护理模式，注重护理活动中的人文关怀，同时要加强儿科护理学的研究，弘扬求实和创新的理念，发挥团队协作和奉献精神，为提高儿童健康水平和中华民族的整体素质作出更大贡献。

第二章

儿童生长发育

儿童生长发育PPT

学习目标

识记：儿童生长发育的规律；儿童体格生长发育的评价指标及方法。

理解：影响儿童生长发育的因素；儿童神经心理行为发育及评价。

应用：能对儿童体格生长发育进行测量，选择合适的标准参照值，正确评价儿童生长发育状况。

　　生长发育是儿童区别于成人的重要特点。生长是指身体各器官、系统的长大和形态变化，是"量"的改变；发育是指细胞、组织和器官的分化完善与功能上的成熟，是"质"的改变。生长是发育的物质基础，而发育成熟状况又反映在生长的"量"的变化上。

第一节　生长发育的规律及影响因素

一、生长发育的规律

每个儿童生长发育模式不尽相同,但遵循共同的规律。认识生长发育规律有助于对儿童生长发育状况进行正确的评价和指导。

(一)生长发育的连续性和阶段性

生长发育是一个连续的过程,但在各年龄阶段生长发育速度不同,具有阶段性的特点。一般年龄越小,体格增长速度越快。如出生后第一年为第一个生长高峰,尤其前三个月,体重、身高增长很快,第二年后生长速度逐渐减慢,至青春期生长速度又加快,出现第二个生长高峰。

(二)各系统器官发育的不平衡性

人体各系统器官的发育遵循一定规律,神经系统发育较早,在生后两年发育较快,表现为先快后慢;淋巴系统在儿童期迅速生长,于青春前期达高峰,以后逐渐下降表现为先快而后回缩;生殖系统发育较晚,青春期开始迅速发育,表现为先慢后快;其他器官如心、肝、肾、肌肉的发育基本与体格生长发育相平衡(图2-1)。各系统生长发育的不平衡使生长发育速度曲线呈波浪式。

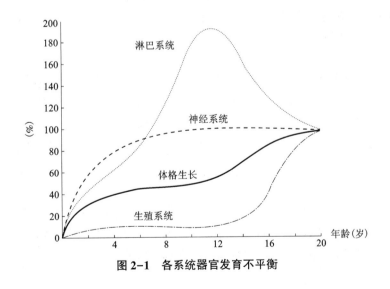

图2-1　各系统器官发育不平衡

(三)生长发育的顺序性

一般生长发育遵循由上到下、由近到远、由粗到细、由低级到高级、由简单到复杂的顺序规律。如婴儿先抬头，再抬胸，后会坐、立、行走等（从上到下）；先全手掌抓握，后手指取物（由粗到细）；先画直线，后画圆圈、图形（由简单到复杂）。

（四）生长发育的个体差异

生长发育虽然按照一般规律发展，但在一定范围内受先天和后天各种因素影响，而存在较大的个体差异。因此在判断儿童发育是否正常时应充分考虑各种影响因素，并进行动态观察，才能做出正确的判断。

二、生长发育的影响因素

遗传因素和环境因素是影响儿童生长发育的两个最基本因素。遗传决定机体发育的可能范围，环境则决定发育的速度和最终达到的程度，两者共同作用，决定了儿童生长发育的水平。

（一）遗传因素

父母双方的遗传因素共同决定了儿童个体发育的"轨迹"或特征、潜力、趋向等。如父母身材高矮、皮肤颜色、毛发多少及形态等，对子女都有一定程度的影响；遗传性疾病不论是染色体畸变还是代谢缺陷病，对生长发育均有显著影响。

（二）环境因素

1. 营养

充足合理的营养是儿童生长发育的物质基础，是保证儿童健康成长极为重要的因素，年龄越小受营养的影响越大。宫内或生后早期的营养不良不仅影响体格生长发育，也可能影响重要器官发育，如脑发育不良。

2. 疾病和药物

任何疾病若持续很长一段时间，尤其是在儿童生长发育的关键时期，都将对其造成不可逆的负面影响，如长期消化功能紊乱、反复呼吸道感染、内分泌系统疾病及大脑发育不全等，对儿童生长发育都有直接影响。药物也可以影响儿童生长发育，如长期使用类固醇激素可减缓身高的增长速度，较大剂量或长期使用链霉素、庆大霉素可导致听力减退甚至耳聋。

3. 孕母情况

孕母生活环境、营养状况、健康状况及情绪等因素影响胎儿生长发育。如妊娠早期感染巨细胞病毒、风疹病毒、带状疱疹、弓形虫等，易导致胎儿先天畸形；孕期接受药物、放射线照射和精神创伤等，可导致胎儿生长发育受阻。

4. 生活环境

生活环境包括自然环境和社会环境。良好的自然环境如舒适的居住条件、新鲜的空气、清洁的水源等可促进儿童生长发育；社会环境包括政治、经济、文化、教育、卫生等可以直接或间接影响儿童生长发育。

第二节　儿童体格生长发育及评价

案例导入

> 某健康男孩到医院进行体格检查。
>
> 体格检查结果：体重 10.5 kg，身长 80 cm，出牙 11 颗，前囟已经闭合，胸围大于头围。
>
> 思考
>
> (1)衡量儿童营养状况的最佳体格发育指标是什么？
>
> (2)该儿童最可能的年龄是多少？
>
> (3)该儿童能完成哪些精细运动？
>
>
>
> 儿童体格生长发育及评价
> 案例解析

课程思政

儿童体格生长发育趋势与改革开放密切相关

　　我国从 1975 年起，每十年进行 1 次儿童体格生长发育调查，2015 年完成了第 5 次调查，其结果显示，我国儿童体格生长发育平均水平超过世界卫生组织的标准，40 年间儿童体格生长发育状况变化显著，原因是影响儿童体格生长的外部因素在变化。改革开放 40 年来，中国社会经济水平快速发展，儿童保健制度和措施不断完善，儿童的生存环境不断改善，促使儿童体格生长发育水平不断提高，说明中国特色社会主义制度符合中国国情和社会发展。

一、体格生长常用指标

(一)体重

体重是各器官、组织、体液的综合重量，体重在体格生长指标中最易波动，但易于准确测量，因此将体重作为反映儿童生长与营养状况的最常用指标。

新生儿出生体重与胎龄、性别、胎次及宫内营养状况等有关。平均男婴出生体重为（3.33±0.39）kg，女婴为（3.24±0.39）kg，与世界卫生组织的参考值（男 3.3 kg，女 3.2 kg）相近。部分新生儿在出生后数天内如摄入不足、水分丢失、胎粪排出、皮肤蒸发等不显性失水会出现暂时性体重下降，为出生体重的 5%~10%，以后体重逐渐回升，一般 7~10 天恢复到出生体重，称生理性体重下降。若儿童体重下降超过 10% 或至第 10 天未达到出生水平，应考虑喂养不足或病理原因。

儿童体重增长随年龄增长逐渐减慢。正常足月儿生后第 1 个月体重可增加 1~1.7 kg，生后 3~4 个月体重约等于出生体重的 2 倍，生后 1 年体重约为出生体重的 3 倍，婴儿期是生后体重增长最快的时期，为"第一个生长高峰"。生后第 2 年体重增加 2.5~3 kg，2 岁时体重约为出生体重的 4 倍。2 岁后体重增长缓慢，每年增长约 2 kg，进入青春期后体重增长再度加快，呈现"第二个生长高峰"。

儿童体重存在较大个体差异，一般在 10% 左右，因此评价某一个体的体重，应以其自身体重增长变化为依据，连续定期监测。儿科临床计算药量和静脉输液量时，应依据实际体重计算。若无条件测量体重时，可按下列公式推算儿童体重（表 2-1）。

（二）身高

身高（身长）指从头顶至足底的全身长度，代表头部、脊柱与下肢骨骼长度的总和。3 岁以下儿童推荐采用卧位测量，称为身长；3 岁以后用站立测量为身高，立位与卧位的身长测量值相差 1~2 cm。

身高（身长）增长规律与体重相似，生后第 1 年是身长增长最快的时期。新生儿出生时平均身长为 50 cm，6 个月时达 65 cm，1 岁时达 75 cm。第 2 年起身长增长缓慢，平均为 10~12 cm，2 岁时身长为 86~87 cm。2 岁后至青春前期平均每年增长 5~7 cm，至青春期，儿童身高增长个体差异较大，出现第二个身高增长加速期。2~12 岁儿童身高估算公式见表 2-1。

表 2-1　正常儿童体重、身高（身长）估算公式

年龄	体重（kg）	年龄	身高（身长）（cm）
12 个月	10	12 个月	75
1~12 岁	年龄（岁）×2+8	2~12 岁	年龄（岁）×7+75

身高包括头部、脊柱和下肢的长度。三个部分的发育进度并不相同，头部发育较早，下肢发育较晚。临床上有时需要测量上部量（从头顶至耻骨联合上缘）和下部量（从耻骨联合上缘至足底），以检查其比例关系，上部量主要反映脊柱的增长，下部量主要反映下肢的增长。

头与身长(高)的比例

（三）坐高

坐高指由头顶至坐骨结节的长度，坐高可显示躯干的生长。儿童 1 岁后身高增加主要是下肢增长，坐高占身高的比例随年龄增长而降低，一般由出生时的 67%，降至 14 岁时的 53%。当儿童患克汀病、软骨发育不良时，坐高占身高百分比明显增加。

（四）头围

头围指自眉弓上缘经枕骨结节绕头一周的长度，是反映脑和颅骨生长发育的一个重要指标。新生儿出生时头围平均为 34 cm，1 岁内增长迅速，前 3 个月和后 9 个月都增长 6~7 cm，1 岁时约为 46 cm。1 岁后头围增长速度减慢，2 岁时约为 48 cm。若头围过小，提示脑发育不良；若头围过大，则提示脑积水或脑肿瘤。

（五）胸围

胸围指自乳头下缘经肩胛骨角下绕胸一周的长度，反映胸廓与肺的发育。胸围在第 1 年发育最快，1 岁时胸围约等于头围，1~1.5 岁超过头围，第 2 年增长速度明显减慢，平均增长 3 cm，以后每年平均增加约 1 cm。头围、胸围生长曲线交叉时间与儿童营养和胸廓发育有关。肥胖儿因胸部皮下脂肪厚，交叉出现的时间较早，3~4 个月时胸围可暂时超过头围；营养较差、佝偻病等儿童的胸围超过头围的时间可推迟至 1.5 岁以后。

（六）上臂围

上臂围指肩峰与尺骨鹰嘴连线中点绕上臂一周的长度，反映骨骼、肌肉、皮下脂肪和皮肤的生长发育情况。常用以评估儿童营养状况，可用上臂围普查 5 岁以下儿童的营养状况。生后第 1 年内上臂围增长迅速，1~5 岁期间增长缓慢。评估标准：>13.5 cm 为营养良好；12.5~13.5 cm 为营养中等；<12.5 cm 为营养不良。

二、体格生长评价

体格生长评价是以正常儿童体格测量数据为标准，评价个体儿童或群体儿童体格生长所处水平及其偏离标准值的程度。对个体儿童而言，除判断其生长、营养状况外，还可以对某些疾病的诊断提供重要依据，如对低出生体重、营养不良、肥胖症、侏儒症、巨人症等进行筛选与诊断。对群体儿童而言，可以研究其生长发育规律和特点，从预防角度早期发现某一群组儿童偏离正常生长模式的倾向，寻找危险因素，采取干预措施。

体格生长评价

第三节　与体格生长有关的其他系统发育

一、骨骼发育

(一)颅骨发育

颅骨间小的缝隙为骨缝,大的缝隙为囟门。额骨与顶骨边缘形成的菱形间隙称前囟,顶骨与枕骨边缘形成的三角形间隙称后囟(图2-2)。前囟出生时为 1.5~2 cm,数个月内随头围增长而变化,6 个月后逐渐骨化缩小,2 岁时96%的儿童前囟闭合。后囟出生时很小,最迟出生后 6~8 周闭合。囟门闭合情况反映颅骨骨化过程。若前门闭合早、头围小,则提示脑发育不良、小头畸形;前囟闭合晚、过大,多见于佝偻病、脑积水、克汀病等;前囟张力增加提示颅内压增高,前囟凹陷见于极度消瘦或脱水者。

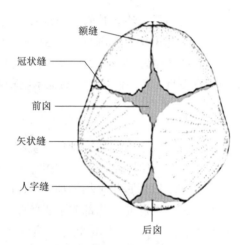

图 2-2　颅骨骨缝、前囟与后囟

(二)脊柱发育

脊柱发育反映椎骨生长过程。新生儿时脊柱仅轻微后凸;婴儿 3 个月能抬头时出现颈椎前凸;6 个月后能坐,出现胸椎后凸;1 岁左右开始行走,出现腰椎前凸;6~7 岁时韧带发育完善,这样的脊柱自然弯曲为韧带所固定。儿童不正确的站、立、行走姿势和骨骼疾病均可影响脊柱正常形态。

(三)长骨发育

骨骼生长常常作为衡量儿童生长发育的重要指标,同时也是评估儿童生物学年龄的最佳依据。骨化中心可反映长骨的生长成熟程度,1~9 岁腕部骨化中心的数目约为其年龄加 1,10 岁时出全。用 X 线片检查测定不同年龄儿童长骨干骺端骨化中心的出现时间、数目、形态的变化,并将其标准化,即为骨龄。如怀疑存在骨发育延迟,则需进行膝部 X 线片检查。正常骨化中心出现的年龄个体差异较大,临床上诊断骨龄延迟时需慎重。

二、牙齿发育

牙齿的发育与骨骼生长有一定的关系,但因胚胎来源不完全相同,两者的发育不完全平行。

人一生有两副牙齿，即乳牙(共20个)和恒牙(共32个)。胚胎2个月时乳牙胚已发生，5~6个月时钙化，出生时颌骨中已有骨化的被牙龈覆盖的乳牙芽孢，一般在生后4~10个月乳牙开始萌出，全副乳牙3岁前出齐。乳牙萌出时间、顺序和出齐时间存在较大的个体差异，13个月龄后仍未萌芽称为萌牙延迟。出牙顺序一般为先下颌后上颌、自前向后(图2-3)。

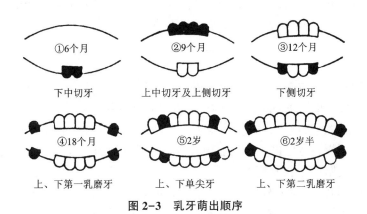

①6个月　　　　　　②9个月　　　　　　③12个月

下中切牙　　　上中切牙及上侧切牙　　　下侧切牙

④18个月　　　　　　⑤2岁　　　　　　⑥2岁半

上、下第一乳磨牙　　　上、下单尖牙　　　上、下第二乳磨牙

图2-3　乳牙萌出顺序

自6岁左右，儿童开始换牙。在全副乳牙之后长出第一颗恒牙(第一磨牙)，然后按乳牙萌出顺序逐个替换为恒牙，12岁长出第二磨牙，18岁以后出现第三磨牙(智齿)，但也有人终生不长此牙。恒牙一般在20~30岁时出齐。第一乳磨牙对颌骨的形态发育及牙齿的排列起重要作用，第二乳磨牙可扶持前者的位置，因此必须注意对乳磨牙的保护。

出牙为生理现象，个别儿童出牙时可出现低热、流涎、睡眠不安等症状。幼儿期正处在乳牙不断萌出时期，牙齿的萌出时间、质地、发育状况等都与机体的营养状况密切相关。在营养摄入方面，尤其与蛋白质、钙、磷、维生素D及维生素C的关系更为密切；同时也与甲状腺水平、水中氟的含量有关。

三、生殖系统发育

男婴出生时睾丸大多已降至阴囊，约10%尚位于下降途中某一部位，一般在1岁以内都会下降到阴囊，少数未降者即为隐睾。睾丸增大是男孩青春期的第一征象，其分泌的雄激素促进第二性征出现。首次遗精标志男性性功能发育成熟。从睾丸增大到遗精出现平均历时3年。

女婴出生时卵巢发育已较完善，但其卵泡处于原始状态。乳房发育是第二性征中出现最早的征象，为青春期始动的标志，女孩多在9~11岁，继而阴毛和外生殖器发育，出现月经来潮和腋毛发育。月经初潮来临标志着女性生殖功能发育成熟。从乳房增大到月经初潮平均历时2.5~3年。

第四节 儿童神经心理发育及评价

在成长过程中，儿童神经心理的发育与体格生长具有同等重要的意义。神经心理发育反映日常行为，包括感知、运动、语言的发育，以及记忆、思维情感、性格等心理活动的发展，故此期的发育也称为行为发育。儿童神经心理发育以神经系统的发育为基础，尤其是脑的发育，与遗传、环境、教育等密切相关。

一、神经系统发育

在胚胎时期神经系统首先形成，脑的发育最为迅速。出生时脑重约390 g，已达成人脑重的25%，6~8岁时儿童脑重约1 200 g，占成人脑重的90%左右。3岁时神经细胞分化基本完成，8岁时接近成人；神经纤维到4岁时完成髓鞘化，故婴儿期各种刺激引起的神经冲动传导缓慢，易泛化。儿童脑耗氧约占总耗氧量的50%，而成人仅为20%。长期营养缺乏可引起脑的生长发育迟缓。

脊髓的发育在出生时相对较成熟，其与成长和运动功能的发育相平行。胎儿时脊髓下端达第2腰椎下缘，4岁时上移至第1腰椎，小婴儿行腰椎穿刺时以L4~L5椎间隙为宜。

二、感知觉发育

在婴儿神经心理发育过程中感知是一个基本的心理过程。照顾婴儿的行为本身对婴儿的视觉、听觉、嗅觉、味觉和触觉提供了刺激，所有这些刺激在婴儿认知发育中起重要作用。

(一) 视感知发育

视觉刺激在儿童与其环境联系中可提供重要信息，学习过程中约70%的信息来源于视觉，因此视感知的发展在婴儿早期发展中占重要地位。新生儿视觉不敏锐，只有在15~20 cm范围内视觉最清晰；2个月可协调地注视物体；3个月头眼协调好；4~5个月开始认母亲，见到奶瓶表示喜悦；5~6个月可以注视远距离物体；1~1.5岁可以注视3 m以外的小玩具；2岁两眼协调好。

(二) 听感知发育

新生儿出生数天后，听力已发育良好，3~4个月出现定向反应；6个月可区别父母的声音；7~9个月开始区别语言的意义、听懂自己的名字；1~2岁能听懂简单的吩咐；3岁后更为精细地区别不同声音；4岁听觉发育完善。新生儿出生时鼓室没有空气，所以听力低下，听觉阈限高于成人10~20分贝。生后3~7天听觉敏锐度有很大提高。正常儿童的听觉强度为0~20分贝。如果听觉强度在20~40分贝为轻度听觉障碍，40~60分贝为中度听觉障碍，60~80分贝为重度听觉障碍，大于80分贝为极重度听觉障碍。应早期发现儿童先天性听觉障碍和后天性听觉障碍，并及时进行听力语言康复。

（三）味觉和嗅觉发育

新生儿的味觉和嗅觉出生时已经发育成熟，3~4 个月时能区分好闻和难闻的气味，4~5 个月对食物味道的微小改变很敏感，应适时添加各类辅食。

（四）皮肤感觉发育

皮肤感觉包括触觉、痛觉、温度觉和深感觉。新生儿的触觉有高度灵敏性，婴儿能对接触身体的襁褓或被褥等任何不舒服的刺激表示强烈反应。特别敏感的是嘴唇、手掌、脚掌、前额、眼帘等处，如物体接触嘴唇时，会引起新生儿口部动作，大腿、前臂、躯干则比较迟钝。随动作发育，婴儿的手逐渐在触觉发育中占主导地位。新生儿痛觉较迟钝，疼痛刺激后出现泛化，2 个月后逐渐改善。新生儿温度觉很灵敏，对冷的刺激反应更明显；2~3 岁通过接触能区分冷、热、软、硬等属性；5~6 岁能分辨体积、重量不同的物体。

（五）知觉发育

知觉是人对事物的综合反映，与上述各感觉能力的发育密切相关。儿童 1 岁末开始有空间和时间知觉；3 岁能辨上下；4 岁能辨前后；5 岁能辨以自身为中心的左右。4~5 岁开始有时间概念，能区分早上、晚上、昨天、今天、明天；5~6 岁时逐渐掌握周内时序、四季等概念。

三、运动发育

运动发育可分为粗大运动发育和精细动作发育两大类。

（一）粗大运动发育

儿童的姿势或全身活动称粗大运动，如抬头、翻身、坐、爬、站、走、跑、跳跃等。婴儿 2~3 个月俯卧抬头 45°~90°；4 个月俯卧抬胸，竖头稳定，会翻身；8~9 个月独坐稳，会爬行；10~14 个月独站和扶走；15~18 个月走得稳；18~24 个月能跑，双足并跳；2~2.5 岁能单足站；3 岁能两脚交替上下楼梯，单足跳。

儿童运动发育图

（二）精细动作发育

儿童手和手指的运动和手眼协调操作物体的能力称为精细动作，如抓饼干、捏纸片、握笔绘画等。精细动作多为小肌肉运动，在全身大肌肉发育后迅速发育，而且随着精细动作水平的提高，手眼协调能力愈来愈占重要地位，并贯穿于精细动作中。新生儿不会主动抓握，5~6 个月开始伸出双臂抓取面前物品，最初用手掌尺侧，6 个月用全掌，8~10 个月为拇指、示指对指抓握，12~18 个月拿笔乱画，并轻轻地抛球；2~2.5 岁用积木搭桥；3~4 岁使用一些"工具性"玩具；4~5 岁可以剪纸；5~6 岁学习写字、折纸。应给儿童提供各种活动机会，帮助提高精细动作技能，开发创造潜能。

四、语言发育

语言为人类所特有，正常儿童语言发育经过发音、理解和表述 3 个阶段。婴儿 3~4 个月咿呀作声；4 个月会出声笑，大声叫；6~8 个月叫名字开始有反应；10 个月会招手"再见"或拍手"欢迎"；12 个月能听懂几样物品的名称；1 岁以后幼儿开始学说话；18 个月能说 10~20 个词；21~24 个月能将 2~3 个词组合起来；2 岁会用代词"我""你"；2 岁半能说歌谣；3 岁会回答简单问题。1~3 岁是口语发育的关键期，先说单词，然后组成句子，逐步完善。正常儿童天生具备发展语言技能的潜能，但必须为其提供适当的环境条件，如与周围人群进行语言交往，其语言能力才能得以发展。

五、心理活动发展

(一)注意

注意是人的心理活动集中于一定的人或事，可分为无意注意和有意注意。无意注意为自然发生的，无目的的行为；有意注意为自觉的、有目的的行为。婴儿在看一个人时听见敲门声立刻去寻找声源是无意注意，而集中注意在某新鲜事物上是有意注意。婴儿期以无意注意为主，随着年龄的增长、活动的增多、语言的发展等，逐渐出现有意注意。3 个月开始能短暂注意人脸和声音。5~6 岁儿童能较好控制自己的注意力。

(二)记忆

记忆是将所获得的信息"储存"和"读出"的神经活动，分为感觉、短暂记忆和长久记忆 3 个阶段。长久记忆又分为再认和重现，再认是以前感知的事物在眼前重现时能认识，重现是以前感知的事物虽未在眼前重现，但可在脑中想起。婴儿期只有再认而无重现，随着年龄增长，重现能力增强。3 岁前的记忆特点是时间短、内容少，以机械记忆为主，精确性差；随着年龄的增长和思维、理解、分析能力的发展，儿童有意识的逻辑记忆逐渐发展，记忆内容也越来越广泛、复杂，记忆的时间也逐渐延长。

(三)思维

思维是人应用理解、记忆和综合分析能力来认识事物的本质和掌握其发展规律的一种精神活动，是心理活动的高级形式。1 岁以后儿童开始产生思维；3 岁前的思维为直觉活动思维，即思维与客观物体、行动分不开，不能脱离客观事物和行动来主动思考；学龄前以具体形象思维为主，即凭借具体事物形象引起的联想进行思考，尚不能考虑事物间的逻辑关系，不能进行演绎推理；随年龄增长，儿童逐渐学会综合分析、分类、比较等抽象思维方法，进一步形成独立思考能力。

(四)想象

想象是对感知过的事物进行思维加工、改组、创造出现实中从未有过的事物形象的思维活动，常常通过讲述、画图、写作、唱歌等表达出来。新生儿无想象能力；1~2岁儿童由于生活经验少，语言尚未充分发育，仅有想象的萌芽；3岁后儿童想象内容稍多，但仍为片段、零星的；学龄前期儿童想象力有所发展，但以无意想象和再造想象为主；学龄期儿童有意想象和创造性想象迅速发展。

(五)情绪、情感

情绪是个体生理或心理需要是否得到满足时的心理体验和表现。情感是在情绪的基础上产生的对人、物的关系的体验，属较高级、复杂的情绪。环境对情绪的影响很大。新生儿因不适应宫外环境，常表现出不安、啼哭等消极情绪，哺乳、抚摸、抱、摇等可使其产生愉快的情绪。随着年龄的增长及与周围人交往的增加，儿童对客观事物的认识逐步深化，对不愉快因素的耐受性逐渐增强，能有意识地控制自己的情绪，情感也日益分化，产生信任感、安全感、荣誉感、责任感等。

(六)意志

意志为自觉地、主动地调节自己的行为，克服困难以达到预期目标或完成任务的心理过程。新生儿无意志，随着语言、思维的发展，婴幼儿开始出现有意行为或抑制自己某些行为时，即为意志的萌芽。随着年龄的增长及与他人交往的增多，儿童意志逐步形成和发展。积极的意志表现为自觉、坚持、果断和自制；消极的意志表现为依赖、顽固、易冲动等。

(七)个性和性格

个性是个人处理环境关系时所表现出来的与他人不同的习惯行为方式和倾向性，包括思想方法、情绪反应、行为风格等。每个人都有特定的生活环境和自己的心理特点，表现在兴趣、能力、气质等方面的个性各不相同。性格是个性心理特征的重要方面，是在人的内动力与外环境产生矛盾和解决矛盾的过程中发展起来的，具有阶段性。外界环境和父母教育对儿童性格的发展具有非常重要的影响，父母的教育态度与儿童性格的关系密切。

六、社会行为发展

儿童社会行为指各年龄阶段心理行为发展的综合表现。儿童社会行为发展受外界环境的影响，与家庭、学校、社会的教育也密切相关，并受神经系统发育程度的制约。

七、神经心理发育评价

儿童神经心理发育表现在感知、运动、语言和心理过程等各种能力及性格方面，对这些能力和特征的检查称为心理测试。心理测试仅能判断儿童神经心理发育水平，无疾病诊断的意义。目前国内外采用的心理测验方法有筛查性测验、诊断性测验和适应性行为评定等多种类型，依据作用和目的又可以分为筛查性测验和诊断性测验两大类。

儿童神经精神发育进程

（一）能力测验

1. 筛查性测验

（1）丹佛发育筛查测验：是一种用于早期发现儿童智力发育问题的初筛测验，适用于2个月至6岁儿童。本筛查测验由104个项目组成，分为个人-社会、精细运动、语言、大运动4个能区，最后评定结果为正常、可疑、异常、无法判断，对可疑或异常者应进一步作诊断性测验。

（2）图片词汇测验：适用于4~9岁儿童。共120张图片，每张有黑白线条图画4幅。检查时测试者说一个词，要求儿童指出相应的一幅画。该测验方法简便，测试时间短，尤其适用于语言或运动障碍者。

（3）绘人测验：适用于5~9.5岁儿童。要求儿童根据自己的想象在一张白纸上用铅笔画一个全身正面人像，然后根据人像身体部位、各部比例和表达方式的合理性等进行评分。该测验方法简便，易于儿童接受，不需要语言交流，可用于不同语言地区。

2. 诊断性测验

（1）Gesell发育量表：适用于4周到3岁的婴幼儿。评价和诊断婴幼儿神经系统发育及功能成熟情况，包括大运动、精细动作、个人-社会、语言及适应性行为五个部分，结果以发育商数表示，测试时间约需60分钟。

（2）Bayley婴儿发育量表：适用于1~42个月的儿童。测试心理发育水平，确定是否有发育迟缓及干预后的效果，也是研究儿童神经心理发育的工具，包括精神发育量表（163项）、运动量表（81项）和婴儿行为记录表（24项），测试时间需45~60分钟。

（3）韦氏学前及初小智能量表：适用于4~6.5岁儿童。测试内容包括词语类及操作类两大部分，测查一般智力水平、言语水平和操作水平，以及各种具体能力，如知识、计算、记忆、抽象思维等，是智力评估和智力低下诊断的重要方法之一。

（4）斯坦福-比奈智能量表：适用于2~18岁儿童。测评一般智力水平或用于对精神发育迟缓作出诊断和程度分类，测试内容包括幼儿具体智能及年长儿的抽象智能，结果以智商表示。

（二）适应性行为评定

适应性行为指人适应外环境赖以生存的能力，包括个人处理日常生活、承担社会责任是否达到其年龄和所处社会文化条件期望的程度。

1. 新生儿行为评定量表

新生儿行为评定量表适用于新生儿行为发育水平评价，可发现早期脑损伤。其包括28项行为和18项反射，以及相互作用、状态控制、运动能力、生理应激反应4个方面。

2. 婴儿—初中学生社会生活能力量表

婴儿—初中学生社会生活能力量表适用于6个月至15岁儿童青少年，是目前国内普遍采用的一种适应性行为检查量表。全量表共132项，包括独立生活、运动、作业、交往、参加集体活动及自我管理6种行为能力。

3. Achenbach 儿童行为量表

Achenbach 儿童行为量表适用于 4~16 岁儿童，用于筛查儿童社会能力和行为问题。量表分为一般项目、社会能力、行为问题 3 个部分，内容全面，能够发现不同性别、年龄阶段的不同行为问题。

第五节 儿童发展理论

一、弗洛伊德的性心理发展理论

弗洛伊德是著名的奥地利精神病医生和心理学家，被称为"现代心理学之父"，通过精神分析法观察人的行为，创建了性心理发展理论，他认为存在于潜意识中的性本能是人心理的基本动力，是决定个人和社会发展的永恒力量。弗洛伊德认为人的性心理发展分为 5 个阶段，如果某一阶段的需求未得到满足，便会产生心理及情绪问题，并影响下一阶段的发展。

(一)口腔期(0~1 岁)

口腔期婴儿专注于与口腔有关的活动，通过吸吮、吞咽、咀嚼等经口活动获得愉快感与安全感。如口部欲望得到满足，则有助于婴儿情绪及人格的正常发展。如此期发展不顺利，则会造成自恋、悲观、退缩等人格特征，有些人会出现咬指甲、吸烟、吸毒、酗酒等不良行为。

(二)肛门期(1~3 岁)

肛门期儿童关心与直肠及肛门有关的活动，愉快感主要来自排泄所带来的快感及自己对排泄的控制。排便环境和氛围对儿童个性有着深远的影响，如父母在这段时期对儿童排泄训练合适，则其能与父母建立和谐的关系，养成有序的习惯，学会控制自己；如此期父母对儿童的排泄训练出现问题或儿童有与排泄有关的不愉快经历，则会形成缺乏自我意识或自以为是、冷酷无情、顽固、暴躁等人格特征。

(三)性蕾期(3~6 岁)

性蕾期儿童对自己的性器官感兴趣，并察觉到性别差异。男孩出现恋母情结偏爱母亲，女孩产生恋父情结偏爱父亲，也就是说，到了这个阶段，儿童变得依恋于父母中异性的一方。健康的发展在于与同性别的父亲或母亲建立起性别认同感，有利于形成正确的性别行为和道德观念。如发展不顺利，则会产生性别认同困难或道德问题。

(四)潜伏期(6~12 岁)

潜伏期儿童早期的性欲冲动被压抑到潜意识领域，把精力投放到智力及身体的活动上，儿童的兴趣不再限于自己的身体，转而注意自己周围环境中的事物，愉快感来自对外界环境的体验,喜欢与同性别的伙伴玩游戏或一起活动。如果发展好,可获得许多人际交往经验,促进自我发展。此期发展不顺利,则会造成强迫性人格。

（五）生殖期（12 岁以后）

生殖期深藏于潜意识中的性欲冲动,随青春期的到来开始涌现。儿童对异性产生兴趣,注意由父母转移到所喜爱的性伴侣,有了与性别有关的职业计划、婚姻理想。如此期性心理发展不顺利,会导致严重的功能不全或病态人格。

性心理发展理论发现了潜意识及其在人类行为中所发挥的作用。弗洛伊德认为,性心理的发展如不能顺利地进行,停滞在某一阶段,即发生固着;或受到挫折后从高级发展阶段倒退到某一低级发展阶段,即产生退行,就可能出现心理及情绪问题,成为各种神经症和精神病产生的根源。

二、艾瑞克森的心理社会发展理论

艾瑞克森,美籍丹麦裔心理学家,将弗洛伊德的理论扩展至社会方面,形成心理社会发展理论,强调文化、社会对人发展的影响。他将心理社会发展分为 8 个阶段（前五个阶段与儿童的心理社会发展有关）。每个阶段都有一个特定的发展问题或中心问题,即儿童健康人格的形成和发展过程中所必须遇到的挑战或危机。成功解决每一阶段的发展问题,就可以顺利进入下一阶段;反之,将导致不健康的结果而影响下一阶段发展。

（一）婴儿期（0~1 岁）

婴儿期主要的心理社会发展问题:信任对不信任。

信任感是发展健全人格最初且最重要的因素。婴儿期的发展任务是与照顾者建立起信任感,学习爱与被爱。良好的喂养、抚摸等照料是发展信任的基本条件。如果需求能得到满足,则婴儿的感受是愉快的,对照顾者的信任感就得以建立。信任感发展的结果是乐观,对环境和将来有信心,形成有希望的品质,否则婴儿会将对外界的恐惧和怀疑情绪带入后续发展阶段。

（二）幼儿期（1~3 岁）

幼儿期主要的心理社会发展问题:自主对羞怯或怀疑。

此阶段儿童通过各种身体活动和语言技能探索周围世界,将明确独立与依赖的区别,意识到自己的行为会影响周围环境,形成独立自主感。幼儿开始通过模仿他人的动作和行为进行学习;同时由于缺乏社会规范,其任性行为达到高峰,喜欢以"不"来满足自己独立自主的需要。当幼儿自我实现得以满足时,自主性发展较好。因此父母对孩子合理的自主行为须给予支持和鼓励,同时应用温和、适当的方式约束孩子,使其学会适应社会规则。此期顺利发展的结果是自我控制和自信,形成有意志的品质。

（三）学龄前期（3~6 岁）

学龄前期主要的心理社会发展问题:主动对内疚感或罪恶感。

随着身体活动能力和语言的发展,儿童探究范围扩大,开始主动探索周围世界,敢于影响和改变环境，并能以现实的态度评价个人行为。若给予积极鼓励和正确引导，使他们自己制定计划和目标，并争取达到目标，则有助于主动性的发展。反之，儿童易出现缺乏自信、内疚、态度消极、过于限制自己活动等表现。此期顺利发展的结果是建立方向感和目标感，形成有目的的品质。

(四)学龄期(6~12 岁)

学龄期主要的心理社会发展问题：勤奋对自卑。

此期是成长过程中一个决定性阶段，是儿童学习知识和技能的关键时期。儿童求知欲强，若在此期能够出色地完成任务并受到鼓励和表扬，则可发展勤奋感；若无法胜任父母或老师指定的任务，遭受挫折和指责，就会产生自卑感。此期顺利发展的结果是学会与人竞争，求得创造和自我发展，形成有能力的品质。

(五)青春期(12~18 岁)

青春期主要的心理社会发展问题：角色认同对角色混淆。

随着身体迅速而显著的变化，青少年开始关注、探究自我，极为关注他人对自己的看法，并与自我概念相比较。既要适应自己必须承担的社会角色，又想扮演自己喜欢的新潮形象，为追求社会观念和个人价值观的统一而奋斗。此期发展顺利可建立独立自主的人生观，完善社会能力，发展自身潜能，形成忠诚的品质，否则易导致角色混淆，缺乏自控力和安全感。

疾病常会导致矛盾激化，进而影响和改变儿童的心理社会发展。心理社会发展理论可以帮助护士认识儿童发展过程中所面临的问题或矛盾，更好地理解儿童行为，更准确地发现护理问题，采取有效的护理措施。

三、皮亚杰的认知发展理论

皮亚杰，瑞士心理学家，基于对儿童行为的长期观察，提出了儿童认知发展理论。皮亚杰认为儿童的智力源于其动作或行为，智力的发展是儿童与外部环境相互作用的结果。他将个体从出生到成熟的发展过程分为 4 个阶段。

(一)感觉运动期(0~2 岁)

感觉运动期儿童的认知发展主要是感觉和动作的分化，其认知活动主要是通过探索感知觉与运动之间的关系获得动作经验，形成图示。手的抓取和嘴的吸吮是他们探索周围世界的主要手段。这一时期，儿童的认知能力也是逐渐发展的，从对事物的被动反应发展到主动探究。本阶段儿童还不能使用语言和抽象符号来命名事物。

(二)前运思期(2~7 岁)

儿童在感知运动阶段获得的感知运动图示在前运思期开始内化为表象或形象图示，由于语言的发展，使得儿童的表象日益丰富，认知活动不局限于感知活动，但此阶段思维仍受具体知觉表象的束缚，难以从知觉中解放出来。此阶段儿童的心理表象是直觉的物的图像,不是内化的动作格式,还不能很好地把自己和外部世界区分开来,能将事物依次连接,但无逻辑推理能力。

(三)具体运思期(7~11岁)

具体运思期儿童的认知结构已发生了重组和改善,具有抽象的概念,能够进行逻辑推理,形成守恒概念,能运用表象进行逻辑思维和群集运算。但此阶段儿童的思维仍然需要具体事物的支持,应多做事实性的技能训练。

(四)形式运思期(12岁以上)

形式运思期儿童的思维开始接近成人水平,能思考具体事物,也能思考抽象情境,并具有综合思维、逻辑推理能力及决策能力。

认知发展理论有助于护士了解不同阶段儿童的思维和行为方式,刺激、促进儿童活动发展,并根据不同年龄阶段儿童智力发展水平选择治疗性的玩具、图画或阅读材料等,以有效开展治疗和护理工作。

四、科尔伯格的道德发展理论

科尔伯格是美国当代儿童发展心理学家,他致力于儿童道德判断力发展的研究,提出了道德发展理论。道德发展是指个体在社会化过程中,随年龄增长学会的是非判断标准及按照该标准所表现的道德行为。

(一)前习俗期(1~6岁)

前习俗期儿童已具备关于是非善恶的社会准则和道德要求,但基本上是以自我为中心,依据自身受表扬和被谴责的经验来判断好坏。此期分为两个阶段:①惩罚与服从的定向阶段。这个阶段的儿童认为凡是权威人物赞扬的就是好的,遭到他们批评的就是坏的。他们凭自己的水平做出避免惩罚和无条件服从权威人士的决定,而不会考虑惩罚或权威背后的道德准则。②相对功利导向阶段。这一阶段儿童首先考虑的是准则是否符合自己的需要,有时也包括别人的需要,并初步考虑到人与人的关系,但人际关系常被看成是交易关系,对自己有利的就好,不利的就不好,以自己的利益为准。

(二)习俗期(6~12岁)

习俗期儿童的道德观念开始形成。做出道德判断时既要考虑个体,也要考虑团体、家庭及社会的需要。儿童认为自己所处团体的期望与目的是有价值的,不会去考虑非本团体成员的利益。此期包括两个阶段:①好孩子导向阶段。这个阶段的儿童认为一个人的行为正确与否,主要看他是否为别人所喜爱,是否对别人有帮助或受别人称赞。②社会秩序导向阶段。这一阶段的儿童意识到普遍的社会秩序,强调服从法律,使社会秩序得以维持,有责任心和义务感,有一定的法制观念。

（三）后习俗期（12 岁以后）

后习俗期儿童将社会道德规范内化，形成个人的道德理想和良心，能全面进行自我约束，有个人需要、团体利益的道德观念和原则。达到此道德水平的人，并非在思想上反抗社会规范，而是在符合大众利益的基础上，寻求更适合的社会规范。此期也分为两个阶段：①社会契约导向阶段。尊重法规，认为人生的目标就是要对社会负责，保证大多数人的利益。②普遍道德原则导向阶段。个体将普遍的道德原则内化，凭借自己的良心判断是非，追求平等、博爱的人生原则。这些原则是个人自主选择的，并非每个人的道德水平都能达到这个阶段。

集体活动对改善肿瘤患儿情绪
紊乱症状的效果

本章小结

生长发育遵循由上到下、由近到远、由粗到细、由低级到高级、由简单到复杂的一般规律；同时也要考虑生长发育的连续性和阶段性、各系统器官生长发育的不平衡性、生长发育的个体差异。影响生长发育的因素包括遗传因素和环境因素。

体格生长常用评价指标有体重、身高（身长）、坐高（顶臀长）、头围、胸围、骨骼发育、牙齿发育、生殖系统发育等。

儿童神经心理发育的评价包括能力测验和适应性行为评定，能力测验包括筛查性测验和诊断性测验，适应性行为评定包括新生儿行为评定量表、婴儿—初中学生社会生活能力量表、Achenbach 儿童行为量表。

儿童发展理论包括弗洛伊德的性心理发展理论、艾瑞克森的心理社会发展理论、皮亚杰的认知发展理论、科尔伯格的道德发展理论。

客观题测验

主观题测验

第三章

儿童健康促进

儿童健康促进PPT

学习目标

识记：各年龄期儿童的特点；计划免疫、疫苗、主动免疫、被动免疫的定义；目前我国计划免疫程序的具体内容。

理解：儿童游戏的功能；儿童常见事故伤害发生的原因，并列出相应的预防措施；主动免疫制剂和被动免疫制剂。

应用：能根据儿童的实际情况做好健康促进；指导家长选择适合其孩子的玩具、游戏或体格锻炼方法；指导家长正确处理和预防意外伤害。

儿童保健(child health care)的主要任务是研究儿童各年龄期生长发育的规律及其影响因素，通过有效的预防保健措施、计划免疫和健康监护，增强儿童体质、促进儿童身心健康及降低儿童发病率和病死率，优化生活环境，提高养育质量，促进儿童健康的全面发展。儿童保健是儿科学与预防医学的分支，为两者的交叉学科，以预防为主，防治结合。儿童健康促进的服务对象包括从胎儿期(受精卵开始)到青春期(发育成熟)的任何人，重点是 0~7 岁的儿童，尤其是 0~3 岁婴幼儿。

第一节　儿童各年龄期特点及健康促进

一、胎儿期特点和健康促进

(一)胎儿期特点

胎儿期是指受孕开始到胎儿娩出止,约40周(40±2周)。胎儿完全依赖母体生存,孕母的健康、营养、情绪等直接影响胎儿发育,一切对母亲不利的因素如感染、用药、接触放射线、贫血、营养、情绪、胎盘及脐带异常等均可影响胎儿生长发育,故胎儿期保健十分重要。此期保健重点为妇女孕期保健,通过对孕母的保健使胎儿在宫内健康生长发育,直到安全娩出,降低围产儿病死率。

(二)胎儿期健康促进

1.产前保健

(1)预防遗传性疾病:应大力提倡和普及婚前检查及遗传咨询,禁止近亲结婚,有遗传性疾病史、家族连续发生不明疾病或家族有先天畸形、智力低下发生者应为遗传咨询的重点对象,做好风险预测和产前诊断。

(2)预防先天性畸形:孕早期,尤其妊娠第3~8周是器官形成的关键时期,易受环境不良因素干扰和影响,发生发育缺陷与畸形,称为致畸敏感期。为了儿童的健康成长,应采取有效措施,预防和减少畸形的发生。应避免孕期特别是孕早期感染风疹病毒、流感病毒、巨细胞病毒、单纯疱疹病毒和弓形虫等病原体;避免接触放射线和铅、苯、汞、有机磷农药等化学毒物;避免吸烟、酗酒;育龄妇女患有慢性疾病如心肾疾病、糖尿病、结核病等,应在医生指导下决定是否怀孕及孕期的用药。

(3)保证充足营养:胎儿完全依靠母体生存,所需营养物质靠孕母供给,不同阶段的胎儿生长发育的特点不同,如胎儿早期脑发育迅速,此期营养不良可导致胎儿脑发育不良,而妊娠后3个月的营养对保证胎儿体重增长和储存产后泌乳所需能量特别重要,因此妊娠后期要保证各种营养物质的摄取,特别是铁、锌、钙和维生素D等重要营养素的补充,但也应防止营养摄入过多而导致胎儿体重过重,影响分娩和健康。

TORCH感染检测

(4)给予孕母良好的生活环境:避免环境污染,注意生活规律、劳逸结合,保持精神愉快。

(5)避免妊娠期各种并发症:做好产前检查,对高危孕妇加强监护,防止早产和其他异常产的发生。

2.产时保健

关键是注意预防产伤和产时感染,权衡各种助产方式的利弊,恰当使用器械助产,帮助孕母选择正确的方式分娩。凡有宫内窒息、胎粪吸入、胎膜早破、羊水污染、脐带脱垂、产程延长或难产等情况，胎儿感染的机会明显增加，为防止感染发生，可遵医嘱预防性使用抗生素。

3. 胎教和家庭访视

胎教是在妊娠期间给孕妇创造一个良好的心态和孕育环境，促使胎儿正常发育和优生，以提高人口先天素质的方法。基本思想：孕妇的心理状态可以影响到胎儿的健康，因此需要良好的环境，尤其是愉悦的心情、乐观的情绪、文化的熏陶，以利于胎儿的生长、发育。胎教可大致分为音乐胎教、运动胎教和言语胎教。

社区保健工作者应保证在每个孕母妊娠末期至少进行 1 次家庭访视，了解孕母为即将出生的新生儿所做的心理准备和物品准备，向孕母做好有关新生儿喂养、保暖和预防疾病等方面的健康教育，确保每个新生儿在出生后能得到恰当的护理。

二、新生儿期特点和健康促进

(一)新生儿期特点

新生儿脱离母体后经历了内外环境的巨大变化和调整，而自身各组织和器官发育不成熟，对外界环境变化的适应性和调节功能差，抵抗力弱，易患窒息、出血、感染等各种疾病，发病率和病死率较高，据报道，新生儿死亡占 5 岁以下儿童死亡总人数的 45%，生后 1 周内的新生儿死亡人数占新生儿死亡总人数的 75% 左右，故新生儿保健重点应在生后 1 周。

(二)新生儿期健康促进

1. 出生时护理

产房温度保持在 25℃~28℃；新生儿娩出后首先应迅速清理口腔内黏液，保证呼吸道通畅；结扎脐带、严格消毒；做好出生记录，如 Apgar 评分、体温、呼吸、体重等；经评估正常者送入母婴同室病房，尽早喂母乳；早产、低出生体重、产时异常等高危儿送入新生儿重症监护室，进行监护和积极处理。

2. 家庭访视

(1)访视时间：社区卫生服务中心的妇幼保健人员一般应在新生儿出院后 24 小时内进行家庭访视，不超过 72 小时。新生儿期内访视 3~4 次，并建立新生儿健康管理卡和预防接种卡。对生活能力好和吸吮力强的婴儿每周访视 1 次，满月后每 2 周访视 1 次，至 2 个月为止。出生体重不足 2 500 g 的早产儿或小样儿出院后更应提早访视，并根据婴儿的具体情况和家庭的需求随时访视，增加访视次数。

(2)访视内容：了解新生儿出生情况；观察居住环境及新生儿一般情况如儿童面色、呼吸、哭声、吸吮力和大小便等情况；体格发育检测，如测量身长、体重和体温；检查有无先天性疾病，如先天性髋关节脱臼、唇裂或腭裂等，如有问题及时就诊；指导咨询，如喂养等。

3.新生儿居家保健

(1)环境：新生儿房间应空气清新，阳光充足，通气良好。新生儿居室的温度应随气候温度变化调节，有条件的家庭在冬季应使室内温度保持在20℃~22℃，湿度以55%为宜，无条件时可用热水袋保暖，防止体温过低；夏季应避免室内温度过高。

(2)日常护理：指导家长观察新生儿的一般情况，如精神状态、面色、呼吸、体温和大小便等，了解新生儿的生活方式。新生儿皮肤娇嫩，且新陈代谢旺盛，应每日洗澡保持皮肤清洁，介绍并指导使用正确的眼、耳、口、鼻、臀和脐部的护理方法。应特别注意保持脐带残端清洁干燥，防止脐部感染。衣服宜用柔软的棉布制品，清洁干燥，宽松，不妨碍肢体活动。尿布以白色为宜，便于观察大小便颜色，且要勤换，以防臀部皮肤发红。冬季，新生儿不宜穿得过多、过厚，包裹不宜过紧，更不提倡用带子捆绑四肢，应保证新生儿四肢活动自如，存放新生儿衣物的衣柜不宜放置樟脑丸，避免引发新生儿溶血。

(3)喂养：尽早进行母乳喂养，指导母亲正确的喂养方法；母乳不足而无法进行母乳喂养的婴儿，指导母亲正确选用配方奶喂养。婴儿食后取右侧卧位，床头略抬高，避免溢奶引起窒息。纯母乳喂养的新生儿出生2周后应补充维生素D 400IU/日。新生儿哺乳后安静入睡，大小便正常，体重正常增长，母亲有乳房胀痛感或乳汁溢出浸湿胸前衣服等现象是母乳充足的表现。低出生体重儿吸吮力强者可按正常新生儿的喂养方法进行，按需哺乳，吸吮力弱者可将母乳挤出，用滴管喂哺，一次量不宜过大，避免吸入气管。乳母应在医生指导下用药，部分药物可通过血液循环进入乳汁中，如确系无法进行母乳喂养者，则指导母亲采取科学的人工喂养方法。

(4)预防感染和意外事故：居室保持空气新鲜，尽量减少亲友探视，保持新生儿用具及居住环境的清洁卫生，避免交叉感染。母亲在哺乳和护理前应洗手。注意防止因哺乳姿势不当、乳房堵塞新生儿口鼻或包被蒙头过严造成的新生儿窒息。

(5)增进亲子感情：提倡母婴同室，鼓励家长拥抱和抚摸新生儿，促进亲子间的情感连接。

(6)计划免疫：按时接种卡介苗和乙肝疫苗。

4.新生儿疾病筛查

(1)听力筛查：可早期发现有听力障碍的新生儿，使其在语言发育关键期之前就能得到适当的干预。

(2)遗传代谢、内分泌疾病的筛查：目前我国主要筛查的是苯丙酮尿症、先天性甲状腺功能减低症、半乳糖血症。

(3)因不同地区高发疾病的差异性，两广地区(广东和广西)增加了葡萄糖-6-磷酸脱氢酶(G-6-PD)缺乏症的筛查，江苏等地区增加了先天性肾上腺皮质增生症的筛查。

三、婴儿期特点和健康促进

案例导入

某男孩，7个月，体重6 kg，身长60 cm，已萌出2颗乳牙，一直母乳喂养。

思考

(1)该男孩的发育情况是否正常？

(2)如何指导家长进行合理喂养？

婴儿期特点和健康促进
案例解析

(一)婴儿期特点

婴儿期是生长发育的第一个高峰期，需要大量营养素满足其生长的需要，但婴儿的消化吸收功能尚未成熟，故易发生消化功能紊乱和营养不良等疾病。同时，6个月后，婴儿从母体获得的被动免疫力逐渐消失，容易患肺炎等感染性疾病和传染病。婴儿期是感知觉和行为发育最快的时期，也是视觉、情感、语言发育的关键期。

(二)婴儿期健康促进

1. 科学喂养

提倡4~6个月以内婴儿纯母乳喂养，部分母乳喂养或人工喂养儿则首选配方奶粉；6个月以上婴儿需及时添加辅食，并注意食物多样化，减少以后挑食、偏食的发生；家长应掌握辅食添加的顺序和原则、食物的选择和制作方法等；从添加辅食开始，可训练婴儿用勺进食，添加辅食后，家长要注意观察婴儿的粪便，及时判断所添加食品是否恰当；注意避免或减少食物过敏的发生。

2. 日常护理

(1)清洁卫生：婴儿新陈代谢旺盛，有条件者每日沐浴。勤换衣裤和尿片，保护会阴部皮肤清洁。天气炎热、出汗多时应酌情增加沐浴次数。沐浴不仅可保持婴儿皮肤清洁，还为婴儿提供了嬉戏和运动的机会；家长可利用这一时间观察婴儿的健康状况，更多地抚摸婴儿，促进亲子交流。婴儿头部前囟处若有鳞状污垢或痂皮，可涂植物油，待痂皮软化后用婴儿专用洗发液和温水洗净，不可强行剥脱，以免引起皮肤破损和出血。沐浴后，要特别注意擦干皮肤褶皱处，如颈、腋窝、腹股沟等部位。婴儿衣服应选择棉质，宽松而少接缝，避免摩擦皮肤，便于穿脱及四肢活动。

（2）婴儿抚触：有利于婴儿的生长发育，增强免疫功能，促进食物的消化和吸收，减少哭闹，增加睡眠，同时能增进父母与婴儿之间的感情交流，有利于婴儿身心健康成长。

（3）睡眠：充足的睡眠有利于婴儿的成长。相反，婴儿睡眠不足，可能出现易哭、食欲下降、体重减轻，不能熟睡，造成恶性循环。为保证充足的睡眠，在出生后培养良好的睡眠习惯很重要。随年龄增长睡眠时间逐渐减少，且两次睡眠的间隔时间延长。婴儿应有固定的睡眠场所和睡眠时间，独自睡觉，可利用固定的乐曲催眠。婴儿的睡眠环境不需要过分安静，白天光线柔和，夜间熄灯睡觉。婴儿睡前避免过度兴奋，睡眠习惯养成后，有固定的睡眠环境及睡眠时间，不要轻易破坏。

（4）口腔保健：4~10个月乳牙开始萌出，婴儿会有一些不舒服的表现，如吸手指、咬东西，严重者会表现为烦躁不安、无法入睡和拒食等。可给较大婴儿一些稍硬的饼干等食物咀嚼，减轻出牙不适。婴儿不宜含着奶嘴入睡，以免发生"奶瓶龋病"。不良吸吮习惯可对口腔产生异常压力，导致反颌、错颌、颜面狭窄等畸形，注意吸吮奶嘴的正确姿势。

（5）户外活动：家长应每日带婴儿进行户外活动，呼吸新鲜空气和晒太阳；有条件者可进行空气浴和日光浴，以增强体质和预防佝偻病的发生。

（6）早期教育：训练婴儿视力、听力、排便习惯、语言、动作发育等；给婴儿做主动操、被动操，提供视觉、听觉、触觉等刺激，促进大脑的发育。

3.防止事故

婴儿期常见的事故有异物吸入、窒息、中毒、跌伤、触电、溺水和烫伤等。应向家长特别强调事故的预防。多指导家长预防异物吸入、窒息、中毒、烧伤、烫伤等意外事故的发生。

4.预防疾病和促进健康

婴儿对传染性疾病普遍易感，必须有计划地完成基础免疫程序，减少各种感染的发生，并注意在传染病流行期间尽量减少外出，避免到人群拥挤处。婴儿年龄越小，生长发育越迅速。应定期进行健康检查，可早期发现问题，早期干预，如体格测量及评价、微量元素测定、发育监测等。检查的频率一般为：6个月以内婴儿每个月1次；7~12个月婴儿2~3个月1次；高危儿、体弱儿适当增加检查次数。婴儿期常见的健康问题还包括婴儿腹泻、营养物（如牛奶）过敏、湿疹、尿布性皮炎和脂溢性皮炎等，保健人员应根据具体情况给予健康指导。

5.促进婴儿心理卫生

婴儿正常的、愉快的情感需要父母的关爱与积极参与，将婴儿交给其他人抚养是一种忽视婴儿的行为。父母或抚养人应及时满足婴儿需要，使婴儿感觉安全，对成人产生信赖。

四、幼儿期特点和健康促进

（一）幼儿期特点

幼儿期生长发育减慢，但由于感知能力和自我意识的发展，对周围环境产生好奇、乐于模仿，因此，幼儿期是社会心理发育最为迅速的时期。同时，幼儿期行走能力增强，与外界环境接触机会增多，对危险识别能力差，且自身免疫功能仍不健全，故感染性和传染性疾病发病率仍较高，易发生意外伤害。

(二)幼儿期健康促进

1.合理膳食

保健人员应帮助家长了解幼儿进食的特点，指导家长掌握合理的喂养方法和技巧。幼儿膳食应注意供给足够的能量和优质蛋白，保证各种营养素充足且均衡。幼儿食物应细、软、烂。食物的种类和制作方法需经常变换，做到多样化，菜色美观，以增进幼儿食欲。由于幼儿期生长速度较婴儿期减慢，需要量相对减少，且易受外界环境的吸引，18个月左右可能出现生理性厌食(physiologic anorexia)，表现出对食物缺乏兴趣或偏食。因此要注意保持愉快、宽敞的就餐环境和培养幼儿良好的进食习惯，进食前不要惩罚幼儿，以免影响食欲。同时成人应为幼儿树立良好榜样，不吃零食、不挑食、不偏食。此外，还要注意培养幼儿的就餐礼仪，如吃饭时不讲话，不将自己喜欢的菜拿到自己面前等。

2.日常护理

家长应注意培养幼儿的独立生活能力，安排规律生活，养成良好的生活习惯，如睡眠、进食、排便、沐浴、游戏、户外活动等。幼儿衣着应简单便于穿脱，鞋子不买系带式，3岁左右幼儿应学习穿脱衣服、鞋袜。幼儿的睡眠时间随年龄增长而减少，睡前常需有人陪伴，或带一个喜欢的玩具上床，增进安全感。就寝前不要给幼儿阅读紧张的故事或玩剧烈的游戏。2~3岁后，幼儿在父母的指导下自己刷牙，早晚各1次，饭后漱口。为保护牙齿应少吃甜食，并纠正不良习惯，如喝着牛奶入睡。家长定期带幼儿进行口腔检查。

3.早期教育

应重视幼儿早期教育，加强与幼儿的语言交流，通过玩游戏、讲故事、唱歌等促进幼儿语言发育与大运动能力的发育。1~2岁后幼儿开始能够控制肛门和尿道括约肌，而且他们能够表示便意，家长应学会识别。在此期间，幼儿应穿易脱的裤子。儿童专注游戏和玩耍时，容易忘记排便排尿，家长应注意提醒；环境的突然变化会使幼儿已形成的排便习惯改变，但当幼儿适应环境，情绪平稳后，排便习惯会恢复。用尿布不会影响控制大小便能力的培养。2~3岁幼儿多已能控制膀胱排尿，如5岁后仍不能随意控制排尿则应就诊。

4.预防疾病和事故

继续加强预防接种和防病工作，每6个月为幼儿行健康检查1次，进行生长发育监测，预防营养不良、单纯性肥胖、缺铁性贫血、龋病、视力异常等疾病。3岁以下幼儿尽量不食瓜子、花生等食物；不宜让幼儿独自留在家中或外出；幼儿接触的环境中应避免有致其烫伤、触电、溺水、跌伤等的危险因素，如儿童接近水源时要密切看护，水缸和井要加盖；远离热源和电源；所有门窗、阳台、床都应设有护栏。

5.幼儿心理卫生

幼儿常见的心理行为问题包括违抗、发脾气和破坏性行为等，家长应针对原因采取相应的措施。幼儿的生活需要依赖成人的帮助。父母及时回应他们的需要有助于幼儿心理的正常发育。如其需求经常得不到满足，则幼儿可能控制不住自己的情绪而出现破坏性行为。故父母对儿童的要求或行为应按照社会标准予以满足或约束；尽量预见性地处理问题，用诱导的方法而不是强制的方法处理幼儿的行为问题以减少对立情绪。

五、学龄前期特点及健康促进

(一)学龄前期特点

学龄前儿童体格增长速度相对较慢，但智能发展迅速且好奇心重，模仿性强，可塑性大，是性格形成的关键时期。此期，学龄前儿童的防病能力虽然有所增强，但仍易患急性肾炎、风湿免疫性疾病等；且因接触面广，好模仿而无经验，易发生各种事故。学龄前儿童具有较大的可塑性，应加强早期教育，培养独立生活能力和良好的道德品质。

(二)学龄前期健康促进

1.合理营养

学龄前儿童饮食接近成人，食品制作要多样化，并做到粗、细、荤、素食品搭配，保证热能和蛋白质的摄入。

2.早期教育

应注意培养学龄前儿童的学习习惯、想象与思维能力，使之具有良好的心理素质；同时注意培养儿童健康的饮食习惯和良好的进餐礼仪；指导家长有意识地引导儿童进行复杂的智力游戏，增强其思维能力和动手能力。

3.防止疾病和意外

加强体格锻炼，增强体质，防治传染病。学龄前儿童免疫功能逐渐增强，感染性疾病减少，而变态反应性疾病发病率开始增加，应定期进行健康检查和体格测量，继续生长发育监测，筛查与矫治近视、龋齿、缺铁性贫血、寄生虫病等常见病；开展安全教育，采取相应的安全措施，以预防外伤、溺水、中毒、交通事故等意外发生。

4.心理卫生

家长要为儿童创造一定的社会交往，社会交往是个体心理健康发展的必要条件。教给儿童适宜的交往方式和基本的社会规则，鼓励儿童正确表达自己的意见，解决矛盾和问题。同时应注意防治常见的心理行为问题：学龄前儿童常见的心理行为问题包括吮拇指和咬指甲、遗尿、手淫、攻击性行为或破坏性行为等，家长应针对原因采取有效措施。

六、学龄期特点及健康促进

(一)学龄期特点

学龄期儿童由幼儿园进入小学学习,开始接触社会,认知和心理发展非常迅速,同伴、学校和社会对其影响较大;同时儿童体格发育平稳增长,除生殖系统外的其他器官逐步接近成人水平,脑的发育基本完成,理解、分析、综合能力增强,是接受科学文化教育的重要时期;机体抵抗力已增强,感染性疾病发病率较前降低,但近视、龋齿的发病率增高。

(二)学龄期健康促进

加强体格锻炼;培养良好的生活习惯和卫生习惯;培养良好的品格;加强学校卫生指导;促进德、智、体、美全面发展。学校和家长应对儿童进行营养卫生宣教,养成良好的饮食习惯,做到不挑食、偏食、不贪食等,并注意饮食卫生;养成良好的卫生习惯,做到早晚刷牙、饭后漱口及饭前便后洗手等,注意口腔卫生,预防龋齿。注意用眼卫生,预防近视眼。注意培养儿童正确坐、立、行走、读书、写字姿势,并指导学龄儿童进行户外活动和体格锻炼;应对儿童进行法制教育,学习交通规则和意外事故的防范知识,减少意外的发生。此期儿童常见的心理行为问题是学校恐惧症,表现为在上学时出现焦虑不安、易惊恐、恶心、呕吐、腹泻、头痛或腹痛等症状,如被允许留在家中、放学、放假时,上述症状就会缓解或消失,可能与上学时害怕老师及考试、不喜欢与父母分离、不喜欢学校环境等有关。家长要查明原因,采取相应的措施。

七、青春期特点及健康促进

(一)青春期特点

青春期是由儿童过渡到成年的时期,是体格发育的第二个高峰期,也是人的一生中决定体格、体质、心理和智力发育和发展的关键时期。

生殖系统在此期发育成熟,性别差异明显。但由于神经内分泌调节尚不稳定,故其心理、行为、精神方面不稳定,易受社会、周围环境的影响。

(二)青春期健康促进

保证充足的营养;形成健康的生活方式;加强青春期生理、心理卫生和性教育;培养良好的品德。青春期少年脑力劳动和体力运动消耗大,必须增加热能、蛋白质、维生素及矿物质等营养素的摄入。要指导青少年选择营养适当的食物和保持良好的饮食习惯。指导青少年进行适当的体育锻炼,监督青少年保持充足的睡眠和休息,有利于生长发育。大力宣传吸烟、酗酒、吸毒及滥用药物的危害,强调青少年要开始对自己的生活方式和健康负责任,帮助其养成不吸烟、不酗酒的良好生活方式。要对青少年进行法治和品德教育,根据其心理特点进行正确教育和引导,使之树立正确的人生观和价值观,培养优良的道德品质。对青少年进行性知识教育，正确对待一些生理现象。此期常见的心理行为问题是自杀，成人要与青少年交谈，了解其内心的真实感受，帮助他们树立乐观的生活态度，学会释放压力，必要时进行心理治疗。

第二节　社区、集体机构儿童的健康促进

一、社区儿童健康促进

儿童是家庭的希望，是国家、民族和世界的未来，他们的健康状况决定未来的人口素质。世界卫生组织(World Health Organization，WHO)指出儿童保健的目标是保障每个儿童都能在健康环境中成长，包括得到充足的营养、适宜的健康指导、合理有效的卫生资源及安全感等。依据 WHO 促进健康、预防为主、防治结合的原则，社区儿童健康促进应按其生长发育特点，提供医疗、预防和保健服务，消除不良因素的危害，促进儿童青少年生理、心理和社会能力的全面发展。社区儿童的健康促进应由社区护士、家庭乃至全社会共同承担，在工作生活中通过有效措施保障其健康成长。社区护士应了解各年龄期儿童、青少年生长发育规律及其影响因素，并依据其生长发育特点，实施系统、连续的保健服务，促进其生长发育，增强体质，预防儿童常见病、多发病，降低儿童发病率和病死率，培养良好的社会适应能力和良好的道德品质，促进儿童健康成长。

二、集体机构儿童健康促进

集体机构中的儿童正处在体格发育和社会心理发育快速的阶段，全身各器官、系统的生理功能尚不完善，机体的免疫功能低下，适应外界环境的能力较差，在集体居住的条件下，相互接触密切，较易引起疾病的流行和传播。集体机构主要包括托幼机构和学校。因此在托幼机构和学校的卫生保健工作中，既要对儿童生长发育进行监测，促进儿童正常成长，又要担负起儿童心理保健、疾病预防等职能。儿童集体机构中的卫生保健工作是儿童保健工作的重要内容。这就对卫生保健工作人员提出了很高的要求，他们需要掌握丰富的儿童保健知识才可能做好这项工作。集体机构儿童健康促进需注意以下几个方面。

1. 生活作息安排合理

合理的生活作息可保证儿童充足的睡眠，按时进餐和游戏，以及为教育工作创造条件。托幼机构应按儿童年龄和生理、心理特点分班，并根据各年龄阶段的不同需求安排进餐次数和食物，活动的时间和内容，以及睡眠的时间与次数，保证儿童精神愉快，身体健康。

2. 合理膳食

母乳是 6 个月以内儿童最好的食品。母乳不足者，可用配方奶或其他代乳品，按时添加辅食，按各年龄组儿童营养需求和配餐原则调配饮食，确定每周食谱，定期计算营养量，注意食品卫生和烹调方法。同时，培养儿童规律进食、不偏食、不挑食等良好习惯。

3. 教育与安全

教育工作应从儿童生理、心理特点出发，家庭教育和集体教育相结合，为儿童提供适当的玩具、教具和运动设施，寓教于乐。定期开展急救安全知识讲座，让儿童具备基本的危险识别能力；电器、煤气、煤炉、门窗、楼梯、阳台等设有防护措施；妥善保管药物，防止意外事故。

4. 健全防病、隔离和清洁消毒制度

定期体检：入园（校）前应进行全面的健康检查；每个儿童均需建立健康卡，以后每年至少体检 1 次；工作人员也要做入园（校）前体检和定期体检。晨（午）、晚间检查制：日托儿童每天早晨来园（校）时应做简单检查及询问，以便及早发现疾病；对传染性疾病要立即采取隔离等措施。成立简易隔离治疗室；对传染病患儿进行隔离，并对接触易感儿采取检疫措施；工作人员患病应隔离休养。经常进行环境卫生大扫除，常晒洗被褥，开窗通风；对水源、食物有卫生监督，食具、茶杯、毛巾、便具有清洁消毒制度，每人一巾一杯；流水洗手、洗脸等。

三、儿童虐待与忽视的防范

儿童虐待是一个严重的公共卫生问题，不仅会导致受虐儿童遭受躯体折磨，而且会对其青春期及成年后的心理行为产生深远的负面影响。关于儿童虐待的定义在不同国家、不同文化中有差异。根据世界卫生组织的定义：儿童虐待是指对儿童有抚养、监管义务或有监护权的人做出的，足以对儿童的健康、生存、生长发育及尊严造成实际或潜在的伤害行为。现多将儿童虐待分为 4 类，即性虐待、躯体虐待、情感虐待及各种形式的忽视。对于儿童忽视，目前国际上也缺乏明确的定义和科学的判断标准。忽视可概括为严重或长期地有意忽略儿童的基本需要（如足够的饮食、衣服、住宿、教育及医疗照顾等），以致危害儿童的健康或发展；或在本来可以避免的情况下使儿童面对极大的威胁（包括饥饿、寒冷、长期缺乏照料、强迫儿童从事与其体力或年龄不相符的工作等）。在大多数国家，忽视是各类型虐待中被举报最多的形式，它对婴儿及低龄儿童的身心发育具有毁灭性的打击。因此虐待与忽视可造成儿童身体与精神两方面极大的损害，甚至会贯穿儿童的整个生活过程。

（一）儿童虐待与忽视的分类

1. 性虐待

性虐待指涉及性接触和非接触行为，如性暴露狂、向儿童展示性活动或色情制品、诱使儿童卖淫等，以达到或企图达到其性满足或其他目的的行为。近几年，儿童被性虐待的事件频繁被揭露，其中包括不少低年龄段幼童。这些严重伤害儿童的恶性违法犯罪行为，必须予以严厉打击和重点防治。

2. 躯体虐待

躯体虐待指故意对儿童造成实际或潜在的躯体伤害或痛苦的行为，躯体虐待较为常见，大多数监护者都有过责打儿童的经历，但有些情节较轻不足以构成虐待。躯体虐待有儿童被摔伤、烫伤、体罚等，这些都使孩子的身心受到极大的伤害。

3.情感虐待

情感虐待指故意破坏儿童情绪、伤害儿童情感，危害儿童智力发展的行为和态度。情感虐待是最常见的，也是最容易被人们忽视的一种虐待方式。父母生气时的言语发泄也很容易对儿童的心理造成伤害。

4.各种形式的忽视

目前国际上普遍认为忽视应包括身体、情感、医疗、教育、安全和社会6个方面：①身体忽视，即看护人忽略了对孩子身体上的照料(如衣着、食物、住所、环境卫生等)，它可以发生在孩子出生前(如怀孕的母亲饮酒、吸烟、服用违禁药品)；②情感忽视，有学者把情感忽视定义为"没有给予儿童足够的爱，父母长期的或极端的虐待，对儿童拒绝心理上的关心和爱护，拖延或没有给予心理上的安慰，忽略儿童的情感需要，任其滥用毒品，任其不适当的行为"；③医疗忽视，指的是拒绝或拖延医疗需求和医疗保健(如不能按时完成预防接种、忽略口腔保健、拖延牙科疾患就诊)；④教育忽视，不能最大限度地提供接受各种教育的机会，从而忽略了智力的开发(也包括道德教育和心理健康的忽视)；⑤安全忽视，是由于监护人的疏忽使得孩子的生长和生活环境存在安全隐患，而有可能使儿童发生危险(如将孩子独自留在家中)；⑥社会忽视，社会环境的方方面面和儿童相关福利政策都影响着孩子身心潜能的充分发挥。例如，环境污染损害儿童的健康；被打斗、凶杀、色情内容污染的音像作品及不健康的儿童读物充斥文化市场，毒害儿童的心灵；假冒劣质的儿童食品泛滥于市场，损害孩子的身体；应试教育导致的激烈竞争环境给了儿童莫大的压力；贫困剥夺了儿童接受教育的机会，不少儿童得不到应有的医疗保健，等等，这些都应该得到社会的应有重视。

(二)儿童虐待与忽视的危害与影响

1.对躯体和健康的危害

虐待儿童可引起皮肤青紫、红肿、割裂伤、烧伤、骨折、颅内出血等，严重者造成死亡。幼儿阶段是大脑发育的关键时期，有高度可塑性。早期的严重虐待，可改变脑发育的生理进程，反过来对认知、情感和社会产生负面影响。儿童虐待与忽视发生年龄越小、持续时间越长，对大脑发育越不利。受忽视者还易发生营养不良、生长迟滞；医疗忽视，导致病情加重和死亡；性虐待，不仅出现生殖器官和肛门等损伤，而且易导致少女怀孕和生殖器官出现感染性疾病等。

2.对心理健康和行为的影响

儿童期虐待与忽视经历对儿童心理行为发育有深远的不良影响，具体表现为极度戒备或躲避与成人身体的接触，害怕父母，害怕回家，害怕接触父母或照顾者，衣着不适当或不协调；精神表现为极度恐惧或情绪低落，或有攻击性行为及自杀倾向，成年后饮酒、吸毒等发生率高，受虐待持续时间越长，该危险性的积累程度越高；少言寡语，常用单字回答问题，学习成绩改变或没有正当理由而缺课，不愿参加体育活动等。

（三）儿童虐待与忽视的预防

1. 教育成人

对父母进行教育，孩子出生时，即给予初为父母者教育和帮助，教给父母什么是恰当和不恰当的触摸儿童的方式，如何察觉自己或配偶对儿童有不恰当触摸的倾向，如何处理因抚养孩子带来的压力，如何提高和发展父母及其子女的自尊意识，禁止发生家庭暴力。通过电视网络等平台开展社会宣传，为民众提供有关题材的小说、电影、电视，并开办各种类型的父母培训班或亲子班。对高危人群进行社会干预、帮助其调节心理、进行行为训练等。

2. 教育儿童

对儿童的教育主要在于教会儿童警惕、识别、躲避可能发生的虐待，虐待发生后又该怎样应对等。对学龄前和学龄期儿童、青春期青少年开展防范意识教育，指导他们提高警觉，对家庭成员或家庭外成员的性接触或身体敏感部位的接触保持警惕，持拒绝态度。对于已经发生的此类接触应该及时报告给父母或老师，学校设置有关课程，对儿童进行适当的性教育。

3. 为受虐儿童提供帮助

给受伤儿童情感和生活上的照顾，其中，积极的情感支持尤为重要。情感上的帮助是儿童能从伤害中恢复的重要支持。在与他们进行交流时应该注意坦率地表达感受，让他们认识到恐惧、害怕、愤怒和担心等都是正常的。他们可以不再逃避，勇敢地面对和倾诉。当儿童敞开心扉时，要学会耐心倾听。同时要注意，千万不要让你们的谈话总是集中在否定、害怕、限制方面，不要以吓唬和警告的口吻对待他们。要鼓励他们丢掉沉重的心理负担，对生活充满信心。

4. 加强法律保护

呼吁国家有关政府机构和非政府组织建立更多、更完善的保护儿童免受虐待与忽视的制度，为儿童提供更多的保护，为需要帮助的人提供技术咨询和指导。

第三节　体格锻炼

遗传、营养是儿童体质的物质基础，但加强体格锻炼对其健康成长必不可少，体格锻炼可促进儿童生长发育、增进健康、增强体质。通过体格锻炼能提高对外界环境的耐受力和抵抗力，培养儿童坚强的意志和性格，促进儿童德、智、体、美全面发展。按照国家运动和体育教学协会有关儿童活动指南要求，学步幼儿每天至少有 30 分钟正式体力活动，学龄前及以上儿童有 60 分钟的有组织的体力活动，久坐每次不宜超过 60 分钟。儿童体格锻炼的形式多样，应根据儿童年龄、体质和环境等特点，充分利用自然因素，选择合适的方式进行锻炼。

一、户外活动

一年四季均可进行，可增强儿童体温调节功能及对外界气温变化的适应能力，同时可促进儿童生长及预防佝偻病的发生。婴儿出生后应尽早进行户外活动，活动时间由开始每日 1~2 次，每次 10~15 分钟，逐渐延长到 1~2 小时。年长儿除恶劣气候外，应多在户外玩耍。外出时，衣着适宜，避免过多。经常少穿一些也是一种锻炼，应从小养成习惯。

二、皮肤锻炼

1. 婴儿抚触

抚摸接触婴儿皮肤，有益于循环、呼吸、消化、肢体肌肉的放松与活动，同时促进父母与婴儿之间的情感交流。抚触可以从新生儿期开始。一般在洗澡后进行。抚触时房间温度要适宜；每日 1~2 次，每次 10~15 分钟，抚触力度应逐渐增加以婴儿舒适为宜。

2. 水浴

利用水的机械作用和水的温度刺激机体，使皮肤血管收缩或紧张，以促进机体的血液循环、新陈代谢及体温调节，增强机体对温度变化的适应能力。不同年龄及体质的儿童应选择不同的水浴方法。

（1）温水浴：可保持皮肤清洁，促进新陈代谢，增加食欲，有利于睡眠和生长发育，有益于抵抗疾病。此法适用于婴儿。新生儿在脐带脱落后即可进行温水浴。室温为 20℃~22℃，水温为 35℃~37℃，水量以婴儿半卧位时锁骨以下浸入水中为宜。每日 1~2 次，每次浸泡时间为 5 分钟左右。温水浴结束可用低 1℃~2℃ 的水冲淋婴儿，随即擦干，用温暖毛巾包裹，穿好衣服。

（2）擦浴：适用于 7~8 个月以上的婴儿。擦浴时室温不低于 16℃，开始水温可为 23℃，待婴儿适应后，每隔 2~3 日下降 1℃，水温可逐渐降至 26℃。先将吸水性好而软硬度适中的毛巾浸入水中，拧至半干，然后在婴儿四肢行向心性擦浴，擦浴结束再用干毛巾擦至皮肤微红。

（3）淋浴：这是一种较强烈的锻炼，适用于 3 岁以上的儿童，效果比擦浴好。每日 1 次，每次冲淋身体 20~40 秒。室温保持在 18℃~20℃，水温 35℃~36℃，年幼儿可逐渐将水温降至 26℃~28℃，年长儿可降至 24℃~26℃。淋浴时，冲淋顺序为上肢、背部、胸腹、下肢，不可冲淋头部。沐浴后用干毛巾擦至全身皮肤微红。

3. 空气浴

利用气温和体表温度之间的差异形成刺激，气温越低，作用时间越长，刺激强度就越大，可促进机体新陈代谢和增强心脏活动。空气浴应根据不同地区、不同季节而灵活安排。健康儿童出生后即可进行。可先接触新鲜空气，每日坚持开窗通风至少半小时，逐渐锻炼开窗睡眠，注意避免风直接吹向儿童，以免受凉。2~3 个月婴儿，可尝试逐渐减少衣服至只穿短裤，室温不低于 20℃，习惯后可移至户外。锻炼宜从夏季开始，随着气温降低，使机体逐步适应。儿童脱衣后先用干毛巾擦全身皮肤至微红以做准备，可结合儿童游戏或体育活动进行。空气浴时要随时观察儿童反应，若儿童有寒冷的表现，如皮肤苍白、口唇发青等，应立即穿衣。3 岁以下及体弱儿气温不宜低于 15℃，3~7 岁不低于 12℃，学龄儿可降至 10℃~12℃。此外，儿童应养成少着衣，用冷水洗脸等习惯。

4. 日光浴

接受阳光中紫外线照射能促进内源性维生素 D 的合成，预防儿童佝偻病的发生；而阳光中的红外线可促进皮肤中的血管扩张，使血液循环加速，增强儿童的心肺功能。日光浴适用于 1 岁以上儿童。冬季应在近中午，其他季节可在上午或下午阳光不是很强时进行日光浴。日光浴应选择在空气流通又无强风的场所，餐后 1~1.5 小时进行为宜。儿童头戴白帽以防止因日光直射头部而引起中暑，眼戴遮阳镜以保护眼睛，全身均匀地接受日光照射。先晒背部，再晒身体两侧，最后晒胸腹部。开始时每侧晒半分钟，以后逐渐增加，但每次日光浴时间不超过 30 分钟。日光浴时，注意观察儿童的反应，出现任何不适应立即停止。浴后注意及时补充水分。

三、体育运动

1. 体操

体操能促进肌肉、骨骼的生长，增强呼吸、循环功能，从而达到增强体质、预防疾病的目的。

(1) 婴儿体操：①婴儿被动操，适合于 2~6 个月的婴儿。婴儿完全在成人帮助下进行四肢伸屈运动。每日 1~2 次。被动操可促进婴儿大运动的发育，改善全身血液循环。②婴儿主动操，7~12 个月的婴儿有部分主动动作，在成人的适当扶持下，可以进行爬、坐、仰卧起身、扶站、扶走、双手取物等动作。主动操可以扩大婴儿的视野，促进其智力的发展。

(2) 幼儿体操：12~18 个月尚走不稳的幼儿，在成人的扶持下进行有节奏的活动，主要锻炼走、前进、后退、平衡、扶物过障碍物等动作，如竹竿操等模仿操。内容由简到繁，每日 1~2 次。模仿操适用于 18 个月至 3 岁的幼儿，可配合儿歌或音乐进行有节奏的运动。

(3) 儿童体操：广播体操和健美操等儿童体操适用于 3~6 岁的儿童，以增强大肌群、肩胛带、背部及腹肌的运动，协调手脚运动，有益于肌肉骨骼的发育。

2. 游泳

有条件者可从小训练，但注意应有成人在旁照顾。水温不低于 25℃。游泳前，先用冷水浸湿头部和胸部，然后全身浸入水中。游泳持续时间逐渐延长。若有寒冷或寒战等不良反应应立即出水，擦干身体，并做柔软运动以使身体产生热量。在空腹或刚进食后不可游泳。

3. 游戏、田径及球类

在托幼机构或学校，采用活动性游戏方式如赛跑、扔沙包、滚球、丢手绢、立定跳远等。年长儿可参加田径、球类、舞蹈、跳绳等活动，也可利用器械进行锻炼，如木马、滑梯。儿童在进行体格锻炼时，应注意做到坚持不懈，持之以恒，循序渐进，量力而行。

第四节　意外伤害

意外伤害(unintentional injuries)是指突然发生的事件对人体所造成的损伤,包括各种物理、化学、生物因素。意外伤害是儿童致死、致残最主要的原因,也是 5 岁以下儿童死亡的首位原因。儿童意外伤害不仅对儿童身心造成巨大的危害,而且也给受害者家庭和社会造成严重经济负担和不良的心理影响。

一、意外伤害的类型

(一)窒息与异物进入机体

1.窒息的原因

窒息是 3 个月内婴儿较常见的事故,多发生于严冬季节,如婴儿包裹过严、床上的大毛巾等物品不慎盖在婴儿脸上,或因母亲与婴儿同床,熟睡后误将身体或被子捂住婴儿的脸部而导致婴儿窒息等。另外,婴儿易发生溢奶,如家长未能及时发现,婴儿可将奶液呛入气管引起窒息。

2.异物进入机体的原因

由于婴幼儿的好奇心重,在玩耍时,他们可能会将小物品如豆类、塑料小玩具、硬币、纽扣等塞入鼻腔、外耳道或放入口内,从而引起异物进入机体,多见于 1~5 岁儿童。呼吸道异物则多见于学龄前儿童。儿童将果冻、瓜子、花生等放入口中,因哭闹、大笑或突然的惊吓而引起深吸气,使异物进入呼吸道;也有因成人喂药不当而引起。

(二)中毒

中毒是指某些物质接触人体或进入体内后,破坏机体正常的生理功能,引起暂时或永久的病理状态或死亡。儿童中毒多发生在婴幼儿至学龄前期,是 5 岁以内儿童死亡的主要原因,在 2 岁左右发病率最高。引起儿童中毒的物品较多,常见的物品包括有毒动植物、药物、化学药品、生活中使用的消毒剂、杀虫剂及去污剂等。造成中毒的原因主要是年幼无知,通过误服、吸入、接触、吸收等方式引起,最多见的是误服药物,尤其是误服带糖衣的药片、用饮料瓶装的农药、色彩鲜艳的杀鼠药等。另外,一氧化碳中毒、有机磷农药中毒等也较多,被蛇咬伤、狂犬咬伤、蝎刺伤、蜂蜇伤等经皮肤侵入中毒者也较常见。

(三)外伤

常见的外伤有骨折、关节脱位、灼伤及电击伤等。儿童居室安全,家具边缘最好是圆角,减少碰伤;婴幼儿应远离厨房,避免开水、油、汤烫伤;幼儿玩耍时,应有成人在旁照顾;电器电源应有防止触电的安全装置。

（四）溺水与交通事故

溺水是导致儿童死亡的主要原因之一，也是游泳中最严重的事故伤害。幼儿会走后随时都有溺水的危险，如池塘、沟渠、坑、无盖水井及江河湖泊等，幼儿多是失足落入水中，年龄稍大的儿童多是在水中玩耍或游泳而溺水。

交通事故也很常见。由于幼儿在车内未系好安全带，或在户外活动时，特别是在公路上不能意识到危险，不能估计汽车的速度，易发生交通事故。

二、意外伤害的预防

（一）窒息与气管异物

（1）看护婴幼儿时，必须做到放手不放眼，放眼不放心。对易发生事故的情况有预见性。

婴幼儿意外伤害

（2）婴儿与母亲分床睡，婴儿床上无杂物。

（3）儿童在进餐时成人切勿惊吓、逗乐、责骂儿童，以免儿童大笑、大哭而将食物吸入气管。

（4）不给婴幼儿整粒的瓜子、花生、豆子，以及带刺、带骨、带核的食品，以免将鱼刺或果核吞入。

（5）不给儿童玩体积小、锐利、带有毒性物质的玩具及物品，如小珠子、图钉、小刀、棋子等，以免造成耳、鼻、气管及食管进入异物，出现刺伤、割伤及中毒等。

（二）中毒

（1）保证儿童食物的清洁和新鲜，防止食物在制作、储备、运输、出售过程中处理不当所致的细菌性食物中毒；腐败变质及过期的食品不能食用；生吃蔬菜瓜果要洗净。

（2）教育儿童勿随便食用植物及野果，避免食用有毒的植物，如毒蘑菇、白果仁等。

（3）口服药物及日常使用的灭虫、灭蚊、灭鼠等有毒物品应放置在儿童拿不到的地方，使用时应充分考虑儿童的安全；家长喂药前要认真核对药瓶标签、用量及服法，切勿提供变质、标签不清的药物。

（4）冬季室内使用煤炉或烤火炉应注意室内通风，并定期清扫管道，避免管道阻塞。经常检查煤气是否漏气，以免发生一氧化碳中毒。

（三）外伤

（1）婴幼儿居室的窗户、楼梯、阳台、睡床等都设有合适的栏杆，防止发生坠床或跌伤。家具边缘最好是圆角，以减少碰伤。

（2）儿童必须远离厨房，避免开水、油、汤等烫伤；热水瓶、热锅应放在儿童不能触及的地方；给儿童洗脸、洗脚及洗澡时，要先倒入冷水后加热水；暖气片应加罩；指导家长正确使用热水袋。

（3）妥善存放易燃品、易爆品、易损品，如鞭炮、焰火、玻璃器皿等。教育年长儿不可随意玩火柴、打火机、煤气等危险物品。

（4）室内电器、电源应有防止触电的安全装置；雷雨时，勿在大树下、电线杆旁或高层的墙檐下避雨。

（5）大型玩具如滑梯、跷跷板、攀登架等，应符合安全标准并专门为儿童设计，定期检查，及时维修；儿童玩耍时，应有成人在旁照顾。

（6）户外活动场地应平整，无碎石、泥沙，最好有草坪；室内地面宜用木板或铺有地毯。

（四）溺水与交通事故

（1）幼托机构应远离公路、河塘等，以免发生车祸及溺水。在农村房前屋后的水缸、粪缸均应加盖，以免儿童失足跌入。游泳池四周设立护栏。

（2）教育儿童不可去无安全措施的池塘、江河玩水或游泳；正确使用救生衣。绝不可将婴幼儿单独留在澡盆中。

（3）教育儿童遵守交通规则，识别红绿灯，走人行道；勿在马路上玩耍。家长做好儿童接送工作。

（4）教育儿童骑车时佩戴头盔。坐汽车时，系上安全带或使用儿童约束装置，不可坐在第一排。

第五节　计划免疫

案例导入

某女婴，出生后4天，一般情况较好，在院期间已接种卡介苗、乙肝疫苗。

思考

（1）下一次预防接种应该是什么时候，接种前应注意什么？

（2）若接种后女婴出现体温37.8℃，其他情况良好，应当怎么处理？

计划免疫案例解析

课程思政

计划免疫取得巨大成就

4月25日是"全国儿童预防接种宣传日",自1978年实施计划免疫政策起,随着综合国力的提升,国家免疫规划疫苗从4种扩大到14种,可预防的传染病从6种扩大到15种。目前已实现以乡镇为单位的国家免疫规划疫苗接种率保持在90%以上,进一步筑牢了免疫屏障,免疫规划工作也取得了显著成就,体现了党和政府对儿童保健及促进儿童身心健康发展的高度重视。因此,每一个儿童都应努力学习、回报社会。

儿童计划免疫是根据儿童的免疫特点和传染病发生情况制定的免疫程序,应严格实施基础免疫(即全程足量的初种)及适时的"加强"免疫(即复种),以确保儿童获得可靠的免疫,达到预防、控制和消灭传染病的目的。其中,预防接种是计划免疫的核心。

一、免疫方式及常用制剂

1. 主动免疫及常用制剂

主动免疫是指给易感者接种特异性抗原,刺激机体产生特异性抗体或致敏淋巴细胞,从而获得相应的免疫功能。这是预防接种的主要内容。特异性抗原进入机体后,需经过一定期限才能产生抗体,但抗体持续时间久,一般为1~5年。主动免疫制剂统称为疫苗,是将病原微生物(如细菌、立克次氏体、病毒等)及其代谢产物,经过人工减毒、灭活或利用转基因等方法制成的制剂。其中用细菌或螺旋体制作的疫苗亦称为菌苗。疫苗按其生物性质可分为减毒活疫苗、灭活疫苗、类毒素疫苗、亚单位疫苗(含多肽疫苗)、基因工程疫苗。常用的减毒活疫苗有卡介苗、脊髓灰质炎疫苗、麻疹疫苗、鼠疫菌苗等。常用的灭活疫苗有百日咳菌苗、伤寒菌苗、流脑菌苗、霍乱菌苗等。

2. 被动免疫及常用制剂

被动免疫是指给人体注射含特异性抗体的免疫血清或细胞因子等制剂,使之立即获得免疫功能,主要用于暂时预防或治疗。其特点是免疫效果产生快,维持时间短暂(一般约为3周)。常用的制剂有特异性免疫性血清、丙种球蛋白、胎盘球蛋白等。此类制剂来自动物或人的血清,对人体是一种异性蛋白,注射后易引起过敏反应或血清病,应谨慎使用。

二、计划免疫程序

儿童计划免疫的一项重要工作内容是免疫程序的制定和实施,科学的免疫程序能充分发挥计划免疫的效果、节省疫苗,减少浪费,同时减少接种异常反应的发生。中华人民共和国国家卫生和计划生育委员会要求,通过相应疫苗接种,做好15种传染病的预防。如1岁以内儿童必须接种卡介苗、脊髓灰质炎疫苗、百白破疫苗、麻风(麻腮风)疫苗、乙肝疫苗、乙脑疫苗、流脑疫苗等。其他疫苗,如风疹疫苗、水痘疫苗、流感疫苗、肺炎疫苗等可根据疾病的流行强度、季节选择使用。我国儿童计划免疫程序常见的疫苗及其接种部位、方法、初种年龄、注意事项等详见表 3-1。

表 3-1　儿童免疫程序表

预防疾病	结核病	脊髓灰质炎	百日咳、白喉、破伤风	麻疹	乙型肝炎
免疫原	卡介苗(减毒活结核菌混悬液)	脊髓灰质炎减毒活疫苗糖丸(脊髓灰质炎灭活疫苗)	百日咳菌苗、白喉类毒素、破伤风类毒素混合制剂	麻疹减毒活疫苗	乙肝疫苗
接种方法	皮内注射	口服(肌内注射)	皮下注射	皮下注射	肌内注射
接种部位	左上臂三角肌中部	大腿前外侧中部	上臂外侧	上臂外侧	上臂三角肌
初种年龄	生后 2~3 天到 2 个月内	第 1 次 2 个月 第 2 次 3 个月 第 3 次 4 个月	第 1 次 3 个月 第 2 次 4 个月 第 3 次 5 个月	8 个月以上易感儿	第 1 次出生时 第 2 次 1 个月 第 3 次 6 个月
禁忌	出生体重<2.5 kg，患结核、急性传染病、心脏病、湿疹、其他皮肤病、免疫缺陷者	免疫缺陷、免疫抑制药治疗期间、发热、腹泻、急性传染病者	发热、有明确过敏史、神经系统疾病、急性传染病	发热、鸡蛋过敏、免疫缺陷者	肝炎、急性传染病(包括有接触史而未过检疫期者)、其他严重疾病者
注意事项	2 个月以上婴儿接种前应行 PPD 试验，阴性者才能接种	冷开水送服，服后 1 小时内禁热饮	2 次接种可间隔 4~12 周	接种前 1 个月及接种后 2 周避免用胎盘球蛋白、丙种球蛋白	

三、预防接种的准备及注意事项

1. 环境准备

接种场所光线明亮，空气新鲜，温度适宜，接种物品及急救物品摆放有序。

2. 心理准备

做好解释、宣传工作，消除家长和儿童的紧张、恐惧心理；接种宜在饭后进行，以免儿童晕厥。

3. 严格执行免疫程序

掌握接种剂量、次数、间隔时间和不同疫苗的联合免疫方案。一般接种活疫苗后需间隔 4 周，接种死疫苗后需间隔 2 周，再接种其他疫苗。及时记录及预约，交代接种后的注意事项及处理措施。

4. 严格掌握禁忌证

通过问诊及体查，了解儿童有无接种禁忌证。患急性传染病、先天性免疫缺陷疾病、肝肾疾病及少数疾病恢复期、有急性传染病接触史而未过检疫期者以及发热的儿童均不能接种疫苗；正在接受免疫抑制药治疗的儿童，应推迟常规的预防接种；近1个月内注射过丙种球蛋白者，不能接种活疫苗。

5. 严格执行查对制度及无菌操作原则

仔细核对儿童姓名、年龄，严格按规定的接种剂量接种。消毒皮肤，待干后注射；接种活疫苗时，只用75%乙醇消毒；抽吸后剩余药液放置超过2小时则不能再使用；接种后剩余活菌苗应烧毁。

6. 及时记录

按规定在接种证上登记，保证接种及时、全程足量，避免重种、漏种，未接种须注明原因，必要时进行补种。

四、预防接种的反应及处理

1. 一般反应

(1) 局部反应：接种后数小时至24小时左右局部会出现红、肿、热、痛，有时伴有淋巴结肿大。红肿直径在2.5 cm以下为弱反应；2.6~5.0 cm为中等反应；5.0 cm以上为强反应。局部反应持续2~3天不等。接种活菌（疫）苗后局部反

国家免疫规划疫苗儿童免疫程序表

应出现晚，持续时间长。个别儿童接种麻疹疫苗后5~7天出现皮疹等反应。局部反应轻者不必处理，重者可作局部热敷。

(2) 全身反应：主要表现为发热，一般于接种后5~6小时体温升高，持续1~2天，多为中低度发热。体温37.5℃以下为弱反应，37.5℃~38.5℃为中等反应，超过38.6℃为强反应。此外，还伴有头痛、恶心、呕吐、腹痛、腹泻、全身不适等。全身反应轻者适当休息即可，重者可对症处理，注意休息，多饮水。

2. 异常反应

(1) 过敏性休克：于注射后数分钟或0.5~2小时内出现烦躁不安、面色苍白、口周青紫、四肢湿冷、呼吸困难、脉搏细数、恶心呕吐、惊厥、大小便失禁甚至昏迷。如不及时抢救，可在短期内有生命危险。此时应使患者平卧、头稍低，注意保暖，并立即皮下注射1:1 000肾上腺素0.5~1 mL，必要时可重复注射，有条件时予以氧气吸入，病情稳定后，应尽快转至医院抢救。

(2) 晕针：儿童常由于空腹、疲劳、室内闷热、紧张或恐惧等原因，在接种时或数分钟内突然出现头晕、心慌、面色苍白、出冷汗、手足冰凉、心跳加快等症状。晕针是由于各种刺激引起反射性周围血管扩张所致的一过性脑缺血。此时应立即使患儿平卧、头稍低，保持安静，饮少量热开水或糖水，短时间内即可恢复正常。如数分钟后仍不能恢复正常者，可针刺人中穴，也可皮下注射1:1 000肾上腺素，每次0.5~1 mL。

(3) 过敏性皮疹：以荨麻疹最为多见，一般于接种后数小时至数天内出现，经服用抗组胺药物后即可痊愈。

(4) 全身感染：免疫系统有原发性严重缺陷或继发性免疫防御功能遭受破坏者，接种活菌（疫）苗后，可扩散为全身感染，如接种卡介苗后引起全身播散性结核。

本章小结

　　儿童生长发育过程复杂，并受许多因素影响，监测和促进儿童生长发育是儿童保健的重要任务之一，应针对不同的儿童年龄特点采取不同的保健措施。社区儿童的健康促进应由社区护士、家庭乃至全社会共同承担。托幼机构和学校的卫生保健工作既要对儿童生长发育进行监测，促进儿童正常成长，又要担负起儿童心理保健、疾病预防等职能。通过体格锻炼能提高对外界环境的耐受力和抵抗力，培养儿童坚强的意志和性格，促进儿童德、智、体、美全面发展。儿童意外伤害不仅对儿童身心造成巨大的危害，而且也给受害者家庭和社会造成严重的经济负担和不良的心理影响，生活中应预防意外伤害。为提高儿童的免疫水平，达到控制和消灭传染病的目的，中华人民共和国国家卫生和计划生育委员会要求，通过相应疫苗接种，做好15种传染病的预防。护理人员应掌握预防接种准备、注意事项、反应及处理等相关知识。

客观题测验

主观题测验

第四章

儿童营养与喂养

儿童营养与喂养PPT

学习目标

识记：儿童能量与营养素的需要；母乳喂养的优点、禁忌、阻力和储存；食物转换的概念与原则。

理解：食物转换的顺序；婴儿喂养常见问题及预防和处理的方法；母乳喂养与人工喂养的护理。

运用：根据儿童的年龄、体重、能量需要量，正确计算奶量，并指导家属进行科学的人工喂养；儿童营养状况的评估和评价方法；指导家长正确的喂哺技巧；掌握食物转换的顺序与原则。

第一节　儿童能量与营养素的需要

营养素作为人类食物的组成部分，在维持机体功能及能量的需要、保护机体健康上起重要作用，适当的营养是促进儿童生长发育的关键，是儿童健康成长的重要条件。良好的营养可预防急性、慢性疾病且保证生理和智力的充分发育；同时有利于应对各种应激情况。

由于儿童生长发育迅速，代谢旺盛，对各种营养素的需要量相对较大，但自身消化功能发育尚未完全成熟，喂养不当易发生消化功能紊乱和营养问题，婴儿期更明显。因此，护士在饮食护理中必须根据儿童的生理特点，掌握合适的质和量，提供合理的营养指导，培养健康的进食行为，促进儿童的健康成长。

一、能量的需要

能量贯通整个生命系统，包括细胞呼吸及代谢过程。能量的摄入和消耗处于动态的平衡调节状态，所有年龄段的能量都有一种精密平衡的调节方式。儿童机体需要的总能量包括基础代谢所需、食物热效应、生长发育、体力活动、排泄消耗的能量总和。不同年龄阶段总能量需要见表4-1。

表4-1　不同年龄阶段总能量摄入需要量

年龄	能量摄入需要量
新生儿第1周	60 kcal①
新生儿第2~3周	100 kcal
第2~6个月	105~115 kcal
1岁以内	110 kcal
1~3岁	100 kcal
4~6岁	90 kcal
7~9岁	80 kcal
10~12岁	70 kcal
13~15岁	60 kcal

(一)基础代谢

基础代谢率(basal metabolism rate，BMR)是指在温度适宜的环境下经休息后身体处

---

① 1 kcal=4.184 kJ

于清醒、放松状态下安静躺卧时的能量消耗，反映静息状态下身体、情绪和消化系统这些重要功能所需的能量。影响静息能量消耗的因素包括身高、体重、年龄、存在的疾病等。儿童单位体重或体表面积的基础代谢需要量较成人高。年龄不同，儿童的基础代谢率也不同。婴幼儿时期，基础代谢的能量需要占总能量的 50%~60%。不同年龄段儿童平均每日基础代谢约需能量为：婴儿 230 kJ/kg（55 kcal/kg）；7 岁儿童 184 kJ/kg（44 kcal/kg）；青春期时降至 126 kJ/kg（30 kcal/kg），与成人接近。而发热时每增高 1℃，基础代谢约增加 10%。

(二)食物热效应(热力作用)

食物热效应(thermic effect of food，TEF)指摄入及同化食物时由于代谢增加而增加的能量消耗，包括对食物的消化、吸收、转运、代谢和能量的储存。食物的热效应与进食的总热量无关，而与食物种类有关。蛋白质的热效应最高，故以奶类食物为主的婴儿此项能量所需较高，占总能量的 7%~8%，而混合膳食喂养的年长儿此项能量不超过总能量的 5%。

(三)生长发育

生长发育所需能量为儿童特有的能量需要，与儿童生长速度成正比，占总能量的 25%~30%。婴儿快速生长发育对营养的需要量相对较多，尤其是小于 6 个月婴儿生长发育最快，每日所需能量可达 167~209 kJ/kg（40~50 kcal/kg），6 个月至 1 岁为 63~84 kJ/kg（15~20 kcal/kg），之后逐渐减少，至青春期又因生长加速而增加。

(四)体力活动

活动所需的能量个体差异较大，与活动量大小、强度及活动时间长短有关，占总能量的 15%~25%。初生婴儿睡眠时间较长，活动量较少，能量消耗较少，婴儿的日常活动每日平均耗能为 63~84 kJ/kg（15~20 kcal/kg）；随年龄增长，儿童活动量逐渐加大，能量的需要量增加。爱哭闹、活动多的儿童能量需要量较同年龄安静的儿童多 3~4 倍。

(五)排泄消耗

排泄消耗是指每日摄入的供能食物中不能被吸收而排出体外的部分，这部分消耗的能量不超过总能量的 10%，但腹泻或消化功能紊乱时可成倍增加。

二、营养素的需要

人体所需的能量主要来源于食物中的蛋白质、脂肪、碳水化合物，这三大营养素又称为产能营养素。1 g 蛋白质产能 4 kcal（16.7 kJ），1 g 脂肪产能 9 kcal（37.7 kJ），1 g 碳水化合物产能 4 kcal（16.7 kJ）。产能营养素所提供能量在总能量的占比分别为：蛋白质 8%~15%，脂肪 35%~50%，碳水化合物 55%~65%。

快速成长中的婴儿、儿童及青少年对产能营养素及非产能营养素都有特定而又非固定的需求，但产能营养素的需求量仍远远大于后者，又称为宏量营养素。

（一）产能营养素

1. 蛋白质

蛋白质是构成人体组织细胞的重要成分，也是保证生理功能的重要物质。机体从食物中摄取的蛋白质主要用于生长、组织修复和提供能量。婴儿生长发育旺盛，处于正氮平衡，对蛋白质的需求量较大，为 2~4 g/（kg·d）；幼儿及学龄前儿童对蛋白质的需求量则减至 2.5~3 g/（kg·d）；随着年龄的增长，需要量逐渐减少至成人水平。氨基酸是蛋白质的基本组成单位，在人体内不能合成，必须由食物供给的氨基酸称为必需氨基酸，对成人而言，必需氨基酸有 8 种，即赖氨酸、色氨酸、苯丙氨酸、甲硫氨酸、苏氨酸、异亮氨酸、亮氨酸、缬氨酸。另外，组氨酸为婴幼儿所必需。早产儿由于体内酶活性不成熟，半胱氨酸、酪氨酸和精氨酸也必须由外界给予。含必需氨基酸种类和数量多、比例合适且易于消化吸收，使机体合理增长的蛋白质称为优质蛋白质，其中动物蛋白质质量优于植物蛋白，但不同来源的动物蛋白、植物蛋白混合喂养可完成氨基酸互补，提高蛋白质的生物学价值。

2. 脂肪

脂肪是饮食中的主要供能物质，对机体的健康起到重要作用，是组织和细胞的组成成分。在饮食中必须注意脂肪种类和总量的控制，摄入过多的脂肪总量和饱和脂肪酸可引起某些疾病的发生，如肥胖症。必需脂肪酸（EFA）是人体生长发育和维持健康所必需的，不能由人体合成或合成速度慢而无法满足机体需要，必须从食物中获取的不饱和脂肪酸。必需脂肪酸对维持生长、皮肤和毛发的完整性、调节胆固醇代谢、降低血小板黏附程度、维持正常视力及生殖等过程起到重要作用。快速生长的婴幼儿在平时膳食中应注意食用必需脂肪酸，大部分的婴幼儿配方奶粉中都添加了必需脂肪酸。

3. 碳水化合物

碳水化合物是供能的主要物质，还具有降低胆固醇、增加钙盐的吸收、促进排便等功能。碳水化合物可根据聚合度分为单糖、双糖和多糖。一般经由小肠消化和大肠发酵吸收。儿童对碳水化合物的需要量较成人多，婴儿每日需 12 g/kg，2 岁以上者每日需 10 g/kg。

4. 产能营养素的作用

产能营养素的作用见表 4-2。

表 4-2　产能营养素的作用

名称	作用	缺乏的影响	过多的影响	来源
蛋白质	形成血红蛋白、核蛋白、糖蛋白、脂蛋白；形成酶、抗体；为生长及组织细胞修复提供氨基酸；形成指甲和毛发	蛋白质营养不良、蛋白质热能不足、腹胀、贫血、感染	便秘、食欲不振	乳类、蛋、肉、鱼、豆、坚果

续表 4-2

名称	作用	缺乏的影响	过多的影响	来源
脂肪	提供必需脂肪酸；作为脂溶性维生素的吸收载体；防止散热，保护脏器和关节；增加饱腹感	低体重、营养不良、脂溶性维生素缺乏、有饥饿感	超重、可能有腹泻	烹调油、肉类、蛋类及其制品、坚果、植物油
碳水化合物	合成氨基酸；构成细胞结构的主要成分；储备能量	低体重、酸中毒、水肿、营养不良	超重、糖代谢紊乱引起各种综合征	豆类、谷类、薯类、水果、根茎类蔬菜

(二)非产能营养素

1. 维生素

维生素是人体维持机体正常生理功能及代谢所需的一类不能自身产生而必须由食物供给的低分子化合物，可参与酶系统活动或作为其辅酶，调节体内代谢过程和生理活动。其种类很多，各自的特性、生理功能和来源也不同。根据溶解性可分为脂溶性维生素和水溶性维生素，见表4-3。

表 4-3　维生素的特性、生理作用和食物来源

种类	特性	名称	生理作用	来源
脂溶性维生素	体内可储存，无须每日供给；易蓄积中毒	维生素 A	形成视黄醇，用于暗光下视物；参与上皮细胞，尤其是呼吸道上皮的分化和增殖；维持免疫系统完整性；参与骨、齿的发育	动物肝脏、鱼肝油、蛋黄、全奶、类胡萝卜素、黄色水果及蔬菜
		维生素 D	维持正常的血清钙、磷水平；维持骨骼发育	动物肝脏、鱼肝油、蛋黄、日光或其他紫外线源照射
		维生素 E	抗氧化剂；细胞膜的稳定剂	麦胚油、豆类、绿叶菜
		维生素 K	合成凝血酶原	绿叶菜、豆油、水果、牛乳或由大肠杆菌合成

续表 4-3

种类	特性	名称	生理作用	来源
水溶性维生素	易溶于水；在体内不易储存；必须每日供给	维生素 B_1	构成脱羧辅酶，为糖代谢所必需；维持神经、心肌的功能；促进生长发育	肉、动物肝脏、奶、全麦、麦芽、坚果、豆类
		维生素 B_2	组成蛋白酶，有助于输氧反应，氨基酸、脂肪酸和糖类代谢；用于光适应的视黄醛色素	肉、牛奶、动物肝脏、鱼、蛋、蔬菜、谷类
		维生素 B_6	各种辅酶的组成成分：脱羧酶、转氨酶；参与脂肪酸代谢	各类食物中，也可在肠道中由细菌合成
		维生素 B_{12}	对造血和神经组织代谢有重要作用；参与核酸的合成；促进四氢叶酸的形成	动物肝脏、鱼、蛋、肉
		维生素 C	强氧化剂，参与氧化还原反应；有助于胶原蛋白和细胞物质的合成，促进铁的吸收，以及叶酸转变为四氢叶酸及氨基酸的代谢；产生干扰素，增加免疫功能	柑橘类水果、番茄、新鲜蔬菜
		叶酸	生成和维持新的细胞所必需；参与 DNA 和 RNA 的合成；有造血作用	各种食物中，绿叶蔬菜、动物肝脏、坚果、豆类、水果

2. 矿物质

除人体三大产能营养素外，还存在许多维持生理功能、生化代谢所必需的元素，称为矿物质。根据每一种元素在体内所占的分量和机体的需要量，矿物质可分为宏量元素和微量元素，宏量元素又称为常量元素。人体本身不能合成矿物质，需由食物供给，不同矿物质有不同来源和作用，其生理需要量和中毒量之间只有很小的范围，在补充时需注意(表 4-4)。

(1)宏量元素：含量相对较高，每日膳食需要量在 100 mg 以上，在体内发挥重要作用。

(2)微量元素：体内含量较少，通过食物摄入，是具有一定生理功能的元素。

表4-4　主要矿物质的作用、来源和营养评价正常范围

种类	名称	作用	来源	正常范围
宏量元素	钙	参与心脏活动；参与凝血功能；构成骨和牙齿的主要成分；降低神经兴奋性；促进肌肉收缩	绿叶菜、乳类、蛋类	总钙：2.25~2.75 mmol/L 离子钙：1.10~1.37 mmol/L
	磷	参与构成骨、齿、各种细胞的细胞核、细胞质；参与糖、脂肪、蛋白质的代谢；维持酸碱平衡	肉类、五谷、乳类、豆类	儿童：1.45~2.78 mmol/L 成人：0.87~1.45 mmol/L
	镁	机体内所有细胞的生成所必需；激活糖代谢酶的活性；参与所有细胞代谢过程；软组织的主要阳离子；重要的细胞内阳离子；维持正常神经肌肉的功能；维持心律稳定；构成骨和齿	谷类、豆类、坚果、肉、乳类	血清镁：0.7~0.9 mmol/L
	钾	参与肌肉收缩活动；调节神经冲动的传导；调节细胞内外渗透压；参与心脏节律的活动；调节酸碱平衡	果汁、蔬菜、乳、肉	血清钾：3.5~5.5 mmol/L
	钠/氯	调节渗透压、酸碱平衡、水平衡；参与神经肌肉的刺激	食盐、新鲜食物、蛋类	血清钠：136~146 mmol/L
微量元素	铜	参与制造红细胞、合成血红蛋白和铁的吸收；与细胞色素酶、氧化酶的活性作用有关；储存于肝脏及神经系统；缺乏时导致难治性贫血	动物肝脏、肉、鱼、豆类、五谷、坚果	血清铜：64~156 μg/L 血浆铜蓝蛋白：180~400 mg/L
	铁	参与血红蛋白、肌蛋白的构成，协助氧的运输；各类酶系统及细胞色素等主要成分	动物肝脏、肉类、蛋黄、豆类、绿叶菜	血清铁蛋白：儿童：>12 μg/L 成人：>15 μg/L
	锌	构成部分酶等活性物质；参与维护免疫系统；协助维持正常的味觉；参与 DNA 和 RNA 的合成；支持儿童及青少年的正常生长发育	肉、坚果、蛋、五谷	血浆锌：12~18 μg/L
	碘	T_3 和 T_4 的组成部分	海鱼、海带、紫菜	儿童尿碘>100 μg/L 乳母尿碘>150 μg/L

(三)其他膳食成分

1. 水

水是生存所必需的，参与所有的物质代谢和生理活动。水的需要量与能量摄入、食物种类、肾功能成熟程度、年龄等因素有关。新生儿的水的绝对量是 75~100 mL/(kg·d)，婴儿因为通过肾脏、肺和皮肤丢失的水分很多，且代谢率高，特别是在呕吐、腹泻时发生脱水，婴儿所需的水的量是 150 mL/(kg·d)。

2.膳食纤维

膳食纤维主要来自植物的细胞壁，为不被小肠内的酶所消化的淀粉多糖。膳食纤维分为两种：①不溶性纤维（纤维素、半纤维素和木炭素）能增加粪便的体积，促进排便；②可溶性纤维（果胶、燕麦糖）能结合胆酸，减低脂肪酸和胆固醇的吸收。

第二节　儿童喂养与膳食安排

合理喂养是儿童健康成长的基础和根本保证。新生儿出生后开始乳类喂养，随着年龄增长，循序渐进地采用固体食物代替乳类，最终过渡到成人饮食。

一、婴儿喂养

婴儿喂养的方法有母乳喂养、人工喂养和辅食添加3种，以母乳喂养为最理想。

课程思政

母乳喂养与感恩父母

母乳是婴儿最适宜、最理想的营养食品，能最大程度地保障和促进婴儿健康。中华人民共和国国家卫生健康委员会（原卫生部）确定每年5月20日为"全国母乳喂养宣传日"，体现了国家对母乳喂养的重视。每个人的长大需要母亲的辛勤哺育和忘我付出，每个人的成长离不开父母的细心呵护和无私奉献。因此，每个人都要理解父母的不易，懂得感恩父母，用自己的努力回馈父母、回报社会。

（一）母乳喂养

母乳是正常婴儿出生数个月内的最佳营养物质，可提供所需的营养素、能量及液体量，母乳喂养是全球范围内提倡的婴儿健康饮食的重要方式。尽管配方奶在不断改进且越来越接近母乳，但其仍无法与母乳的营养及免疫功能相媲美。

1.母乳喂养的优点

（1）营养丰富，比例合适：母乳中含有最适合婴儿营养需要及消化吸收所必需的脂肪酸、乳糖、水和氨基酸等，可减少营养不良和消化功能紊乱的发生。母乳中的蛋白质、脂肪、糖的比例适宜，为1:3:6，钙、磷为2:1，符合营养物质最佳比例，易于吸收。蛋白质中仅有少量的酪蛋白，以乳清蛋白为主，在胃内形成的凝块小，容易被消化吸收；脂肪中不饱和脂肪酸含量丰富，颗粒小，含脂肪酶较多，有利于消化吸收；乳糖含量多，能促进肠道双歧杆菌和乳酸杆菌生长，能有效抑制大肠杆菌繁殖，减少腹泻的发生。母乳中还含有丰富的淀粉酶，有助于消化。微量元素中对婴儿生长发育起重要作用的，如锌、铜、碘含量较多，但矿物质总量低，对肾脏负担小。铁元素含量与牛乳相同，但吸收率是牛乳的 5 倍，故母乳喂养儿较少发生缺铁性贫血。

（2）增强婴儿的免疫功能：母乳中含有较高浓度的分泌型 IgA，可以阻止微生物黏附在肠黏膜上，还含有丰富的乳铁蛋白、溶菌酶、双歧因子、巨噬细胞、淋巴细胞和中性粒细胞等细菌和病毒的抗体，有增强免疫功能的作用。因此，母乳喂养的婴儿较少发生腹泻、呼吸道感染和皮肤感染。

（3）有利于婴儿神经系统发育：母乳中含有较多的优质蛋白质、必需氨基酸、乳糖及生长因子，对细胞增殖、发育有重要作用，如牛磺酸、上皮生长因子、神经增长因子等能促进神经系统的发育。

（4）促进母婴感情，有利于婴儿身心健康：哺乳可以建立母婴之间早期的情感互动，母乳喂哺时，婴儿与母亲直接接触，通过逗引、拥抱、照顾、对视，达到母亲对婴儿熟悉、了解的目的，增进母婴感情，并使婴儿获得安全、舒适及愉快感，有利于建立母婴间的信任感，有利于婴儿心理及身体健康成长。

（5）对婴儿生长发育的益处：由于乳房比乳瓶更难吸吮出乳液，吸吮乳房能促进婴儿下颌和牙齿的发育，而且母乳喂养的婴儿对乳汁流量的控制优于乳瓶喂养的婴儿。

（6）喂哺简便：母乳新鲜、无菌、温度适宜，可减少肠道感染的机会，乳量随儿童生长而增加。母乳喂养省时、省力又经济。

（7）对母亲有利：产后尽早哺乳可刺激母亲子宫收缩、复原，促进康复；哺乳可减少发生乳腺癌和卵巢癌的概率；哺乳可消耗热量而使怀孕期间增加的体重缩回。

（8）肠道不耐受减少：相对于牛乳过敏及不耐受引起的不适和喂养困难等现象，在母乳喂养中很少见到。母乳能有效对抗肠道致病菌引起的严重腹泻等。

2. 母乳成分的变化

（1）初乳：分娩后 5~7 天所分泌的母乳量较少，质稠色微黄，比重高，含脂肪少而蛋白质丰富，富含微量元素和免疫物质，应尽量给新生儿喂养初乳。

（2）过渡乳：是分娩后 7~15 天的母乳，脂肪含量高而蛋白质和矿物质逐渐减少。

（3）成熟乳：分娩后 15 天至 9 个月的母乳质较稳定，乳量随着儿童增长而增加。

（4）晚乳：10 个月以后的乳汁，各种营养成分均有所下降，乳量也减少。

3. 母乳喂养的管理

（1）产前做好哺乳准备：对孕产妇做好健康教育，让孕妇充分了解母乳喂养的优点，树立母乳喂养的信心。

（2）尽早开奶，按需喂养：主张"早接触，早吸吮"，胎儿娩出断脐后半小时内在母婴健康的情况下即可开奶，正常新生儿生后即具备吸吮能力，早期乳汁分泌虽然量少，但新生儿通过吸吮乳头的刺激，促进母体脑垂体泌乳素的分泌，使乳汁早分泌、多分泌。早开奶还能减轻新生儿生理性黄疸，同时还可以减轻生理性体重下降、减少低血糖的发生。开始时 1~2 小时喂养 1 次，之后每隔 2~3 小时 1 次，逐渐延长至 3~4 小时 1 次；出生后 2 个月内应按需喂养；3 个月后夜间睡眠时间延长，夜间可不再喂乳，每天喂乳 6 次左右；6 个月后随着辅食的添加，哺乳次数相应减少至 3~4 次。哺乳的间隔时间、次数和哺乳时间长短，应视婴儿体质强弱和吸吮能力而定，吸吮有力的婴儿常在 3~5 分钟内将一半乳汁吸入，每次喂哺时间一般不超过 20 分钟，以婴儿吃饱为度。用拍打足部或摇等方式使熟睡中的婴儿醒来喂奶是不可取的。

(3)促进乳汁分泌：哺乳前先湿热敷乳房，然后从外侧向乳晕方向轻拍或按摩乳房，两侧乳房交替进行哺乳，婴儿反复吸吮、吸空乳房是促进乳汁分泌的最好方法。每次哺乳尽量排空乳房，因为大量乳汁留在乳房内时，乳汁中抑制乳汁分泌的多肽抑制因子会抑制泌乳细胞分泌，使乳汁分泌量逐渐减少。如婴儿未能将乳汁吸空，则应用吸奶器将乳汁吸尽，以免引起乳汁淤积而发生乳房小硬块(乳核)，伴有胀痛，初起时应予局部湿热敷及按摩将其软化，并在每次哺乳后用吸奶器将乳汁吸尽，以防发生乳腺炎。

(4)掌握正确哺乳技巧：哺乳应在温暖舒适的环境下进行，婴儿处于饥饿、清醒状态，哺乳时母亲可采取不同姿势喂养，应体位舒适，可使母亲全身肌肉放松。产后几天乳母可取半卧位喂哺，之后应采用坐位。将婴儿抱至平乳房高度，使其头、肩枕于母亲哺乳侧的肘弯处，用另一手的拇指和其余四指分别放在乳房上下方，手掌托住乳房，将整个乳头和大部分乳晕置于婴儿口中，便于吸吮，又不影响呼吸。喂哺完毕后，将婴儿竖起直抱，头靠在母亲的肩上，轻拍背部将胃内空气排出，然后取右侧卧位，以防溢乳甚至呕吐造成窒息。

(5)保持心情愉快：与泌乳有关的多种激素都直接或间接受下丘脑的调节，泌乳受情绪影响很大。

(6)保证合理的营养：乳母的膳食及营养状况是影响泌乳的重要因素，乳母的营养对乳量的影响较乳质更大。

喂奶与直抱

(7)社会及家庭支持：近年来，随着社会公共基础设施建设及公共服务发展的不断完善，越来越多的母婴室配备齐全，使乳母能够更方便地进行哺乳。

(8)母乳喂养禁忌证：母亲 HIV 感染，患有严重疾病如活动性肺结核、糖尿病、重症心脏病、肾病等均应该停止哺乳。乙型肝炎的母婴传播主要在临产及分娩时通过胎盘和血液传播，婴儿出生后24小时给予高效价乙肝免疫球蛋白肌内注射，继之接受基因工程乙肝疫苗的注射。新生儿患有某些疾病，如半乳糖血症，是母乳喂养的禁忌证。

(9)母乳的挤出和储存：在乳母不能哺乳而又希望采用其他途径喂哺母乳时，可将母乳挤出或用挤奶器吸出后存放于塑料容器或玻璃容器，并注明挤奶时间。母亲可将挤出的母乳短期(<72 h)储存于冰箱冷藏室(温度≤4℃)，挤出的母乳72小时内不食用的应按照每次的进食量分装并冰冻(温度<18℃)，冰冻奶可保存3个月，需要时将冰冻奶在温水中解冻后即可食用，但须注意解冻后的母乳不可再次冰冻。

(10)断离母乳：指婴儿由完全依赖母乳喂养逐渐过渡到多元化食物的过程。随着月龄增长婴儿逐渐长大，母乳的质和量已不能完全满足其生长发育的需要，此时婴儿消化吸收功能逐渐完善，乳牙萌出，已能适应半固体和固体膳食，应借此训练婴儿的咀嚼和吞咽功能。婴儿的饮食自4~6个月开始应引入非流质食物，其间酌情减少母乳喂养次数，使婴儿逐步认识和感知其他食物，习惯和接受其他食物，最后自然断离母乳。断离母乳后应保证相适应的配方奶摄入。断离母乳的月龄根据乳母的泌乳情况、婴儿的生长发育、环境和气候等因素而定。WHO 建议母乳喂养可持续至 24 个月。

(二)人工喂养

人工喂养指因各种原因不能进行母乳喂养,采用牛、羊等动物乳或以牛乳、大豆为基本原料制备的配方奶喂养婴儿的喂养方式。在母乳不足或不能按时喂养时,用配方奶喂养以补充的喂养方式称为混合喂养或部分母乳喂养。

1. 配方奶

随着经济发展和社会进步,配方奶的成分研究不断完善,除了以母乳的营养素含量及其组成为生产依据,对牛乳进行蛋白质比例、脂肪酸、矿物质含量等成分改造外,还添加了婴儿生长发育时必需的微量营养素,如维生素 A、维生素 D、铁、锌等。尽管如此,配方奶仍不能达到母乳的水平,如母乳中的免疫物质、生长因子及调节生长因子等。而与牛奶相比较,配方奶更符合婴儿的生理条件和胃肠道的消化能力,也能更好地满足其生长需求。因此,配方奶喂养逐步取代了动物乳喂养,成为不能母乳喂养时的首选。对特殊体质婴儿而言,对牛奶蛋白不耐受或严重喂养不耐受的可选用深度水解蛋白配方奶或氨基酸配方奶,确认对牛奶蛋白过敏的不可选用部分水解蛋白配方奶;而对乳糖不耐受或继发性乳糖不耐受的,最好选用无乳糖配方奶;两种特殊体质患儿均可选用以大豆蛋白为基质的配方奶进行短期喂养,但由于动物蛋白优于植物蛋白,故不建议长期喂养。

2. 奶量的计算

(1)配方奶:按规定调配配方奶,以满足婴儿每日营养素、能量及液体总量需要。婴儿能量需要量约为 100 kcal/(kg·d),一般婴儿配方奶粉 100 g 供能约 500 kcal,因此每日需供给婴儿配方奶粉约 20 g/(kg·d)。

(2)全牛奶:100 mL 全牛奶可供能 67 kcal,100 mL 8%糖牛奶供能 100 kcal,婴儿的能量需要量为 100 kcal/(kg·d),即婴儿需 8%糖牛奶 100 mL/(kg·d)。因全牛奶中蛋白质与矿物质浓度较高,两次喂哺中间应加水,饮水量=婴儿每日总液量(150 mL/kg)-奶量。

3. 喂哺技巧

(1)奶嘴:选用软硬度与奶嘴孔大小适宜的奶嘴。1~3 个月选用奶瓶倒置时乳液流速以每秒流出 2~3 滴的奶嘴为宜,4~6 个月时可选能连续滴出乳液奶嘴,6 个月选用乳液呈线状流出奶嘴即可。

(2)温度:乳液的温度应与体温相似,喂哺前将乳液滴在成人手腕掌侧测试温度,以不烫手为宜。

(3)浓度:配方奶应按照配方奶罐的指引进行冲调,不可过稀、过浓,过浓的奶含有较多的矿物质(特别是钠),婴儿喝奶后感觉口渴而哭闹,导致婴儿产生饥饿的错觉而过度喂养;长期喂养过稀配方奶则可能导致营养不良。体位:与母乳喂养相同,母婴均应处于舒适位置。

(4)避免吸入空气:喂哺时呈斜位持奶瓶,使奶嘴和奶瓶前半部分充满乳汁,防止婴儿在吸入乳汁的同时吸入空气。另外,给 6~7 个月以内的婴儿喂哺后,轻拍婴儿背部使其将喂奶时吸入的空气嗝出非常重要,这样能减少溢乳和腹部不适的发生。

(5)加强卫生：在冷藏条件下，乳液配制后冷藏时间不超过 4 小时，在无冷藏条件下，乳液应新鲜配制，每次配乳所用奶具应洗净、消毒。

(6)及时调整奶量：母亲或看护人员应该观察和了解婴儿的食量，不能机械地按照婴儿配方奶罐指引所推荐的量来强行规定婴儿的摄入量，因食量存在个体差异，易导致过度喂养，应根据婴儿食欲、体重、大小便等情况调整奶量。婴儿发育良好、大小便正常、进食奶后安静为获得合理喂养的表现。

配奶操作技术评分标准

配奶操作技术

(三)辅食添加

婴儿出生 6 个月后在继续母乳喂养的同时应开始逐步添加其他食物，其间不断完成对不同种类、不同质地的各种食物的添加和感知，至 2 岁时使其形成多样化的膳食结构，辅食添加又称食物转换。

1. 添加目的

(1)补充母乳喂养或配方奶喂养的营养素不足：由于母乳或配方奶中维生素 D 和铁等较少，因此，婴儿自出生后 2 周即开始添加维生素 D，自 6 月龄后起添加富含铁的食物及水果，可有效预防佝偻病和缺铁性贫血。随着婴儿的生长发育，对营养素的需求量与日俱增，而此时母乳的分泌量减少，已不能满足生长所需，应增加营养素以满足快速生长发育的需要。

(2)促进消化功能发育和成熟：口腔运动功能中的咀嚼动作是婴儿食物转换所必需的技能。5 月龄左右的婴儿开始出现上下咬的动作，表明其咀嚼功能开始发育。6 月龄后让婴儿逐渐尝试不同的食物质地，有利于促进婴儿的口腔肌肉协调和咀嚼功能发育。

(3)顺应感知觉和心理发育的需要：添加不同质地、不同种类的食物，顺应感知觉和心理发育的需要，让婴儿建立对不同食物的体验和认知，进一步促进心理和认知的发展。

(4)为断乳做准备。

2. 辅食添加的原则和顺序

(1)从稀到稠、从细到粗、从少到多：如米糊—稀粥—稠粥—软饭，又如菜泥—菜末—碎菜等。

(2)从一种到多种：习惯一种食物后间隔 4~5 天再添加下一种，以方便辨别过敏及不耐受食物。

(3)坚持多次尝试：在早期添加新食物时，婴儿会出现用舌头推出食物的现象，这是婴儿还不能有效地吞咽半固体食物，不要因此而停止喂食，一般需要经过 10~15 次坚持喂食，新食物才能被婴儿接受。

（4）在婴儿健康时添加。

（5）烹饪清淡：给婴儿的食物应清淡，不可添加盐及各种调味品，但可添加油。

（6）辅食添加种类和顺序见表4-5。

表4-5　辅食添加种类和顺序

月龄	食物性状	种类	餐次		进食技能
			主餐	副餐	
4~6月	泥糊状	强化铁的米粉、蔬菜泥、水果泥	5~6次奶（断夜间奶）	逐渐加至1次	小勺喂食
7~9月	碎末状	稠粥、烂面、馒头片、鱼泥、肉末、水果	4~5次奶	1~2次饭菜	学用杯；训练咀嚼
10~12月	小碎块	软饭、面、碎肉、蔬菜、蛋、鱼肉、豆制品、油、水果	2~3次饭菜	2~3次奶	抓食；断奶瓶；自己用勺；训练咀嚼

（四）婴儿喂养指南

2015年8月1日世界母乳喂养周期间，中国营养学会颁布了2015年6月龄内母乳喂养指南。该指南适用于出生至6月龄内的婴儿，主要内容如下：①产后尽早开奶，坚持新生儿第一口食物是母乳；②坚持6月龄内纯母乳喂养；③顺应喂养，培养良好的生活习惯；④生后数天开始补充维生素D，不需补钙；⑤婴儿配方奶是不能纯母乳喂养时的无奈选择；⑥监测体格指标，保持健康生长。

婴幼儿喂养与营养指南

母乳喂养促进策略指南(2018版)

二、其他年龄段儿童的膳食安排

1. 幼儿膳食安排

幼儿生长发育仍较快，牙齿渐出齐，食物逐步达到多样化，应注意食物的质地及粗细，使其易于咀嚼和消化，每天饮奶，但不推荐新鲜牛奶。同时在烹调方面注意改进食物的色、香、味，以增进儿童食欲。鼓励幼儿自主进食，同时需注意饮食卫生和进食安全。进餐次数为"三餐两点"，即3次正餐加上午、下午各1次点心。

2.学龄前儿童膳食安排

饮食与成人接近，但需保证营养的全面及食物的多样化，食谱需经常更换，宜每天饮奶，食物宜合理烹调，少调料。学龄前儿童仍以"每日三餐两点"为宜，引导儿童规律进餐，自主进食，培养不挑食的良好饮食习惯，可参与食物的选择和制作，从而增进对食物的认知和喜爱。

3.学龄期儿童膳食安排

因其体格和智力发展加快、学习紧张等，营养素和能量需求较成人多，特别是早餐需保证高营养，以满足脑力消耗和体力活动的需求。认识各种食物，学习烹调，合理选择坚果、牛奶类零食，多饮水。

4.青春期少年膳食安排

青少年期体格发育进入高峰时段，对各种营养素和总能量的需要量增加，三餐定时定量，多吃富含钙、铁、锌和维生素 C 的食物。

5.父母和喂养的关系

合适的饮食结构和合理的喂养模式是儿童(尤其是幼儿期、学龄前期)营养摄入的保证。因此须明确父母的喂养责任，提供各类营养健康、种类丰富的食物，提供自主进食的机会，保证在特定环境下进食。

(1)父母的责任：选择并提供足够与儿童发育相匹配的食物；安排进餐时间；设置良好的进餐环境，包括安全、适当的进餐用具(桌椅、餐具、杯子等)，不可有分散注意力的事物出现(电视等)，只在指定区域进食；将进餐作为培养社会交往技能的机会，增加儿童与家庭、社会的交流时间；给予儿童自主进食的机会，以学习进食技能。

(2)父母应注意：同种食物应多次提供，可变换不同的烹调方式，须有足够的耐心坚持喂食，食物才能被儿童接受；对儿童提出适当要求(如使用勺子、筷子，有能力时参与食物的选择和准备等)，循序渐进地提高儿童进食能力，并使其从中获得成就感；进餐时保持良好的氛围，使儿童获得进食的愉悦感和畅快感。

第三节 儿童营养状况评估

儿童营养状况的评估是衡量儿童所摄入的营养素与其生理所需之间是否相称，是评价生长发育是否偏离正常的重要步骤，也是患病儿童病情评估和治疗的重要组成部分。其主要包括健康史询问和营养调查。营养调查包括膳食调查、体格发育评估、临床体征检查、临床生化检测 4 个方面。

一、健康史询问

询问儿童或其主要照顾人每日摄入食物的种类、数量、营养素的比例、饮食模式、餐次、喂养方式等；询问是否添加辅食，有无偏食、挑食、吃零食等不良饮食习惯；有无便秘或腹泻等；有无营养缺乏症状，如面色苍白、皮肤干燥、出汗、易激惹、消瘦或肥胖等。

二、营养调查

(一)膳食调查

膳食是儿童营养摄入的基本途径，对于各种原发营养问题起到主要影响作用。因此，对儿童膳食状况的调查及评价，是儿童营养状况评估不可或缺的部分。常用的调查方法有：24小时膳食回顾法、膳食史法、称重记录法等，以了解儿童每日摄入食物的种类、数量是否满足儿童每日所需，营养素的比例是否合理，参照同年龄儿童每日膳食营养素推荐供给量、生长发育指标参考值及临床生化检测来评估营养是否均衡，评价摄入量满足生理需要的程度，全面分析儿童营养状况。

1.24小时膳食回顾法

24小时膳食回顾法是连续回顾和描述过去3~5个24小时被调查儿童摄入的全部食物(包括饮料)的种类和数量，由被调查儿童的日常照顾者通过面谈、询问方式获得。作为回顾性调查，对儿童饮食和进餐无主观影响，容易反映儿童日常饮食结构及进食状况，对食物摄入量能较好地量化评估。但需要依赖日常照顾者的记忆，同时儿童膳食环节多，需要参与的被访谈者多，被访谈者对食物内容的判断和分量的估计容易出现偏差，因此较容易产生误差和遗漏，与称重记录法相比，其数据的准确性相对较差。

2.膳食史法

膳食史法是通过回顾被调查对象目前或某时间段内的膳食概况，来评估被调查儿童在此阶段的饮食习惯、膳食行为状况和膳食模式，主要包括询问日常照顾者被调查儿童的喂养史资料、食欲、饮食习惯(包括进食时间、食物种类、烹制方式、补充剂应用)、不良膳食行为等。

3.称重记录法

称重记录法是比较精确的膳食调查方法，对被调查儿童的日常摄入食物运用各种日常测量工具对食物量进行称重或估计，从而对儿童的食物消耗量准确地量化评估，是识别营养摄入不足及评估饮食、生化指标与慢性疾病之间关系的关键。须事先对儿童的日常照顾者就如何评估和测量膳食记录中的食物分量的方法进行培训，以获得准确、可靠的数据。

从调查所获得的儿童膳食中各种食物的摄入量数据，根据由中国疾病预防控制中心营养与食品安全所编著的《中国食物成分表》中各种食物的能量、营养素含量，计算出儿童每日摄入能量、营养素总量，再与由中国营养学会编著的《中国居民膳食营养素参考摄入量》中对应年龄人群的推荐数据相比较，对儿童膳食营养摄入状况做出判断。另外，还可以计算蛋白质、脂肪和碳水化合物三种能量营养素提供的能量占膳食总能量的百分比，用以评估膳食能量百分比结构。由于在消化吸收功能和运动水平方面存在个体差异，在对个体的膳食指导中，推荐的能量摄入水平仅仅作为参考数据，观察儿童的体重增长、身高增长和生长指标的状况才是有效的个体化评价。

(二)体格发育评估

1. 身高(身长)的测量

身高(身长)是指头顶到足底的距离,可反映长期的营养状况。

(1)身高测量:3岁以上儿童测量身高,取立正姿势,两眼平视前方,挺起胸部,手指并拢,两臂自然下垂,足跟靠拢,足尖分开呈60°,足跟、臀部和肩胛骨同时靠着立柱,头部保持正直位置,使顶板和头顶点接触。

(2)身长测量:3岁以内的儿童因其立位测量不准确,可取仰卧位测量身长,让儿童面向上仰卧于量床板中线上,脱去帽、鞋,头顶接触头板,测量者站立于儿童右侧,左手按住双膝使下肢伸直,右手移动足板使其接触两侧足跟。

2. 体重的测量

体重可反映一段时期内营养状况的变化。

测量前应检查称的零点,体重测量在空腹、排空大小便、穿背心短裤时进行,如天气寒冷衣服不可脱去,则应扣除衣服重量,还可以由大人抱着婴儿称重,然后减去大人体重及衣服的重量。

3. 儿童身体成分评估

使用各种测量方法对身体成分的评估,可提供有关于肥胖、消瘦和骨组织的信息。目前有很多测量身体成分的方法,而由于其安全性、可行性的原因,很少有方法能应用于婴儿或儿童的临床营养评估。临床评估儿童身体成分的常用方法有肱三头肌皮褶厚度测量和空气替代描记法。

(1)肱三头肌皮褶厚度测量:此方法安全、准确、快速、廉价,主要运用于临床科室或床旁,可测定皮褶厚度评估全身或局部脂肪量。经适当培训后,采用有弹簧的卡尺在标准测量部位进行测量,尽量测量右侧肢体。测量方法:儿童垂直站立,右臂放松下垂,在中上臂水平提起肱三头肌表面的脂肪和皮肤褶皱,卡尺固定后释放皮褶,使卡尺向皮下脂肪皮褶施加压力,释放卡尺手柄3秒后读数。肩胛下皮褶厚度是机体脂肪储存的指标。皮褶厚度测量的缺点是不能对肥胖者进行精确测量,而且测量人员需要培训。

(2)空气替代描记法:此方法是一种快速、具有非侵袭性,可用于婴儿、儿童及成人全身脂肪和非脂肪测量的方法,能测量被机体替代的空气体积,缺点是需要测试者处于密闭空间,因此需要临床监护或输液的患儿不能参与检测。

4. 其他

体格发育指标:头围、胸围等。

常用皮褶测量尺

(三)临床体征检查

注意有无营养素缺乏的早期体征,见表4-6。

表 4-6　临床营养素缺乏常见症状

部位	症状	可能缺乏的营养素
头发	头发失去正常光泽、变薄、变细、稀疏、干燥，易折断，蓬乱而似有污垢	蛋白质、锌、铜、生物素
脸部	脸色苍白，脸浮肿如满月形，鼻两侧脂溢性皮炎，脸颊两侧有蝴蝶形对称斑，色素沉着	核黄素、烟酸、吡哆醇
眼部	角膜干燥、夜盲；角膜边缘充血；睑缘炎	维生素 A；维生素 B_2
口部	口角裂、口腔炎	维生素 PP、B_2、B_{12}
舌部	舌质红、地图舌、舌水肿	维生素 B_2、维生素 PP
牙龈	牙龈浮肿、出血或牙龈萎缩	维生素 C
皮肤	皮肤干燥、粗糙、无正常光泽、脱屑、褪色或色素沉着、出血、紫斑、水肿，伤口愈合慢或愈合不良	维生素 A、维生素 C、维生素 K 或者烟酸、蛋白质、锌，必需脂肪酸缺乏
指甲	匙状指甲，苍白，甲面变粗，有脊形纹	铁
腺体	甲状腺肿大	碘
肌肉骨骼	"O"形腿或"X"形腿，赫氏沟，念珠形肋骨，或骨关节增大，肌肉萎缩	维生素 D、钙、蛋白质—能量
神经系统	易激怒、健忘，思想欠集中，末梢感觉迟钝、膝反射减弱、消失或亢进，失眠，易疲乏	硫胺素、核黄素、维生素 B_{12}
消化系统	消化道症状，性发育等出现迟缓	锌

(四)临床生化检测

通过实验室检验方法测定儿童体液、排泄物或毛发中各种营养素及其代谢产物的含量，了解食物中营养素的吸收利用情况，了解机体对营养素的存储或缺乏水平，从而给予早期干预。

本章小结

　　适当的营养可促进儿童生长发育，预防急性、慢性疾病。儿童对各种营养素的需要量相对较大，护士在饮食护理中必须根据不同年龄儿童的生理特点，为家长提供合理的营养指导，培养健康的进食行为，促进儿童的健康成长。

　　母乳喂养是婴儿最理想的喂养方式，护士应掌握母乳喂养的优点、禁忌证、阻力和母乳储存注意事项，指导家长掌握正确的喂哺技巧，对喂养常见问题做好预防和处理。

　　根据儿童的年龄、体重、能量需要量，正确计算奶量，并指导家属进行科学的人工喂养。

　　添加辅食时应注意食物转换的顺序与原则。

　　通过儿童营养状况的评估和评价，有利于判断生长发育是否偏离正常，也有助于儿童病情评估和治疗。

客观题测验

主观题测验

第五章

患病儿童护理及儿科常用护理技术

患病儿童护理及儿科
常用护理技术PPT

学习目标

识记：儿童用药特点、药物选用、不同途径的给药方法及注意事项；儿童体液平衡的特点及液体疗法常用溶液。

理解：儿童健康评估的资料分类、内容和注意事项；疼痛评估的方法及注意事项；不同年龄儿科的给药特点；脱水的程度及性质，酸碱平衡紊乱类型、临床表现及治疗要点。

运用：能运用儿科健康评估特点与技巧，对患儿进行评估；能掌握儿科常用护理操作技能，对患儿实施液体疗法和整体护理。

第一节　儿童健康评估

　　儿童时期是机体处于不断生长发育的阶段，在评估儿童健康状况时，要掌握其健康史采集、体格检查、实验室检查结果的分析，下一步的护理诊断，以及不同年龄阶段的身心特点，从多层面、多环节获取全面的资料，以利于识别儿童现存或潜在的健康问题，为制订治疗和护理方案打下良好的基础。

　　值得注意的是，如遇急诊或危重患儿应在简要评估病情的前提下首先配合医生抢救，待患儿病情稳定后再进行完整、详细的健康评估。

一、健康史采集

　　收集健康史的目的是为了识别护理问题，可通过与患儿、家长、其他照顾者和有关医护人员的叙述获取信息。健康史每一部分的资料收集过程均是有组织的、系统的，其信息应围绕儿童目前和过去的健康状态及心理社会环境。

(一)内容

1.一般情况

　　一般情况包括患儿姓名(乳名)、性别、年龄、民族、入院日期，患儿父母、监护人或抚养人的姓名、年龄、职业、文化程度、家庭地址、联系方式及病史可信度等。注意患儿年龄记录要准确，采用实际年龄，新生儿记录到天数甚至小时数，婴儿记录到月数，1岁以上的患儿记录到几岁几个月，必要时注明出生年月。

2.主诉

　　用病史提供者的语言概括主要症状或体征及其持续时间。记录时应注意以下原则：①语言简洁；②限定1~2个症状；③用儿童或父母的语言叙述；④避免使用诊断名词；⑤包括症状持续时间。

3.现病史

　　详细描述此次患病的情况，包括起病时间、起病过程、主要症状、病情发展及严重程度、接受过何种治疗等，还包括其他系统和全身的伴随症状，以及同时存在的疾病等。这些信息有助于护理诊断的确定和计划的实施。

4.个人史

　　个人史描述以往患儿的各个方面，与成人不同，其内容包括出生史、喂养史、生长发育史、疫苗接种史、生活史情况，青少年还应询问月经史(女孩)、性行为史。询问时根据不同年龄及不同健康问题各有侧重。

　　(1)出生史：因为出生前的状况对儿童的生长发育会产生重大的影响，所以详细的出生史调查十分重要，其内容包括：胎次、胎龄，分娩方式及过程，母孕期情况，出生时体重、身长，有无窒息产伤、Apgar评分，是否有异常情况如发热、惊厥、出血、产伤、畸形等。对新生儿及婴幼儿应详细了解。

（2）喂养史：婴幼儿及患营养性疾病和消化系统疾病的患儿应详细询问，如喂养方式（母乳喂养及断奶情况、人工喂养、混合喂养），人工喂养以何种乳品为主、如何配制，喂哺次数及量，添加过渡期食物的时间、品种及数量，进食及大小便情况。年长儿应了解有无挑食、偏食、吃零食等不良饮食习惯。

（3）生长发育史：包括动作、语言、智力和精神发育关键期的达标情况。了解患儿体格生长指标如体重、身高（身长）、头围增长情况；前囟闭合时间及乳牙萌出时间、数目；会抬头、翻身、坐、爬、站、走的时间；会笑、认人、叫爸爸和妈妈及控制排大小便的时间；对新环境的适应性；学龄儿还应询问在校学习情况、行为表现、个性特点，以及同伴、父母相处关系等。

（4）生活史：患儿的生活环境，卫生习惯，睡眠、休息、排泄习惯，是否有特殊行为问题，如吮拇指、咬指甲等。

5. 既往史

既往史包括既往一般健康状况、既往患病、损伤、手术和住院情况、预防接种史、食物或药物过敏史等。特别应注意损伤、跌伤、中毒、窒息或烧伤等的发生情况，在对父母或抚育者制定健康宣教计划中有指导意义。

（1）既往一般健康状况：需询问患儿既往健康是良好还是体弱多病。

（2）疾病史：患儿曾患过何种疾病，是否患过儿童常见的传染病；患病时间和治疗情况，是否有手术史、住院史。

（3）预防接种史：接种过何种疫苗，接种次数，接种年龄，接种后有何不良反应。对非常规接种的疫苗也应记录。

（4）食物药物过敏史：注意了解患儿是否对食物、药物或其他物质过敏。

6. 家族史

家族是否有遗传性疾病；父母是否近亲结婚；母亲妊娠史和分娩史情况；家庭其他成员的健康情况等。

7. 心理—社会状况

内容包括：①患儿的性格特征，是否开朗、活泼、好动或喜静、合群或孤僻、独立或依赖，以及同伴关系；②患儿及其家庭对住院的反应，是否了解住院的原因、对医院环境能否适应、对治疗护理能否配合、对医护人员是否信任；③患儿父母、监护人或抚养人的年龄、职业、文化程度、健康状况，以及与患儿的关系；④父母与患儿的互动方式；⑤家庭经济状况，居住环境，有无宗教信仰。

（二）沟通技巧

（1）收集健康史最常用的方法是交谈、观察。在交谈前，护理人员应明确谈话的目的，安排适当的时间、地点。

（2）儿科采集病史较困难，应耐心询问，认真倾听，语言通俗易懂，态度和蔼可亲，以取得家长和孩子的信任，获得准确的、完整的资料，同时应避免使用暗示的语气来引导家长或孩子做出主观期望的回答。

（3）对年长儿可让其自己叙述病情，但患儿因为害怕各种诊疗活动，或表达能力欠缺，会导致信息失真，要注意分辨真伪。

（4）病情危急时，应简明扼要，边抢救边询问主要病史，以免耽误救治，详细的询问可在病情稳定后进行。

（5）要尊重家长和孩子的隐私，并为其保密。

二、身体评估

（一）身体评估的原则

1.建立良好关系

开始检查前要用耐心、温柔的声音呼患儿的名字或小名、乳名，或用儿童喜爱的玩具、图片逗引片刻，或轻轻抚触患儿，消除患儿紧张抗拒的心理；同时可借此观察患儿的精神状态，对外界的反应及智力情况。对年长儿，应说明要检查的部位、检查方法，并获得患者的配合。

2.环境舒适

体检室应光线充足，温度、湿度适宜，安静。检查用品齐全、适用，环境的提供应随年龄而变化，可以提供玩具、书籍安抚患儿。为增加患儿的安全感，检查时应尽量让患儿与家长在一起。检查时不强求体位，婴幼儿可在家长的怀里检查，或由父母抱着检查。应尽量帮助患儿减少对体格检查的焦虑。

3.顺序灵活

儿童体格检查的顺序可根据患儿当时的情况灵活掌握以适应其发育特点，怕生的孩子可从背部开始；一般患儿安静时先进行心肺听诊、腹部触诊，皮肤、四肢躯干、骨骼、全身淋巴结等容易观察到的部位则随时检查；疼痛区域及口腔、咽部和眼结合膜、角膜等对患儿刺激大的检查应放在最后进行；在急诊，首先检查重要生命体征及与疾病损伤有关的部位。

4.技术熟练

检查尽可能迅速，动作轻柔，减少因评估所致的患儿焦虑，并注意观察患儿的病情变化。检查过程中既要保证可靠性和准确性，又要注意保暖，不要过多暴露身体部位或用冰凉的检查用品接触患儿以免着凉。

5.保护和尊重患儿

患儿免疫功能低下，要注意防止院内感染，检查前后洗手或者用速干消毒液消毒，重复使用的检查用品应消毒。对于学龄期患儿和青少年要注意保护隐私，尽量避免暴露与检查无关的部位，需顾及其自尊心，在检查异性、畸形患儿时，态度要严肃。

（二）身体评估的内容和方法

1.一般状况

在询问健康史的过程中，应当同时观察患儿发育与营养状况、精神状态、面部表情、皮肤颜色、哭声、语言应答、活动能力、对周围事物的反应、体位、步态、亲子关系等，由此可得到较准确的资料。

2. 一般测量

除体温、呼吸、脉搏、血压等生理指标外,患儿还应测量体重、身高(身长)、头围、前囟、坐高等身体发育指标。婴幼儿在测量生理指标时,首先测量呼吸,其次是脉搏和体温。

(1)体温:应当依据患儿的年龄、病情及检查配合情况选择适当的测温方法。神志清楚而且配合的6岁以上的年长儿可测口温,37.5℃以下为正常(多种因素可影响口温测量值,测量前应当注意,如冷饮、热饮等);婴儿可测腋温,36℃~37℃为正常;肛温测量较为准确,但刺激大,测量时将肛温表涂润滑剂缓慢插入肛门约2.5 cm,测温时间约为3分钟,36.5℃~37.5℃为正常;腋温测量更为安全和方便,较容易被更多患儿和家长接受,将体温表置于腋窝处夹紧上臂至少5分钟,36℃~37℃为正常。近年来用电子耳温计在外耳道内测温在临床应用越来越广泛,其测温快速、安全性高,但受较多因素影响可出现测量值波动。

(2)呼吸和脉搏:应尽可能在患儿安静时测量,检查时应测量1分钟。婴儿以腹式呼吸为主,可以通过观察腹部起伏计数。而1岁以上的儿童则以观察胸部起伏计数。呼吸过快不易看清者可用听诊器听呼吸音计数。除呼吸频率外,还应注意观察呼吸的节律、深浅及呼出气体的气味。年幼儿腕部较前的动脉脉搏不易扪及,可计数颈动脉或股动脉搏动,也可听诊心音测得。

(3)血压:常规测量坐位右上臂肱动脉血压,测量前应根据患儿不同年龄及上臂围的情况选择不同宽度的袖带,宽度应为上臂长度的$1/2$~$2/3$。袖带过宽则血压较实际值为低,太窄则较实际值为高。新生儿及婴儿可用心电监护仪或多普勒超声诊断测定。不同年龄的血压正常值可用公式估算:收缩压(mmHg)[①]=80+(年龄×2),舒张压为收缩压的$2/3$。除测量上臂血压外,患儿还可测量下肢血压,1岁以上儿童下肢收缩压较上臂血压高10~40 mmHg,而舒张压一般没有差异。如果下肢血压低于上臂血压,需要进一步评估患儿是否有主动脉狭窄。同时也要注意脉压差,脉压差大于50 mmHg或小于10 mmHg,有可能罹患先天性心脏病。

(4)体重:体重是反应儿童生长与营养状况的重要指标,也是计算药物剂量、输液量的依据。晨起空腹排尿后或进食后2小时称量为佳,应尽可能选取同一时间,采用同一量器测量,测量前必须校正调零。测量时应脱鞋,只穿内衣内裤。

(5)身高(身长):3岁以下患儿用量板卧位测量身长。3岁以上患儿可用身高计或将皮尺钉在平直的墙上测量身高。

(6)头围:头围的测量在2岁以内最有价值,连续追踪测量头围比一次测量更重要,头围与脑的发育和神经功能密切相关。

(7)胸围和腹围:胸围和腹围并不作为常规测量指标,但对某些特殊疾病有重要指导意义。

3. 皮肤和皮下组织

观察皮肤颜色,注意有无苍白、潮红、黄疸、皮疹、出血点、瘀点、瘀斑等;观察毛发颜色、光泽、分布,有无脱落,并触摸其质地;触摸皮肤温度、湿润度、弹性、测量皮

---

① 1 mmHg=133.32Pa

下脂肪厚度,有无脱水、水肿等。

4.淋巴结

检查枕后、颈部、耳后、腋窝、腹股沟等处的淋巴结,注意大小、数目、质地、活动度、有无触痛、肿大、局部发热等。

5.头部

(1)头颅:观察头颅形状、大小,注意囟门大小和紧张度,是否隆起或凹陷;婴儿注意有无颅骨软化、缺如,有无枕秃、产瘤、血肿等。

(2)面部:观察面部的对称性、活动、五官分部、有无特殊面容等。

(3)眼:注意有无眼睑水肿、下垂,有无凸眼、斜视,有无结膜充血、苍白、分泌物,有无巩膜黄染,有无角膜混浊、溃疡,瞳孔的大小和对光反射是否敏感。视功能检查还应包括视力、色觉、视野等。

(4)耳:观察有无畸形,外耳道有无分泌物,双耳是否有牵拉痛。听力检查包括以下几种办法,观察婴儿对外界声音的反应,婴儿也可以观察是否能引出惊跳反射。

(5)鼻:观察有无畸形、鼻翼煽动、鼻腔分泌物、鼻塞等。

(6)口腔:观察有无口唇苍白、发绀、干燥、口角糜烂、疱疹,有无张口呼吸,口腔黏膜有无红肿、溃疡、Koplik 斑、鹅口疮,腮腺开口处有无红肿及分泌物,牙的数目和排列,有无龋齿。咽部是否充血,扁桃体是否肿大等。咽部检查对儿童刺激大,一般放在最后检查。

6.颈部

观察颈部外形、活动、有无畸形等,甲状腺是否肿大,气管是否居中,有无颈项强直;颈静脉充盈搏动情况等。

7.胸部

(1)胸廓:检查胸廓外形有无畸形、对称性、呼吸运动情况。

(2)肺:注意呼吸频率、节律、呼吸深浅,有无呼吸困难;触诊胸壁感受触觉语颤有无改变,年幼儿可利用啼哭或说话进行检查;叩诊有无浊音、鼓音、实音等;听诊呼吸音是否正常,有无啰音等,哭吵患儿可趁患儿深吸气时进行听诊。

(3)心脏:注意心前区是否隆起,心尖搏动是否移位;触诊有无震颤;叩诊心界大小;听诊心率、节律、心音,注意有无杂音等。

8.腹部

观察腹部大小、形状、有无畸形、有无腹壁静脉曲张、有无脐疝、有无肠型及蠕动波,新生儿要特别注意脐部有无出血、红肿及分泌物等;触诊腹壁紧张度,有无压痛、反跳痛,有无包块等,不会说话的患儿触诊时要观察儿童表情,正常婴幼儿肝脏可在肋缘下 1~2 cm,柔软无压痛;6~7 岁后不应再触及。叩诊腹部有无移动性浊音;听诊肠鸣音是否亢进。有腹腔积液患儿应每日监测腹围。

9.脊柱和四肢

观察脊柱有无畸形、压痛、活动障碍;四肢有无外形异常、比例失调、活动受限等,局部是否有红、肿、热、痛等;肌力有无改变;手指、足趾有无畸形、活动受限等。

10. 肛门及外生殖器

观察肛门及外生殖器有无畸形、包块等，肛门有无肛裂、直肠脱垂等；女孩阴道有无分泌物，男孩有无包皮过长、阴囊鞘膜积液、隐睾、腹股沟疝等。

11. 神经系统

观察患儿的一般情况，包括神志、精神状态、反应灵敏度，有无异常行为等；新生儿应检查特有生理反射是否存在，如吸吮反射、握持反射、拥抱反射等；有些神经反射有其年龄特点，如新生儿和婴儿腹壁反射、提睾反射较弱或不能引出，但跟腱反射亢进，并可能出现踝阵挛。2 岁以下患儿巴宾斯基征可呈阳性；检查患儿是否有颈项强直，克氏征、布氏征是否呈阳性，正常婴儿由于在胎内时屈肌占优势，因此生后头几个月克氏征及布氏征也可呈阳性。

三、家庭评估

家庭评估包括家庭结构评估和家庭功能评估，是儿科健康评估的重要组成部分。

（一）家庭结构评估

家庭结构评估指家庭的组成及各成员之间的相互关系，可通过与家庭成员的直接交谈获得相关资料。其内容包括家庭组成、家庭成员的职业及教育状况、文化及宗教传统、家庭及社区环境 4 个方面。

1. 家庭组成

家庭组成指目前与儿童共同居住的家庭成员及扩展的家庭支持系统。评估中应涉及父母目前的婚姻状况，是否有分居、离异及死亡情况，同时应了解患儿对家庭危机事件的反应。

2. 家庭成员的职业及教育状况

父母的职业包括目前所从事的工作、工作强度、工作地离居住地的距离、工作满意度及是否暴露于危险环境等，还应涉及家庭的经济状况、医疗保险情况等。父母的教育状况是指教育或非正式教育经历、所掌握的技能等。

3. 文化及宗教传统

制定护理计划时应考虑到患儿家庭文化传统及宗教信仰方面的信息，此方面的评估应注重家庭育儿观念、保健态度、饮食习惯等。

4. 家庭及社区环境

家庭环境包括住房类型、居住面积、房间布局、安全性等。社区环境包括地理位置、学校位置、上学交通状况、邻里关系、娱乐空间和场所、环境中潜在的危险因素等。

（二）家庭功能评估

1. 家庭成员的关系及角色

家庭关系是指成员之间是否亲近、相互关心，有无偏爱、溺爱、冲突、紧张状态等。家庭角色是指每个家庭成员在家庭中所处的地位及承担的责任。

2.家庭中的权力及决策方式

评估父母的权力分工对家庭的影响，因文化背景不同而异。获取这类信息的最好方法是提出一个假设的问题，通过观察了解家庭如何解决冲突。

3.家庭的沟通交流

评估父母是否鼓励孩子与他们交流，孩子是否耐心倾听父母的意见，家庭是否具有促进患儿生理、心理和社会性成熟的条件。

4.家庭卫生保健功能

评估家庭成员获取医疗保健知识的渠道，了解家庭用药情况、对患儿疾病的认识、护理照顾患儿的能力等，同时，应了解家庭其他成员目前的健康状况及家族遗传病史。

（三）注意事项

护士应使用沟通技巧，获得家长的信任，涉及隐私的问题应注意保护，并对患儿家长进行解释，以获得家长的理解和支持。对儿童进行健康评估，不同的医疗机构（医院、保健院或社区），因儿童的情况不同，其评估的侧重点不同，也设计有不同的评估表格。对健康史及家庭的评估，可采用戈登11项功能模式进行；虽然运用该模式进行儿童评估仍存在争议，但目前来说其不失为一种有效的工具。此外，儿童健康评估还应该包括各种实验室及影像学检查的结果，具体见各系统疾病患儿护理的相关内容。

第二节　儿童用药特点及护理

儿童不是成人的缩小版，起病急，病情多变，对药物的处置能力、对药物的不良反应较成年人更为敏感；因此掌握药物性能、作用机制、不良反应、适应证，以及精确的计算剂量和适当的用药方法，根据医嘱合理给药，严格执行查对制度，并注意观察药物的作用和不良反应非常重要。

一、儿童用药特点

（1）儿童肝酶系统发育不成熟，延长了药物的半衰期，增加了药物的血药浓度及毒性作用。如氯霉素在体内可与肝内葡萄糖醛酸结合后排出，但新生儿和早产儿肝内葡萄糖醛酸含量少，使体内呈游离态的氯霉素较多而导致氯霉素中毒，产生"灰婴综合征"，故早产儿及出生2周以下的新生儿应避免使用。庆大霉素、巴比妥类药物等也可因儿童肾功能不成熟，延长药物在体内的滞留时间，从而增加了药物的不良反应。

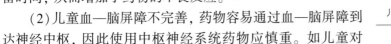

儿童用药管理的八项Rights

（2）儿童血—脑屏障不完善，药物容易通过血—脑屏障到达神经中枢，因此使用中枢神经系统药物应慎重。如儿童对阿片类药物（如吗啡、可待因等）特别敏感，易产生呼吸中枢抑制。用洛贝林（山梗菜碱）

可引起婴儿运动性烦躁、不安及一时性呼吸暂停等。

（3）儿童年龄不同，对药物反应不一，药物的不良反应也有所差异。3个月以内的婴儿慎用退热药，因为会导致婴儿出现虚脱；8岁以内的儿童服用四环素容易引起黄斑牙（四环素牙），已禁止使用；还有些外用药如萘甲唑啉（滴鼻净）用于治疗婴儿鼻炎，可引起昏迷、呼吸暂停。

（4）胎儿、乳儿可因母亲用药而受到影响。用药剂量越大、时间越长、越易通过胎盘的药物，到达胎儿的血药浓度亦越高、越持久，影响亦越大。一般乳母用药后，乳汁中药物浓度不太高，但某些药物在乳汁中浓度相当高，可引起乳儿发生毒性反应，如苯巴比妥、阿托品、水杨酸盐等药物，应慎用；而放射性药物、抗肿瘤药物、抗甲状腺激素等药物，哺乳期应禁用。

（5）儿童易发生电解质紊乱。因此，儿童应用利尿药后极易发生低钠血症或低钾血症。

二、儿童药物选用及护理

儿童用药应慎重选择，不可滥用。医生用药时，会根据儿童的年龄、病种、病情及儿童对药物的特殊反应和药物的远期影响，有针对性地选择药物。

（一）抗生素的选用及护理

严格掌握适应证，有针对性地使用，防止抗生素滥用。在应用抗生素时，要注意药物的不良反应。且要注意用药的剂量和疗程，协助做好相关检查。

（二）镇静药的选用及护理

儿童有高热、烦躁不安等情况，使用镇静药可以使其得到休息，以利于病情恢复。常用药物有苯巴比妥、地西泮、水合氯醛等，使用中应特别注意观察呼吸情况，以免发生呼吸抑制。12岁以内的儿童不宜使用阿司匹林，以免发生瑞氏综合征。

（三）镇咳祛痰药的选用及护理

婴幼儿支气管较窄，且不会主动咳嗽，炎症时易发生阻塞，引起呼吸困难。故婴幼儿一般不用镇咳药，多用祛痰药或雾化吸入稀释分泌物，配合体位引流排痰，使之易于咳出。哮喘患儿应用平喘药物时，应注意观察有无精神兴奋、惊厥、心悸等。新生儿、婴儿应慎用茶碱类药物。

（四）止泻药和泻药的选用及护理

儿童腹泻一般不主张使用止泻药，多采用调整饮食和补充液体等方法，因为使用止泻药后虽然腹泻可以暂时得到缓解，但加重了肠道毒素吸收甚至发生全身中毒现象。儿童便秘一般不用泻药，多采用调整饮食和松软大便的通便法。

(五)退热药的选用及护理

儿童发热一般使用对乙酰氨基酚和布洛芬,但剂量不宜过大,可反复使用。用药后注意观察患儿的体温和出汗情况,及时补充液体。复方解热止痛片(APC),对胃有刺激性,且可引起白细胞减少、再生障碍性贫血、过敏等不良反应,大量服用时会因出汗过多、体温骤降而导致虚脱,婴幼儿应禁用此类药物。

(六)肾上腺皮质激素的选用及护理

严格掌握适应证,在诊断未明确时一般不用,以免掩盖病情,不可随意减量或停药,防止出现反弹现象。长期使用可抑制骨骼生长,影响水、电解质、蛋白质、脂肪代谢,降低机体免疫功能,还可引起血压升高和库欣综合征。此外,水痘患儿禁用糖皮质激素,以免加重病情。

三、儿童药物剂量计算

儿童用药剂量较成人更应准确,可按下列方法计算。医生会根据患儿具体情况进行调整,得出比较确切的药物用量。

(一)按体重计算

此法是最常用、最基本的计算方法。多数药物已给出每千克体重、每日或每次用药量,方便易行,故在临床广泛应用。

每日(次)剂量=患儿体重(kg)×每日(次)每千克体重所需药量。

需连续数日用药者,如抗生素、维生素等,按每日剂量计算,再分2~3次服用;临时对症治疗用药者,如退热药、催眠药等,常按每次剂量计算。

患儿体重应按实际测得值为准,若计算结果超出成人量,则以成人量为限。

(二)按体表面积计算

此法计算药物剂量较其他方法更为准确,是因为其与基础代谢等生理活动的关系更为密切。

每日(次)剂量=患儿体表面积(m^2)×每日(次)每平方米体表面积所需药量。儿童体表面积可按下列公式计算,也可按"儿童体表面积图或表"求得。

体重≤30 kg,儿童体表面积(m^2)=体重(kg)×0.035+0.1;

体重>30 kg,儿童体表面积(m^2)=[体重(kg)-30]×0.02+1.05。

(三)按年龄计算

此法简单易行,用于剂量幅度大、不需十分精确的药物,如营养类药物。

(四)按成人剂量折算

此法仅用于未提供儿童剂量的药物,所得剂量一般偏小,故不常用。

儿童剂量＝成人剂量×儿童体重(kg)/50。

四、儿童给药方法

儿童给药的方法应以保证用药效果为原则，综合考虑患儿的年龄、疾病、病情，决定适当的剂型、给药途径，以排除各种不利因素，减少患儿的痛苦。

(一)口服法

口服法是最常用的给药方法，对患儿身心的不良影响小，只要条件许可，尽量采用口服给药。

1.不同年龄儿童口服给药方法

(1)婴儿服药：可用滴管或去掉针头的清洁的注射器给药。若用小药匙喂药，则从婴儿的口角处顺口颊方向慢慢倒入药液，待药液咽下后方将药匙拿开，以防患儿将药液吐出，每次量不超过 1 mL。此外，可用拇指和示指轻捏双颊，使之吞咽。注意不要让婴儿完全平卧或在其哽咽时给药，喂药时最好抱起婴儿或抬高其头部，不可以捏住鼻子强行灌药，以防呛咳。婴儿喂药应在喂奶前或两次喂奶间进行，以免因服药时呕吐而将奶吐出引起误吸。

(2)幼儿及学龄前儿童服药：可以使用药杯给药，应该用坚定的语气及患儿能听懂的语言，解释服药目的，给药后，及时表扬患儿的合作行为，并可赠予患儿贴纸。

(3)大于 5 岁的年长儿服药：常用片剂或药丸，可鼓励和训练其自己服药，并给予患儿较多的自主性与控制感，如可以选择吞药丸还是磨成粉末。如果选择吞药丸，可以协助患儿将药丸置于舌根，以利于吞咽。不可以欺骗患儿，将药物当成糖果，以免患儿不信任照顾者或造成误服的危险。

(4)青少年服药：青少年服药与成人相似，应尊重患儿的隐私权，并说明服药的目的和药物不良反应，须确定患儿服完药后才可以离开。

2.口服给药注意事项

(1)婴幼儿通常选用糖浆、混悬剂、水剂或冲剂，也可将药片研碎加少量水或果汁(不超过一茶匙)，但任何药物均不可混于奶中或主食哺喂，以免患儿因药物的苦味产生条件反射而拒绝进食。肠溶或时间缓释片剂、胶囊则不可研碎或打开服用，以免破坏药效。

(2)如果患儿有使用鼻胃管或胃造瘘管，口服药物可通过管道注入，不过并非所有药物均适用直接注入十二指肠或空肠。另外，必须是液体或将药片研碎加小量水溶解后才可以通过管道注入，用药后需冲管以保持管道通畅。

(二)注射法

1.肌内注射法

注射法奏效快，但对儿童刺激大，引起疼痛，且肌内注射次数过多可造成臀肌挛缩，影响下肢功能，故非病情必需不宜采用。肌内注射常用的部位有股外侧肌、腹臀肌、背臀肌及上臂三角肌。

（1）股外侧肌是年龄小于 2 岁患儿首选的注射部位；腹臀肌是 2 岁至学龄期儿童首选的注射部位；与成人不同的是，建议 5 岁以上的患儿才考虑将背臀肌作为注射部位，因为年幼儿肌肉未完全发育，而且坐骨神经占该区比例大而容易误伤；上臂三角肌则适用于 3 岁以上的儿童，或作为小剂量药物的注射部位，如疫苗接种。

（2）疫苗接种的注射部位通常选择臀肌和三角肌，传统方法要回抽，以确保没有回血才注射，然而近年来研究显示不回抽能够减少疼痛不适感，而且股外侧肌和上臂三角肌没有大血管，不会出现并发症，因此美国疾病控制与预防中心已不推荐免疫接种注射时回抽。

（3）对不合作、哭闹挣扎的婴幼儿，可采取"三快"的特殊注射技术，即进针、注药及拔针均快，以缩短时间，防止发生意外。

2. 静脉注射法

静脉注射可以分为静脉推注和静脉滴注，药效作用迅速。因静脉留置针的使用，可以减少因反复多次注射所致的疼痛。

静脉推注多用于抢救。在推注时速度要慢，并密切观察，勿使药液外渗。静脉滴注不仅用于给药，还可以补充水分及营养、供给能量等。滴速应根据患儿年龄、病情进行调节，必要时应使用静脉输液泵，以确保准确的液体入量，并注意保持静脉通畅。

无论肌内注射还是静脉注射，对年长儿注射前均应作适当解释，并给予鼓励。

（三）外用法

以软膏为多，也可用水剂、混悬剂、粉剂、膏剂等。根据不同的用药部位，可对患儿手进行适当约束，以免因患儿抓、摸使药物误入眼、口而发生意外。

（四）其他方法

雾化吸入较常应用，但需有人在旁照顾。灌肠给药采用不多，可用缓释栓剂，例如，常用肛门给药法，给予通便药或退热药。含剂、漱剂婴幼儿使用不便，年长儿可以使用。经耳道给药时，注意正确的拉耳方法：3 岁以下的儿童，将耳垂往下往后拉；3 岁以上的儿童，则将耳垂往上往后轻拉，与用耳温计在外耳道内测体温的方法相同。

第三节　儿童疼痛评估及护理

疼痛是一种个体主观的体验。不同年龄段的患儿都有可能经历疼痛，获得疼痛体验。低龄患儿无法用语言表达，所以易被忽略、低估，导致疼痛缺乏有效的控制。儿科护士应与患儿家属和其他医务人员合作，全面评估并帮助患儿减轻疼痛。

一、儿童疼痛的评估

在进行儿童疼痛的评估时，可以依据 QUESTT 原则进行。①询问儿童（question the child）；②使用疼痛量表（use a reliable and valid pain scale）；③评价行为及生理学参数的变化(evaluate the child's behavior and physiologic changes)；④确保父母的参与(secure the parent's involvement)；⑤干预时考虑导致疼痛的原因(take the cause of pain into account when intervening)；⑥采取行动并评价成效(take action and evaluate results)。

不同年龄阶段的儿童，其对疼痛的表达和行为反应均不同，合适的评估方式尤为重要。

(一)儿童对疼痛的表达方式和行为反应

1. 新生儿和婴幼儿

患儿会持续哭闹，哭声尖锐，有疼痛的表情，如眼睛紧闭、眉毛和前额紧缩、嘴巴张开、肢体扭动，并拒绝安慰；9~12个月的婴儿会用手推开他人，表现出抗拒。同时疼痛也可引起血压、心率、血氧饱和度、皮肤颜色和睡眠的改变。

2. 学龄前儿童

患儿会有攻击行为、出现疼痛时会剧烈反抗。能够描述疼痛的位置及程度，将疼痛视为一种对错误行为的惩罚，患儿为了避免接受侵入性操作，甚至会否认疾病导致的疼痛。

3. 学龄儿童

患儿疼痛时会表现为安静、沉默，儿科护士应仔细观察。

4. 青少年

患儿出于自尊和对个人隐私的保护，会控制自己的表情和行为，否认疼痛的存在。所以，评估时应注意保护患儿隐私。

(二)疼痛患儿的病史采集

儿科的患者，大部分信息需要父母提供，护士应积极地与患儿父母沟通，取得患儿父母及患儿的信任，全面了解患儿疼痛的情况，在评估疼痛的原因、部位、时间、性质、程度、伴随症状、影响因素和缓解措施。

(三)儿童疼痛评估工具

目前主要通过自我报告、行为观察法和生理学参数测定等3种方式进行患儿的疼痛评估。

疼痛评估工具

二、儿童疼痛护理

对儿童的疼痛护理，其目标是缓解或控制疼痛，减轻或消除疼痛带来的不良生理变化及心理行为反应。处理方法可以大致分成两种：药物性干预和非药物性干预。

(一)药物性干预

使用药物控制疼痛时，应按时评估和记录患儿的疼痛水平，监测可能的不良反应和患儿的各项指标，如呼吸频率、SpO_2、是否出现呕吐等，保证疼痛治疗的有效性和安全性。

1. 根据医嘱给止痛药

儿童疼痛的控制可使成人的非阿片类药物和阿片类药物用，但部分药物可能引起严重的不良反应。非阿片类药物包括对乙酰氨基酚和非甾体抗炎药物如布洛芬，是世界卫生组织疼痛处理的一线药物，作用于周围神经系统，适用于轻度至中度的疼痛，如关节炎引起的疼痛，其用药途径主要是口服或经肛用药，不建议肌内注射给药；须注意阿司匹林可能引起瑞氏综合征，12 岁以下患儿不能使用。阿片类药物如吗啡、可待因等，则作用于中枢神经系统，适用于中度至重度的疼痛，用药途径可以口服、经肛、肌内注射或静脉给药，须注意抑制中枢神经系统的不良反应。此外，阿片类药物还有经硬膜外、黏膜、皮肤等的用药途径。

儿童肝脏功能不成熟，易产生药物不良反应，应注意药物的准确计算和配制，并注意观察药物的不良反应。

2. 使用 PCA 镇痛

患者自控式止痛法（patient controlled analgesia，PCA）适用于 5 岁以上患儿镇痛；护士或家长控制镇痛的方法适用于 5 岁以下患儿或者不能合作的患儿。

患者自控式止痛法

（二）非药物性干预

认知-行为改变法包括放松技巧、分散注意力、冥想法、正向鼓励法及生物反馈法。生物物理干预法：吸吮、冷热疗法、按摩疗法及蔗糖溶液或葡萄糖溶液。

1. 分散注意力

分散注意力主要有两种方式，即被动型和主动型。两种都有较好的效果，并且简便易行。应鼓励患儿家人积极参与，使用时应先创造舒适的物理环境和轻松友好的气氛。

（1）主动型：需要患儿的参与。例如，新生儿在接受疼痛性操作时，给予安慰奶嘴，采用非营养性吸吮的方法分散注意力；让幼儿和学龄前患儿吹肥皂泡，或者提供新奇的玩具给患儿游戏；让学龄期患儿唱歌，玩掌上型电动玩具；让青春期患儿玩电子游戏等，都有助于缓解患儿的疼痛。

（2）被动型：只需家长或医务人员进行分散患儿注意力的行为即可。例如，用柔软的毯子将新生儿和婴儿包裹起来，或者让母亲将患儿抱在怀中，贴在胸前，进行直接的皮肤接触，给予抚触按摩；年龄较小的患儿可给予拥抱、摇晃和轻拍；可以唱歌、播放音乐、讲故事给幼儿和学龄前患儿听；可以指导青春期患儿一些放松技巧等。

非营养性吸吮

2. 冷热疗法

热疗可以促进血液循环，使肌肉放松；冷疗可以减轻水肿，缓解急性软组织损伤的疼痛。

3. 蔗糖溶液或葡萄糖溶液

蔗糖溶液或葡萄糖溶液可用于新生儿镇痛。手术或疼痛性操作如足跟采血前 2 分钟，口服 12%~24% 蔗糖溶液或葡萄糖溶液 2 mL；早产儿根据孕周适当降低口服量，一般不低于 0.5 mL，有镇痛作用。超低出生体重儿及血糖水平不稳定的婴儿须谨慎使用。

第四节　儿童体液平衡特点及液体疗法

体液是人体的重要组成部分，保持体液平衡是维持生命的重要条件。体液平衡包括维持水、电解质、酸碱度和渗透压的正常，主要依赖于神经系统、内分泌系统及肺、肾脏等器官的正常调节功能。由于儿童体液占体重的比例较大，加之器官功能发育不完善、体液平衡调节功能差等，极易受疾病和外界环境的影响而发生体液失衡。因此，液体疗法是儿科治疗中的重要内容。

一、儿童体液平衡特点

（一）体液的总量与分布

体液包括细胞内液和细胞外液，其中细胞外液由血浆和间质液组成。体液的总量和分布与年龄有关，年龄越小，体液总量相对越多，主要是间质液的比例较高，血浆和细胞内液保持相对稳定，与成人相近（表5-1）。

表 5-1　不同年龄儿童的体液分布（占体重的比例）

年龄	细胞内液/%	细胞外液/%		体液总量/%
		血浆/%	间质液/%	
足月新生儿	35	6	37	78
1岁	40	5	25	70
2~14岁	40	5	20	65
成人	40~45	5	10~15	55~60

（二）体液的电解质组成

儿童体液的电解质组成与成人相似，唯有生后数日的新生儿血钾、氯、磷和乳酸偏高，血钠、钙和碳酸氢盐偏低。但细胞内液与细胞外液的电解质组成差别显著，细胞内液以 K^+、Ca^{2+}、Mg^{2+}、HPO_4^{2-} 和蛋白质为主；细胞外液以 Na^+、Cl^- 和 HCO_3^- 为主，其中 Na^+ 含量占该区阳离子总量的90%以上，对维持细胞外液的渗透压起主要作用，临床上常可通过测定血钠来估算血浆渗透压，即血浆渗透压（mmol/L）＝（血钠+10）×2。

(三) 水代谢的特点

1. 水的需要量大, 交换率快

年龄越小, 每日需水量越多。婴儿每日水分交换量为细胞外液量的 1/2, 而成人仅为 1/7。在病理情况下如果进水不足, 同时有水分继续丢失时, 将比成人更易发生脱水。

2. 体液调节功能不成熟

儿童年龄越小, 肾脏的浓缩和稀释功能越不成熟, 当入水量不足或失水量增加超过肾脏浓缩能力限度时, 即发生代谢产物潴留和高渗性脱水。此外, 儿童的肺和缓冲体系调节酸碱功能均较弱, 易出现酸碱平衡紊乱。

二、水、电解质和酸碱平衡紊乱

(一) 脱水

脱水是由于水的摄入减少和丢失过多导致体液减少, 尤其是细胞外液的减少, 脱水时常伴有电解质丢失。

1. 脱水程度

脱水程度为累积的体液丢失量占体重的百分比。临床上常根据前囟、眼窝、皮肤弹性、尿量和循环情况等进行分度。不同程度的脱水其临床表现各有不同, 等渗性脱水的临床表现及分度见表 5-2。

表 5-2　等渗性脱水的临床表现与分度

	轻度	中度	重度
失水占体重比例	<5%	5%~10%	>10%
精神状态	稍差或略烦躁	萎靡或烦躁不安	淡漠或昏迷
皮肤	稍干、弹性稍差	干、苍白、弹性差	干、花纹、弹性极差
黏膜	稍干燥	干燥	极干燥或干裂
前囟和眼窝	稍凹陷	凹陷	明显凹陷
眼泪	有	少	无
口渴	轻	明显	烦渴
尿量	稍少	明显减少	极少或无尿
四肢	温	稍凉	厥冷
周围循环衰竭	无	不明显	明显

2. 脱水性质

水和电解质丢失的比例不同, 导致体液渗透压的改变不同, 临床根据血清钠的水平将脱水分为等渗性脱水、低渗性脱水和高渗性脱水(表 5-3), 其中以等渗性脱水最常

见，其次为低渗性脱水，高渗性脱水少见。

表 5-3　不同性质脱水鉴别要点

	等渗性脱水	低渗性脱水	高渗性脱水
主要原因	呕吐、腹泻	营养不良伴慢性腹泻	腹泻时补充含钠液过多
水、电解质丢失比例	水、电解质成比例丢失	电解质丢失多于水	水丢失多于电解质
血钠/(mmol/L)	130~150	<130	>150
渗透压/(mmol/L)	280~310	<280	>310
主要丧失液区	细胞外液	细胞外液	细胞内脱水
临床表现	一般脱水征(表 5-2)	脱水征伴循环衰竭	烦躁、高热、惊厥

(二)酸碱平衡紊乱

正常血液 pH 为 $7.35~7.45$，$pH<7.35$ 为酸中毒，$pH>7.45$ 为碱中毒。维持酸碱平衡稳定，主要通过体液的缓冲系统及肺、肾脏的调节作用。在体液缓冲系统中最主要的是 HCO_3^- 和 H_2CO_3，两者比值为 $20:1$。代谢性酸中毒是儿童最常见的酸碱平衡紊乱类型，是由于代谢紊乱导致血浆中 HCO_3^- 减少或 H^- 增加所致。本节仅介绍代谢性酸中毒。

1. 常见原因

①呕吐、腹泻丢失大量碱性物质；②摄入热量不足引起体内脂肪分解增加，产生大量酮体；③血容量减少，血液浓缩，血流缓慢，使组织灌注不良、缺氧和乳酸堆积；④肾血流量不足，尿量减少，引起酸性代谢产物堆积于体内等；⑤氯化钙、氯化镁等酸性物质摄入过多等。

2. 临床表现

根据血 HCO_3^- 的测定结果，将酸中毒分为轻度($18~13$ mmol/L)、中度($13~9$ mmol/L)和重度(<9 mmol/L)。轻度酸中毒症状、体征不明显；中度酸中毒可出现精神萎靡、嗜睡或烦躁不安，呼吸深长，口唇呈樱桃红色等；重度酸中毒出现恶心呕吐，呼气有酮味，心率加快，昏睡或昏迷。新生儿及婴儿则表现为面色苍白、拒食、精神萎靡等，呼吸改变不典型。

3. 治疗要点

积极处理原发疾病，消除病因，逐步纠正代谢性酸中毒。轻度代谢性酸中毒经消除病因和适当补液后可自行纠正，常无须碱剂治疗；重症代谢性酸中毒在补液的同时应用碱剂治疗。纠正酸中毒后，钾离子进入细胞内使血清钾降低，游离钙也减少，故应注意补充。

(三)钾代谢异常

人体内钾主要存在于细胞内，正常血清钾浓度为 $3.5~5.5$ mmol/L。当血清钾低于

3.5 mmol/L 时为低钾血症；血清钾高于 5.5 mmol/L 时为高钾血症。低(高)血钾症临床症状的出现不仅取决于血钾浓度，更重要的是与血钾变化速度有关。本节仅介绍临床上较为多见的低钾血症。

1. 常见原因

①摄入不足，见于长期禁食或进食量小，液体疗法时补钾不足；②丢失增加，见于消化道丢失或肾脏排钾过多，如呕吐、腹泻、胃肠引流、酸中毒等；③异常分布，见于碱中毒、胰岛素治疗等钾向细胞内转移，其他还见于家族性周期性麻痹等，均可使血钾过低。

2. 临床表现

①神经、肌肉兴奋性降低，表现为精神萎靡、全身无力、反应低下、腱反射减弱或消失、腹胀等；②心血管症状，心率加快、心肌收缩无力、心音低钝、血压降低、心脏扩大、心律失常等，心电图显示 ST 段下降，T 波降低并出现 U 波，QT 时间延长，随着低钾血症的进一步加重，可出现 P 波增宽、QRS 波增宽及上述各种心律失常的表现；③肾脏损害，尿浓缩功能减弱，出现多尿、夜尿、口渴、多饮等；肾小管泌 H^+ 和回吸收 HCO_3^- 增加，氯的回吸收减少，发生低钾、低氯性碱中毒时伴反常性酸性尿。

3. 治疗要点

①积极治疗原发病；②轻症口服补钾，给予氯化钾每日 220~300 mg/kg；③静脉补钾，重度低钾血症静脉补钾，全日总量为 300~450 mg/kg，应均匀分配于全日输注液体中，浓度不超过 0.3%；静脉滴注时间不应少于 6 小时；一般需要持续给钾 4~6 天，见尿补钾。

(四) 低钙血症、低镁血症

腹泻、营养不良或有活动性佝偻病的患儿，当脱水和酸中毒被纠正时，大多有钙缺乏，少数可有镁缺乏。低血钙或低血镁时表现为手足抽搐、惊厥，若经静脉缓注 10% 葡萄糖酸钙后症状仍不见好转者，应考虑有无低镁血症，可深部肌内注射 25% 硫酸镁。

三、液体疗法

(一) 常用溶液

1. 非电解质溶液

非电解质溶液常用的是 5% 葡萄糖溶液和 10% 葡萄糖溶液，前者为等渗溶液，后者为高渗溶液。葡萄糖输入体内后逐渐被氧化成水和二氧化碳，故为无张力溶液，仅用于补充水分和热量，不能起到维持渗透压的作用，故临床使用时一般不计算张力。

2. 电解质溶液

电解质溶液主要用于补充损失的液体和所需电解质，纠正体液渗透压和酸碱平衡失调。

(1) 0.9% 氯化钠溶液(生理盐水)：为等渗液，Na^+ 接近于血浆浓度(142 mmol/L)，而 Cl^- 比血浆浓度(103 mmol/L)高，故大量输入后有发生高氯性酸中毒的危险。

(2) 碱性溶液：主要用于快速纠正代谢性酸中毒。①碳酸氢钠溶液：可直接增加缓冲碱，迅速纠正酸中毒。临床常用的5%碳酸氢钠为高渗液，可用5%葡萄糖溶液或10%葡萄糖溶液稀释3.5倍即为等渗液；1.4%碳酸氢钠溶液为等渗液。②乳酸钠溶液：需在有氧条件下，经肝脏代谢生成 HCO_3^- 起作用，显效缓慢，在休克、缺氧、肝功能不全、新生儿期或乳酸潴留性酸中毒时不宜使用。11.2%乳酸钠溶液是高渗液，稀释6倍即为等渗液；1.87%乳酸钠是等渗液。

（3）氯化钾溶液：用于补充钾离子，使用时应严格掌握稀释浓度，一般静脉滴注浓度为0.2%~0.3%。总量不宜过大，速度不宜过快，禁止直接静脉推注，以免发生心肌抑制而死亡。

3.混合溶液

临床应用液体疗法时，常把各种溶液按不同比例配制成混合溶液应用，以满足患儿不同病情对输液的需要。常用混合溶液的简便配制见表5-4。

表5-4　几种常用混合溶液的简便配制

混合溶液	含义	张力	加入溶液体积/mL		
			5%或10%葡萄糖溶液	10%氯化钠溶液	5%碳酸氢钠溶液（11.2%乳酸钠溶液）
2:1 含钠液	2 份①，1 份③	1	加至 500	30	47（30）
1:1 含钠液	1 份①，1 份②	1/2	加至 500	20	—
1:2 含钠液	1 份①，2 份②	1/3	加至 500	15	—
1:4 含钠液	1 份①，4 份②	1/5	加至 500	10	—
2:3:1 含钠液	2 份①，3 份②，1 份③或④	1/2	加至 500	15	24（15）
4:3:2 含钠液	4 份①，3 份②，2 份③或④	2/3	加至 500	20	33（20）

注：①0.9%氯化钠溶液；②5%或10%葡萄糖溶液；③1.4%碳酸氢钠溶液；④1.87%乳酸钠溶液。为了方便配制，加入液体量均为整数，配成的是近似溶液

4.口服补液盐

口服补液盐（oral rehydration salts，ORS）是WHO推荐用以治疗急性腹泻合并脱水的一种溶液，经临床应用效果良好，简便易行，经济实用。ORS有多种配方，2006年WHO推荐使用的新配方为氯化钠2.6 g，枸橼酸钠2.9 g，氯化钾1.5 g，葡萄糖13.5 g，加水至1 000 mL，即成2/3张含钠液，是一种低渗透压口服补盐液配方。婴幼儿在24小时内用完，较大儿童则根据年龄不同在8~24小时用完。一般适用于轻度或中度脱水无严重呕吐者，用于补充继续损失量和生理需要量时需适当稀释。

（二）液体疗法

液体疗法的目的在于纠正水、电解质和酸碱紊乱，维持机体正常生理功能。由于体液成分失衡的原因和性质非常复杂，故在制定方案前必须全面掌握病史、体检和有关实验室资料，结合个体差异进行综合分析，确定合理的输液方案。补液时应确定补液的总

量、性质和速度，同时遵循"先盐后糖、先浓后淡（指电解质浓度）、先快后慢、见尿补钾、抽搐补钙"的补液原则。液体疗法包括补充累积损失量、继续损失量和生理需要量3个部分（表5-5）。

表5-5　液体疗法的定量、定性与定时

		累积损失量	继续损失量	生理需要量
定量	轻度脱水	30~50 mL/kg	10~40 mL/kg（30 mL/kg）	60~80 mL/kg
	中度脱水	50~100 mL/kg		
	重度脱水	100~150 mL/kg		
定性	低渗性脱水	2/3 张	1/3~1/2 张	1/4~1/5 张
	等渗性脱水	1/2 张		
	高渗性脱水	1/3~1/5 张		
定时		于8~12 h内输入8~10 mL/(kg·h)	在补完累积损失量后的12~16小时内输入5 mL/(kg·h)	

注：重度脱水时应先扩容

1. 累积损失量

累积损失量即补充发病后至补液时所损失的水和电解质量。

（1）补液量：根据脱水程度决定，轻度脱水30~50 mL/kg，中度脱水50~100 mL/kg，重度脱水100~150 mL/kg。

（2）补液种类：根据脱水性质而定。通常对低渗性脱水补给2/3张液体，等渗性脱水补给1/2张液体，高渗性脱水补给1/3~1/5张液体，用以防止血钠迅速下降而导致脑水肿的出现。若临床上判断脱水性质有困难时，可先按等渗性脱水补充。

（3）补液速度：取决于脱水程度，原则上应先快后慢。对伴有血液浓缩和休克的重度脱水患儿，应快速输入等渗含钠液（2：1液），按20 mL/kg（总量不超过300 mL）于30~60分钟内静脉推注或快速输入，以迅速改善循环血量和肾功能。其余累积损失量常于8~12小时内完成。对高渗性脱水患儿的输液速度宜慢，因为其神经细胞内液的渗透压较高，钠离子不能很快排出，输液速度过快可引起脑细胞水肿，甚至发生惊厥。

2. 继续损失量

继续损失量指补液开始后，因呕吐、腹泻、胃肠引流等继续损失的液体量。此部分应按实际损失量补充，即"丢多少、补多少"。腹泻患儿大便量难以准确计算，可根据大便次数及脱水恢复情况进行评估，适量增减，一般按每天10~40 mL/kg计算。用1/3~1/2张液体，此部分损失量连同生理需要量于补完累积损失量后12~16小时内均匀滴入，约每小时5 mL/kg。

3. 生理需要量

生理需要量指补充基础代谢所需要的量，涉及热量、水和电解质，有不同的估算方法。年龄越小需水量相对越多，可根据体重计算。这部分液体尽量口服补充，口服困难者，可给予 1/5~1/4 张液体，补液速度同继续损失量。

综合上述三部分，第 1 天的补液总量为：轻度脱水 90~120 mL/kg，中度脱水 120~150 mL/kg，重度脱水 150~180 mL/kg。第 2 天以后的补液，一般只补充继续损失量和生理需要量，于 12~24 小时内均匀输入，能口服者尽量口服。

(三) 液体疗法的护理

1. 补液前的准备阶段

应全面了解患儿的病史、病情、补液目的及其临床意义，向患儿家长解释补液目的，对不合作的患儿可以适当加以约束或给予镇静药。按输液原则科学安排补液总量、性质及速度。

2. 合理安排 24 小时输液总量

遵循补液原则，分期分批输入。

3. 严格掌握输液速度

明确每小时输入量，计算每分钟输液滴数，防止输液速度过快或过缓。有条件者最好使用输液泵。

4. 认真观察病情，预防并发症

(1) 观察生命体征，警惕心力衰竭和肺水肿的发生。

(2) 观察输液反应及局部情况，有无堵塞、肿胀和外渗。

(3) 观察脱水纠正情况，调整输液速度及量，判断输液效果。

(4) 观察酸中毒的表现，注意患儿面色、呼吸改变、注意纠正酸中毒后有无低钙惊厥。补充碱性液体时，勿漏出血管外，以免引起局部组织坏死。

(5) 观察低血钾的表现，注意补钾原则，严格掌握补钾的浓度和速度，绝不可以直接静脉推注。

(6) 记录 24 小时出入量：详细记录 24 小时液体入量，包括静脉输液量、口服补液量及食物中含水量；出量包括尿量、呕吐量、大便丢失的水分和不显性失水。婴幼儿大小便不易收集，可用"秤尿布法"计算液体排出量。

第五节 皮肤护理

一、更换尿布

及时更换尿布不仅是预防尿布性皮炎最好的方法，而且可预防尿路感染、脐部感染等。同时可增加婴儿舒适感，促进睡眠及生长发育。

【目的】

保持臀部、会阴部皮肤清洁、干燥、舒适，防止尿液、粪便等长时间刺激皮肤导致尿布皮炎的发生或促使原有的尿布皮炎逐渐痊愈。

【评估】

评估婴儿情况，观察臀部皮肤状况。

【准备】

1.环境准备

关闭门窗，调节室温至26℃~28℃，室内安静、整洁、安全、光线适宜。

2.物品准备

尿布、尿布桶、护臀霜或鞣酸软膏、平整的操作台，根据需要准备小毛巾、温水或湿纸巾。

3.护士准备

(1)举止端庄，着装整洁。

(2)操作前剪短指甲，洗手。

4.婴儿准备

婴儿仰卧于床上或操作台上。

【操作方法】

(1)将婴儿抱至床上或操作台，解开包被，将患儿的上衣往上拉，以免上衣被排泄物污湿。

(2)解开尿布，一只手抓住患儿双侧踝关节处并向上提起，使臀部稍离开床面或操作台；另一只手用湿纸巾或蘸温水的小毛巾由前向后擦拭患儿的会阴部和臀部，然后将此部分遮盖尿片的污湿部分，并垫于婴儿臀下，放下患儿双腿。

(3)用湿纸巾或蘸温水的小毛巾由前向后擦净会阴部及臀部皮肤，注意擦净皮肤的褶皱部分，如果臀部皮肤发红，用温湿小毛巾擦洗干净。

(4)涂抹护臀霜或鞣酸软膏于臀部，尤其是容易接触排泄物或皮肤发红的部位，涂抹护臀霜或鞣酸软膏范围应大于皮肤发红的范围。

(5)提起患儿双腿，抽出脏尿布。

(6)将清洁的尿布垫于腰下，放下患儿双腿，系好尿布，大小松紧适宜。新生儿脐带未脱落时，可将尿布前部的上端向下折，以暴露脐带残端。

(7)拉平衣服，包好包被。

(8)观察排泄物的性状、颜色，或根据需要称量尿量。

(9)清理物品，洗手，记录观察内容。

【注意事项】

(1)用物携带齐全，避免操作过程中离开患儿。

(2)禁止将婴儿单独留在操作台上，始终确保一只手与婴儿接触，防止患儿翻滚坠落。

(3)尿布应透气性好、吸水性强，根据需要可选择一次性尿布或棉制尿布，并应做到勤更换。

(4)更换尿布过程中，应注意保暖，室内温度适宜，操作中减少暴露，防止婴儿着凉。

(5)擦洗会阴部时，应由前向后擦洗，防止逆行感染。

(6)男婴要确保阴茎指向下方,避免尿液从尿布上方流出。

(7)注意检查尿布是否包扎合适,不可过紧或过松,大腿和腰部不能留有明显的缝隙,以免排泄物外溢。

二、婴儿沐浴

皮肤清洁最好的方法是定期沐浴,沐浴不仅可以去除皮肤表面的污垢、各种分泌物和皮屑,保持皮肤清洁,还可以刺激皮肤血液循环,有助于皮肤吸收营养物质,提高皮肤的代谢功能和免疫能力,同时还可以增进舒适感。

【目的】

(1)保持婴儿皮肤清洁,有利于皮肤排泄及散热,增加婴儿舒适感。

(2)通过水的刺激,增强机体体温调节机能反应能力,促进血液循环,增强机体对外界气温变化的适应能力。

(3)有利于观察婴儿的皮肤及全身情况。

【评估】

评估婴儿进食和身体情况、皮肤状况。

【准备】

1. 环境准备

关闭门窗,调节室温26℃~28℃,室内安全,光线适宜。

2. 物品准备

浴盆、温热水(先放冷水,再放热水,水温为37℃~39℃)、水温计;婴儿衣服、尿布、包被、大毛巾、小毛巾;婴儿洗发液、沐浴露;棉签、碘伏或75%乙醇、婴儿润肤油、爽身粉、护臀霜或鞣酸软膏、弯盘、磅称等。

3. 护士准备

剪指甲,操作前洗手。

4. 婴儿准备

进食后1小时。

【操作方法】

(1)核对床号、手腕带。

(2)在操作台上按物品使用先后顺序备好浴巾、衣服、尿布、包被等。

(3)浴盆内备37℃~39℃温热水。

(4)将干净大毛巾铺在浴台一侧,再将衣服、尿布平铺于大毛巾上;另铺一张大毛巾;将婴儿平放于浴台另一侧,脱去衣服,解开尿布,检查全身皮肤情况,用毛巾被包裹全身,称体重并记录。

(5)用左前臂托住婴儿背部,左手掌托住头部,拇指与中指分别将婴儿双耳廓折向前并按住,以防止洗澡水流入内耳造成感染。左臂及腋下夹住婴儿臀部及下肢。

(6)用小毛巾擦洗双眼,方向由内眦向外眦,接着擦洗前额中间→一侧面颊→鼻子→耳后→下颌(形成一个"3字"),用同样方法擦洗另一侧(形成一个反"3字")。注意擦洗耳后皮肤皱褶处;用清水湿润头发,涂上洗发液清洗头部,清水洗净后用小毛巾初步擦干,清洗头发时注意防止水及洗发液进入眼睛。

(7)取下大毛巾,左手握住婴儿的左肩及腋窝处,婴儿头颈部靠于操作者的前手臂上;右手握住婴儿的左大腿靠腹股沟处,轻柔的放入水中。

(8)保持左手持握,右手取浴巾洗湿婴儿身体,抹沐浴露,依次清洗颈部、前胸、腹部、腋下、上肢、手、会阴及下肢,边洗边冲净浴液,注意清洗手指缝。

(9)右手从婴儿前方握住婴儿的左肩及腋窝处,使其头颈俯于操作者的右前臂,用左手抹沐浴露清洗婴儿的后颈、背部、臀部,边洗边冲净,注意会阴部皱褶处及清洗脚趾缝。

(10)按放入水中方法将婴儿从水中抱出,放于干净的大毛巾上,迅速用大毛巾包裹全身并吸干水分。

(11)抱婴儿至铺好衣服和尿布的大毛巾上,用碘伏或75%乙醇消毒脐部,必要时用爽身粉撒于婴儿颈下、腋下、腹股沟处。撒于颈下时注意遮盖婴儿口鼻,撒于腹股沟处时注意遮盖女婴会阴部。

(12)包好尿布(避免包住脐部)、穿衣,核对床号、手腕带无误后放回婴儿床。

(13)称毛巾重量,婴儿及毛巾重量-毛巾重量,即得出婴儿体重。

(14)清理用物,洗手,记录婴儿体重。

【注意事项】

(1)沐浴最好在婴儿进食后1小时进行。

(2)室内温度26℃~28℃,注意保暖,动作轻快;注意水温,防止烫伤;不可将婴儿单独放于操作台上,防止坠落伤。

(3)评估婴儿的全身情况,注意皮肤、脐部、臀部、四肢活动情况等。沐浴过程中注意观察婴儿的面色、呼吸及活动情况,如有异常,中止操作。

(4)婴儿脐部残端未脱落,可用防水脐贴保护后再沐浴。

(5)洗头时勿按压前囟处,严防水进入眼睛、耳朵。

(6)在清洗颈、胸、腹部、上肢时,如果婴儿哭闹过多,可先清洗后背,再清洗胸腹部,可以减少婴儿哭闹。

(7)在给小于2个月婴儿擦洗后背时,操作者的前臂应顶住婴儿的下颌骨,避免压在下颌骨下方的软组织,以防引起窒息。

三、婴儿抚触

婴儿抚触是指在科学的指导下,通过抚触者双手对婴儿皮肤进行有次序的、有手法技巧的科学抚摩,让大量温和的良好刺激通过皮肤传到中枢神经系统,以产生积极的生理效应,从而有效促进婴儿生理和情感健康发育的方法。

【目的】

抚触可刺激婴儿的淋巴系统,促进体格和神经系统的发育,增强机体抵抗力;促进婴儿与父母的情感交流,促进乳汁分泌;促进婴儿激素分泌,加快食物的消化和吸收,达到增加体重、缓解婴儿肠胀气;减少婴儿哭闹,增加睡眠,促进婴儿生长发育。

【评估】

评估婴儿进食情况、精神状态和皮肤完整性、有无大小便。

【准备】

1. 环境准备

关闭门窗，调节室温至 26℃~28℃，播放柔和的背景音乐，室内整洁、安全、光线适宜。

2. 物品准备

平整操作台上铺一张干净大毛巾，润肤油、尿布、衣服、包被。

3. 护士准备

操作前剪短指甲、洗手。

4. 婴儿准备

进食后 1~2 小时，仰卧于操作台上。

【操作方法】

1）关闭门窗，调节室温到 26℃~28℃，播放柔和的背景音乐。

2）将婴儿平放仰卧于操作台上，解开婴儿包被和衣服，检查全身皮肤情况。

3）将润滑油倒在手上，揉搓双手温暖后进行抚触。

4）抚触力度由轻到重，逐渐增加，每个动作重复 3~6 次。抚触顺序：面部—头部—胸部—腹部—上肢—下肢—背部。

（1）头面部抚触：两拇指指腹从前额中心处滑向两侧太阳穴，划出一个微笑状。两拇指从下颌部中央向两侧上方滑动成微笑状；一手轻托婴儿头部，另一手以指腹从婴儿一侧前额发际抚向枕后，避开囟门，中指停在耳后乳突部轻压一下；同法抚触另一侧。

（2）胸部抚触：两手掌分别从胸部的外下方，靠近两侧肋下缘处向对侧外上方滑动至婴儿肩部，避开乳头，两侧交替进行。

（3）腹部抚触：双手指按照顺时针方向按摩婴儿腹部，避开脐部和膀胱，用指腹从婴儿右腹向左腹按摩。可做"I LOVE YOU"亲情体验，用右手在婴儿左腹由上往下划一个英文字母"I"，再在婴儿右上腹—左上腹—左下腹划一个倒写的"L"，最后由婴儿的右下腹—右上腹—左上腹—左下腹划一个"U"，在做上述抚触时，要用亲切、关爱的语调和婴儿说"我爱你"，以传递亲情和关爱。

（4）上下肢抚触：双手交替从上臂向腕部轻轻挤捏婴儿手臂；双手夹着婴儿手臂，从上臂—前臂—手腕轻轻搓滚婴儿手臂；两拇指从近端至远端抚触手掌；一手握住婴儿的手，另一手的拇指、示指和中指轻轻提拉婴儿的每个手指；同法依次抚触婴儿的对侧上肢和双下肢；双手掌分别放在婴儿双足底，做登山动作抚触足底。

（5）背部抚触：婴儿取俯卧位，以脊柱为中线，双手掌分别于脊柱两侧由中央向两侧滑行，行"分分合合"进行抚触，从背部上端开始逐渐下移到臀部，最后由头顶沿脊柱抚触至臀部；双手示指和中指从尾骨部位沿脊椎向上抚触到颈椎部位；双手在两侧臀部做环形抚触。

5）包好尿布，穿衣。

6）清理用物，洗手。

【注意事项】

（1）根据婴儿状态决定抚触时间，避免在饥饿和进食后 1 小时内进行，最好在婴儿沐浴后进行，时间为 10~15 分钟。

（2）操作前操作者要摘下手上所有饰物，包括戒指、手表、手链等，剪短指甲，以免刮伤婴儿娇嫩的皮肤。

（3）抚触过程中注意观察婴儿的反应，如果出现哭闹、肌张力增高、兴奋性增加、肤色改变等，应暂停抚触，反应持续 1 分钟以上应停止抚触。

（4）注意力度适当，避免过轻或过重。

（5）抚触时保持环境安静，室内温度适宜（26℃~28℃），可播放背景音乐，在整个抚触过程中，要注意与婴儿进行语言和目光的交流。

（6）抚触前应准备好所有用物，操作过程中不宜将婴儿单独留在操作台上，防止婴儿翻滚坠落，以保证婴儿安全。

（7）严禁润肤油滴入婴儿眼内或直接将润肤油倒在婴儿皮肤上，以免引起婴儿不适。

第六节　静脉输液

课程思政

确保儿童用药安全和护理安全

　　静脉输液虽然可以迅速补充体液，但任何事物都具有两面性。静脉输液属于有创治疗，故儿童静脉输液所承受的风险比口服药物高。其常见不良反应包括过敏反应、局部刺激、溶血反应、水电解质紊乱等。医护人员应当正确认识静脉输液的两面性，综合判断患儿是否需要输液。在临床用药过程中，应严格执行"三查八对"制度以确保儿童用药安全和护理安全，还应承担健康宣教的社会责任。

【目的】

（1）补充水、电解质，维持和调节体内水、电解质及酸碱平衡。

（2）补充营养，供给能量，促进组织修复。

（3）输入药物，控制感染，治疗疾病。

【评估】

（1）评估患儿年龄、配合程度、病情、治疗情况、心肺功能等。

（2）评估穿刺部位静脉，注射部位皮肤有无皮疹、破损、感染等。

【准备】

1.环境准备

环境保持安静、安全、整洁、舒适，调节室内温度至 26℃~28℃。

2.物品准备

治疗车、治疗盘、治疗碗、输液器、液体及药物、棉签、头皮针或留置针、治疗巾、胶布，必要时备剃刀、纱布等。

3. 护士准备

着装整洁，操作前修剪指甲，洗手，戴口罩。

4. 患儿准备

患儿仰卧于操作台上或横卧于床中央，必要时约束四肢。

【操作方法】

(一)静脉留置管术

(1)核对医嘱，检查药液、输液器，按医嘱加入药物，并将输液器针头插入输液瓶塞内，关闭调节器。

(2)携用物至床旁，核对患儿，查对药液，将输液瓶挂于输液架上，备好留置针，排尽空气，备好胶布。

(3)铺治疗巾于穿刺部位，选择静脉，扎止血带，消毒皮肤，再次核对。

(4)留置针与皮肤呈15°~30°刺入血管，见回血后再进入少许，保证外套管在静脉内，将针尖退入套管内，将套管针送入血管内，松开止血带，撤出针芯，用透明敷贴和胶布妥善固定，连接输液装置，注明置管时间。

(5)调节滴速，再次核对，签字并交代患儿和家长注意事项。

(6)清理用物，洗手，记录。

(二)头皮静脉穿刺

(1)核对医嘱，检查药液、输液器，按医嘱加入药物，在输液卡上记录配药时间并签名，将输液卡贴在输液瓶上，将输液器插入输液瓶塞内，关闭调节器。

(2)将用物携至床旁，核对患儿信息、药液，将输液瓶挂于输液架上，更换头皮针，排尽空气，检查输液管内有无气体，确定气体排尽后将输液管挂在输液架上，备好胶布。

(3)将枕头移至床边，枕头上垫治疗巾，患儿仰卧于操作台上或横卧于床中央，头枕在枕头上，必要时按全身约束法约束患儿；或将患儿平放于操作台上，由助手面向患儿头部，双手固定患儿头部，两前臂分别夹住患儿双上肢。

(4)选择静脉，常选用额上静脉、颞浅静脉、耳后静脉等；根据需要剃去穿刺部位毛发。

(5)用75%乙醇消毒皮肤，再次核对，取下输液管，再次排气，检查输液管无气体后，取下针帽，操作者左手拇指、示指绷紧穿刺点前后皮肤，右手持头皮针沿静脉方向平行刺入，见回血后再进入少许，打开调节器。

(6)液体输入通畅后用胶布固定，根据医嘱或病情、年龄、药液的性质调节滴速。

(7)再次核对，整理用物，洗手，在输液卡上签名，记录输液时间、输液量、滴速等。

【注意事项】

(一)静脉留置管术

(1)选择粗直、弹性好、易于固定的静脉，避开关节和静脉瓣。

(2)在满足治疗的前提下选用最小型号、最短的留置针。

(3)妥善固定,告知患儿及家长注意不要抓挠留置针,护士应注意观察。

(4)不应在穿刺肢体一侧上端使用血压袖带和止血带。

(5)用药后应正压封管,根据使用说明定期更换透明敷贴和留置针,敷贴如有潮湿、渗血应及时更换,发生留置针相关并发症,应拔管。

(二)头皮静脉穿刺

(1)婴幼儿头皮静脉丰富、表浅,头皮静脉输液方便患儿肢体活动,但经头皮静脉输入刺激性较强的药物时,应严防高渗液体漏出血管外导致局部组织坏死。

(2)不宜首选头皮静脉输液,一般首选上肢静脉输液,其次可以考虑下肢静脉和其他静脉,最后再视情况选择头皮静脉,包括额上静脉、颞浅静脉等。

(3)头皮静脉输液时头皮针、输液管应固定稳妥,防止针头脱落。

(4)拔针时,用拇指将棉签顺着血管按压在穿刺点上,其他四个手指固定按压在患儿头部的另一侧,固定要稳妥,严防患儿转动头部时造成棉签脱落而出血。

第七节　经外周静脉导入中心静脉置管

经外周静脉置入中心静脉导管(peripherally inserted central catheter, PICC)是利用导管从外周浅静脉进行穿刺,循静脉走向到达靠近心脏大静脉的置管技术。PICC置管成功率高、操作简单、不需局部麻醉,在儿科护理中应用日益广泛。放置PICC必须经得家属同意后方可进行。

【目的】

(1)为需要中长期静脉高营养的患儿提供安全有效的静脉通道。

(2)避免重复穿刺静脉,减轻患儿痛苦。

(3)减少药物对外周静脉的刺激。

(4)长期输液,外周静脉不易穿刺患儿。

【评估】

(1)评估患儿年龄、配合程度、病情、治疗情况、心肺功能等。

(2)评估静脉及穿刺部位皮肤有无破损、皮疹、感染等情况。

【准备】

1. 环境准备

关闭门窗,环境保持安静、安全、整洁、舒适,调节室内温度至26℃~28℃,室内空气消毒。

2. 物品准备

治疗车、治疗盘;PICC穿刺包[含套管针、导管(含导丝)、孔巾、治疗巾、10 mL注射器、皮肤消毒剂、敷料、止血带、纸尺、纱布、镊子];胶布、无菌治疗巾4张、无菌手术衣2件、无菌手套4副、无菌洞巾2张、10 mL或20 mL注射器针2支、无菌敷贴1个、无针接头1个、导管切割器1个、100 mL 0.9%氯化钠溶液1瓶;碘伏、棉球、棉签若干。

3. 护士准备

(1)操作前查看知情同意书家属是否已签名，向家属解释操作目的。

(2)着装整洁，修剪指甲，操作前洗手、戴口罩。

4. 患儿准备

患儿仰卧于操作台上或红外线抢救台上，选择上肢静脉穿刺时手臂外展 90°；选择下肢静脉穿刺时下肢外展 45°。

【操作方法】

(1)将患儿平放仰卧于操作台或红外线抢救台上。

(2)选择静脉：贵要静脉、肘正中静脉、头静脉、大隐静脉。一般最佳选择贵要静脉。

(3)脱去穿刺侧衣服，另一侧用被单盖好，注意保暖。

(4)上肢：患儿仰卧，手臂外展 90°，测量插管长度(从预穿刺点沿静脉走向至胸锁关节再垂直向下至第 3、4 肋间)。下肢：将患儿下肢外展 45°，从穿刺点沿静脉走向腹股沟至剑突；测量并记录双上肢或双下肢中段周径。

(5)穿无菌手术衣，打开 PICC 包，铺无菌操作台建立无菌区域，戴无菌手套。

(6)按无菌操作技术在穿刺侧肢体下垫治疗巾。

(7)按规定消毒，范围在穿刺部位上下各 10 cm，两侧到臂缘，消毒 3 遍。

(8)主操作者更换无菌手套，铺孔巾，检查导管完整性，按所需长度切割好，用 20 mL 注射器抽取 0.9%氯化钠注射液冲洗备用。

(9)助手洗手，穿无菌手术衣，戴手套，铺无菌巾(使无菌区域最大化)，扎止血带，再次消毒。

(10)持穿刺针与皮肤呈 15°~20°进针，见回血后送管少许，固定导引套管确保套管在血管内后由助手松止血带。

(11)左手示指固定导引套管，中指压在套管尖端所在血管处以减少出血，右手退出针芯。

(12)助手用镊子从导引套轻轻送入 PICC 导管，当导管进入肩部时，将患儿头部转向穿刺侧，下颚贴向肩部，避免导管误入颈内静脉。将导管置入到预计刻度后，退出导套引管，同时注意固定导管。

(13)用注射器抽吸回血并注入 0.9%氯化钠溶液，确保管道通畅，无血液残留，连接可来福接头或肝素帽，用 0.9%氯化钠溶液正压封管。

(14)清理穿刺点，再次消毒，固定导管，注明穿刺日期、时间。

(15)操作完毕，行 X 线片检查，观察导管尖端是否处在预计位置。

(16)确定导管的位置后，将输液装置与导管连接，即可输入药物。

(17)交代患儿及家属注意事项，清理用物，洗手，记录置管过程。

【注意事项】

(1)穿刺过程密切观察患儿面色、呼吸及一般情况；注意安全，加强保暖，适当抚慰患儿。

(2)送入导管时动作要轻柔，严格执行无菌技术操作，避免感染。

（3）每次静脉输液结束后要及时冲管，减少药物沉淀。

（4）宜用≥10 mL 的注射器封管，以防止压力过大导致导管断裂。

（5）封管时采取脉冲方式，并维持导管内正压，如为肝素帽接头，退针时应维持推注，以防止血液回流导致导管堵塞。

（6）指导患儿及家属，切勿剧烈运动，穿脱衣服时严防导管脱落。

（7）每天测量双上肢或双下肢中段周径。注意观察导管置入部位有无液体外渗、炎症等现象，以及肢端温度、皮肤颜色。

（8）穿刺部位的透明敷贴应在第一个 24 小时更换，以后根据敷料及贴膜的使用情况更换，敷料出现潮湿、卷曲、松脱等应及时更换。

（9）导管留置时间由医生根据患儿病情决定。拔除导管时，动作要轻柔、平稳、缓慢，不能过快过猛。导管拔除后立即加压止血，用敷料封闭式固定。拔除的导管应测量长度，观察有无损伤或断裂。

【适应证】

（1）需要停用肠内营养超过 2 周的患儿，常见外科胃肠道问题的患儿，如坏死性小肠结肠炎、短肠综合征、肠梗阻等。

（2）需要中长时间静脉输液或给药，而外周浅静脉条件差的患儿，如超低出生体重儿、极低出生体重儿、难治性腹泻患儿等。

（3）需要静脉给予高渗透性液体、黏稠度较高的药物或刺激性药物，如高糖、脂肪乳、氨基酸、钙剂等。

【禁忌证】

（1）严重感染。

（2）患儿身体条件不能承受置管操作，如凝血机制障碍、免疫抑制者慎用。

（3）已知或怀疑患者对导管所含成分过敏者。

（4）在预定置管部位有静脉炎和静脉血栓形成史。

第八节　静脉采血

一、颈外静脉采血

【目的】

（1）为病情危重不易翻动、肥胖且不易找寻血管的患儿采集血标本。

（2）采血做生化检查，以协助临床诊断。

【评估】

评估患儿颈静脉及周围皮肤情况、患儿凝血功能情况、检查项目、患儿身体状况等。

【准备】

1.环境准备

安静、清洁、宽敞、明亮，室内温度适宜（26℃~28℃），保持安静。

2.物品准备

治疗盘、弯盘、采血针、5 mL 注射器、真空采血管、碘伏、棉签、胶布。

3.护士准备

了解患儿病情、年龄、意识状态、心理状态；根据患儿的年龄做好解释工作，取得患儿及家长配合；操作前洗手、戴口罩。

4.患儿准备

让患儿仰卧于治疗台上，肩部用软枕适当垫高，头部转向一侧并下垂，暴露颈外静脉，助手用双臂约束患儿躯干及四肢，两手固定其头部。

【操作方法】

(1)携用物至患儿床旁，核对患儿信息。

(2)评估患儿颈静脉周围皮肤情况，患儿凝血功能情况，向家长做好解释，并嘱患儿排大小便。

(3)洗手、戴口罩，检查注射器及消毒液有无过期、破损。

(4)穿刺者位于患儿头端，常规消毒穿刺部位局部皮肤。

(5)用左手示指压迫颈外静脉近心端，使颈外静脉充盈显露，拇指拉紧穿刺点下方皮肤，右手持针以 30°~40° 沿显露的颈外静脉边缘向心脏方向刺入血管，见回血后固定，抽取所需血量或连接真空采血管。

(6)拔针后用无菌棉签按压穿刺点 5~10 分钟至血止。

(7)观察患儿有无异常，安抚患儿，整理衣物、用物，洗手、记录。

【注意事项】

(1)严格执行"三查七对"制度和无菌技术操作原则。

(2)穿刺过程中密切观察患儿生命体征，如发现患儿面色苍白、呼吸急促等异常情况应停止抽血，立即处理。

(3)有出血倾向或凝血功能障碍的患儿，采血后穿刺点按压时间延长并观察局部渗血情况。

二、股静脉采血

【目的】

(1)为病情危重不易翻动、不易找寻四肢血管的患儿采集血标本。

(2)采血做生化检查，以协助临床诊断。

【评估】

评估患儿股静脉情况及周围皮肤情况、患儿凝血功能情况、检查项目、患儿身体状况等。

【准备】

1.环境准备

安静、清洁、宽敞、明亮，操作前半小时停止扫地及更换床单。

2.物品准备

10 mL 注射器、消毒液、纱布、弯盘、棉签胶布、试管、治疗盘。

3. 护士准备

了解患儿病情、年龄、意识状态、心理状态；根据患儿的年龄做好解释工作，取得患儿及家长配合；操作前洗手、戴口罩。

4. 患儿准备

仰卧位，固定大腿外展成"蛙"型，以便暴露腹股沟区。

【操作方法】

(1)评估患儿股静脉周围皮肤情况，患儿凝血功能情况，向家长做好解释，协助患儿排大小便。

(2)核对，检查注射器及消毒液有无过期、破损。

(3)将患儿抱上操作台，清洁患儿臀部、外阴及皮肤，并更换干净尿布，用尿布覆盖外阴部以免排尿时污染穿刺部位。

(4)患儿两腿分开成"蛙"腿状，用包布适当覆盖患儿双腿。助手双手固定患儿双侧膝关节；操作者再次核对。

(5)在患儿腹股沟中、内1/3交界处，以左手示指触及股动脉搏动处，以搏动点为中心，直径6~8 cm，消毒穿刺部位皮肤及操作者左手示指远端。

(6)再次消毒患儿穿刺部位及操作者左手示指远端。

(7)打开注射器的外包装，再次确定搏动点。右手持注射器沿股动脉搏动点内侧0.3~0.5 cm处垂直刺入，感觉无阻力，见回血后固定，抽取所需血量后拔针。消瘦患儿或小婴儿可改为斜刺法，自股动脉搏动点下方1~1.5 cm，与腿轴平行呈45°进针。

(8)拔针后立即用消毒干棉签加压止血3~5分钟，确认无出血方可放松。将抽取的血液沿试管壁缓慢注入试管，送检。

(9)观察患儿有无异常，安抚患儿，整理衣物、用物，洗手、记录。

【注意事项】

(1)因腹股沟处易被大小便污染，因此穿刺前应充分消毒皮肤，防止感染。建议尽量不用股静脉采血。

(2)有出血倾向或凝血功能障碍者禁用此法，以免引起内出血。

(3)穿刺失败，不宜在同侧多次穿刺，以防形成血肿。

(4)操作者要熟练掌握股三角的解剖位置，股动脉与股静脉外侧是股神经。

(5)如抽出鲜红色血液，提示误刺入股动脉，应立即拔出针头，压迫穿刺处5~10分钟至不出血为止。放松后仍要观察有无出血现象，必要时加压包扎。

(6)当采集多管血标本时，其采集顺序为：血培养标本—凝血分析标本—生化、免疫标本—血常规标本。

(7)预防并发症的发生，股静脉穿刺常见并发症包括感染、下肢静脉血栓形成和肺栓塞、动静脉瘘、假性静脉瘤、出血和血肿、穿透大隐静脉根部(穿刺点过低)、心律失常、气体栓塞等。

(8)穿刺点定位是股静脉穿刺的难点，也是关键所在。定位准确与否，直接决定采血能否成功。常用定位法：①触摸法，于腹股沟中、内1/3处摸到股动脉搏动后，自股动脉内侧0.5 cm处为穿刺点或穿刺点选在腹股沟韧带中、内1/3交点下方1.0~1.5 cm，股动脉搏动内侧 0.3~0.5 cm 处。较胖的患儿穿刺点在股动脉内侧 0.5 cm 处，较瘦的患儿可直接在搏动点明显处穿刺。②垂线法，从脐部引一直线垂直于腹股沟，垂直交叉点内侧 0.3~0.5 cm 处为穿刺点；或以脐窝为中心向耻骨联合上缘与髂前上棘的连线作垂线，与腹股沟交叉点就是穿刺点。③连线法，在髂前上棘和耻骨结节之间划一连线，股动脉走向与该线的中点相交，股静脉在其内侧。④目测法，患儿仰卧，大腿外展，小腿屈曲，在大腿内侧肉眼即可看到一个三角区，此三角区由缝匠肌与长收肌所形成，在此三角区下角顶点向内 2/3 处即为进针处。⑤快速法，腹股沟中点作为股静脉穿刺点。⑥三指法，适用于新生儿，操作者握住患儿大腿肌肉最丰满处，中指、拇指分别置于大腿内外侧，其指尖两点连线与腹股沟韧带平行，示指置于两点连线的中点上方，腹股沟韧带下方 2 cm 处为穿刺点。

第九节　婴幼儿灌肠法

【目的】

(1)刺激肠蠕动，使患儿排出粪便，减轻腹胀。

(2)清洁肠道，为检查或手术做准备。

(3)降温及镇静药的使用。

(4)清洁肠道有害物质，减轻中毒。

【评估】

评估患儿身体状况，了解腹胀、排泄或中毒情况。

【准备】

1.环境准备

保持环境安静，室温适宜(26℃~28℃)。

2.物品准备

治疗盘、灌肠筒、玻璃接头、肛管、血管钳、垫巾、弯盘、棉签、卫生纸、润滑剂、量杯、水温计、输液架、便盆、手套、尿布、大毛巾。根据医嘱备灌肠液，溶液温度为 39℃~41℃。

3.护士准备

洗手、戴口罩。

4.患儿准备

解大小便，取仰卧位。

【操作方法】

(1)备齐用物携至床旁，关闭门窗，遮挡患儿，核对医嘱，挂灌肠筒于输液架上，灌肠筒底距患儿臀部所在平面 30~40 cm。

(2)将枕头竖放，使其厚度与便盆高度相等，下端放便盆。

(3)将垫巾上端盖于枕头上，下端放于便盆之下，防止污染床单元。

(4)用大毛巾包裹约束患儿双臂后使其仰卧于枕头上，臀部放在便盆宽边上。解开尿布,如无大小便,可用尿布垫在臀部与便盆之间,使患儿双膝屈曲,约束固定患儿,注意患儿的保暖。

(5)再次核对,戴手套,连接肛管并润滑其前端,排尽管内气体,用血管钳夹闭橡胶管,分开臀部,暴露肛门,将肛管缓缓插入直肠(婴儿 2.5~4 cm,儿童 5~7.5 cm),固定,再用一块尿布覆盖于会阴部,以保持床单清洁。

(6)松开血管钳,使液体缓缓流入,操作者一手持肛管,同时观察患儿一般状况及灌肠液下降速度。

(7)灌肠结束夹紧肛管,用卫生纸包裹后轻轻拔出,放入弯盘内,若需保留灌肠液,可轻轻夹紧患儿两侧臀部数分钟。

(8)协助排便,擦净臀部,取出便盆,为婴儿系好尿布,包裹,整理床单元。

(9)核对,整理用物,洗手,记录。

【注意事项】

(1)灌肠液量应遵医嘱,一般情况下,6 个月以下约为 50 mL/次;6 个月至 1 岁约为 100 mL/次;1~2 岁约为 200 mL/次;2~3 岁约为 300 mL/次。

(2)灌肠中注意保暖,避免受凉。液体流入速度宜慢,并注意观察患儿情况,如患儿疲乏,可暂停片刻后再继续,以免患儿虚脱;如患儿突然腹痛或腹胀加剧应立即停止灌肠,并与医生联系,给予及时处理。

(3)选择粗细合适的肛管,插管时动作轻柔,如溶液注入或排出受阻,可协助患儿更换体位或调整肛管插入深度,排出不畅时按摩腹部促进排出。

(4)准确测量灌入量和排出量,达到排出量和注入量基本相等或略多。

第十节 温箱使用法

学习情境与思考

某新生儿,男,胎龄 251 天出生,体重 1 600 g,体温 35℃,心率 120 次/min,呼吸 45 次/min。

思考

(1)该新生儿属于哪一类型?

(2)应如何给该新生儿保温?

温箱使用法案例解析

【目的】

（1）创造一个温度和湿度相适宜的环境，使患儿体温保持稳定，以提高未成熟儿的成活率。

（2）适用于出生体重小于 2 000 g 的早产儿。

（3）可用于新生儿寒冷损伤综合征及低体温患儿的复温治疗。

【评估】

评估患儿的胎龄、日龄、分娩方式、出生体重、Apgar 评分结果、生命体征等，了解患儿的身体状况，有无低体温、硬肿、缺氧、出血等异常情况。

【准备】

1. 环境准备

调节室温为 22℃～26℃，以减少辐射散热。温箱避免放置在阳光直射、有对流风或取暖设备附近，以免影响箱内温度。

2. 物品准备

婴儿温箱，检查其性能是否完好，保证安全，用前清洁消毒。

3. 护士准备

向家长解释使用温箱的目的及过程，可能出现的问题，了解家长的合作程度。操作前剪好指甲、洗手、戴口罩。

4. 患儿准备

穿单衣，裹尿布。

【操作方法】

1. 入温箱条件

出生体重在 2 000 g 以下者；异常新生儿，如新生儿寒冷损伤综合征、体温不升者。

2. 入温箱前准备

（1）温箱需先用消毒液擦拭消毒，再用清水擦洗干净。

（2）接通电源，检查温箱各项显示是否正常。

（3）将适量蒸馏水加入水槽内。

（4）将温箱调温至所需的温度进行预热，根据早产儿出生体重与出生天数决定温箱温度（表5-6），相对湿度为 55%～65%。

表 5-6　不同出生体重早产儿温箱温度参考数

出生体重（kg）	温箱温度			
	35℃	34℃	33℃	32℃
1.0～	初生 10 天	10 天后	3 周后	5 周后
1.5～		初生 10 天	10 天后	4 周后
2.0～		初生 2 天	2 天后	3 周后
>2.5			初生 2 天内	2 天后

3.入温箱后的护理

(1)密切观察患儿的面色、呼吸、心率、体温变化,随体温变化调节温箱的温度。

(2)各种操作集中进行,动作要轻柔、熟练、准确。

(3)每天在固定时间测患儿体重1次。

(4)交接班时各班应交接温箱使用情况。

(5)患儿需要暂时出温箱接受治疗检查时要注意保温。

(6)水槽内蒸馏水每天更换1次,每周消毒温箱1次。

(7)对出生体重低于1 000 g的早产儿,温箱一切用物(布类)均需经过高压消毒。

4.出温箱条件

(1)患儿体重达2 000 g或以上,体温正常。

(2)在室温为22℃~24℃的情况下,患儿穿衣在不加热的温箱内,能维持正常体温,一般情况良好,吸吮力良好。

(3)患儿在温箱内生活了1个月以上,体重虽不到2 000 g,但一般情况良好。

5.出温箱后的处理

(1)切断电源。

(2)放掉水槽内的蒸馏水。

(3)用消毒液擦拭,清洁温箱。

(4)以紫外线灯照射30分钟后,表面置遮盖物备用。

【注意事项】

(1)掌握温箱性能,严格执行操作规程,定期检查有无故障,保证绝对安全。

(2)观察患儿情况和温箱状态,如温箱发出报警信号,应及时查找原因,妥善处理。

(3)严禁骤然提高箱温,以免患儿体温上升造成不良后果。

(4)工作人员入箱操作,检查或接触患儿前,必须洗手,防止交叉感染。护理操作集中进行,避免过多开启箱门,影响箱内温度。

(5)温箱放置的房间温度应维持在22℃~26℃为宜,以减少温箱的辐射散热,温箱应避免阳光直射或靠近火炉、暖气(温箱距炉子或暖气150 cm),也不要置于窗旁及有对流风处,以免影响箱内温度。

(6)保持温箱清洁:①每天用消毒液及清水擦拭温箱内外1次,若遇奶渍、葡萄糖液等应随时将污迹擦洗干净;每周更换温箱1次,以便清洁、消毒,定期对温箱采样做细菌培养。②温箱下面或后面的空气净化垫每个月清洗1次,如有破损,及时更换。③湿化器水箱用水应每天更换1次,避免细菌生长。④患儿出箱后,温箱应进行终末清洁消毒。先用消毒液擦拭,再用紫外线照射30分钟。⑤定期做细菌培养以检查清洁消毒的质量。

第十一节　光照疗法

光照疗法,简称光疗,是目前治疗新生儿高胆红素血症的常用物理治疗方法。其作用原理是通过一定波长的光线(以425~475 nm的蓝光最为有效)使新生儿血液中脂溶性的未结合胆红素转化成水溶性异构体,其易于随胆汁及尿液排出体外,从而达到快速降低胆红素的目的。目前常用的光疗设备有蓝光箱(单面光、双面光)、光疗毯、蓝光发光二极管等。光疗依照射时间可分为连续光疗和间断光疗。一般连续照射时长为 24 小时,12 小时左右为间断照射。

【目的】

治疗各种原因引起的新生儿高胆红素血症(以未结合胆红素升高为主),预防核黄疸发生,是目前治疗新生儿高胆红素血症的首选方法。

【评估】

评估患儿的病情、日龄、体重、黄疸的范围和程度、胆红素检查结果、生命体征、精神反应等。

【准备】

1. 环境准备

光疗最好在空调病室中进行。冬天注意保暖,夏天则要防止过热。

2. 物品准备

光疗箱、遮光眼罩、干净尿布、工作人员用的墨镜。操作前清洁并检查光疗箱,在箱内湿化器水箱内加蒸馏水至 2/3 满,接通电源使箱温升至患儿适中温度,相对湿度为 55%~65%。

3. 护士准备

评估患儿,操作前戴墨镜、洗手。

4. 患儿准备

患儿入箱前须进行皮肤清洁,禁忌在皮肤上涂粉和油类;剪短指甲;双眼佩戴遮光眼罩;脱去患儿衣裤,全身裸露,只用长条形尿布遮盖会阴、肛门部,男婴注意保护阴囊。

【操作方法】

(1)核对患儿姓名、床号或手腕带信息及医嘱。

(2)将患儿全身裸露,用尿布遮盖会阴部,男婴注意保护阴囊;给患儿佩戴遮光眼罩,抱入已预热好的光疗箱中,记录开始照射的时间。

(3)更换患儿体位,以增加皮肤照射面积。

(4)定时监测患儿体温和箱温,严密观察病情变化及光疗不良反应。

(5)出箱前先将患儿衣物预热,关闭蓝光箱开关,切断电源,除去患儿遮光眼罩,穿好衣服,抱回病床。

(6)做好各项记录如生命体征情况、黄疸程度的变化、出箱时间等。

(7)光疗结束后倒尽水槽中的水,用有效消毒溶液擦净光疗箱,整理完毕后备用。

【光疗中观察及护理】

(1)光疗时应每 2~4 小时测体温 1 次或根据病情、体温情况随时测量,使体温保持在 36℃~37℃为宜,根据体温调节箱温。若光疗时体温上升超过 38.5℃时,要暂停光疗,经处理体温恢复正常后再继续光疗。

(2)观察患儿精神、反应、呼吸、脉搏变化及黄疸程度。

(3)观察大便次数及性质,多喂水。

（4）光疗过程中如出现烦躁不安、皮肤呈花纹状、高热或惊厥等情况时应及时报告医生，找出原因，必要时可调节灯管数目，拉开边门使箱温降低。若情况不见好转，则停止光疗，出箱观察。

（5）若使用单面光疗箱，一般每2小时更换体位1次，可以仰卧、侧卧、俯卧交替更换。俯卧照射时要有专人巡视，以免口鼻受压而影响呼吸。

【不良反应】

1. 发热

最常见，应保持患儿体温不致过高或过低。

2. 腹泻

大便为黄绿色稀便，光疗结束即可停止，一般不需处理，但应注意补充适量水分，防止脱水。

3. 皮疹

可为斑丘疹或瘀点，绿光光疗较蓝光光疗皮疹少见，可自行消退。

4. 青铜症

当血清结合胆红素浓度超过 68.4 μmol/L（4 mg/dL）或有肝功能损害者，光疗使皮肤呈青铜色，停止后可缓慢恢复。

5. 低钙血症

在光疗停止后即可恢复。

6. 核黄素缺乏

光疗使胆红素和核黄素同时分解，应及时补充。

【注意事项】

1. 保证水分及营养供给

光疗过程中，应遵医嘱静脉输液，按需喂奶，因光疗时患儿不显性失水比正常患儿高2~3倍，定时喂奶，两次喂奶中间喂水，不能经口喂养者可鼻饲或静脉输液，并记录出入量。

2. 严密观察病情

光疗前后及期间要监测血清胆红素变化，以判断疗效。光疗过程要观察患儿精神反应及生命体征，当体温>37.8℃或体温<35℃，应暂停光疗；注意患儿黄疸部位、范围、程度及变化，注意小便、大便颜色和性状（部分患儿大便稀、薄、黄绿色，如次数不多，一般不需处理），注意患儿的精神状态、面色、食欲及前囟、哭声的变化，有无四肢颤抖、惊厥，注意皮肤有无发红、干燥、皮疹等，并随时记录。若有异常须及时与医生联系，以便检查原因，及时进行处理，密切观察病情。

3. 保暖及预防感染

一切操作尽可能在光疗箱内进行，工作人员为患儿检查、治疗及护理时，必须洗手，防止交叉感染。加强皮肤护理，大小便后及时清洗，如需抱出患儿，应注意保暖。

4. 保证光疗效果

蓝光治疗过程中需要注意：①使患儿皮肤均匀受光，并尽量使身体广泛照射，禁止在箱上放置杂物以免遮挡光线；②照射中加强巡视，及时清除患儿的呕吐物、大小便，保持箱体玻璃的透明度；③保持灯管及反射板清洁，并定时更换灯管，每天应清洁灯箱及反射板，如有灰尘会影响照射效果，灯管使用 300 小时后其灯光能量输出减弱 20%，900 小时后减弱 35%，因此灯管使用 1 000 小时必须更换；④使用中随时观察使用效果，如光疗箱发出报警信号，应及时查找原因，妥善处理。

5. 光疗箱的维护与保养

光疗结束后，关闭电源，拔出电源插头，将湿化器水箱内的水倒出，做好整机的清洗、消毒工作，有机玻璃制品忌用乙醇擦洗。光疗箱应放置在干净、温度和湿度变化较小、无阳光直射的场所。

第十二节　换血疗法

换血疗法(exchange transfusion)是通过来自一名或多名供血者的红细胞和血浆，替换受血者大部分甚至全部的红细胞和血浆，可达到换出致敏红细胞和血清中的免疫抗体，阻止继续溶血，降低未结合胆红素，使之降低到安全水平，防止核黄疸发生；换血也可纠正贫血，防止缺氧及心功能不全。常用换血方法为外周动静脉同步换血法，用于治疗新生儿溶血、高胆红素血症、新生儿弥散性血管内凝血和败血症等。

【目的】

(1)降低体内未结合胆红素，防止胆红素脑病(核黄疸)的发生。

(2)换出致敏红细胞和血清中的免疫抗体，阻止溶血并纠正贫血。

(3)降低体内的各种毒素。

【评估】

评估患儿身体状况，了解病史、诊断、日龄、体重、生命体征、黄疸程度、喂养等情况。

【准备】

1. 环境准备

在手术室或经消毒处理的环境中进行，预热辐射台至患儿温度适中，室温保持在26℃~28℃。

2. 物品准备

5%葡萄糖液、10%葡萄糖酸钙、0.9%氯化钠溶液、肝素、20%鱼精蛋白、苯巴比妥、地西泮(安定)等，并按需要准备急救药物；脐静脉插管或静脉留置针、注射器及针头若干、三通管、换药碗、弯盘、手套、量杯、心电监护仪、辐射保温床、采血管、绷带、夹板、尿袋、消毒用物、换血记录单等，根据需要可备输液泵或输血泵。

3. 血源选择

Rh 血性不合应采用 Rh 血型与母亲相同，ABO 血型与患儿相同，或抗 A、抗 B 效价不高的 O 型供血者；ABO 血型不合者可用 O 型的红细胞加 AB 型血浆或用抗 A、抗 B 效价不高的 O 型血。根据换血目的决定换血量，新生儿溶血换血量为 150~180 mL/kg，约为患儿全身血量的 2 倍，应尽量选用新鲜血，库存血不应超过 3 天。

4.护士准备

操作前洗手、戴口罩。

5.患儿准备

患儿换血前禁食 4 小时或于换血前抽空胃内容物,以防止换血过程中呕吐和误吸。烦躁哭闹患儿可术前半小时肌注苯巴比妥 10 mg/kg。置患儿于热辐射台上,并更换尿布,或贴上尿袋,取仰卧位,固定四肢。

【操作方法】

(1)携带用物至患儿床前,核对,评估患儿,洗手、戴口罩。

(2)建立动、静脉通道:可选择脐静脉插管换血或其他较大静脉进行换血,也可选脐动、静脉或外周动、静脉同步换血。①脐动、静脉插管换血,协助医生消毒皮肤置管,上至剑突,下至耻骨联合,两侧至腋中线,铺巾,将硅胶管插入脐静脉。②外周动、静脉换血,选择合适的动静脉穿刺,动脉首选桡动脉,常规消毒后穿刺。

(3)打开输血加温器并设置温度,连接输血加温器。连接抽血通路,将 2 个红色三通管的一端接输液泵管,接空百特袋;另一端接患儿动脉出血处。将输液泵管装上竖泵,百特袋置于秤上称重。

(4)换血皮条末端接蓝色三通,用来抽取血袋内血液,静脉留置针接上另一蓝色三通,输血用。

(5)双人再次核对血袋及床头卡、腕带,确认无误开始换血。

(6)准确调节出血与输血的速度,并在竖泵上设置好换血总量。

(7)保持抽血通路通畅,每抽出 50 mL 血用 1 mL＝1U 肝素 0.5 mL 间断正压冲洗动脉留置针,观察血袋、皮条及红色三通内有无凝血来调节肝素浓度。两袋血间以 0.9% 氯化钠溶液冲洗换血皮条及输血通路。

(8)换血开始前监测呼吸、心率、血压、体温,抽取动脉血测血糖、血气分析、血清胆红素、肝肾功能、电解质、凝血全套、血常规,记录抽血量。

(9)换血过程中每隔 5 分钟监测 1 次无创血压、体温、SpO_2 及心率。每换 100 mL 血测 1 次血糖,维持血糖正常,观察百特袋内重量有无持续增加。换血至总量的 1/2 时复查血气分析、血常规、电解质及血清胆红素,记录抽血量。

(10)换血结束后,抽血复查血气分析、血常规、电解质、血糖、凝血全套及血清胆红素,监测血压、心率、SpO_2 及体温。

(11)换血完成后配合医生拔管,结扎缝合,消毒。

(12)记录,监测生命体征、血糖和局部伤口情况,观察心功能情况和低血糖征象。

【注意事项】

(1)严格执行查对制度及无菌操作原则,特别是输血查对制度的执行。脐静脉换血伤口未拆线前不宜沐浴,防止切口感染。

(2)注射器输血管道和试管均需用含肝素的 0.9% 氯化钠溶液润滑,防止凝血。

(3)注意保暖,输入的血液要置于室温下预温,保持在 27℃～37℃,如库存血温度过低可能会导致心律失常,温度过高则会导致溶血。

(4)密切监测心率、呼吸、血压、血氧饱和度及胆红素、血气分析、血糖变化,换血过程中患儿如有激惹、心电图改变等低钙表现时，应给予 10% 葡萄糖酸钙 1~2 mL/kg 缓慢静推。

（5）脐静脉换血可测定静脉压以决定换血速度，换血疗法开始时每次 10 mL，逐渐增加到每次 20 mL，以 2~4 mL/（kg·min）速度匀速进行。如果采用外周动、静脉同步换血，可用输液泵控制速度。整个换血时间控制在 90~120 分钟。

（6）单管换血过程中抽注速度应均匀，注射器内不能有空气。

（7）详细记录每次出量、入量、累积出入量及用药等。

（8）保持呼吸道通畅，维持静脉输液通路通畅。

（9）换血后继续蓝光照射，禁食 4~6 小时，4 小时后可遵医嘱试喂糖水，吸吮正常无呕吐，开始正常喂养。

（10）动脉留置针拔掉后需要按压针眼 4~6 分钟，严密观察穿刺部位有无渗血，防止血肿发生。

本章小结

健康评估是对目前健康状态的评价，其是护理程序的基础，资料对于护理诊断的形成、计划的执行和结果的评价至关重要。儿科健康评估时需要注意内容和方法的特殊性。

药物治疗是儿童综合治疗的重要组成部分和手段，合理、正确地用药在治疗中常常起到关键作用。由于不同年龄阶段的儿童其生理特点、器官结构与代谢能力随年龄变化而变化，对药物的处置能力、对药物作用反应的能力均与成年人有质和量的不同，因此掌握药物性能、作用机制、不良反应、适应证，以及精确的计算剂量和适当的用药方法，根据医嘱合理给药，严格执行查对制度，并注意观察药物的作用和不良反应非常重要。

液体疗法是用于儿童治疗和护理的重要方法，需要评估患儿脱水程度和脱水性质，确定合理的输液方案。补液时应确定补液的总量、性质和速度，补液包括补充累积损失量、继续损失量和生理需要量三个部分；遵循"先盐后糖、先浓后淡（指电解质浓度）、先快后慢、见尿补钾、抽搐补钙"的补液原则。

疼痛是一种个体主观的体验，伴有一系列的生理变化及心理行为反应。不管处于何种年龄段，患儿都有可能经历疼痛，但年龄较小的患儿在经历疼痛时无法用语言表达疼痛的部位、程度，以及如何缓解，患儿的疼痛易被忽略、低估，导致疼痛缺乏有效的控制，儿科护士应与患儿父母和其他医务人员协作，全面评估患儿的疼痛，帮助患儿控制疼痛。

婴儿皮肤护理包括更换尿布、沐浴和抚触，同时需要做好脐部护理。

静脉输液包括静脉留置管术和头皮静脉穿刺，但头皮静脉穿刺不作为首选方法；需要中长期输液的患儿可采取经外周静脉置入中心静脉导管进行输液；常用静脉采血方法包括颈静脉穿刺采血和股静脉穿刺采血。

　　婴幼儿灌肠可用于减轻腹胀，检查或手术前准备，降温及镇静药的使用和清洁肠道有害物质，减轻中毒。

　　早产儿或低体重儿可采用温箱保温，黄疸患儿最常使用的治疗方法是光照疗法，严重的高胆红素血症可采取换血疗法，以防止胆红素脑病发生，换血疗法也可用新生儿弥散性血管内凝血和败血症等。

客观题测验

主观题测验

第六章

新生儿及新生儿疾病患儿的护理

新生儿及新生儿疾病
患儿的护理PPT

学习目标

识记：新生儿的分类、足月儿及早产儿的常规护理、小于或大于胎龄儿的护理措施；新生儿窒息、新生儿缺氧缺血性脑病、新生儿颅内出血、新生儿肺透明病、新生儿高胆红素血症、新生儿溶血病、新生儿脐炎、新生儿败血症、新生儿破伤风、新生儿寒冷损伤综合征、新生儿低钙血症、新生儿低血糖及高血糖和新生儿坏死性小肠结肠炎等疾病的概念、临床表现、常见护理问题及护理措施。

理解：足月儿、早产儿、小于胎龄儿、大于胎龄儿及适于胎龄儿的生理解剖特点；新生儿窒息、新生儿缺氧缺血性脑病、新生儿颅内出血、新生儿肺透明膜病、新生儿高胆红素血症、新生儿溶血病、新生儿脐炎、新生儿败血症、新生儿破伤风、新生儿寒冷损伤综合征、新生儿低钙血症、新生儿低血糖及高血糖和新生儿坏死性小肠结肠炎等的发病机制及与临床表现和治疗要点的关系。

运用：运用本章知识给予新生儿父母关于新生儿日常护理的指导和健康宣教；能运用护理程序的方法，对新生儿窒息、新生儿缺氧缺血性脑病、新生儿颅内出血、新生儿肺透明膜病、新生儿高胆红素血症、新生儿溶血病、新生儿脐炎、新生儿败血症、新生儿破伤风、新生儿寒冷损伤综合征、新生儿低钙血症、新生儿低血糖及高血糖和新生儿坏死性小肠结肠炎患儿实施整体护理。

第一节　新生儿分类

新生儿时期是指脐带结扎至出生后 28 天。围生期是指自怀孕第 28 周到出生后 1 周这段时期。新生儿分类包括以下几种方式：

(一)根据胎龄分类

根据胎龄分类，可分为足月儿、早产儿、极早早产儿、过期产儿(表6-1)。

表 6-1　按胎龄分类

分类	出生时胎龄
足月儿(full-term infant)	≥37 周~<42 周
早产儿(pre-term infant)	≥28 周~<37 周
极早早产儿	≥22 周~<27 周
过期产儿(post-term infant)	≥42 周

(二)根据出生体重分类

根据出生体重分类，可分为正常出生体重儿、低出生体重儿、极低出生体重儿、超低出生体重儿、巨大儿(表6-2)。

表 6-2　按出生体重分类

分类	出生体重(g)
正常出生体重儿(normal birth weight)	2 500~3 999
低出生体重儿(low birth weight)	1 500~2 499
极低出生体重儿(very low birth weight)	1 000~1 499
超低出生体重儿(extremely low birth weight)	<1 000
巨大儿(macrosomia)	≥4 000

(三)根据出生体重及胎龄的关系分类

根据出生体重及胎龄的关系分类可分为适于胎龄儿、小于胎龄儿、大于胎龄儿(表6-3)。

表6-3　按出生体重及胎龄的关系分类

分类	出生体重与胎龄
适于胎龄儿	出生体重在同龄平均出生体重第10~90百分位
小于胎龄儿	出生体重在同龄平均出生体重第10百分位以下
大于胎龄儿	出生体重在同龄平均出生体重第90百分位以上

（四）根据出生后周龄分类

根据出生后周龄分为早期新生儿、晚期新生儿（表6-4）。

表6-4　按出生后周龄分类

分类	出生后周龄
早期新生儿	出生后1周以内
晚期新生儿	出生后2~4周

客观题测验

第二节　正常足月儿、早产儿的特点及护理

一、正常足月儿的特点及护理

正常足月儿是指出生胎龄在37~42周，体重在2 500~3 999 g，身长在47 cm以上，没有任何畸形和疾病的活产婴儿。

（一）外观特点

正常足月儿全身皮肤红润，皮下脂肪多，胎毛少、头发分条清楚；耳壳软骨发育良好，耳舟成型；乳晕清楚，乳头突起；足底可见明显足底纹（图6-1~图6-3）；手指甲及脚趾甲达到或超过手指端及脚趾端；哭声洪亮，肌肉肌张力正常，四肢屈曲；男婴睾丸已降至阴囊，女婴大阴唇覆盖小阴唇。

（二）生理解剖特点

1. 呼吸系统

新生儿在娩出后的数秒钟内即建立呼吸，由于其胸腔小、肋间肌弱、胸廓运动较浅、主要依靠膈肌升降运动，所以呈腹式呼吸状态。呼吸中枢发育尚不完善，使呼吸节律不规则，频率为40~60次/min。

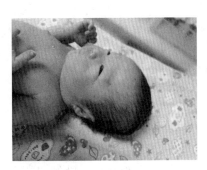

图 6-1　足月儿

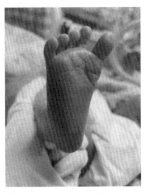

图 6-2　足月儿足底纹

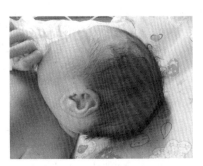

图 6-3　足月儿毛发及耳朵

2. 循环系统

胎儿自娩出后血液循环动力学即发生改变。①脐带结扎后，胎盘-脐循环终止；②随着呼吸建立及肺的膨胀、通气使肺循环阻力降低，肺血流量增加，左心房压力增高；③当左心房压力超过右心房压力时，卵圆孔功能性关闭，解剖上关闭的时间是在生后的第 5~7 个月。新生儿的心脏为横位，2 岁以后逐渐转为斜位。正常足月新生儿安静时心率为 120~140 次/min，血压平均为 70/50 mmHg。

3. 消化系统

足月儿吞咽功能已经完善，但是新生儿的胃呈水平位，食管下端括约肌松弛而幽门括约肌发达，故新生儿容易出现溢奶、吐奶等症状。新生儿消化道面积相对较大、管壁薄、通透性高，有利于母乳中免疫球蛋白的吸收，但是同时也可使肠腔内毒素及一些消化不全的产物通过，从而引起肠道感染甚至发生坏死性小肠结肠炎。新生儿在生后 12~24 小时排胎粪，2~3 天排完。胎粪为墨绿色、黏稠状，3~4 天转为过渡性大便，如果 24 小时未排胎粪，应积极查明原因，排除肛门闭锁、巨结肠等消化道畸形。

4. 泌尿系统

新生儿一般生后 24 小时内排尿，如出生后 48 小时无尿，需要检查原因。正常尿量为 1~3 mL/(kg·h)，尿量小于 1 mL/(kg·h) 为少尿，尿量小于 0.5 mL/(kg·h) 为无尿。新生儿出生时肾单位数量与成人相当，但其生理功能尚未发育完全，表现为肾小球滤过率低，浓缩功能差，不能快速排出过多的溶质，易出现水肿或脱水症状。

5. 血液系统

新生儿血容量约占体重的 10%，血容量为 80~100 mL/kg。出生时红细胞可达 $(6~7)\times10^9$/L；血红蛋白 140~200 g/L，其中胎儿型血红蛋白占 70%，随后因生理性溶血，至出生后 10 天左右红细胞数和血红蛋白量比出生时减少约 20%。第 3 天开始明显下降，1 周时平均水平为 12×10^9/L。由于新生儿生后 1 周内凝血因子不足、活性低，易发生出血症，新生儿娩出后应肌内注射维生素 K_1 进行预防。

6. 神经系统

新生儿脑相对较大，占体重的 10%~12%，头围能反映脑的容量。足月儿大脑皮质兴奋性低，睡眠时间长，每天 20~22 小时。新生儿已具备的原始反射包括觅食反射、吸吮反射、握持反射、拥抱反射和交叉伸腿反射。由于锥体束发育不成熟，腹壁反射及提睾反射可呈阴性,而巴氏征呈阳性。

7. 能量代谢

胎儿糖原的储备较少,在娩出后的 12 小时内若未及时补充,容易出现低血糖。此时机体必须动用脂肪和蛋白质来提供能量。新生儿体液总量占体重的 70%~80%,每日液体维持量如下:第 1 天为 60~80 mL/kg,第 2 天为 80~100 mL/kg,第 3 天以后为 100~140 mL/kg。

8. 免疫系统

胎儿可从母体通过胎盘得到免疫球蛋白 IgG,因此新生儿对一些传染病如麻疹有免疫功能而不易感染;而免疫球蛋白 IgA 和 IgM 则不能通过胎盘传给新生儿,因此新生儿易患呼吸道感染、消化道感染和大肠杆菌败血症、金黄色葡萄球菌败血症。人乳的初乳中含较高免疫球蛋白 IgA,应提倡母乳喂养,提高新生儿的抵抗力。

9. 体温调节

新生儿体温调节功能尚未发育成熟,皮下脂肪较薄,体表面积相对较大,容易散热。产热主要依靠棕色脂肪的代谢。室温过高时足月儿能通过皮肤蒸发和出汗散热,但如果水分不足,血液浓缩而发热称"脱水热"。

(三)常见特殊生理状态

1. 生理性体重下降

新生儿出生后 2~4 天,由于摄入量少、不显性失水及胎粪排出等原因可使体重下降6%~9%,但一般不超过 10%。10 天左右恢复至出生体重。

2. 生理性黄疸

值得注意的是,有些新生儿血清总胆红素数值即使在"生理性黄疸"所定义的值以下,但也出现了神经系统后遗症,因此临床的实际病情观察至关重要。

3. "马牙"和"螳螂嘴"

"马牙"或称"板牙",是指在新生儿上颚中线和齿龈部位有散在黄白色、米粒大小隆起,系上皮细胞堆积或黏液腺分泌物所致,数周或数个月后可自然消退;"螳螂嘴"是指口腔两侧的颊部各有一个利于吸吮的隆起的脂肪垫,不能挑破,以免感染。

4. 乳腺肿大、假月经

男女新生儿均可发生乳腺肿大,在出生后的第 3~5 天可能出现乳腺肿大如蚕豆至鸽蛋大小,多在 2~3 周后自行消退,切忌挤压或挑破;假月经发生于女婴,部分女婴在出生后第 5~7 天出现类似月经样的流血,一般不做处理,1 周后可自然消失。发生假月经主要是受女婴出生后母亲雌激素突然中断的影响。

5. 粟粒疹及红斑

出生后 1~2 天,新生儿头部、躯干和四肢出现大小不等的红色斑丘疹,为"新生儿红斑",1~2 天内可自然消退;鼻尖、鼻翼、颜面部可见米粒大小的黄白色皮疹,称为"粟粒疹",为皮脂腺堆积所致,也可自然消退。

【常见护理诊断/问题】

1. 有窒息的危险

与呛奶、呕吐有关。

2. 有体温改变的危险

与体温调节中枢发育不完善有关。

3. 有感染的危险

与新生儿免疫功能不足及皮肤黏膜屏障功能差有关。

【护理措施】

1. 呼吸道管理

新生儿娩出后即将头偏向一侧，清除口、鼻黏液和羊水，防止吸入性肺炎。取新生儿舒适体位，仰卧位时避免其颈部过度后仰或前屈；俯卧时使患儿头面部偏向一侧，避免遮住口鼻。及时清除口鼻分泌物，保持呼吸道通畅。

2. 环境与保暖

新生儿娩出后立即采取保暖措施，根据评估结果设定所需的中性温度，以维持正常体温。相应的保暖措施有头部戴帽、母亲"袋鼠式"怀抱。母婴同室病房内应阳光充足、空气流通。

3. 合理喂养

正常足月儿在生后 30 分钟即可抱给母亲喂乳，以促进乳汁分泌，并鼓励按需哺乳。无法母乳喂养时，根据医嘱选择适宜配方奶，按时按量喂养。喂养配方奶时要注意奶头、奶孔大小的选择，避免呛奶的发生。

4. 皮肤、脐带护理

刚娩出的新生儿皮肤皱褶处多有胎脂，对婴儿有一定的保护作用，不必急于除去，沐浴的频次可视新生儿的具体情况而定。保持脐部清洁、干燥，勿被尿、粪污染，大部分脐带在结扎后 3~7 天会自然脱落。

5. 母婴同室

作为医院一种新的管理制度，使新生儿护理工作由传统的母婴分离、封闭式的集中护理转变为开放性护理方式。新生儿可以在家长的直视下接受医生和护士的治疗与护理，使家长们也参与其中。这样既可缓解产妇紧张、焦虑的心情，亦可增进母婴之间的交流，使新生儿得到舒适、安全的护理，满足其生理和心理的需要，促进身心发展，体现家庭在新生儿护理中的作用。

课程思政

新生儿救治水平不断提高

新生儿是国家的未来和希望，一个国家的新生儿救治水平在一定程度上体现了国家或地区医疗水平的发展程度。改革开放以来，我国经济快速发展，医疗水平不断提高，29 周及以上的早产儿存活率为 98%，已达到发达国家水平，但极小胎龄早产儿及早产儿无并发症存活率仍有较大改进空间。作为未来的医护人员、儿童健康的守护者，我们应当努力学习，为祖国医疗卫生事业添砖加瓦，再创佳绩。

二、早产儿的特点及护理

早产儿的生活能力低下，早产病死率占新生儿病死率的36.5%，其死亡的风险是足月儿的3倍。造成早产儿死亡的主要原因是低体重、缺氧、颅内出血、先天畸形、呼吸窘迫综合征、肺出血、寒冷损伤综合征、各种感染等。与足月儿相比，早产儿所需的护理更为细致，胎龄越小要求也就越高。

（一）外观特点

正常早产儿的体重大多在2 500 g以下，身长多小于47 cm；头占全身比例的1/3。全身皮肤绛红、皮下脂肪薄、水肿、发亮；胎毛多，头发细而乱，如绒线头；耳壳缺乏软骨，耳舟未成形；乳腺无结节或小于4 mm；足底纹理少。手指甲及脚趾甲未达到手指端及脚趾端；哭声轻，颈肌软弱，四肢肌张力较低；男婴睾丸未下降至阴囊；女婴大阴唇不能覆盖小阴唇(图6-4~图6-6)。

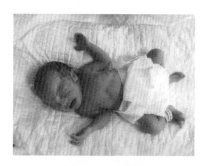

图6-4　早产儿

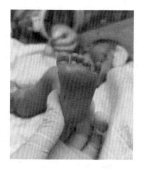

图6-5　早产儿足底纹

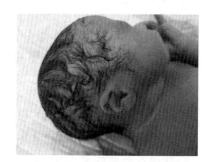

图6-6　早产儿毛发及耳朵

（二）解剖生理特点

1. 呼吸系统

早产儿呼吸中枢发育不成熟、呼吸控制系统不稳定或受到抑制，以及咽部刺激或咽反射、颈部的屈曲等因素使早产儿易出现呼吸暂停。呼吸暂停的发作随胎龄下降其发病率上升。肺必须发育到小管末期相当于胎龄24周的早产儿才有可能存活，磷脂酰甘油(PG)达到一定的值是肺成熟的重要标志。肺表面活性物质缺乏可能会导致呼吸窘迫综合征，也称新生儿肺透明膜病，生后不久患儿即可出现呼吸急促、三凹征、鼻翼煽动、呻吟和发绀等表现。

2. 循环系统

早产儿动脉导管未闭(patent ductus arteriosus, PDA)较为常见，但与足月儿有所不同的是PDA的持续存在与早产儿许多其他并发症密切相关，易引起肺水肿、呼吸衰竭、喂养不耐受、心力衰竭等。

3. 消化系统

早产儿在缺氧、喂养不当、胎龄等单因素或多因素作用下可导致坏死性小肠结肠炎(necrotizing enterocolitis, NEC)，多发生在经口喂养的第7~14天。胎龄愈小吸吮能力愈弱，吞咽能力亦越差，必要时可通过鼻饲完成肠内营养，同时也需要注意吸吮能力的锻炼。早产儿胃肠道动力弱，易发生呛咳、呕吐、胃食管反流、喂养不耐受等情况。肝脏的不成熟，葡萄糖醛酸转移酶不足，对胆红素代谢能力的不足，故与足月儿相比，早产儿黄疸持续的时间更长、程度更重，易发生核黄疸；肝功能不完善、维生素 K 缺乏及凝血因子合成少，易发生出血；此外由于肝糖原存储不足、蛋白质合成能力差，易出现低血糖和低蛋白血症。

4. 泌尿系统

早产儿肾的浓缩功能较差，排钠增多，容易出现低钠血症；葡萄糖的阈值较低，容易出现尿糖；肾脏排氯离子、排磷酸盐、排氢离子和产氨能力差，易发生酸中毒。

5. 血液系统

早产儿休重越小，生后生理性贫血出现越早、程度越重、持续时间越长；血小板数值低，易发生出血；维生素 D 储备低，易发生佝偻病。

6. 神经系统

早产儿神经系统发育的成熟度与胎龄密切相关，胎龄愈小原始反射越不完全，如拥抱反射不明显，四肢肌张力低，咳嗽、吸吮、吞咽反射都较差。此外，由于早产儿的脑室管膜下存在丰富的胚胎生发层，易发生脑室周围-脑室内出血。

7. 免疫系统

早产儿皮肤薄嫩易损伤，通过胎盘从母体获得的 IgG 含量很少，加上自身抗体合成不足、补体系统内 C3 浓度低、细胞的吞噬功能未发育成熟，使早产儿对各种感染的抵抗力非常弱，易发生败血症、NEC、感染性肺炎等。

8. 体温调节

早产儿体表面积相对较大，头部面积占整体面积的20%，因此散热快。同时皮下脂肪薄，特别是棕色脂肪少，脂肪和碳水化合物储备少，造成产热不足，易造成早产儿出现体温不升。同时因汗腺发育不成熟，当外界环境温度过高时亦可发生体温过高。

【常见护理诊断/问题】

1. 自主呼吸受损

与呼吸中枢不成熟、肺发育不良、呼吸肌无力有关。

2. 体温过低

与体温调节功能未发育成熟有关。

3. 营养失调：低于机体需要量

与吸吮、吞咽、消化功能差有关。

4. 有感染的危险

与免疫功能不足及皮肤黏膜屏障功能差有关。

【护理措施】

早产儿各器官系统发育不成熟，对外界环境适应能力差，需要得到系统而规范的护理来提高其生存质量。

1. 呼吸管理

保持气道开放体位，避免颈部屈曲或仰伸过度，利于呼吸。有缺氧症状时，可给予吸氧，吸氧的浓度和时间根据缺氧的程度和用氧的方式来定，维持血氧饱和度（SpO_2）在88%～93%，不能超过95%，并根据监测结果和病情及时调整吸氧浓度，避免发生早产儿视网膜病(retinopathy of prematurity, ROP)。呼吸暂停者即给予弹足底、托背刺激恢复自主呼吸，必要时吸氧、面罩球囊加压给氧处理，如呼吸暂停频繁发作(每小时大于3次)应考虑持续气道正压通气(continuous positive airway pressure, CPAP)或气管插管辅助呼吸，并注意有无感染发生。

2. 环境与保暖

早产儿的体温调节中枢发育不完善，棕色脂肪少，四肢常呈伸展状态，与足月儿相比暴露的体表面积更大，易于散热，同时汗腺发育不成熟、缺乏寒冷发抖反应，其体温容易随环境温度的变化而变化，而且常因寒冷发生硬肿症，严重时可发生肺出血。根据患儿的胎龄、日龄、体重和病情选择合适的保暖措施，早产儿的室温一般控制在24℃~26℃，相对湿度55%~65%。

3. 合理喂养

早产儿的吸吮-呼吸-吞咽不协调，经口喂养时经常会出现口唇发绀，SpO_2下降等情况，此时应暂停喂奶休息片刻，待患儿充分呼吸、面色转红、SpO_2恢复后再继续哺喂。注意观察有无频繁呕吐、胃潴留、奶量不增或减少、腹胀(24小时腹围增加>1.5 cm)等喂养不耐受的情况发生，警惕急性坏死性小肠炎的发生。喂奶时不宜过快，喂奶时和喂奶后采取斜坡卧位和右侧卧位，以免发生误吸、呛咳、胃食管反流。极低出生体重儿、超低出生体重儿可采用微量喂养的方式。吸吮能力差和吞咽不协调者可用鼻饲喂养，每次鼻饲前要抽取胃内容物，观察残余奶的量、颜色、性质，如果出现含绿色胆汁样物质，应暂停喂养并考虑有无外科问题，如出现咖啡样物质，应考虑有无胃肠道黏膜损伤或吞咽血性羊水等问题的发生。

4. 预防感染

早产儿因其体液免疫和细胞免疫发育不成熟，来自母亲的抗体少，且皮肤的屏障功能不成熟，长期住院接受频繁的侵入性操作和广谱抗生素的应用，可发生感染性肺炎、败血症、坏死性小肠结肠炎等。院内感染的控制以预防为主，严格执行消毒隔离制度和无菌操作原则。注意感染症状早期的非特异表现、血常规的监测等。

5. 脑损伤的防治

脑损伤的早期常无明显的临床表现而易被忽视，除依赖影像学检查外，需加强病情观察。通过避免环境温度的波动、保持患儿安静和体温稳定，维持血压和血气分析在正常范围内，操作集中进行、尽量减少创伤性操作，控制输液速度和输液量、避免血液渗透压升高等措施维持其内外环境的稳定，改善脑循环，保证正常脑血流动力学，减少颅内出血和对脑白质的损伤。

6. 早产儿视网膜病(ROP)的预防

引起ROP的根本原因是视网膜发育不成熟，发病率与胎龄和出生体重成反比。防止早产儿ROP的关键在于合理用氧，尽量降低吸氧浓度缩短吸氧的时间，吸入氧浓度>40%者，ROP的发病率明显增加，使用空氧混合仪可以精确调节吸入氧浓度并减少纯氧的吸入。在生后第4周或矫正胎龄第32周即可开始进行ROP筛查。

7. 听力筛查

早产儿容易出现各种并发症，应在生后的第3天、第30天常规应用耳声发射进行听力筛查，如果筛查未通过，需做脑干诱发电位检查，做到早发现、早治疗。

8.发育支持护理

　　发育支持护理是20世纪80年代在美国、日本等国家和地区发展起来的一种护理新理念，注重对患儿行为上的呼唤及对生长发育的促进。具体措施如下：调节室内灯光，暖箱外加盖深颜色厚布，减少光线对早产儿的影响（图6-7）；减少噪音对早产儿的影响；模拟子宫环境；尽量减少侵袭性的操作；抚触；鼓励父母的参与等。

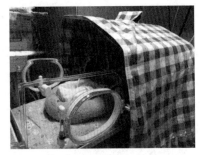

图6-7　早产儿发育支持（遮光布和鸟巢）

客观题测验

第三节　小于胎龄儿及大于胎龄儿的护理

案例导入

　　患儿胎龄 37^{+1} 周，出生体重1.92 kg，G_1P_1。经阴道娩出，Apgar评分1分钟9分，5分钟10分，10分钟10分，羊水清亮，量中等，胎盘脐带无异常，患儿母亲孕期不定期产检，无特殊用药史。

　　体格检查：体温36.7℃，心率145次/min，呼吸40次/min，血压65/41 mmHg，血氧饱和度94%，体重1.92 kg，头围28 cm，身长43 cm。反应好，哭声洪亮，神志清楚，面色红润，皮肤薄，较干燥。

　　辅助检查：入院查三大常规及血生化无明显异常。

　　思考

　　(1)该患儿可能的临床诊断是什么？

　　(2)该患儿目前主要的护理诊断/问题是什么？应采取哪些护理措施？

小于胎龄儿的护理案例解析

一、小于胎龄儿的护理

小于胎龄儿(small for gestational age infant，SGA)又称宫内发育迟缓儿或小样儿，是指出生体重低于同胎龄平均体重的第 10 百分位，或低于同胎龄平均体重的 2 个标准差的新生儿，包括早产小样儿、足月小样儿、过期小样儿，一般以足月小样儿多见。

【病因与发病机制】

正常生长发育的胎儿必须是以母体、胎盘、胎儿这三者之间协调稳定为基础，任何一方的缺陷都可造成宫内营养不良或生长迟缓，SGA 在娩出前称为胎儿宫内生长迟缓。

(一)母体因素

母体因素是发生 SGA 最常见的因素。

(1)母亲怀孕时年龄≤20 岁或年龄≥35 岁，体型瘦小。

(2)妊娠合并症：慢性高血压，慢性心肾疾病，维生素 A、叶酸缺乏，营养不良等；母亲长期使用免疫抑制药；母亲教育程度、生活水平较低；母亲吸烟、饮酒和吸毒。

(二)胎盘因素

胎盘结构异常、胎盘炎症、纤维化、血管瘤、脐带附着部位异常、单脐动脉等。

(三)胎儿因素

染色体异常、先天性遗传代谢病、宫内感染等。

【临床表现】

小于胎龄儿出生后的体格和智能发育常落后于正常出生体重儿。娩出的新生儿除了明显缺乏皮下脂肪外还具有以下特点：应激反应差、体温调节能力差、低血糖、代谢性酸中毒、红细胞增多。SGA 由于各器官系统的发育不完善或损伤，与早产儿外观上的特征比较见表 6-5。

表 6-5　早产儿与小于胎龄儿的区别

项目	早产儿	小于胎龄儿
一般状态	哭声弱，活动能力差，吸吮力差	哭声大，较活泼，吸吮力强
皮肤	鲜红，菲薄，半透明状，水肿，发亮，可见血管	薄，较干燥，手足可有脱皮
毳毛	背、肩、面、额部较多	无
胎脂	全身分布	较少
头发	纤细，如棉花绒样，不易分开	稍粗，较稀疏，一根根可分开

项目	早产儿	小于胎龄儿
指(趾)甲	指(趾)甲较软,达不到指(趾)端	已达指(趾)端
足底纹理	前 1/3 有 1~2 条横纹	整个足底有较清楚的纹理
颅骨	囟门大,颅缝宽,囟门边缘软	较坚硬
耳壳	缺乏软骨,紧贴颅旁	坚硬有弹性,保持直立位
乳腺	<3 mm,无结节,乳头刚可见	4~7 mm,有结节,乳头突出

【护理评估】

1. 健康史

健康史包括患儿胎龄、接生方式、出生时 Apgar 评分、出生体重、头围、身长、喂养方式、保暖情况;母孕期情况等。

2. 身体状况

(1)评估患儿目前的体征,包括一般状态,如神志、体温、呼吸、脉搏、血压、体位、尿量等。观察患儿的面色、哭声强弱、肌张力、吸吮力、反应是否低下,同时评估有无先天畸形、染色体异常、先天性感染等。

(2)评估相关的并发症:SGA 患儿与同体重的适于胎龄儿、早产儿相比,死亡的风险较低,但与同孕龄的新生儿相比,有较高的病死率。常可出现一些并发症,如窒息、胎粪吸入综合征、感染、低血糖、低体温等。

3. 心理—社会状况

家属文化程度、对疾病的认知程度、有无焦虑等心理异常。

【常见护理诊断/问题】

1. 窒息的危险

与宫内慢性缺氧有关。

2. 体温调节无效

与皮下脂肪缺乏有关。

3. 营养失调:低于机体需要量

与宫内营养不良有关。

4. 焦虑

与担心预后有关。

【护理目标】

(1)患儿呼吸道通畅,无窒息发生。

(2)患儿体温逐渐控制在正常范围。

(3)患儿体重逐渐增长,无低血糖发生。

(4)家属掌握相关育儿知识,积极配合治疗和护理。

【护理措施】

(1)患儿娩出时应吸尽口鼻腔内的黏液;监测心率、呼吸、血氧、血气分析等变化;

保持动脉氧分压在 50~80 mmHg，血氧饱和度维持在 88%~95%，仅在发绀或呼吸困难时给氧，氧浓度<40%为宜，必要时可行气管插管、吸痰、心肺复苏等处理。

（2）新生儿室内温度应保持在 24℃~26℃，湿度 55%~65%，接触患儿的衣物、毛巾需提前预热，出生后迅速将患儿全身擦干，尤其保持头部干燥，尽量不要让患儿裸露。转运时注意保暖，入院后置暖箱或远红外线抢救台，使 SGA 置于中性温度环境(指机体代谢、氧及能量的消耗最低并能维持体温正常的最舒适的环境温度)保暖。

（3）维持血糖稳定：尽早开奶，首选母乳。注意观察患儿有无烦躁不安、呼吸暂停、出虚汗、发绀、惊厥发作、食欲减退、嗜睡、少哭少动、低体温、肌张力低下等症状。对于血糖低又不能口服的患儿，应遵医嘱予鼻饲或建立静脉通道，静滴葡萄糖溶液。如果血糖已纠正至正常，也需注意有无反复，警惕无症状性低血糖的发生。

（4）促进亲子关系，每周适当进行床旁探视，建立家庭式病房，住院后期在护士的指导下参与新生儿的喂养、保暖、沐浴、脐部护理、臀部护理等部分护理工作，为新生儿出院后顺利过渡到家庭奠定基础，同时也减少了家属的焦虑情绪。

【护理评价】

患儿呼吸道是否通畅，有无窒息的发生，患儿体温是否逐渐控制在正常范围，体重是否逐渐增长，有无低血糖的发生，家属是否了解足量喂养的重要性，能否积极配合治疗和护理。

二、大于胎龄儿的护理

大于胎龄儿(large for gestational，LGA)指出生体重在同龄平均出生体重第90百分位以上者，或较平均体重高两个标准差以上者，此类婴儿亦可以是早产儿、足月儿和过期产儿，若出生体重≥4 000 g 的新生儿即为巨大儿。

【病因】

LGA 的发生主要与下列因素相关：①遗传，父母的体格较大，尤其是母亲；②孕母营养，食量大、蛋白质摄入过多；③病理因素，母亲患糖尿病，致胎儿血糖升高，胰岛素分泌代偿性增加。

【临床表现】

LGA 临床体型较大，较大的体型造成在分娩过程容易发生各种产伤、颅内出血、窒息等危险情况。出生时头部因承受过大压力易出现先锋头、头颅血肿或变形，可出现锁骨骨折。

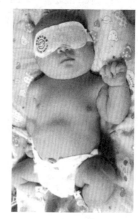

图6-8 大于胎龄儿

【并发症】

因遗传和营养因素所致的 LGA 易发生产伤和低血糖，除此之外多无其他异常；但病理因素所致的 LGA 可并发其他改变。

1.低血糖

最为常见，多发生于生后24小时内，尤其是生后 1~12 小时，此乃胰岛素分泌较多所致，多为无症状性，有赖于血糖的测定。低血糖可导致神经细胞损害，引起不可逆的神经系统后遗症，需引起重视。

2. 产伤

巨大儿可因其胎头双顶径过大，或躯体生长的速度大于胎头，导致胸围和肩围大于头围，而难以通过产道，手术助产(剖宫产、钳产、吸引产等)机会增加，患儿发生臂丛神经损伤、锁骨骨折、颅内出血、窒息等可能性增加甚至死亡。确诊或高度怀疑巨大儿者应给予剖宫产，以降低对母亲和胎儿可能带来的危险性。

3. 低血钙

低血钙为甲状旁腺功能低下所致，常伴有低镁、低磷血症。

4. 高胆红素血症

胎龄<36 周者常见，与肝功能不成熟及红细胞增多有关，生后的 48~72 小时内可出现。

5. 红细胞增多症

红细胞生成素增多，血黏滞度高容易发生血管内凝血，形成静脉血栓，临床常见肾静脉血栓，表现为血尿和蛋白尿。

6. 呼吸窘迫综合征

婴儿虽然体格较大，但组织器官发育并不成熟，可因肺泡表面活性物质不足而发生呼吸窘迫综合征，其发病率要高于足月儿。

7. 先天畸形

尿道下裂、腭裂等。

【常见护理诊断/问题】

1. 有窒息的危险

与胎儿过大、难产有关。

2. 营养失调：低于机体需要量

与糖尿病母亲的婴儿易出现低血糖有关。

3. 知识缺乏

家属缺乏育儿知识。

【护理措施】

1. 维持呼吸功能

由于头部较大，出生时颅内压较高，对呼吸中枢产生压迫，使呼吸功能减弱，一些大于胎龄儿在建立呼吸时有一定困难。胎儿分娩时头部过度屈向一边以利于双肩娩出，往往会导致颈部神经损伤，引起膈肌麻痹，膈肌麻痹阻碍了受损一侧的肺部主动运动。剖宫产娩出的患儿，会有液体滞积在肺内，影响气体有效交换。应密切观察呼吸情况，必要时应予以吸氧、吸痰、气管插管、心肺复苏等处理。

2. 合理喂养

维持血糖稳定(血糖正常范围为 2.2~7.0 mmol/L，低于 2.2 mmol/L 为新生儿低血糖，而低于 2.6 mmol/L 为临床需要处理的界限值)，尽早开奶，及时提供营养，防止低血糖。因为患儿体型较大，所以在母乳喂养后应再增加糖水以提供足够的液体和能量。大于胎龄儿各方面不够成熟，仅靠吸吮还不能摄入足够的奶量，应根据血糖情况，补充液体，以维持血糖浓度大于 45 mg/dL。母亲有糖尿病者更应注意监测血糖，及时调整血糖浓度和补充的糖水速度。

3.健康教育

家属可能会因为孩子的体型较大而低估他们的需要。告知家属大于胎龄儿的原因及可能的问题，鼓励家属给孩子精心的、温和的照顾，不要因外表的原因而高估了他们的耐受能力。

【预防及预后】

国外一些报道显示大于胎龄儿(LGA)有逐年增加的趋势，巨大儿因胎儿期的过度生长，出生时即形成了大量的脂肪细胞，且此种细胞一旦形成不易消失，其日后发展为肥胖、高血压、糖尿病等慢性疾病的发病率明显高于正常体质儿。对娩出的 LGA 在接受初期的治疗护理后，也应纳入随访体系中，不要被其假象所迷惑，监控其成长的过程，跟踪随访至成年。

客观题测验

第四节　新生儿窒息

案例导入

患儿，G_4P_2，胎龄 38 周，因"胎心异常"经剖宫产娩出，出生时全身皮肤青紫，心率 50 次/min，无自主呼吸，Apgar 评分 1 分钟 3 分(肤色 1 分、心率 2 分)，立即予气管插管、复苏加压给氧等处理，5 分钟 4 分，10 分钟 6 分，羊水清亮，胎盘未见异常。

辅助检查：血常规示 WBC $27.51×10^9$/L，PLT $193×10^9$/L。血气分析：pH 6.9，Lac 3.4 mmol/L，PaO_2 41 mmHg，$PaCO_2$ 32.7 mmHg，BE-11 mmol/L，HCO_3 16.9 mmol/L。

思考

(1)该患儿可能的临床诊断是什么？

(2)该患儿目前主要的护理诊断/问题是什么？应采取哪些护理措施？

新生儿窒息案例解析

新生儿窒息(asphyxia of newborn)是胎儿因缺氧发生宫内窘迫或娩出过程中引起的呼吸、循环障碍,以至生后1分钟内无自主呼吸或未能建立规律性呼吸,而导致低氧血症和混合性酸中毒,世界卫生组织的统计数字表明,每年400万死亡的新生儿中有23%死于新生儿窒息。

【病因与发病机制】

凡能造成胎儿或新生儿缺氧的因素均可引起窒息。

新生儿窒息(微课)

1. 母体因素

孕妇罹患妊娠期高血压、先兆子痫、子痫、严重贫血、心脏病、急性传染病、肺结核及慢性疾病等。

2. 胎盘和脐带因素

胎盘早剥、胎盘前置、胎盘功能不全及老化等。脐带脱垂、绕颈、打结、扭转及长度过短等。

3. 分娩因素

宫缩乏力、胎儿为臀位、头盆不对称、子宫过度膨胀及痉挛等。

4. 胎儿因素

早产儿、宫内发育迟缓、巨大儿;先天畸形如呼吸道畸形;羊水或胎粪吸入气道,胎儿宫内感染所致神经系统受损等。

发病机制主要为母体与胎儿间血液循环和气体交换障碍,导致新生儿呼吸衰竭继而引起循环系统、中枢神经系统、消化系统和代谢方面的改变。胎儿或新生儿窒息缺氧时,初起1~2分钟往往先有过度呼吸,随之迅速转入原发性呼吸暂停,不久即出现节律性喘息状呼吸,最后进入继发性呼吸暂停。心率和血压的变化一致,在过度呼吸时心率加快、血压稍升,至原发呼吸暂停时心率减慢,血压下降,喘息状呼吸时心率血压稍上升,进入继发呼吸停止后又随之下降。

【临床表现】

1. 胎儿缺氧

早期表现为胎动增加,胎心率加快(≥160次/min);晚期胎动减少甚至消失,胎心率变慢(<100次/min)或不规则,羊水被胎粪污染呈黄绿色或墨绿色。

2. Apgar评分

Apgar评分用以判断有无新生儿窒息及窒息的严重程度。内容包括心率、呼吸、对刺激的反应、肌张力和皮肤颜色等(表6-6):每项0~2分,总共10分,8~10分为正常,4~7分为轻度窒息,0~3分为重度窒息。生后1分钟评分可区别窒息程度,5分钟及10分钟评分有助于判断复苏效果和预后。

表6-6　新生儿Apgar评分法

体征	0分	1分	2分
皮肤颜色	青紫或苍白	躯干红,四肢青紫	全身红
呼吸	无	慢、不规则	正常、哭声响

续表 6-6

体征	0 分	1 分	2 分
心率	无	<100 次	>100 次
反射	无反应	有些动作，如皱眉	哭、喷嚏
肌张力	松弛	四肢略屈曲	四肢能活动

3.各器官受损表现

窒息、缺氧缺血造成多器官损伤，但发生的频率和程度则常有差异。①心血管系统：轻症时有传导系统和心肌受损；严重者出现心源性休克和心力衰竭。②呼吸系统：易发生羊水或胎粪吸入综合征，肺出血和持续肺动脉高压，低体重儿常见肺透明膜病、呼吸暂停等。③泌尿系统：急性肾衰竭时有尿少、蛋白尿、血尿素氮及肌酐增高，肾静脉栓塞时可见肉眼血尿。④中枢神经系统：主要是缺氧缺血性脑病和颅内出血。⑤代谢方面：常见低血糖，电解质紊乱如低钠血症和低钙血症等。⑥消化系统：有应激性溃疡和坏死性小肠结肠炎等。缺氧还导致肝葡萄糖转移酶活力降低，酸中毒更可抑制胆红素与白蛋白结合而使黄疸加重。

【辅助检查】

1.血气分析

血气分析为主要的实验室检查，可显示呼吸性酸中毒或代谢性酸中毒。当胎儿动脉血 pH≤7.25 时提示胎儿有严重缺氧，需准备各种抢救措施。

2.胎儿宫内监护

监测胎儿心率曲线、胎儿心率变异；羊水性状监测；胎儿脉搏、血氧饱和度等。

【治疗要点】

1.预防和治疗孕母疾病

做好妊娠期保健和产前检查，对高危胎儿进行监护，预防和治疗引起胎儿宫内缺氧的孕母疾病。

2.早期预测

估计胎儿娩出后有窒息危险时，应充分作好准备工作，包括人员、仪器、物品等。

3.及时复苏

ABCDE 复苏方案：A(airway)，畅通气道；B(breathing)，建立呼吸，增加通气；C(circulation)，维持正常循环，保证足够心排血量；D(drug)，药物；E(evaluation and environment)，评价和环境(保温)。其中 ABC 三步最为重要，A 是根本，B 是关键，评价和保温贯穿于整个复苏过程。

4.复苏后处理

评估和监测呼吸、心率、血压、尿量、肤色、经皮氧饱和度及窒息所致的神经系统症状等，注意维持内环境稳定，控制惊厥，治疗脑水肿。

【常见护理诊断/问题】

1.自主呼吸受损

与羊水、气道分泌物吸入导致低氧血症和高碳酸血症有关。

2.体温过低

与缺氧有关。

3.焦虑(家长)

与病情危重及预后不良有关。

【护理措施】

(一)复苏

新生儿窒息的复苏应由产科及儿科医生、护士共同合作进行。

1.复苏程序

严格按照 A→B→C→D 步骤进行(图6-9),顺序不能颠倒。

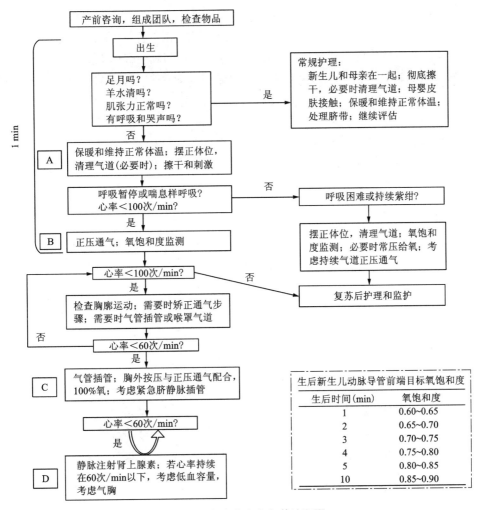

图6-9　新生儿窒息复苏流程图

A.通畅气道(要求在生后 15~20 秒内完成):①新生儿出后即置于预热的保暖台上;②温热干毛巾快速擦干头部及全身,减少散热;③摆好体位,使颈部轻微仰伸;④立即吸净口、咽、鼻黏液,吸引时间不超过 10 秒,先吸口腔,再吸鼻腔黏液。

B.建立呼吸:①触觉刺激,拍打足底和摩擦婴儿背部来促使呼吸出现。经触觉刺激后,如出现正常呼吸,心率>100 次/min,肤色红润或仅手足青紫可给予观察。如无自主呼吸或者心率<100 次/min,应立即用复苏器加压给氧:面罩应密闭遮盖口鼻,通气频率为 40~60 次/min,吸呼比 1:2,压力以可见胸廓运动和听诊呼吸音正常为宜。15~30 秒后再评估,如心率>100 次/min,出现自主呼吸可予以观察;如无规律性呼吸,或心率<100 次/min,需进行气管插管正压通气。

C.恢复循环:气管插管正压通气 30 秒后,心率 60 次/min 或心率在 60~80 次/min 不再增加,应同时进行胸外心脏按压。

D.药物治疗:①建立有效的静脉通道;②保证药物的应用,胸外心脏按压不能恢复正常循环时,遵医嘱给予 1:10 000 肾上腺素 0.1~0.3 mL/kg,静脉或气管内注入,如心率仍小于 100 次/min,可根据病情酌情使用纠酸、扩容药物,有休克症状者可给多巴胺或多巴酚丁胺。若其母在婴儿出生前 6 小时内曾用过麻醉药,可用纳洛酮静脉或气管内注入。

2.复苏后监护

持续监测生命体征及维持内环境稳定,监护内容包括体温、呼吸、心率、血氧饱和度、血压、尿量、肤色、血糖、血气分析、血电解质和窒息所导致的神经系统症状;认真观察并做好相关记录。

(二)保温

整个治疗护理过程中应注意患儿的保温,可将患儿置于辐射台,病情稳定后置暖箱中保暖或热水袋保暖,维持患儿肛温 36.5℃~37℃。

(三)家庭支持

耐心细致地解答病情,告诉家长患儿目前的情况和可能的顶后,帮助家长树立信心,促进父母角色的转变。

客观题测验

主观题测验

第五节　新生儿缺氧缺血性脑病

案例导入

　　患儿，男，38周，孕母妊娠高血压综合征，羊水Ⅲ度污染，出生 Apgar 评分1分钟5分，5分钟5分，10分钟9分，脐动脉血气 pH≤7，生后10小时精神反应差。

　　辅助检查：脑电生理检查示脑电活动延迟，异常放电，缺乏变异、背景活动异常。B超示脑实质不同程度回声增强。

　　思考

　　(1)该患儿可能的临床诊断是什么？

　　(2)该患儿目前主要的护理诊断/问题是什么？应采取哪些护理措施？

新生儿缺氧缺血性脑病案例解析

　　新生儿缺氧缺血性脑病(hypoxic-ischemic encephalopathy，HIE)是由于各种围生期因素引起的缺氧和脑血流减少或暂停而导致胎儿和新生儿的脑损伤，是新生儿窒息后的严重并发症，病情重，病死率高，少数幸存者可产生永久性神经功能缺陷如智力障碍、癫痫、脑性瘫痪等。

【病因与发病机制】

(一)病因

1.缺氧

　　引起缺氧的原因：①围产期窒息；②反复呼吸暂停；③严重的呼吸系统疾病；④右向左分流型先天性心脏病等。其中围产期窒息是引起新生儿缺氧缺血性脑病的主要原因。

2.缺血

　　引起缺血的原因：①心跳停止或严重的心动过缓；②重度心力衰竭或周围循环衰竭。

3.其他

　　各种原因引起的宫内窘迫及围生期窒息，均可能成为引起 HIE 的原因：①母亲因素、疾病、吸烟吸毒、年龄过大或过小；②产时因素，脐带、胎位不正、难产、急产等不良助产药物；③胎儿因素，胎儿过大或过小、胎儿畸形、脐带绕颈、呼吸道阻塞、宫内感染；④新生儿因素，肺炎、心血管疾病。

（二）发病机制

缺氧缺血性脑病的发病机制与下列因素有关：

（1）缺氧时血流动力学改变（即血流二次重新分布）。

（2）缺氧时脑细胞能量代谢衰竭。

（3）兴奋性氨基酸的毒性作用。

（4）再灌注损伤和氧自由基病理学。

（5）钙超载与缺氧缺血性损伤。

（6）NO与缺氧缺血性损伤。

（7）细胞因子在缺氧缺血性损伤中的作用。

（8）神经细胞凋亡与缺氧缺血性损伤。

【临床表现】

临床表现分为轻度、中度、重度：

1. 轻度

表现为过度兴奋、眼神改变，反射稍活跃，无或1~2次小抽动，肌张力正常，病程短，症状可在24小时以内消失。

2. 中度

表现为嗜睡、肌张力减低、反射减弱、瞳孔缩小、前囟张力稍高，拥抱反射和吸吮反射减弱，瞳孔缩小，对光反应迟钝。

新生儿缺血缺氧性
脑病惊厥发作(视频)

3. 重度

意识不清，常处于昏迷状态，肌张力低下，肢体自发动作消失，惊厥频繁，反复呼吸暂停，前囟张力高，拥抱反射、吸吮反射消失，瞳孔不等大或瞳孔扩大，对光反应差，心率减慢。脑电图及影像学诊断明显异常，脑干诱发电位异常。重度患儿病死率高、存活者多数留有后遗症。

【治疗要点】

1. 支持方法

供氧，维持良好的通气功能；纠正酸中毒；维持脑和全身血流灌注，必要时使用血管活性药物；维持血糖正常值；补液，每日液量控制在60~80 mL/kg。

2. 控制惊厥

首选苯巴比妥钠，首次剂量为20 mg/kg，于15~30分钟静脉滴入，若仍不能控制，1小时后给予10 mg/kg；12~24小时维持剂量为3~5 mg/kg。地西泮（安定）的作用时间短，疗效快、在上述药物疗效不明显时可加用，剂量为0.1~0.3 mg/kg，静脉滴注，两药合用时应注意抑制呼吸的可能性。

3.治疗脑水肿

出现颅内高压症状可先用呋塞米 1 mg/kg，静脉推注；也可用甘露醇首次剂量 0.5~0.75 g/kg 静脉推注，以后可用 0.25~0.5 g/kg，每 4~6 小时 1 次。

4.亚低温治疗

采用人工诱导方法将体温下降 2℃~4℃，减少脑组织的基础代谢，保护神经细胞。降温的方式可以采用全身性或选择性头部降温，前者能迅速、稳定地将脑部降到预期的温度，但易出现新生儿硬肿，而后者能避免其缺点，又能发挥脑保护作用。目前亚低温治疗新生儿缺氧缺血性脑病，仅适用于足月儿，对早产儿尚不宜采用。

【常见护理诊断/问题】

1.低效性呼吸型态

与缺氧缺血致呼吸中枢损害有关。

2.潜在并发症

颅内压升高、呼吸衰竭。

3.有废用综合征的危险

与缺氧缺血导致的后遗症有关。

【护理措施】

(1)给氧，及时清除患儿呼吸道分泌物，保持其呼吸道通畅，然后选择恰当的给氧方式，根据缺氧情况，可给予鼻导管吸氧或头罩吸氧，如缺氧严重，要考虑气管插管及机械辅助通气。

(2)严密监测患儿的血压、心率、呼吸、血氧饱和度等，注意观察患儿的神志、瞳孔、前囟张力及抽搐等，观察药物反应。

(3)选择性头部亚低温治疗：将患儿置于红外线辐射台，头部戴特制冰帽，将温度探头放置于鼻咽部，根据鼻部的温度对冰帽进行 5℃~20℃ 的自动调节，患儿的鼻咽部温度维持于(34±0.2)℃。每小时测 1 次肛温，根据肛温测量调节降温帽的温度，维持肛温于 34℃~35℃，持续 72 小时的亚低温治疗后进行自然复温。治疗的过程中，给予持续的动态心电监护，同时观察患儿的面色、反应、末梢循环情况，总结 24 小时出入液量，并作好详细记录。出现异常及时与医生联系是否停止亚低温的治疗。

(4)早期康复干预，对疑有功能障碍者，将其肢体固定于功能位。早期给予患儿动作训练和感知刺激的干预措施，促进脑功能的恢复。向患儿家长耐心细致地解答病情，以取得理解；恢复期指导家长掌握康复干预的措施，以得到家长最佳的配合并坚持定期随访。

客观题测验

主观题测验

第六节　新生儿颅内出血

案例导入

患儿，男，胎龄 37 周，生后 12 小时，分娩时母亲第二产程延长，吸引器助产，出生 Apgar 评分 1 分钟 7 分，5 分钟 9 分，10 分钟 9 分，复苏后嗜睡，惊厥。

体查：体温 36.5℃，口周青紫，前囟饱满。

思考

（1）该患儿的主要临床诊断是什么？

（2）针对该疾病的护理措施有哪些？

新生儿颅内出血案例解析

新生儿颅内出血（intracranial hemorrhage of the newborn）主要因缺氧或产伤引起，出血类型包括硬膜下出血、原发性蛛网膜下隙出血、脑室周围-脑室内出血、小脑出血。早产儿发病率较高，是新生儿早期的重要疾病与死亡原因，预后较差。

【病因与发病机制】

1. 产伤性颅内出血

分娩过程中胎头所受压力过大、局部压力不均或头颅在短时间内变形过速者均可导致颅内出血。

2. 缺氧缺血性颅内出血

缺氧和酸中毒直接损伤毛细血管内皮细胞，使其通透性增加或破裂出血。缺氧和酸中毒损伤脑血管自主调节功能，形成压力被动性脑血流，当体循环压力升高时，脑血流量增加而致毛细血管破裂。相反，在血压下降时，脑血流量减少而致缺血性改变，缺血坏死区内可有出血灶。32 周以下早产儿在大脑侧脑室和第四脑室周围的室管膜下，以及小脑软脑膜下的外颗粒层均留存有胚胎生发层基质，该组织是一个未成熟的毛细血管网，小毛细血管脆弱，当动脉压突然升高时即可导致毛细血管破裂出血，室管膜下血液向内可穿破室管膜引起脑室内出血，脑室周围纤溶系统活跃，故向外可扩散到白质致脑实质出血。

3. 其他

输注高渗液体、频繁吸引和气胸等均可使血压急剧上升造成颅内出血。新生儿肝功能不成熟，凝血因子不足，也可引起颅内出血。新生儿患有出血性疾病时，也可引起颅内出血。

【临床表现】

1.常见症状

颅内出血的症状和体征与出血部位及出血量有关。一般生后 1~2 天内出现。

(1)意识形态改变：激惹、过度兴奋或表情淡漠、嗜睡、昏迷等。

新生儿颅内出血抽搐(视频)

(2)眼症状：凝视、斜视、眼球上转困难、眼震颤等。

(3)颅内压增高表现：如脑性尖叫、前囟隆起、惊厥等。

(4)呼吸改变：出现增快、减慢、不规则或暂停等。

(5)肌张力改变：早期增高，以后减低。

(6)瞳孔：不对称，对光反应差。

(7)其他：黄疸和贫血。

2.各类型颅内出血的特点

(1)硬膜下出血：多因机械性损伤使天幕、大脑镰撕裂和大脑表浅静脉破裂所造成的急性大量出血，以惊厥为主，有局灶性脑征，如偏瘫、眼斜向瘫痪侧等。常发生于巨大儿、难产、胎位异常、头大或产钳助产者。

(2)原发性蛛网膜下隙出血：出血原发部位在蛛网膜下隙内的桥静脉，典型症状是在生后第 2 天惊厥发作，发作间歇情况良好，大多数预后良好，个别病例可因黏连而出现脑积水后遗症。少量出血者可无症状；大量出血者常于短期内死亡。

(3)脑室周围-脑室内出血：多见于早产儿。根据头颅 CT 图像分为 4 级：Ⅰ级，脑室管膜下出血；Ⅱ级，脑室内出血，无脑室扩大；Ⅲ级，脑室内出血伴脑室扩大；Ⅳ级，脑室内出血伴脑实质出血。大部分在出生 3 天内发病，最常见的症状为拥抱反射消失，肌张力低下，淡漠或呼吸暂停。Ⅰ、Ⅱ级出血可无症状，预后较好；Ⅲ、Ⅳ级出血则神经系统症状进展快，在数分钟到数小时内意识状态从迟钝转为昏迷，瞳孔固定，对光反射消失，惊厥及去大脑强直状态，血压下降，心动过缓，呼吸停止而死亡。

(4)小脑出血：多发生在胎龄<32 周的早产儿，常合并肺透明膜病、肺出血，临床症状不典型，大多数有频繁呼吸暂停、心动过缓，最后因呼吸衰竭而死亡。

【辅助检查】

脑脊液检查、影像学检查、CT 和 B 超等有助于诊断和判断预后。

【治疗要点】

1.一般治疗

对颅内出血的新生儿常规采用止血药物，如维生素 K_1、注射用血凝酶等药物，有惊厥时可给苯巴比妥等对症治疗。

2.对症治疗

按需采取不同形式的氧疗，及时纠正缺氧和酸中毒。有颅内高压者可选用呋塞米降低颅内压。如有瞳孔不等大、呼吸节律不整、叹息样呼吸或双吸气等，可使用甘露醇，剂量根据病情决定。

3.外科处理

足月儿出现有症状的硬脑膜下出血，可用腰穿针从前囟边缘进针吸出积血。脑积水早期有症状者可行侧脑室穿刺引流，进行性加重者行脑室-腹腔分流。

【常见护理诊断/问题】

1. 低效性呼吸型态

与呼吸中枢受损有关。

2. 有窒息的危险

与惊厥、昏迷有关。

3. 体温调节无效

与体温调节中枢受损有关。

4. 潜在并发症

颅内压升高。

【护理措施】

1. 密切观察病情，降低颅内压

（1）严密观察病情，注意生命体征、神志、瞳孔变化。密切观察呼吸型态，及时清除呼吸道分泌物，并避免外界因素阻碍患儿气道通畅。仔细耐心观察惊厥发生的时间、性质。及时记录阳性体征并与医生取得联系。

（2）保持绝对卧床，抬高头部，减少噪音，一切必要的治疗、护理操作要轻、稳、准，尽量减少对患儿移动和刺激、减少反复穿刺，防止加重颅内出血。

2. 合理用氧

根据缺氧程度予以用氧，注意用氧的方式和浓度，维持血氧饱和度在 88%～93% 即可，防止氧浓度过高或用氧时间过长导致出现氧中毒症状。呼吸衰竭或严重的呼吸暂停需气管插管、机械通气，应做好相关护理。

3. 维持体温稳定

体温过高时应予物理降温，体温过低时用远红外线床、暖箱保暖。

4. 合理喂养

出血早期禁止直接哺乳，防止因吸奶用力或呕吐而加重出血。可用奶瓶喂养，当患儿出现恶心、呕吐则提示颅内压增高。注意观察患儿的吃奶情况。观察患儿有无呕吐及拒食，甚至吸吮反射、吞咽反射消失的情况出现；补给液体的量应满足保证机体生理需要。脱水治疗时应密切观察患儿精神状态、囟门、皮肤弹性、尿量及颜色变化，防止脱水过度导致水、电解质平衡失调。

5. 健康教育

指导家属了解该疾病相关护理知识；如有后遗症，鼓励坚持康复训练和定期医院随访；教会家长给患儿进行功能训练的技术，增强战胜疾病的信心。

客观题测验

主观题测验

第七节　新生儿呼吸窘迫综合征

案例导入

患儿，女，因"早产生后 3 小时"入院。患儿 29 周，胎盘早剥，剖宫产娩出。Apgar 评分 1 分钟 5 分，5 分钟 8 分，10 分钟 9 分，出生体重 998 g。生后呼吸急促给予吸氧，生后 50 分钟气管内滴入猪肺磷脂注射液 120 mg。

体格检查：早产儿貌，口唇无青紫，口吐白色泡沫，呻吟、呼吸急促，可见三凹征，双肺呼吸音粗，未闻及明显干湿啰音，心率 140 次/min，节律齐，未闻及杂音，腹软，四肢肌张力低。

辅助检查：血糖 5.61 mmol/L。血气分析：pH 7.2，PaO_2 43.5 mmHg，$PaCO_2$ 58.6 mmHg，Lac 1.18 mmol/L，BE −3.9 mmol/L，Na^+ 145 mmol/L，K^+ 3.71 mmol/L，HCO_3^- 18.8 mmol/L。SaO_2 87%。胸部 X 线片检查双肺野透亮度降低。

思考

(1)患儿最可能的临床诊断是什么？

(2)患儿目前最主要的护理问题及护理措施是什么？

新生儿呼吸窘迫综合征
护理案例解析

新生儿呼吸窘迫综合征又称肺透明膜病，发生在胎肺尚未成熟就出生的新生儿，是引起新生儿呼吸衰竭最常见的原因，其病因复杂，但根本原因是多种致病因素导致肺表面活性物质缺乏，常见于早产儿和低出生体重儿，也有一定数量的足月儿发生该病，临床表现为出生后不久即出现进行性加重的呼吸窘迫和呼吸衰竭。年龄越小发病率越高。

新生儿肺透明膜病的护理(微课)

【病因与发病机制】

1.肺表面活性物质的形成及作用

肺表面活性物质(pulmonary surfactant，PS)由肺泡Ⅱ型上皮细胞合成和分泌，主要成分为磷脂。其作用为降低肺泡表面张力，保持功能残气量，防止呼气末肺泡萎陷。PS 在孕第 18~20 周开始产生，第 35~36 周迅速增加，因此新生儿呼吸窘迫综合征更多见于胎龄小于 35 周的早产儿。此外，部分糖尿病孕母的新生儿因血中高浓度胰岛素能拮抗肾上腺皮质激素对 PS 合成的促进作用，故新生儿呼吸窘迫综合征发病率比正常增加 5~6 倍。PS 的合成还受体温、体液 pH 和肺血流量的影响，因此，低体温、围生期窒息、各种原因所导致的胎儿血流量减少，均可诱发新生儿呼吸窘迫综合征。

2.肺表面活性物质缺乏对机体的影响

PS 使肺泡壁表面张力增高，肺顺应性降低。呼气时功能残气量明显降低，吸气时肺泡难以充分扩张，潮气量和肺泡通气量减少，导致缺氧和 CO_2 潴留。由于肺泡通气量较少，肺泡逐渐萎陷，出现缺氧发绀。缺氧、酸中毒引起肺血管痉挛，阻力增加，导致在动脉导管、卵圆孔水平亦发生右向左分流，缺氧明显也可导致肺动脉高压。肺灌流量下降使肺组织缺氧更加严重，毛细血管通透性增加，透明膜形成，缺氧、酸中毒更加严重，造成恶性循环。

【临床表现】

出生时可以正常，也可无窒息表现。在生后 6 小时内出现呼吸窘迫，表现为呼吸急促(>60 次/min)，鼻翼扇动。呼气性呻吟是由于呼气时声门不完全开放，使肺内气体潴留产生正压。吸气时出现三凹征是由于呼吸辅助肌参与的结果，呼吸窘迫呈进行性加重是新生儿呼吸窘迫综合征的特点(图 6-10)。可出现肌张力低下，呼吸暂停甚至出现呼吸衰竭。听诊双肺呼吸音降低，早期无啰音，以后可听到细小水泡音，心音减弱，胸骨左缘可闻及收缩期杂音。

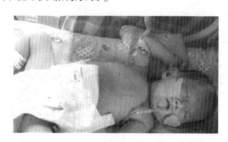

图 6-10 呼吸三凹征

新生儿呼吸窘迫综合征(视频)

【辅助检查】

1.血气分析

提示 PaO_2 下降，$PaCO_2$ 升高，pH 降低。

2.羊水检测

分娩前抽取羊水测磷脂和鞘磷脂的比值，如低于 2:1，提示胎儿肺发育不成熟。

3.胸部 X 线片检查

特征性表现为早期双肺野透亮度降低，内有散在的细小颗粒和网状阴影，如毛玻璃样改变；以后出现支气管充气征，重者可出现整个肺野不充气呈白色，即"白肺"。

【治疗要点】

1.纠正缺氧

根据患儿病情可予头罩吸氧、鼻导管吸氧、CPAP 给氧、气管插管给氧。使 PaO_2 维持在 50~70 mmHg(6.7~9.3 kPa)，SaO$_2$ 维持在 85%~95%。注意避免氧中毒。

2. PS 给药

通常于出生后 24 小时内气管内滴入肺表面活性物质，促进肺成熟。

3. 对症及支持治疗

保证液体及营养的供给。

【护理评估】

1. 健康史

询问患儿是否早产、胎龄周数、是否有围生期缺氧、妊娠期糖尿病、剖宫产、胎粪吸入及肺部炎症、遗传及其他因素等。询问孕母孕期是否有感染、健康状况、用药等异常情况，询问目前药物治疗情况，用药的种类、剂量、疗效及不良反应等。

2. 身体状况

评估患儿目前的体征，包括一般状态，如面色、神志、生命体征、血氧饱和度，尤其是呼吸节律/频率/深浅度的变化，呼吸时是否有呻吟，口吐泡沫情况，氧疗效果。听诊双肺呼吸音是否清晰，肺部有无啰音，胸廓起伏是否对称。痰液的量、颜色及性状等。分析实验室检查结果有无异常，如血气分析、胸部 X 线片、心脏彩超结果等。

3. 心理—社会状况

了解家长对疾病的认识，是否积极配合治疗和护理，了解家庭经济状况、社会支持及应对方式等，是否有紧张、忧虑及情绪低落等心理状况。

【常见护理诊断/问题】

1. 气体交换受损

与肺泡 PS 缺乏、肺泡萎陷及肺透明膜形成有关。

2. 营养失调：低于机体需要量

与摄入量不足有关。

3. 有感染的危险

与早产机体抵抗力低有关。

4. 家长焦虑

与母婴分离及担心预后有关。

【护理目标】

(1)患儿能够维持自主呼吸。

(2)患儿能够维持足够营养。

(3)患儿无感染的发生。

(4)家长焦虑情绪得到缓解，积极配合治疗。

【护理措施】

1. 保持呼吸道通畅

将患儿头稍后仰，开放气道。及时清除呼吸道分泌物，分泌物黏稠时可雾化吸入，加大湿化器湿度。吸痰前评估患儿是否有痰，如听诊肺部痰鸣音，观察血氧饱和度、皮肤颜色、心率、气管插管内是否见分泌物、患儿烦躁情况等，按需吸痰。

2.用氧护理

(1)监测与记录:持续进行血氧饱和度监测,至少每小时记录 1 次。病情变化时随时记录。

(2)CPAP 使用的护理:放置鼻塞时,清洁鼻腔,先清除呼吸道及口腔分泌物。鼻部采用人工皮保护鼻部及鼻中隔皮肤。CPAP 氧疗期间,经常检查装置各连接处的严密性、有无漏气。吸痰及交接班时取下鼻塞,检查鼻部有无压迫引起皮肤坏死或鼻中隔损伤等情况。每小时观察 CPAP 的压力和氧浓度(图 6-11)。

(3)机械通气的护理:妥善固定气管插管以防止脱出,每班定时检查插管深度,吸入气体温度、湿度适宜情况,检查有无松脱漏气、管道有无扭转受压打折等异常。每次吸痰操作前后要确认导管位置是否正确,听诊呼吸音是否对称,防止非计划性拔管。

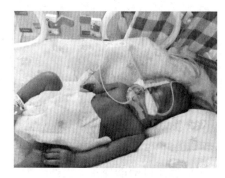

图 6-11 无创 CPAP 辅助通气

3.PS 给药护理

一般出生后 24 小时内给药,用药前彻底清除口腔、鼻腔及气道内的分泌物,摆好患儿体位,将肺表面活性物质(PS)放置暖箱内加热溶解后滴入,滴完后予复苏气囊加压通气,利于充分弥散,然后连接呼吸机辅助通气,严密监测血氧饱和度、心率、呼吸和血压变化。若患儿出现呼吸暂停、PaO_2 及心率下降应暂停注药,迅速予复苏囊加压给氧,注意气囊加压时压力不可过大,以免发生气胸。每次注药前必须确定气管插管位置正确后才操作。呼吸机辅助通气的患儿使用 PS 后,如血氧饱和度持续在 95% 以上时,患者一般情况稳定,需将呼吸机参数适当下调。

4.喂养及保暖

患儿置温箱保暖。吸吮、吞咽功能差者可采取鼻饲法或经静脉补液,保证营养的供给。

5.预防感染

做好基础护理,新生儿尤其早产儿抵抗力较差,极易发生院内感染,实行保护性隔离,做好各项消毒隔离工作。

6.健康教育

及时向患儿家属解答相关护理问题,缓解其紧张焦虑情绪。让家属了解治疗过程和进展,取得最佳配合。

【护理评价】

患儿呼吸窘迫症状是否得到缓解,不吸氧情况下能否维持自主呼吸及足够的营养,体重有无增加,患儿家长紧张焦虑情绪是否得到缓解,是否积极配合治疗。

客观题测验

主观题测验

第八节　新生儿黄疸

案例导入

患儿，女，生后 35 小时，38^{+2} 周，顺产出生，出生体重 2 948 g。无胎膜早破及窒息抢救史，Apgar 评分 9 分，生后 2 小时开奶，吃奶好，大小便已解，已接种乙肝疫苗、卡介苗。生后 1 天家长发现患儿皮肤黄疸，巩膜发黄，逐渐加重入医院。体查：患儿足月儿貌，精神反应可，无抽搐、激惹等表现，全身皮肤黄染，巩膜中重度黄染，呼吸平稳，心音有力，心率 138 次/min，心律齐。

辅助检查：总胆红素 359.1 μmol/L（21 mg/dL），直接胆红素 21.6 μmol/L（1.2 mg/dL）；血常规 WBC 19.8×10^9/L，HB 201.1 g/L，PLT 196×10^9/L；RET 6.5%；CPR<8 mg/L；ABO 血型为 A 型，Rh 血型阳性。游离抗体试验：阳性。

思考

(1) 患儿最可能的临床诊断是什么？

(2) 患儿目前最突出的护理问题是什么？

(3) 如何对患儿家属进行健康教育？

新生儿黄疸案例解析

新生儿黄疸是指新生儿时期，由于胆红素代谢异常，引起血中胆红素水平升高，而出现以皮肤、黏膜及巩膜黄染为特征的病症，是新生儿中最常见的临床问题。新生儿黄疸有生理性和病理性之分。生理性黄疸是指单纯因胆红素代谢特点引起的暂时性黄疸，在出生后 2~3 天出现，4~6 天达到高峰，7~10 天消退，早产儿持续时间较长，除有轻微食欲不振外，无其他临床症状。若生后 24 小时即出现黄疸，每日血清胆红素升高超过

5 mg/dL 或每小时>0.5 mg/dL；持续时间长，足月儿>2 周，早产儿>4 周仍不退，甚至继续加深加重或消退后重复出现或生后1 周至数周内才开始出现黄疸，均为病理性黄疸。

新生儿黄疸(微课)

【病因与发病机制】

1. 生理性黄疸

与新生儿胆红素代谢特点有关，包括胆红素生成相对较多；肝细胞对胆红素的摄取能力不足；血浆白蛋白联结胆红素的能力差；胆红素排泄能力缺陷；肠肝循环增加。因此 60% 足月儿和 80% 早产儿在生后第 1 周可出现肉眼可见的黄疸。

2. 病理性黄疸

(1)胆红素生成过多：因过多的红细胞被破坏及肠肝循环增加，使血清未结合胆红素升高。常见的病因有红细胞增多症、血管外溶血、同族免疫性溶血、感染、肠肝循环增加、红细胞酶缺陷、红细胞形态异常、血红蛋白病、维生素 E 缺乏和低锌血症等。

(2)肝脏胆红素代谢障碍：由于肝细胞摄取和结合胆红素的功能低下，使血清未结合胆红素升高。常见的病因有缺氧和感染、Crigler-Najjar 综合征(先天性尿苷二磷酸葡萄糖醛酸基转移酶缺乏)、Gilbert 综合征(先天性非溶血性未结合胆红素增高症)、Lucey-Driscoll 综合征(家族性暂时性新生儿黄疸)、药物(如磺胺、水杨酸盐、吲哚美辛、毛花苷丙等)、先天性甲状腺功能低下、垂体功能低下、21-三体综合征等。

(3)胆汁排泄障碍：肝细胞排泄结合胆红素障碍或胆管受阻，可致高结合胆红素血症，但如同时伴肝细胞功能受损，也可有未结合胆红素升高。常见的病因有新生儿肝炎、先天性代谢性缺陷病、胆管阻塞、Dubin-Johnson 综合征(先天性非溶血性结合胆红素增高症)等。

【临床表现】

1. 生理性黄疸

生理性黄疸的特点：①一般情况良好；②足月儿生后 2~3 天出现黄疸，4~5 天达高峰，5~7 天消退，最迟不超过 2 周；早产儿黄疸多于生后 3~5 天出现，5~7 天达高峰，7~9 天消退，最长可延迟 3~4 周；③每日血清胆红素升高<85 μmol/L(5 mg/dL)或每小时<0.85 μmol/L(0.5 mg/dL)。

2. 病理性黄疸

病理性黄疸常有以下特点：①黄疸在出生后 24 小时内出现；②黄疸程度重，血清胆红素为 205.2~256.5 μmol/L(12~15 mg/dL)，甚至更高，或每日上升超过 85 μmol/L(5 mg/dL)；③黄疸持续时间长(足月儿>2 周，早产儿>4 周)；④黄疸退而复现；⑤血清结合胆红素>34 μmol/L(2 mg/dL)。

【治疗要点】

(1)找出引起病理性黄疸的原因，采取相应的措施，治疗基础疾病。

(2)降低血清胆红素，给予蓝光疗法；早期喂养，诱导正常菌群的建立，减少肠肝循环；保持大便通畅，减少肠壁对胆红素的再吸收。

(3)保护肝脏，不用对肝脏有损害及可能引起溶血、黄疸的药物。

(4)控制感染、注意保暖、供给营养、及时纠正酸中毒和缺氧。

(5)适当用酶诱导剂、输血浆和白蛋白,降低游离胆红素。

【常见护理诊断/问题】

1.潜在并发症:胆红素脑病

与血清胆红素过多有关。

2.有感染的危险

与免疫功能不足,皮肤黏膜屏障功能不完善有关

3.知识缺乏

患者家属缺乏新生儿疾病相关知识。

【护理措施】

1.观察病情,做好相关护理

(1)密切观察病情:注意皮肤黏膜、巩膜的色泽,根据患儿皮肤黄染的部位和范围,估计血清胆红素的近似值,评价进展情况。注意神经系统的表现,如患儿出现拒食嗜睡、肌张力减退等胆红素脑病的早期表现,立即通知医生,做好抢救准备。观察大小便次数、量及性质,如存在胎粪延迟排出,应予灌肠处理,促进粪便及胆红素排出。

(2)喂养:黄疸期间常表现为吸吮无力、食欲缺乏,应耐心喂养,按需调整喂养方式如少量多次、间歇喂养等,保证奶量摄入。

2.针对病因的护理,预防核黄疸的发生

(1)实施光照疗法和换血疗法,并做好相应护理。

(2)遵医嘱给予白蛋白和酶诱导剂。纠正酸中毒,以利于胆红素和白蛋白的结合,减少胆红素脑病的发生。

(3)合理安排补液计划,根据不同补液内容调节相应的速度,切忌快速输入高渗性药物,以免血—脑屏障暂时开放,使已与白蛋白联结的胆红素进入脑组织。

3.对家属进行健康教育

(1)向家长了解病情,取得家长的配合。

(2)若为母乳性黄疸,可继续母乳喂养,如吃母乳后仍出现黄疸,可改为隔次母乳喂养逐步过渡到正常母乳喂养。若黄疸严重,患儿一般情况差,可考虑暂停母乳喂养,黄疸消退后再恢复母乳喂养。若为红细胞 G-6-PD 缺陷者,需忌食蚕豆及其制品,患儿衣物保管时勿放樟脑丸,并注意药物的选用,以免诱发溶血。

(3)发生胆红素脑病者,注意后遗症的出现,给予早期康复治疗;观察患儿黄疸是否消退;教会患儿家长正确的照护。

客观题测验

主观题测验

第九节　新生儿溶血病

案例导入

患儿，女，胎龄 38^{+4} 周，因宫内窘迫行剖宫产娩出，Apgar 评分 1 分钟 9 分，5 分钟 9 分，出生体重 2 900 g，无胎膜早破史，胎盘、脐带、羊水无异常，生后不久出现皮肤黄染，渐加重入院，体查：神志清楚，反应一般，全身皮肤黄染，前囟平软，口唇苍白，呼吸 40 次/min，心率 135 次/min，律齐，未闻及杂音，腹部平软，血常规 WBC 13.7×10^9/L，HB 60 g/L，PLT 118×10^9/L，其母亲血型为 O 型，患儿血型为 B 型，Rh 阳性，游离抗体筛查阳性。

思考
(1) 该患儿可能的临床诊断是什么？
(2) 应采用哪些护理措施？

新生儿溶血病及护理案例解析

新生儿溶血病(hemolytic disease of the newborn，HDN)是指由于母子血型不合，母亲体内产生与胎儿血型抗原不配的血型抗体，这种抗体通过胎盘进入到胎儿体内引起同族免疫性溶血，常见 Rh 血型系统和 ABO 血型系统的血型不合。

【病因与发病机制】

胎儿由父亲方面遗传来的血型显性抗原恰为母亲所缺少，在妊娠后期，胎儿血因某种原因进入母体，母体被致敏产生相应的 IgM 抗体。如母亲再次怀孕，胎儿血再次进入母体，母体发生再次免疫反应，产生大量 IgG 抗体，通过胎盘进入胎儿，使胎儿、新生儿发生溶血。只要 0.1～0.2 mL 的胎儿红细胞进入母体循环就足以使母亲致敏，特别是反复的胎母输血。

1. Rh 血型不合溶血病

Rh 血型系统共有 6 个抗原，即 C、c、D、d、E、e 抗原。其中 D 抗原最早被发现且抗原性最强，Rh 溶血病的母亲多数是 Rh 阴性，Rh 阳性母亲的婴儿同样也可以发病，以抗 E 较多见。Rh 溶血病在第一胎中发病率很低，因为初次免疫反应产生 IgM 抗体需要 2～6 个月，且较弱，不能通过胎盘进入胎儿体内，而胎儿红细胞进入母体多数发生在妊娠末期或临产时，故第一胎常处于初次免疫反应的潜伏阶段。当再次妊娠第二次发生免疫反应时，仅在数天就可出现，主要为 IgG 是能通过胎盘的抗体，并能迅速增多，故往往第二胎才发病。Rh 系统的抗体只能由人类红细胞引起，若母亲有过输血史，且 Rh 血型又不合，则第一胎也可发病。母亲的母亲(外祖母)为 Rh 阳性，母亲出生前已被致敏，则第一胎也可发病，此即外祖母学说。

2. ABO 血型不合溶血病

ABO 血型不合溶血病以母亲 O 型、胎儿 A 型或 B 型最为多见，但母亲 A 型、胎儿 B 型或 AB 型(或母亲 B 型、胎儿 A 型或 AB 型)时亦可以发病，较少见。因为 A 型或 B 型母亲的天然抗 A 或抗 B 抗体主要为不能通过胎盘的 IgM 抗体，而存在于 O 型母亲中的同种抗体以 IgG 为主，因此 ABO 溶血病主要见于 O 型母亲、A 型或 B 型胎儿。ABO 溶血病可发生在第一胎，因为食物、革兰阴性细菌、肠道寄生虫、疫苗等也具有 A 血型或 B 血型物质，持续的免疫刺激可使机体产生 IgG 抗 A 或抗 B 抗体，怀孕后这类抗体通过胎盘进入胎儿体内可引起溶血。由于 A 抗原和 B 抗原也存在于红细胞外的许多组织中，通过胎盘的抗 A 或抗 B 抗体仅少量与红细胞结合，其余都被其他组织和血浆中的可溶性 A 血型和 B 血型物质的中和和吸收，因此虽然母婴 ABO 血型不合很常见，但发病者仅占少数。

【临床表现】

1. 黄疸

新生儿溶血病的患儿黄疸出现早，Rh 血型不合的溶血大多数在出生后 24 小时内出现皮肤明显黄染，并且迅速加重。ABO 血型不合的溶血有 40% 黄疸发生在生后 24 小时内，有 50% 发生在 24~48 小时，还有 10% 可能发生在生后 48 小时后。新生儿溶血病除了新生儿黄疸出现早以外，血清胆红素水平在短时间内快速上升也是其特点。

2. 贫血

在新生儿黄疸出现时和黄疸消退之后都有可能出现不同程度的贫血。主要是发生溶血时大量的红细胞被破坏所致。Rh 溶血可有严重贫血，伴有肝脾大，严重者可出现心力衰竭。

3. 胆红素脑病

严重高胆红素血症可导致急性胆红素脑病。

4. 胎儿水肿

胎儿水肿多见于重症 Rh 溶血，表现为出生时全身水肿、苍白、皮肤瘀斑、胸腔积液、腹腔积液、心力衰竭和呼吸窘迫。严重者可危及生命。

【实验室检查】

1. 血常规

了解红细胞及血红蛋白值及下降情况、网织红细胞增多、外周血有核红细胞增多。

2. 血清胆红素

血清胆红素主要表现为未结合胆红素升高。

3. 测定血型

了解母亲和婴儿的血型是否存在 ABO 血型不合或 Rh 血型不合的情况，以协助诊断。

4. 抗人球蛋白试验

抗人球蛋白试验即 Coombs 试验，可证实患儿红细胞是否被血型抗体致敏，如直接试验阳性说明患儿红细胞已被致敏，而释放试验阳性可检出血型抗体。ABO 溶血病者需做改良法抗人球蛋白试验。

【治疗要点】

1. 光照疗法

光照疗法是降低血清胆红素最简便而有效的方法。当血清胆红素达到光疗标准时应及时进行光疗。对高胆红素血症者应采取积极光疗措施，降低血清胆红素，以避免胆红素脑病的发生。

2. 药物治疗

(1)静脉用丙种球蛋白：早期应用临床效果较好。

(2)白蛋白：增加游离胆红素的联结，减少胆红素脑病的发生。

(3)换血：如病情继续发展，尤其是确诊为 Rh 溶血病，需进行换血疗法，防止发生核黄疸，减少血型抗体。换血指征：血清胆红素达到换血标准，出现胎儿水肿或早期胆红素脑病表现。但现在更强调预防，给 Rh 阴性妇女肌内注射 RhD IgG 300 μg，预防时机为：①在分娩 Rh 阳性婴儿 72 小时内；②流产后；③产前出血、宫外孕；④输入 Rh 阳性。在下次妊娠 29 周时再肌内注射 RhD IgG 300 μg。

(4)纠正贫血：早期贫血严重者往往血清胆红素很高而需交换输血。晚期贫血程度轻者可以补充铁剂和维生素 C，以促进骨髓造血。输血的血型应不具有可引起发病的血型抗原和抗体。

(5)其他：预防低血糖、低血钙、低体温和电解质紊乱。

【预防】

1. 新生儿 ABO 溶血病

出生早期监测胆红素，达到光疗标准时及时光疗。

2. 新生儿 Rh 血型不合溶血病

目前仅限于 RhD 抗原。在分娩 Rh 阳性婴儿后的 72 小时之内接受一剂肌内注射 Rh 免疫球蛋白(RhD-IgG)，以预防下一胎发生 Rh 溶血。

【常见护理诊断/问题】

1. 潜在并发症：胆红素脑病

与红细胞大量破坏有关。

2. 有感染的危险

与机体抵抗力低下有关。

3. 知识缺乏

患者家属缺乏新生儿疾病相关知识。

【护理措施】

1. 病情观察

密切观察生命体征，光疗照射时监测体温，确保体温稳定，必要时给予吸氧改善缺氧症状，同时防止因光疗诱发的呼吸暂停；伴有新生儿溶血性黄疸极易引起脑损伤，密切监测有无核黄疸发生；密切观察大小便次数、量及性质，通过尿胆素的氧化，大便的颜色为棕色，当存在胎粪延迟排出，应考虑有无胎粪栓塞或外科疾病，及时发现，配合对症处理，促进大便及胆红素排出；观察皮肤有无破损及感染灶，脐部是否有分泌物，如有异常及时处理。

2. 临床护理

(1)耐心喂养患儿：黄疸期间常表现为吸吮无力、食欲不振，护理人员应按需调整喂养方式如少量多次、间歇喂养等，保证奶量的摄入。

（2）补液管理：合理安排补液计划，及时纠正酸中毒。根据不同补液内容调节相应的速度，切忌快速输入高渗性药物，以免血—脑屏障暂时开放，使已与白蛋白联结的胆红素进入脑组织。

（3）药物的管理：高胆红素血症药物的使用，可以加快正常代谢途径，清除胆红素，抑制胆红素的肠肝循环，干扰胆红素形成。

（4）皮肤的保护：胎儿水肿或头部血肿的患儿应在头部安放水枕或泡沫敷料，给予必要的缓冲，减轻头部与床单位间产生的压力，全身水肿明显的患儿可以在身体下放水袋，减少局部皮肤受压，并每隔 2~4 小时翻身检查皮肤情况并更换体位。血肿的患儿，每班观察记录血肿的大小，翻身时防止压迫。

（5）光照疗法的护理：①蓝光治疗前将处于备用状态的蓝光箱温度预热到 32℃ ~ 34℃，给患儿佩戴合适的眼罩。②蓝光治疗时，患儿应处于全程心电监护中，便于病情变化的观察。应置于床中央，确保患儿的全身皮肤可以被照射。密切监测体温变化，每 4 小时测量体温 1 次，测量体温时应关闭光疗灯，减少误差。每 4 小时必须监测患儿的体重尿量，必要时给予体液补足。胆红素水平应该通过实时监测来评估光疗的效果，并决定是否需要换血。③光疗停止后，应将暖箱温度上调同光疗前温度。光疗停止后，胆红素水平至少应随访 24 小时，防止黄疸反弹的发生(图 6-12~图 6-14)。

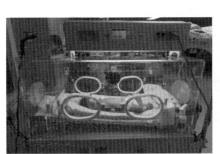
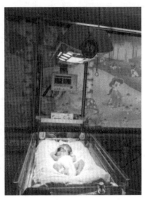
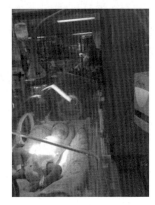

　　图 6-12　新生儿蓝光治疗　　　图 6-13　置辐射台白光治疗　　图 6-14　温箱内白光治疗

（6）换血疗法的护理：①保持患儿安静，置患儿于温暖的远红外线保暖台上；术前按医嘱使用镇静药镇静，减轻因患儿哭闹不安给穿刺置管带来的难度；并准备好安慰奶嘴，如术中患儿觉醒，及时给予吸吮安慰，减少因饥饿带来的四肢乱动和哭闹；术中及时更换尿不湿，减少大小便对患儿的刺激，增加舒适感；有肢体约束带固定的患儿，应采用柔软的夹板棉垫，松紧适度。②严格无菌操作，保证环境的清洁无菌，换血前应准备好所需的药物和器械，检查各种导管和器械的完好，避免因准备不足而增加人员走动次数；换血时各管道连接严密，避免反复打开管道接头，最好采用全密封式换血，防止引起败血症。③严密观察病情变化，术中除常规监测患儿的生命体征外，还要注意患儿的意识变化、皮肤黄染的进展、四肢肌张力情况，有无四肢抽搐抖动等；及时抽血送血标本，动态监测胆红素值、血钙、血糖、血钾等，如检查提示低钙、低糖，每换血 100 mL

按医嘱予以葡萄糖酸钙注射液和5%~10%的葡萄糖溶液。④保证血液质量,尽量使用3天内的新鲜血液,避免库血中的高血钾引起的心室纤维性颤动、心脏停搏。库存血未经逐渐复温而立即输入,可引起心血管功能障碍。换血时,使用带有加温功能的输液器,对血液进行加温,达37℃~37.5℃。换血使用的输液泵要保证良好的运转功能,严密观察输入量与输出量的平衡,保证输入量与输出量相一致。换血中同时有持续静脉补液,应尽量减慢流速,避免输液过量过速导致心力衰竭。

3. 健康宣教

解释黄疸的原因及告知必要的治疗与检查,使家长了解病情,取得家长的配合。对于新生儿溶血症,作好产前咨询及孕妇预防性服药。发生胆红素脑病者,给予康复治疗和护理。若为红细胞 G-6-PD 缺陷者,需忌食蚕豆及其制品,患儿衣物保管时勿放樟脑丸,并注意药物的选用,以免诱发溶血。

客观题测验

主观题测验

■ 第十节　新生儿感染性疾病

一、新生儿感染性肺炎

案例导入

患儿,男,出生12天,因咳嗽4天,加重2天入院。患儿4天前开始出现咳嗽,呈阵发性,有密切接触感冒史,予口服抗感冒药物(具体不详)。近2天咳嗽加重,每次咳嗽3~4声,口服感冒药物未见好转,予住院治疗。体查:体温36.5℃,呼吸55次/min,脉搏170次/min,神志清楚,精神差,烦躁不安,呼吸急促,鼻翼煽动,可见三凹征,口唇轻度发绀,颈软,气管居中,双肺呼吸音不对称,可闻及明显细湿啰音。

思考

(1)初步判断该患儿可能是什么疾病?

(2)对该患儿应采取哪些护理措施?

新生儿感染性肺炎案例解析

新生儿感染性肺炎(neonatal infectious pneumonia)是新生儿常见疾病，可发生在出生前、出生时及出生后，由细菌、病毒或原虫引起，是新生儿死亡的重要原因之一。

【病因与发病机制】

细菌、病毒、支原体、衣原体等都可引起新生儿感染性肺炎。

1. 出生前感染

胎儿在宫内吸入污染的羊水或胎膜早破时孕母阴道细菌上行导致感染，或母孕期受病毒、细菌等感染，病原体通过胎盘到达胎儿血循环至肺部引起感染。

2. 出生时感染

因分娩过程中吸入污染的产道分泌物或断脐消毒不规范发生血行感染。

3. 出生后感染

病原体通过血液循环或直接由上呼吸道感染下行引起的肺部感染。

【临床表现】

出生前感染的患儿出生时常有窒息史，症状出现较早，大多在12~24小时内出现；产时感染性肺炎的患儿有一定的潜伏期；产后感染性肺炎则多数在生后5~7天内发病。患儿症状一般不典型，主要表现为哭声弱、拒奶、反应差、口吐白沫、呼吸浅促、发绀、呼吸不规则、体温不稳定，严重者出现呼吸暂停或点头样呼吸；肺部体征不明显，部分表现为双肺呼吸音粗。金黄色葡萄球菌肺炎病情常较严重，易并发气胸、脓胸、脓气胸等。

【辅助检查】

1. 血液检查

细菌感染者白细胞总数升高；病毒感染者、体弱及早产儿白细胞总数多降低。

2. 胸部 X 线片检查

胸部 X 线片可显示肺纹理增粗，有点状、片状阴影，有的融合成片；可有肺不张、肺气肿等。

3. 病原学检查

留取血液、脓液、气管分泌物做细菌培养、病毒分离；免疫学的方法监测细菌抗原、血清检测病毒抗体及衣原体特异性的 IgM 等。

【治疗要点】

(1)控制感染，针对病原菌选择合适的抗生素；病毒性肺炎可用阿昔洛韦；衣原体肺炎可选用红霉素。

(2)保持呼吸道通畅，合理喂养和氧疗，注意保暖。

【护理评估】

1. 健康史

询问患儿出生分娩史，是否存在先天性疾病，有无家庭成员感冒密切接触史，患儿营养情况等。

2. 身体状况评估

患儿目前的体征，包括一般状态，如神志、呼吸、脉搏、血压、体温、体重；询问家属患儿咳嗽咳痰情况，痰液颜色、性状及量，询问咳嗽是否有喘息或呈阵发性；肺部听诊有无啰音等。

3. 心理—社会状况

应从家长进行评估，了解家长是否知晓新生儿感染性肺炎相关预防知识，是否积极配合治疗和护理等情况，了解家庭结构、经济状况、社会支持及应对方式等。

【常见护理诊断/问题】

1. 清理呼吸道无效

与呼吸急促，患儿咳嗽咳痰无力有关。

2. 气体交换受损

与肺部炎症有关。

3. 体温调节无效

与感染、新生儿免疫功能低有关。

4. 营养失调：低于机体需要量

与摄入困难、消耗增加有关。

【护理目标】

(1)患儿呼吸平顺，生命体征平稳，咳嗽咳痰好转。

(2)复查胸部 X 线片显示炎症逐渐吸收。

(3)体温维持在正常范围。

(4)患儿营养需求得到满足。

【护理措施】

1. 呼吸道的管理

及时清除呼吸道分泌物，保持呼吸道通畅，定时翻身、拍背，体位引流，分泌物黏稠者应采用雾化吸入，以湿化气道，促进分泌物排出。

2. 合理用氧，改善呼吸功能

根据病情和血氧监测情况采用鼻导管、面罩、头罩等方法给氧，使 PaO_2 维持在 60~80 mmHg(7.9~10.7 kPa)；重症并发呼吸衰竭者，给予正压通气。

3. 维持体温正常

体温过低时予加强保暖，体温过高时予降温。遵医嘱准确应用抗生素、抗病毒药物，密切观察药物的治疗效果及不良反应。

4. 合理喂养

少量多餐，细心喂养，防止窒息。喂奶后保持患儿右侧卧位，避免呛奶或呕吐。病情危重的患儿，按医嘱给予鼻饲喂养。

5. 密切观察病情

观察患儿的反应、哭声、呼吸、心率、咳嗽、咳痰及皮肤颜色情况，一旦发现患儿出现反应差、尿少、安静时出现呼吸心率加快等，应警惕肺炎、心力衰竭的危险，随时做好急救准备。

6. 健康教育

指导家长预防患儿呼吸道感染的方法，教会家属如何护理患儿。

【护理评价】

患儿肺炎症状有无减轻，呼吸是否改善，反应是否好转，吃奶有无增加，体温是否在正常范围，体重增长情况。家长是否知晓预防感冒的方法；家属能否做到积极配合治疗和护理等。

二、新生儿脐炎

案例导入

> 患儿，男，生后 1 天，因"生后反应差，哭声低 1 小时"入院，入院体查：体温 38.5℃，心率 150 次/min，呼吸 46 次/min，反应较差，哭声弱，脐带未脱落，脐带稍长伴水肿，残端渗血，并伴有红肿、有异味、有脓性分泌物。
>
> 思考
>
> (1)该患儿的主要诊断是什么？
>
> (2)针对该诊断的主要护理措施是哪些？
>
>
>
> 新生儿脐炎案例解析

新生儿脐炎是指细菌入侵脐残端，并且在其繁殖所引起的局部炎症。

【病因与发病机制】

由于断脐时或出生后处理不当而被金黄色葡萄球菌、大肠杆菌或溶血性链球菌等感染脐部所致。

【临床表现】

新生儿脐炎轻症者脐轮与脐部周围皮肤轻度红肿，可有少量浆液，体温及食欲均正常。重症者脐部及脐周皮肤明显红肿发硬，脓性分泌物多带有臭味(图6-15)；并伴有发热、吃奶少等症状。

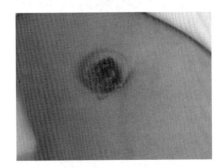

图 6-15　新生儿脐炎

【实验室检查】

重症者白细胞增多，脐部分泌物细菌培养阳性(必须有脐炎表现)。

【治疗要点】

1.清除局部感染灶

轻者脐周无扩散者局部用 75%乙醇清洗，每日 2~3 次。有明显脓液、脐周有扩散或全身症状者,除局部消毒处理外,还需进行抗生素治疗。肉芽肿形成者可用硝酸银棒或10%硝酸银溶液涂抹,每日更换敷料,直到愈合为止。如肉芽肿较大,可作手术切除。

2.选用适宜的抗生素

脐部化脓,蜂窝组织炎或出现全身症状者可用青霉素、新青霉素Ⅱ、氨苄青霉素、氧哌嗪青霉素(哌拉西林)等药。可切开排脓。

【常见护理诊断/问题】

1.有皮肤完整性受损的危险

与脐部感染有关。

2.潜在并发症

新生儿败血症。

【护理措施】

1.脐部护理

(1)轻症者局部用75%乙醇清洗,每日2~3次。重症者按医嘱应用抗生素。

(2)新生儿沐浴后,用干棉签吸干脐窝水分,并消毒,保持干燥清洁,避免大小便污染。

(3)观察脐部有无潮湿、渗液渗血,炎症明显者可外抹抗生素软膏或按医嘱选用抗生素治疗。

(4)脐带残端脱落后,注意观察脐窝内有无樱红色的肉芽增生,应及早处理。

2.密切观察病情

及时发现患儿是否有不吃、不哭、不动及体温异常等新生儿败血症的表现。

3.预防交叉感染

医护人员在接触每个婴儿前后要严格执行洗手制度。

4.健康教育

指导家属保持患儿皮肤清洁、干燥。接触患儿时要先洗手,污染物品要焚毁消灭。

【护理评价】

患者脐部有无红肿发热、有无分泌物,体温是否在正常范围内,有无反应差、不吃奶的表现,家属是否掌握正确的脐部护理方法。

三、新生儿败血症

> 患儿，男，生后 10 天，出生时正常，因"不吃、不哭及体温不升 1 天"入院。
>
> 体格检查：体温 35℃，心率 128 次/min，呼吸 56 次/min，血压 56/32 mmHg，反应差，皮肤轻度黄染并有花纹，呼吸急促，脐部有少许血性渗液。
>
> 辅助检查：白细胞计数 $4.5×10^9/L$，血小板计数 $72×10^9/L$，C 反应蛋白测定 56.9 mg/L。
>
> 思考
>
> (1)该患儿可能的临床诊断是什么？
>
> (2)该患儿目前主要的护理诊断/问题是什么？应采取哪些护理措施？

新生儿败血症案例解析

新生儿败血症(neonatal septicemia)是新生儿时期常见的一种疾病。它是指细菌侵入血液循环并生长繁殖，产生毒素而造成的全身感染。发病率占活产婴儿的 1‰~10‰，早产婴儿中发病率更高。

【病因与发病机制】

1. 自身因素

新生儿免疫系统功能不完善。

2. 病原菌

以葡萄球菌、大肠杆菌为主。

3. 感染途径

新生儿败血症感染可以发生在产前、产时或产后。

(1)产前感染：母亲孕期有感染(如败血症等)时，细菌可经胎盘血行感染胎儿，即宫内感染。

(2)产时感染：产程延长、难产、胎膜早破时，细菌可由产道上行进入羊膜腔，胎儿可因吸入或吞下污染的羊水而患肺炎、胃肠炎、中耳炎等，进一步发展成为败血症。也可因消毒不严、助产不当、复苏损伤等使细菌直接从皮肤、黏膜破损处进入血液中。

(3)产后感染：最常见，细菌可从皮肤、黏膜、呼吸道、消化道、泌尿道等途径侵入血液循环，脐部是细菌最易侵入的门户。

【临床表现】

无特异性表现为其最大特点。

1. 两种类型

（1）早发型：出生 7 天内，产前或产时感染。

（2）迟发型：出生 7 天后，多为产后感染。

早期症状不典型、非特异性"五不"（图 6-16）：不吃、不哭、不动、体温不升、体重不增，严重者可表现为呼吸衰竭、循环衰竭、DIC 等。

2. 其他

出现以下表现时应高度怀疑败血症发生。

（1）黄疸：有时可为败血症唯一表现。表现为生理性黄疸消退延迟、黄疸迅速加深、或黄疸退而复现，无法用其他原因解释。

（2）肝脾大（图 6-17）：出现较晚。

（3）出血倾向：皮肤黏膜瘀点、瘀斑、紫癜、针眼处流血不止、呕血、便血、肺出血、严重时发生 DIC。

（4）休克：面色苍灰、皮肤花纹（图 6-18）、血压下降、尿少或无尿。

（5）其他：呼吸窘迫、呼吸暂停、呕吐、腹胀、中毒性肠麻痹。

（6）并发症：可合并脑膜炎、坏死性小肠结肠炎（图 6-19）、化脓性关节炎和骨髓炎等。

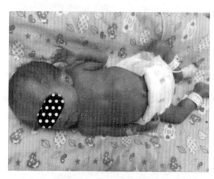

图 6-16　早产儿败血症

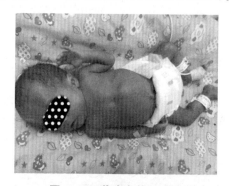

图 6-17　黄疸合并肝脾大

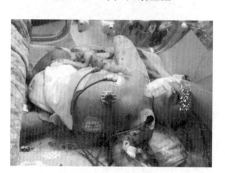

图 6-18　皮肤花斑

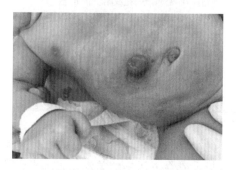

图 6-19　坏死性小肠结肠炎造瘘术后

【辅助检查】

1. 外周血常规

(1)白细胞计数<$5×10^9$/L，未成熟白细胞和中性粒细胞比例>0.2，提示有细菌感染。

(2)血小板计数<$100×10^9$/L，提示新生儿败血症可能。

2. 细菌培养

细菌培养包括血培养、脑脊液培养、尿培养及其他分泌物培养。因新生儿抵抗力低下及培养技术等原因，培养阴性结果也不能除外败血症。

3. C 反应蛋白测定

细菌感染后，C 反应蛋白6~8 小时即上升，当感染被控制后短期内即可下降，因此还有助于疗效观察和预后判断。

【治疗要点】

(1)及时、正确地应用抗菌药物：早用药；静脉联合给药；足量。

(2)及时处理局部病灶。

(3)对症和支持疗法：保暖、供氧、纠酸及电解质紊乱；供给足够能量和水分；必要时输血浆、血小板。

【常见护理诊断/问题】

1. 体温调节无效

与全身感染有关。

2. 皮肤黏膜完整性受损

与局部化脓性感染有关。

3. 营养失调：低于机体需要量

与摄入不足、吸吮无力有关。

4. 潜在并发症

有脑膜炎、休克、肺炎、出血倾向等。

【护理措施】

1. 维持体温稳定

保护性隔离，避免交叉感染。当体温过高时，可调节环境温度，打开包被等物理方法或多喂水以降低体温，降温处理30 分钟后复测体温 1 次，并记录。体温不升时，及时给予保暖措施。

2. 清除局部感染灶

若出现脐炎、鹅口疮、脓疱疮、皮肤破损等，及时处理局部感染灶，有利于病灶早日愈合，防止感染蔓延扩散。遵医嘱用药，保证抗生素有效进入体内，杀灭病原菌，控制感染，注意药物不良反应。

3. 保证营养供给

根据患儿提供营养：①有吸吮及吞咽能力的患儿，继续母乳喂养，少量多次；②吸吮及吞咽能力差者，可鼻饲喂养；③病情危重者，静脉补充能量。注意每天测量体重 1 次。

4. 严密观察病情变化

加强巡视，每 2 小时记录体温、心率、呼吸、血压的变化，如出现面色发灰、哭声低弱、尖叫、呕吐频繁等症状时，及时与医生取得联系，并做好抢救准备。

5.健康教育

(1)做好家长的心理护理，减轻家长的恐惧及焦虑，向家长介绍预防新生儿败血症的相关知识及处理。

(2)告诉家长注意卫生，预防交叉感染。

(3)若发生脐部、皮肤、口腔、呼吸道感染及消化道感染时，及时就医。

(4)指导家长掌握新生儿护理和喂养的正确方法，增强机体抵抗力。

(5)指导家长及患儿出院后定期门诊复查。

四、新生儿破伤风

案例导入

患儿，第2胎第2产，胎龄 38^{+1} 周，在家经阴道急产娩出，自行断脐处理，出生时具体情况不详。生后第5天患儿因"不易张嘴，喂养困难"由门诊入院。

入院时体重为 3.43 kg，足月儿外貌。患儿烦躁不安，张口及吸吮困难，口唇皱缩，口角上牵，出现苦笑面容，四肢肌张力较高。查体：体温 37.4℃，心率 170 次/min，呼吸 45 次/min，血氧饱和度 85%，血压 67/36 mmHg。脐带线绳结扎(图 6-20)。

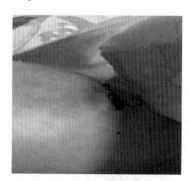

图 6-20　脐带绳线结扎脐带

思考

(1)患儿最可能的临床诊断是什么？诊断依据是什么？

(2)患儿目前最主要的护理问题是什么？

(3)患儿发生痉挛时如何实施护理？

新生儿破伤风案例解析

新生儿破伤风是指因破伤风梭状杆菌经脐部侵入引起的一种急性严重感染性疾病，通常在出生后7天左右发病，常有"脐风""七日风""锁口风"之称。临床上以全身骨骼肌强直性痉挛和牙关紧闭为特征。随着医学的进步，无菌接生的普及和医疗护理质量水平的提高，其发病率和病死率明显下降，但仍然未完全消灭。

【病因与发病机制】

破伤风杆菌为革兰阳性厌氧菌，广泛分布于土壤、尘埃和人畜粪便中。其芽孢抵抗力极强，能耐煮沸 15~60 分钟，需高压消毒、碘酊才能将其杀灭。

断脐带时采用未消毒的剪刀、线绳结扎，或包裹脐端时消毒不严格，使破伤风杆菌侵入脐部。坏死的脐残端及其上面的覆盖物，有利于破伤风杆菌繁殖并产生破伤风毒素。此毒素可导致全身肌肉强烈痉挛。活动频繁的咀嚼肌首先受累，使牙关紧闭呈苦笑面容；腹背肌肉痉挛，角弓反张。此外，毒素可兴奋交感神经，导致心动过速、出汗、高血压等。

【临床表现】

潜伏期大多数为 4~8 天，可长达 14 天。发病越早，发作期越短，病死率越高。起病初期，患儿烦躁不安，咀嚼肌先受累，张口及吸吮困难，随后牙关紧闭，面肌痉挛，口唇皱缩，口角上牵，出现苦笑面容，此表现为新生儿破伤风的主要特征，继而双拳紧握。上肢过度屈曲，下肢伸直呈角弓反张（图 6-21），间歇期肌强直继续存在，轻微刺激（如强光、声音等）

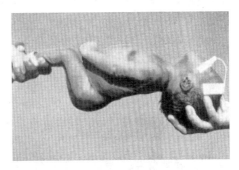

图 6-21　新生儿破伤风角弓反张

均可引起痉挛发作。发作间期患儿神志清醒，早期多无发热，以后发热因肌肉痉挛或继发肺部感染所致。病情加重时出现呼吸肌、喉肌痉挛引起呼吸困难、青紫、窒息，可因缺氧窒息死亡。膀胱和直肠括约肌痉挛，导致尿潴留和便秘。

【辅助检查】

脐部及伤口分泌物做厌氧菌培养，部分病例可获得破伤风杆菌阳性结果。

【治疗要点】

1. 中和毒素

立即肌注或静滴破伤风抗毒素 1 万单位，中和未与神经组织结合的毒素。

2. 控制痉挛

常需较大剂量药物始能生效。首选地西泮，其次为苯巴比妥、10% 水合氯醛等。

3. 控制感染

选用青霉素、甲硝唑等能杀灭破伤风杆菌的抗生素。

4. 保证营养

按病情给予鼻饲喂养和静脉营养。

5. 对症治疗

处理好脐部，必要时给氧等。

【常见护理诊断/问题】

1. 有窒息的危险

与呼吸肌、喉肌痉挛有关。

2. 喂养困难

与面肌痉挛、张口困难有关。

3. 潜在并发症

受伤、感染。

【护理措施】

1. 控制痉挛，保持呼吸道通畅

（1）药物应用及护理：遵医嘱使用镇静药，注射破伤风抗毒素，使用前须做皮试，密切观药物疗效及不良反应。

（2）迅速建立静脉通道：尽可能应用留置针，避免反复穿刺给患儿带来不良刺激。

（3）病室环境：病室要求避光、隔音，患儿单独安置、专人看护。做好消毒隔离。给患儿戴避光眼罩，尽量减少不必要的刺激，必要的操作最好在使用止痉药后集中进行。

（4）给氧：有缺氧、发绀者间歇给氧，但避免鼻导管给氧直接刺激鼻黏膜，可选用面罩给氧，至少 5 L/min。但病情好转、缺氧改善后应及时停止用氧，避免氧中毒。

（5）密切观察病情变化：专人护理，加强监护，详细记录病情变化，尤其是使用止痉药后抽搐发生时间、强度、持续时间和间隔时间，抽搐时患儿面色、心率、呼吸及氧饱和度改变。一旦发现异常，及时报告并积极抢救。

2. 保证营养

早期予静脉营养以保证能量供给。病情允许的情况下，给予鼻饲喂养。病情好转后，以奶瓶喂养来训练患儿吸吮力及吞咽功能，最后撤离鼻饲。

3. 防止继发感染和损伤

（1）口腔护理：患儿唾液未能吞咽而外溢，根据病情禁食或鼻饲喂养，及时清除分泌物，做好口腔清洁，涂液状石蜡等保护口唇。

（2）皮肤护理：保持患儿皮肤清洁干燥，由于患者处于骨骼肌痉挛状态，易发热、出汗，适当打开包被降温、及时擦干汗渍。可在患儿掌心放纱布卷，既可保护掌心皮肤不受损伤，又可保持掌心干燥。定时翻身，预防坠积性肺炎。

（3）脐部护理：处理脐部，用消毒剪刀剪去残留脐带的远端并重新结扎，近端用 3% 过氧化氢溶液清洗局部后，涂以 2% 碘酊。保持脐部清洁、干燥。脐部严重感染或脐周胀肿应清创引流，接触伤口的敷料应焚烧处理。遵医嘱用破伤风抗毒素 3 000U 行脐周封闭，以中和未进入血液的游离毒素。

4. 健康教育

对患儿家长讲解有关育儿知识，指导家长做好脐部护理。推广无菌接生法。

客观题测验

主观题测验

第十一节　新生儿寒冷损伤综合征

案例导入

> 患儿，女，胎龄 29 周，因"胎龄 29 周，出生体重 1.16 kg"入院，出生后 2 天，发现反应低下。体格检查：体温不升，心率 120 次/min，被动呼吸，血压 67/31 mmHg，反应低下、双面颊、肩部、臀部、下腹部、大腿及小腿外侧皮肤发硬，按之如橡皮样。
>
> ———— 思考 ————————————————
>
> (1)患儿可能的临床诊断是什么？
>
> (2)该患儿目前主要的护理诊断/问题是什么？应采取哪些护理措施？
>
>
>
> 新生儿寒冷损伤综合征的案例解析

新生儿寒冷损伤综合征(neonatal cold injure syndrom)简称新生儿冷伤。由于新生儿体表面积相对较大，皮下脂肪薄，血管多，易于散热，保温能力差；体温调节中枢发育未完善，体温调节能力差，受寒引起，其临床特征是低体温和多器官功能损伤，严重者出现皮肤和皮下脂肪变硬和水肿，此时称为新生儿硬肿症。

【病因与发病机制】

与寒冷、早产、缺氧、感染有关。

1. 内因

(1)体温调节中枢发育不成熟。

(2)皮肤表面积相对较大，血流丰富，易于失热。

(3)能量储备少，产热不足。

(4)以棕色脂肪组织的化学产热为主，缺乏寒战等物理产热方式。

(5)饱和脂肪酸较多，熔点高，体温降低时，易发生硬化，出现硬肿症。

2. 外因

寒冷；早产；缺氧；感染。

【临床表现】

多发生在冬、春寒冷季节。以出生 3 天内或早产新生儿多见。发病初期表现体温降低、吮乳差或拒乳、哭声弱等症状，病情加重时发生硬肿和多器官损害体征。

1. 低体温

(1)新生儿体温<35℃，严重者体温<30℃。

(2)腋—肛温差(TA-R)可作为判断棕色脂肪产热状态的指标。

2. 硬肿

(1)皮肤硬肿，紧贴皮下组织，不能移动，有水肿者压之有轻度凹陷。

(2)硬肿发生顺序：小腿—大腿外侧—整个下肢—臀部—面颊—上肢—全身(图 6-22)。

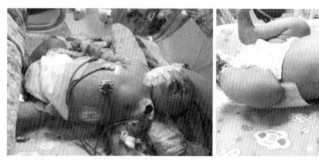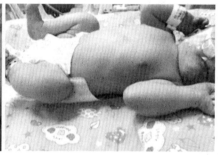

图 6-22　新生儿硬肿前后对比

3. 多器官功能损害

心音低钝、心率慢、微循环障碍；可合并休克、DIC、肾炎等；肺出血可合并肺炎、败血症等感染(图 6-23)。

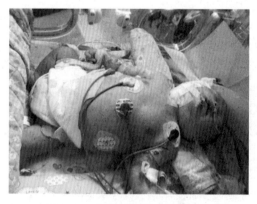

图 6-23　新生儿硬肿症合并感染

【辅助检查】

分析血常规、血糖、血尿素氮、血小板、胸部 X 线片、凝血功能等检查结果，为诊断、护理提供依据。

【治疗要点】

(1)复温是低体温患儿治疗的关键。

(2)复温原则是逐步复温，循序渐进。

(3)支持疗法，足够的热量有利于体温恢复。

(4)合理用药。

【常见护理诊断/问题】

1.体温过低

与新生儿体温调节功能低下有关。

2.皮肤完整性受损

与皮肤硬肿、水肿有关。

3.营养失调

与吸吮无力、热量摄入不足有关。

4.潜在并发症

肺出血、DIC 等。

【护理措施】

1.复温

目的是在体内产热不足的情况下，通过提高环境温度(减少散热或外加热)，以恢复和保持正常体温。若肛温>30℃，TA-R 为 20 时：减少散热使体温回升。于中性温度的暖箱中，6~12 小时内恢复正常体温。当肛温<30℃时：将患儿置于箱温比肛温高 1℃~2℃的暖箱中进行复温。每小时提高箱温 1℃~1.5℃，不超过 34℃，12~24 小时内恢复正常体温。然后根据患儿体温调整暖箱温度。

如无上述条件者，可采用温水浴、热水袋、电热毯或母亲怀抱等方式复温，但要防止烫伤。

2.局部按摩

按摩疗法是利用物理原理摩擦生热和药物的扩血管作用，改善微循环，改善硬肿部位的血液供应，缩短硬肿消退时间。

3.合理喂养

保证能量供给，保证液体供给，严格控制补液速度，预防感染，做好消毒隔离。

4.观察病情

(1)注意体温、脉搏、呼吸、硬肿范围及程度、尿量、有无出血症状等。

(2)备好抢救药物和设备。

客观题测验

主观题测验

第十二节　新生儿低钙血症

案例导入

　　患儿，男，7 天，出生时胎龄 37 周，因"惊厥 2 天、口唇及四肢末梢发绀 1 天"入院，患儿 2 天前出现剧烈哭闹、烦躁、四肢抖动，1 天前四肢抽搐并伴有口唇及四肢末梢发绀。

　　体格检查：患儿烦躁不安，四肢震颤，肌张力增高。

　　辅助检查：血清总钙1.40 mmol/L，血清游离钙 0.75 mmol/L，血清磷3.0 mmol/L，心电图显示 QT 间期>0.19 秒。

　　思考

　　(1)该患儿可能的临床诊断是什么？

　　(2)该患儿目前主要的护理诊断/问题是什么？应采取哪些护理措施？

新生儿低钙血症案例解析

　　新生儿低钙血症(neonatal hypocalcemia)指血清总钙低于 1.8 mmol/L(7.0 mg/dL) 或游离钙低于 0.9 mmol/L(3.5 mg/dL)，是新生儿惊厥的常见原因之一，要与暂时的生理性甲状旁腺功能低下有关。

【病因与发病机制】

　　钙的平衡主要依靠甲状旁腺和降钙素的调节，如调节功能不成熟或异常，或胎儿储钙不足或出生后磷摄入量过多都可引起低钙血症。

　　1. 暂时性甲状旁腺功能受到抑制

　　早期低钙血症发生在出生后 2 天内，多由于暂时性甲状旁腺功能受到抑制。因在妊娠晚期母血中的钙经胎盘主动输入胎儿的量增加，抑制了甲状旁腺功能。低出生体重、窒息和患呼吸窘迫综合征的新生儿甲状旁腺功能比足月正常新生儿更差，钙的储备量少。有的患儿生后数日内血中降钙素较高，也与低血钙有关。早期发病者血钙常低于 1.75 mmol/L。

　　2. 牛乳喂养

　　晚期低钙血症发生在出生第 3 天以后，高峰在第 1 周末，多见于牛乳喂养的足月儿，主要是由于牛乳中磷含量高(900~1 000 mg/L,人乳 150 mg/L),钙磷比例不适宜(牛乳 1.35/1,人乳 2.25/1),故不利于钙的吸收。同时新生儿肾小球滤过率低,而肾小管对磷的重吸收能力较强,导致血磷过高、血钙沉积于骨,发生低钙血症。血钙值常低于 2.0 mmol/L。

3.少数先天性甲状旁腺功能不全引起的低钙血症

发病可早可晚,症状持续较久,达 3 周以上,但大部分患儿随年龄的增长甲状旁腺功能的发育仍可赶上正常婴儿,故属暂时性低钙血症。

4.偶见孕母患甲状旁腺功能亢进或患腺瘤

母亲甲状旁腺功能亢进,血钙增高,抑制了胎儿甲状旁腺功能,新生儿出生后出现持久性低钙血症。母亲常无症状,新生儿的低钙血症成为诊断母亲患甲状旁腺功能亢进或患肿瘤的线索。

【临床表现】

1.典型症状

症状轻重不一,主要表现为神经肌肉兴奋性增高。

2.常见症状

主要表现为神经肌肉兴奋性增高,烦躁不安、惊跳、手足抽搐、震颤和惊厥。

低钙抽搐(视频)

3.其他症状

发作时可以出现心率增快或发绀,严重表现为喉痉挛和呼吸暂停。消化系统可以出现呕吐、便血。发作间歇时患儿一般情况良好,但肌张力稍高,腱反射增强。

【辅助检查】

(1)血清总钙<1.75 mmol/L(7 mg/dL),血清游离钙<0.9 mmol/L(3.5 mg/dL),血清磷>2.6 mmol/L(8 mg/dL)。

(2)1,25-(OH)$_2$D$_3$ 减少,血浆蛋白低下,酸中毒,可有低氧血症或碱中毒,或血磷增高等改变。

(3)尿钙定性检查阴性。

(4)脑 CT 检查,除外颅内病变引起的惊厥。

(5)心电图 QT 间期延长(早产儿>0.2 秒,足月儿>0.19 秒)提示低钙血症。

【治疗要点】

对于新生儿低钙血症,在治疗原发病基础上,尽早给予诊断和进行静脉补钙,防止与原发病形成恶性循环。同时注意血镁的检查和补充。

(一)药物治疗

(1)出现惊厥或其他明显神经肌肉兴奋症状时,应经静脉补充钙剂,可用葡萄糖酸钙。

(2)甲状旁腺功能不全的患儿需长期口服钙剂治疗,同时予以维生素 D。

(3)低钙血症同时伴有低镁血症者,在用钙剂的同时应给予镁盐治疗,可用硫酸镁。

（二）其他治疗

维持血糖稳定水平，维持水、电解质平衡，镇静，利尿，营养神经细胞和纠正酸碱平衡紊乱。

【常见护理诊断/问题】

1. 有窒息的危险

与低血钙造成喉痉挛有关。

2. 营养失调：低于机体需要量

与家长缺乏育儿知识有关。

【护理措施】

1. 呼吸道的护理

低钙血症时患儿可伴有不同程度的呼吸改变，最严重的表现为喉痉挛及呼吸暂停。当发现呼吸暂停时，立即予轻弹足底或拍背刺激呼吸，并予氧气吸入，保持呼吸道通畅，头偏向一侧，及时吸出呼吸道分泌物。严密监测心率、呼吸和血氧饱和度的变化。

2. 补钙的护理

由于钙剂对血管及其周围组织刺激性强，容易导致液体渗入皮下，出现组织缺血坏死。故静脉补钙应选择较大的血管或中心静脉注入，穿刺时做到一针见血，确认针头在血管内方可注入钙剂。滴注速度由输液泵控制，以免输入过快引起循环衰竭和呕吐等毒性反应，当患儿的心率低于80次/min时，应立即停用。输液过程中要加强巡视，确保静脉通畅，如局部出现红肿，应立即拔针停止输液，局部用25%~50%硫酸镁湿敷，因镁离子能直接扩张外周血管。另外，钙剂不宜与碱性药物混用，以免影响药效。钙剂与血液制品混合能迅速发生凝结、沉淀或絮状物。钙剂还不能与洋地黄类药物同时使用，以免产生协同作用，而加重洋地黄类药物的毒性作用。口服补钙时，应在两次喂奶间给药，禁忌与牛奶搅拌在一起，以免影响钙的吸收。

3. 合理喂养

母乳中钙磷比例适宜，钙的吸收率较高，早期合理的母乳喂养有利于患儿胃肠功能的发育和成熟，鼓励母乳喂养，多晒太阳。无法母乳喂养的情况下应选用钙磷比例适宜的早产儿配方乳喂养，营养不足部分由静脉补充，或牛奶喂养期间，加服钙剂和维生素D。

客观题测验

第十三节　新生儿糖代谢紊乱

> 　　患儿，男，生后 2 天，出生体重 4.2 kg，阵发性青紫，抽搐 1 天。体查：体温正常，心率 110 次/min，呼吸 30 次/min，反应差，刺激哭声低弱，四肢末端发绀伴发凉，四肢松软，肌张力低下，血钙 23 mmol/L，血糖 1.8 mmol/L。
>
> 　思考
>
> 　　(1)该患儿可能的临床诊断是什么？
>
> 　　(2)该患儿目前主要的护理诊断/问题是什么？应采取哪些护理措施？
>
>
>
> 新生儿低血糖案例解析

一、新生儿低血糖

新生儿低血糖(neonatal hypoglycemia)的定义：足月新生儿血糖<1.67 mmol/L，低体重儿血糖<1.1 mmol/L。目前认为全血血糖<2.2 mmol/L 即可诊断为新生儿低血糖症。

【病因与发病机制】

1.储存减少

①早产儿，宫内发育迟缓；糖原和脂肪储存少；肠道喂养不耐受；激素应答障碍；限液(热卡)。②代谢异常；糖原贮积症；糖原分解和合成酶的缺陷。

2.消耗增加

①围产期缺氧；细胞无氧代谢。②败血症，低体温；代谢率增加。③糖尿病母亲所生婴儿、新生儿溶血症、Beckwith-Wiedeman 综合征及婴儿胰岛细胞增生症等，均由高胰岛素血症所致。

【临床表现】

新生儿低血糖生后大多无临床症状或无特异性症状和体征，表现为反应差或烦躁、喂养困难、哭声异常、肌张力低、震颤、激惹、惊厥、呼吸暂停、心率减慢、合并或不合并发绀等。经补充葡萄糖后症状消失、血糖恢复正常。如反复发作需考虑糖原贮积症、先天性垂体功能不全和胰高血糖素缺乏症等。

【辅助检查】

（1）常用微量纸片法测定血糖，异常者采静脉血测定血糖以明确诊断。对可能发生低血糖者可在生后进行持续血糖监测。

（2）持续顽固性低血糖者，进一步完善血胰岛素、高血糖素、T_4、TSH、生长激素及皮质醇等检查，以明确是否患有先天性内分泌疾病或代谢性缺陷病。

【治疗要点】

预防低血糖发生和治疗无症状性低血糖的首要策略是尽早开奶或人工喂养。可经口喂养者，在水或配方奶中加入10%葡萄糖液；如果不能口服，按2 mg/kg的方法静脉补糖以维持血糖正常。对于有症状患儿都应静脉输注葡萄糖。对持续或反复低血糖者除静脉输注葡萄糖外，结合病情予氢化可的松静脉注射、胰高血糖素肌注或泼尼松口服。

【常见护理诊断/问题】

1. 营养失调：低于机体需要量

与摄入不足、消耗增加有关。

2. 潜在并发症

呼吸暂停。

【护理措施】

1. 喂养

早期多次足量喂养，是预防和治疗新生儿低血糖症的关键措施。根据病情给予10%葡萄糖溶液或吸吮母乳。早产儿或窒息患儿尽快建立静脉通道，保证葡萄糖输入。

2. 监测血糖

定期监测血糖（图6-24），生后1小时开始监测，以及定时监测体温、心率、脉搏和呼吸等情况。一旦患儿血糖<2.6 mmol/L，则需立即进行干预。

3. 建立静脉通道

能否有效建立静脉通道是纠正低血糖的关键。当患儿需要输注高浓度葡萄糖才能维持血糖水平时（葡萄糖浓度>12.5%），必须建立中心静脉通道。静脉输注葡萄糖时，及时调整输注量及速度，用输液泵控制并每小时观察记录1次。

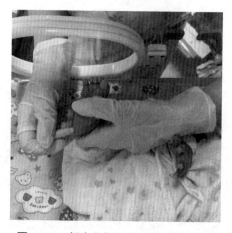

图6-24　新生儿低血糖/高血糖测血糖

4. 病情观察

观察病情变化，新生儿精神状态，哭声、肤色、肌张力、吃奶、大小便和睡眠情况等，同时注意有无震颤、多汗、呼吸暂停等。有呼吸暂停者及时处理。

案例导入

患儿，女，因"胎龄35周，出生体重2 kg"入院，出生后5天内，发现体重下降明显，烦躁不安。

体格检查：心率130次/min，呼吸不规则，眼窝凹陷，偶有惊厥。

思考

(1)该患儿可能的临床诊断是什么？

(2)该患儿目前主要的护理诊断/问题是什么？应采取哪些护理措施？

新生儿高血糖答案解析

二、新生儿高血糖

新生儿高血糖(neonatal hyperglycemia)是指全血血糖>7.0 mmol/L 或者血浆血糖>8.40 mmol/L。

【病因与发病机制】

1.医源性高血糖

发病率高，常见于早产儿和极低体重儿。由于静脉补充糖类液体过多，调节机制不成熟或机体不能耐受所致。

2.用药影响

使用氨茶碱时激活了肝糖原分解，抑制糖原合成。

3.疾病影响

在窒息、败血症、感染等应激状态下，肾上腺素能受体兴奋，儿茶酚胺释放增加及胰岛反应差均可导致高血糖症。

4.真性糖尿病

新生儿期少见。

【临床表现】

高血糖大多无临床症状。血糖显著增高者表现为口渴、烦躁、糖尿、多尿、体重下降、惊厥等，患儿呈特有面貌，眼窝凹陷，眼闭合不严，血浆渗透压高，甚至发生颅内出血。

【辅助检查】

(1)常用微量纸片法测定血糖，异常者采静脉血测定血糖以明确诊断。

（2）反复监测血糖，直至血糖浓度稳定。

【治疗要点】

减少葡萄糖用量和减慢葡萄糖输注速度；积极治疗原发病，纠正脱水及电解质紊乱；控制感染、抗休克、恢复体温等，高血糖不易控制者可考虑输注胰岛素并监测血糖。

【常见护理诊断/问题】

1. 有体液不足的危险

与多尿有关。

2. 有皮肤完整性受损的危险

与多尿、糖尿有关。

【护理措施】

1. 维持血糖稳定

根据病情严格控制输注葡萄糖的量及速度，监测血糖及尿糖变化。

2. 药物观察

使用胰岛素的患儿每1~2小时监测床旁血糖，如果血糖超过正常值，立即抽取血清葡萄糖送检。胰岛素会促进钾和磷从细胞外向细胞内转移，可能导致低血钾和低血磷，每天监测钾和磷的水平。

3. 病情观察

注意观察生命体征，体重和尿量变化，遵医嘱及时补充电解质溶液，以及纠正电解质紊乱。

4. 基础护理

勤换尿布，保持会阴部、臀部清洁干燥，口腔、眼部注意每日的局部清洁。

客观题测验

第十四节　新生儿坏死性小肠结肠炎

案例导入

> 患儿，男，胎龄 32 周，生后 2 天，体重 1.91 kg，因"腹胀，排黏液脓血便 3 次"入院，患儿生后 4 小时开奶，吃奶好。入院时体查：体温 38.1℃，呼吸 50 次/min，心率 145 次/min，反应可。腹部膨隆，腹壁皮肤发红，肠鸣音弱。
>
> 检验结果：大便潜血++++。B 超提示：腹腔内肠胀气明显，肠间少量积液。
>
> **思考**
>
> (1) 该患儿的临床诊断是什么？
> (2) 该患儿目前的主要的护理诊断/问题是什么？
> (3) 应采取哪些护理措施？

新生儿坏死性小肠结肠炎案例解析

新生儿坏死性小肠结肠炎（neonatal necrotizing enterocolitis，NEC）是多种原因引起的肠黏膜损害，使之缺血、缺氧，导致小肠、结肠发生弥漫性或局部坏死的一种疾病。主要在早产儿或患病的新生儿中发生，以腹胀、便血为主要症状，严重者发生休克及多系统器官衰竭。其特征为肠黏膜甚至肠深层组织坏死，最常发生在回肠远端和结肠近端，小肠很少受累。腹部 X 线片以部分肠壁囊样积气为特点，NEC 是新生儿消化系统极为严重的疾病。发病率为 2%～5%，足月儿病死率为 5%，而体重少于 1 000 g 的早产儿，其病死率为 50%。新生儿坏死性小肠结肠炎 75%的病例发生在早产儿，特别是有胎膜炎或出生时有窒息的新生儿，配方奶喂养或经过换血治疗的新生儿中发病率也较高。

【病因与发病机制】

病因与发病机制尚未明确，可能与下列因素有关：

1. 肠道缺血和缺氧

新生儿窒息、缺氧、低体温、严重感染、腹泻、血液浓缩及呼吸衰竭引起低氧血症或低血容量性休克，使血压下降，心排血量减少。机体为保证脑、心等重要器官的供血，体内

新生儿坏死性小肠结肠炎（微课）

血液重新分配，致肠道、皮肤、肾脏供血减少。由于肠道缺血引起肠黏膜损伤，使肠道内细菌侵入而坏死。

2. 喂养因素

NEC 多发生于人工喂养的早产儿。由于人工喂养儿肠道黏膜缺乏 IgA 的保护，利于病菌生长与繁殖。同时人工喂养儿配方奶渗透压高于 460 mOsm/L 时，影响血容量和肠系膜的灌注，导致肠道缺血，引起肠黏膜损伤。

3. 感染

一方面，病原菌多为细菌，以大肠埃希菌、沙门菌、链球菌、金黄色葡萄球菌等为主。另一方面，临床上也有部分病例在患流行性腹泻时或无任何诱因下发生 NEC。

【临床表现】

多见于早产儿和小于胎龄儿，常有窒息史。于生后第 4~10 天发病，表现为反应差、拒食、呕吐、腹胀、腹泻和便血等。轻症仅有中度腹胀，可无呕吐，大便每日 2~3 次，稀薄、颜色深或带血，隐血试验阳性。重症腹胀明显，可见肠型，大便如果酱样或柏油样，或带鲜血，有腥臭味。若不积极治疗，病情急剧恶化，患儿面色苍白、四肢发凉、体温不升、代谢性酸中毒、黄疸加深、呼吸不规则、心率减慢。严重者可出现休克、DIC、肠穿孔、腹膜炎等。

【辅助检查】

1. 周围血常规

白细胞计数增多，分类为核左移，可出现血小板减少。

2. 血气分析和电解质测定

可出现电解质紊乱和酸中毒等。

3. 检查

肠出血时为肉眼血便，镜检可见大量红细胞和少量白细胞。尚未便血时粪便潜血试验多为阳性。除可培养出 C 型产气荚膜梭菌外，还可能为大肠杆菌、克雷伯杆菌等。

4. 影像学检查

(1)B 超检查：以腹腔干和肠系膜上动脉血流速度及其比值作为 NEC 的预测指标。

(2)腹部 X 线片：对诊断有重要价值，早期变化主要为轻度到中度胃肠道积气，随病情进展可能见到肠管扩张伴气液平面、肠壁增厚、内见积气影呈小泡、串珠或条状透亮区、门静脉积气、腹腔积气或积液影。

(3)钡剂造影：钡餐和钡灌肠有加重出血和诱发肠穿孔的危险，急性期尽可能避免应用。急性期过后行钡剂造影可见肠黏膜粗糙，肠管扩张，动力减弱，肠间隙增宽。

【治疗要点】

1. 一般治疗

禁食禁水，胃肠减压，待腹胀消失，大便潜血转阴，临床一般情况明显好转，按医嘱可开始恢复饮食，腹胀和呕吐严重者继续进行胃肠减压。

2. 静脉补充液体及维持营养

禁食期间必须静脉补液，维持水、电解质及酸碱平衡，营养支持。有条件者可输全血、血浆或白蛋白。

3. 抗感染

根据血培养选择敏感抗生素。

4. 外科手术指征

(1)肠穿孔。

(2)严重肠坏死,腹腔内有脓性或血性渗液。

(3)反复大量肠出血,并发出血性休克。

(4)肠梗阻、肠麻痹。

(5)不能排除其他急需手术治疗的急腹症。

【常见护理诊断/问题】

1. 潜在并发症

休克、多器官功能衰竭。

2. 舒适度减弱

与肠壁组织坏死引起腹胀及术后疼痛有关。

3. 营养失调:低于机体需要量

与呕吐、禁食等有关。

【护理措施】

1. 病情观察

观察患儿神志、面色、体温、心率、呼吸、血压、尿量等变化;观察呕吐物及大便的颜色及性状;腹胀的程度,腹软还是腹壁肌张力增高,是否见肠型,肛管排气对减轻腹胀效果是否明显,胃肠减压是否通畅等。

2. 禁食、胃肠减压的护理

禁食时间视患儿情况而定,一般禁食 8~12 天,轻症禁食 5~6 天,病情严重时需禁食 10~15 天或更长;保证胃肠减压效果,每班认真记录引流液的量、颜色及性质;抬高患儿头肩部 15°~30°,头偏向一侧,防止呕吐引起窒息或吸入性肺炎,也可以减轻由于腹胀使膈肌上移而造成的呼吸困难;患儿因禁食而出现口唇干燥,故需加强口腔护理。

3. 管道的护理

防止气管插管脱管和堵塞;做好气道的湿化,保持气道的通畅;采用密闭式浅层吸痰法;保持胃管、腹腔引流管、尿管通畅,避免其扭曲、打折、受压;每天观察并记录引流液的量及性质,发现异常及时报告医生。

4. 控制感染

护理操作集中进行,接触患儿前后严格洗手,床边保护性隔离;留置 PICC,以减少静脉穿刺的刺激和反复操作所带来的感染危险;常规每天口腔护理至少 2 次,脐部护理 2 次;患儿所用温箱每周更换 1 次;遵医嘱给予抗生素治疗,控制感染。

5. 造口护理

造口开放前可用凡士林纱布或 0.9%氯化钠溶液纱布保护造口,使造口湿润;术后第 1 天开放造口,术后前 3 天每天更换造口袋 1 次;以后根据伤口恢复情况每隔 2~3 天更换 1 次,渗漏时随时更换。观察袋内的引流液的颜色、性质和量,瘘口排气、排便是否通畅;注意观察肠造口周围皮肤及造口有无回缩、出血及坏死,观察造口处小肠的血运，如有异常及时报告儿童外科医生查明原因，予以处理。

6. 疼痛的护理

疼痛评估超过 4 分时使用药物镇静镇痛或遵医嘱加大药物剂量；用软布卷围成"鸟巢"围绕患儿，提供触觉刺激，提供非营养性吸收，提高患儿自我调节能力和舒适度，减轻疼痛。

7. 营养的管理

给予全肠外营养治疗，补充患儿营养，以防止脱水和电解质紊乱；住院期间保持患儿出入量平衡；输液时，注意输液速度，避免速度过快引起肺水肿；输注脂肪乳时，注意输注速度，防止发生外渗，引起坏死。每日测体重，观察有无体重增加不理想或体重下降。

8. 喂养管理

当腹胀消失，大便潜血转阴，腹部 X 线片正常，一般状况明显好转时，可恢复进食；如进食后患儿又出现腹胀、呕吐等症状需再次禁食。开始进食时，先试喂 5% 糖盐水，24 小时后如无呕吐及腹胀，再改为 1:1 稀释的奶，逐渐过渡为全奶、鼓励母乳喂养；新生儿喂养避免快速增加奶量；每次喂奶前后观察有无残奶、呕吐、腹胀等情况，及时向医生反映情况，根据实际情况决定喂奶量。

9. 健康教育

出院时应为家长提供与造口护理相关的知识，说明意义及注意事项；为家长提供造口护理操作指导，直至熟练掌握。告知家属 3~6 个月后返回医院行Ⅱ期手术（关闭造口）；在此期间尽量少带患儿去人多的公共场所，以降低感染概率。向患儿讲解喂养及 NEC 疾病相关知识，定期回医院行生长发育及神经系统发育的评估。如有不适随时就诊。

本章小结

新生儿时期是儿童生长发育中最重要的阶段之一，此期的新生儿由宫内生活向宫外生活过渡，生活的方式和环境均发生了巨大的变化。此期疾病有其特殊性，医务人员应充分认识新生儿疾病的特点，给予及时正确的治疗和护理，为其一生的健康和发展奠定基础。优良的设施、规范的培训、系统的评估、密切的监护、周密的护理措施和具体的出院宣教是提高新生儿护理质量的重要保障。

第七章

营养障碍疾病患儿的护理

营养障碍疾病患儿的护理PPT

学习目标

识记：蛋白质—能量营养不良的概念、临床表现、护理措施；儿童单纯性肥胖的病因、临床表现；营养性维生素 D 缺乏性佝偻病的定义及临床表现。

理解：蛋白质—能量营养不良、儿童单纯性肥胖、维生素营养障碍性疾病的治疗要点、健康教育；微量元素障碍的预防和护理措施。

运用：能对维生素 D 缺乏性手足搐搦症惊厥发作患儿进行急救处理；能对营养障碍疾病患儿实施整体护理。

第一节　蛋白质—能量营养障碍

案例导入

> 患儿,女,9 个月,出生体重 3.5 kg,纯母乳喂养,因"吃奶少伴消瘦 2 个月"入院。
>
> 患儿 2 个月前反复腹泻,出现食欲差,每日奶量不足 300 mL,消瘦明显,烦躁不安,入睡困难。
>
> 入院体查:体温 36.3℃,心率 132 次/min,呼吸 31 次/min,血压 92/47 mmHg,体重 5.1 kg。患儿烦躁不安,面色苍白,全身皮肤干燥、弹性差。头颅无畸形,前囟未闭合,头围正常,头发枯黄。呼吸规则,双肺未闻及啰音,心律齐,无杂音,腹软,肝脾肋缘下 4 cm,质地中等。肠鸣音活跃,皮下脂肪薄,无水肿。其他未见明显异常。
>
> 辅助检查:血常规 Hb 85 g/L,血生化示血糖下降,白蛋白、总蛋白降低,血清淀粉酶、碱性磷酸酶下降。
>
> 思考 ━━━━━━━━━━━━━━━━━━━━━
>
> (1)患儿属营养不良几度?
>
> (2)如何指导家长为患儿补充营养物质?
>
>
>
> 蛋白质—能量营养障碍案例分析

一、蛋白质—能量营养不良

蛋白质—能量营养障碍(微课)

蛋白质—能量营养不良(protein-energy malnutrition,PEM)简称营养不良,指由于喂养不当或疾病等原因引起机体所需的能量和(或)蛋白质摄入不足或吸收障碍,不能维持正常新陈代谢而导致的自身组织消耗的营养缺乏性疾病,其发生与人群的生活水平、居住环境、生活不良习惯及心理状态等有密切的关系,也与某些慢性疾病引起的需要量或消耗量增加有关。多见于 3 岁以下的婴幼儿。

临床上根据营养不良的程度及缺少营养素的不同分为 3 种类型:以能量供应不足为主的消瘦型;以蛋白质供应不足为主的水肿型;介于两者之间的消瘦-水肿型。

【病因与发病机制】

1. 长期摄入不足

婴幼儿体格发育快速，需充足的能量和优质蛋白供应来满足身体的需求。喂养不当是导致婴幼儿营养不良的主要原因，如长期母乳不足，或未及时添加其他乳品、辅食，添加辅食不当；骤然断奶；饮食结构不合理，长期挑食、偏食、吃零食过多、不吃早餐、进食不规律等不良饮食习惯，导致新陈代谢异常。

(1)蛋白质：蛋白质是构成机体组织的重要物质基础，通常是膳食中不可缺少的营养成分，正常人的生长发育、维持生命、人体新陈代谢及免疫功能都有蛋白质的参与。由于蛋白质摄入不足或丢失过多，使体内蛋白质代谢处于负平衡。当血清总蛋白<40 g/L、白蛋白<20 g/L 时，便可发生低蛋白水肿。

(2)脂肪：脂肪是人体组织的重要组成成分，在维持细胞结构和功能中起重要作用。脂肪代谢主要在肝内进行，当体内大量脂肪消耗致血清胆固醇下降，体内脂肪消耗过多，超过肝脏代谢能力时可造成肝脏细胞脂肪浸润及变性。

(3)碳水化合物：由于摄入不足和消耗增多，致糖原不足和血糖偏低，轻度时症状并不明显，重度时可引起低血糖甚至猝死。

(4)水、盐代谢：由于脂肪大量被消耗，故细胞外液容量增加，低蛋白血症可进一步加剧而呈现水肿；PEM 时机体 ATP 合成减少，可影响细胞膜上钠-钾-ATP 酶的运转，钠在细胞内潴留，出现低渗性脱水、酸中毒、低血钾症、低血钠症、低血钙症和低血镁症。

(5)体温调节能力下降：由于热能摄入不足，皮下脂肪薄，散热快，氧耗量低，脉率和周围血循环量减少，体温偏低。

2. 疾病因素

最常见的疾病：①消化吸收障碍的疾病，如消化系统畸形及功能障碍、迁延性腹泻、过敏性肠炎、肠吸收不良综合征、幽门梗阻等；②需要量增多的疾病，如急性、慢性传染病的恢复期(反复发作的哮喘、麻疹、伤寒、肝炎、结核等)；③消耗量过大的疾病，如糖尿病、大量蛋白尿、甲状腺功能亢进、恶性肿瘤等。

3. 先天不足

早产、双胎或多胎、低体重出生儿等在宫内发育时就存在营养不良，出生后蛋白质相对不足，引起营养不良。

【临床表现】

1. 体重减轻

营养不良患儿的早期表现是体重不增，线性生长减慢，继而出现体重下降。

2. 皮下脂肪逐渐减少至消失

皮下脂肪层厚度是最常用的评价脂肪储备及消耗的指标，可用于判断营养不良的程度。皮下脂肪的消耗首先累及腹部，其次为躯干、臀部、四肢，最后为面颊，严重者皮下脂肪消失。

3. 脏器功能损害

部分患儿蛋白质严重缺乏时，可有凹陷性水肿，也可有重要脏器功能损害，如心脏功能下降，可有心音低钝、血压偏低、脉搏变缓、呼吸表浅等。

4. 临床分度和分型

根据患儿的临床症状，婴幼儿的营养不良可分为轻度、中度、重度。轻度营养不良时精神状态正常。随着病程进展，各种临床症状也逐步加重，可出现患儿皮肤干燥、苍白、身高（身长）停止生长、肌肉松弛等。营养不良程度重者，体重明显减轻、皮下脂肪消失、皮肤无弹性、肌肉萎缩、精神萎靡、反应差、食欲低下、腹泻和便秘交替、体温偏低、脉细无力等，见表7-1。根据患儿体重及身高（身长）减少情况，5岁以下儿童营养不良的分型和分度见表7-2。

表7-1　不同程度营养不良患儿的临床表现

项目	轻度	中度	重度
体重低于正常均值	15%~25%	25%~40%	>40%
腹部皮下脂肪厚度	0.4~0.8 cm	<0.4 cm	薄或消失
肌张力	正常	稍降低、肌肉松弛	低下、肌肉萎缩
身高（身长）	正常	略低于正常	明显低于正常
精神状态	无明显变化	烦躁	萎靡、抑制与烦躁交替

表7-2　儿童营养不良分型和分度

分型和分度	轻度	中度	重度	临床意义
体重低下型（underweight）	体重低于同年龄、同性别参照人群值的均数减2个标准差	体重介于均数减2个与3个标准差之间	体重低于均数减3个标准差	主要反映患儿有慢性或急性营养不良
生长迟缓型（stunting）	身高（身长）低于同年龄、同性别参照人群值的均数减2个标准差	身高（身长）介于均数减2个与3个标准差之间	身高（身长）低于均数减3个标准差	主要反映既往或长期慢性营养不良
消瘦型（wasting）	体重低于同性别、同身高（身长）参照人群值的均数减2个标准差	体重介于均数减2个与3个标准差之间	体重低于均数减3个标准差	主要反映儿童近期、急性营养不良

【并发症】

1. 营养性贫血

营养性贫血为最常见的并发症，以小细胞低色素性贫血最为常见。贫血主要与铁、叶酸、维生素 B_{12}、蛋白质等造血原料缺乏有关。可出现缺铁性贫血、巨幼细胞性贫血等。

2. 感染

由于免疫功能低下，易患各种感染，如反复上呼吸道感染、鹅口疮、支气管肺炎、结核病、中耳炎、尿路感染等。婴儿腹泻常迁延不愈，加重营养不良，形成恶性循环。

3. 微量元素缺乏

以脂溶性维生素 A、维生素 D 缺乏常见。

4. 自发性低血糖

患儿可突然表现为面色灰白、神志不清、脉搏缓慢、呼吸暂停、体温不升，严重者可致死亡。

【辅助检查】

营养不良早期往往缺乏特异、敏感的诊断指标。前白蛋白(半衰期为 1.9 天)和视黄醇结合蛋白(半衰期 10 小时)较敏感，具有早期诊断价值。血浆白蛋白半衰期较长(19～21 天)而不够灵敏，但其浓度降低是营养不良的特征性改变。胰岛素样生长因子 1(IGF-1)不仅反应灵敏，而且受其他因素影响较少，被认为是早期诊断灵敏、可靠的指标。

【治疗要点】

尽早发现，早期治疗，采取综合性治疗措施，积极处理紧急并发症，调整膳食方案，补充能量和营养物质，纠正水、电解质失衡，去除病因，改善患儿消耗系统功能。

【护理评估】

1. 健康史

了解患儿的喂养史、患病史、饮食习惯、居住环境及生长发育情况。注意是否存在母乳不足、喂养不当或不良的饮食习惯；有无消化道解剖或功能异常；有无急性、慢性疾病史；是否为早产儿、双胎或多胎、低出生体重儿。

2. 身体状况

测量患儿身高(身长)是否与同年龄、同性别健康儿童正常标准存在差异；判断有无营养不良及其程度；测量皮下脂肪厚度；检查有无肌张力下降、精神改变、水肿等。

3. 心理—社会状况

了解患儿的心理个性发育情况、家庭亲子关系、家庭结构、家庭经济状况、社会支持及应对方式等；了解父母的育儿知识水平，对疾病性质、发展、预后以及防治的认知程度。

【常见护理诊断/问题】

1. 营养失调：低于机体需要量

与能量—蛋白质摄入不足、吸收障碍和(或)需要量、消耗量过多有关。

2. 有感染的危险

与蛋白质缺乏、机体免疫功能低下有关。

3. 生长发育迟缓

与营养素缺乏、不能满足生长发育的需要有关。

4. 潜在并发症

低血糖、营养性贫血、多种微量元素缺乏。

5. 知识缺乏

家长缺乏营养和喂养知识、育儿经验。

【护理目标】

(1)调整营养素摄入的品种和数量、结构,体重逐渐增加。

(2)患儿不发生感染等并发症。

(3)患儿的体重、身高(身长)等体格发育指标能达到同年龄、同性别正常儿童的水平。

(4)患儿未发生低血糖、营养性贫血、多种微量元素缺乏等并发症。

(5)患儿家长了解营养不良的原因,合理喂养,能够采取预防感染的措施。

【护理措施】

1. 饮食管理

患儿因长期摄入过少,消化道已适应低营养摄入,营养摄入过多、过快易出现消化不良、腹泻,应根据营养不良的程度、消化吸收能力、对食物的耐受情况和患儿病情,并考虑整体饮食中的蛋白与能量比,逐步进行调整。其饮食调整的原则是:由少到多、由稀到稠、循序渐进,逐渐增加饮食,直至恢复正常。

(1)能量的供给:①轻度营养不良患儿,食物耐受能力及消化功能接近正常,膳食方案无须太大变动,开始时每日可供给能量 250~330 kJ/kg(60~80 kcal/kg),以后逐渐增量。当能量供给达到每日 585 kJ/kg(140 kcal/kg)、体重接近正常时,可恢复供给正常需要量。②中重度营养不良患儿,消化吸收功能损害明显,对食物的耐受性较差,食欲低下,每日可给予 165~230 kJ/kg(45~55 kcal/kg)的能量供应,逐步少量增加,至每日 500~727 kJ/kg(120~170 kcal/kg)时,可按实际体重计算所需能量。待患儿生长发育接近正常后,可恢复供给正常需要量。

(2)蛋白质的供给:蛋白质摄入量从每日 1.5~2.0 g/kg 开始,逐步少量增加到每日 1.5~4.5 g/kg。过早给予高蛋白饮食可引起腹胀、肝脏肿大。蛋白质含量丰富且质量良好的食物是动物性食物,除乳制品外,可根据患儿年龄及消耗程度给予蛋类、肉末、鱼粉等优质高蛋白食物,必要时也可添加酪蛋白水解物、氨基酸混合液或要素饮食。

(3)维生素及微量元素的补充:食物中应富含维生素及微量元素,每日给予新鲜蔬菜和水果,少量开始,逐渐增加,以避免腹泻。

(4)鼓励母乳喂养:婴儿最佳的食品是母乳,母乳中的优质蛋白可满足生长的需要。可根据患儿的食欲按需哺乳。无母乳或母乳不足时,可给予稀释奶,适应后逐渐增加奶量和浓度。

(5)选择合适的喂养途径:如患儿胃肠道功能好,尽量选择口服补充,少食多餐。对于食欲很差、吞咽困难、吸吮力弱、拒食者可选择鼻胃管喂养。病情严重或完全不能进食者,可遵医嘱静脉输注葡萄糖、复方氨基酸、脂肪乳剂、维生素制剂、微量元素制剂、人血白蛋白等,单独静脉通道输注,输注速度宜慢,观察输液反应,避免输液外渗。

(6)建立良好的饮食习惯:纠正偏食、挑食、吃零食、不吃早餐等不良行为习惯,尽可能保持规律的进食时间。

(7)改善食欲、促进消化吸收:改善食物的味道和质感,避免强迫喂食。需要时遵医嘱给予药物。①改善消化功能和促进食欲的药物,如 B 族维生素和胃蛋白酶、胰酶等,以助消化;②蛋白同化类固醇制剂,如苯丙酸诺龙,促进蛋白质合成,增加食欲;③对食欲差的患儿可给予胰岛素注射,降低血糖,增加饥饿感以提高食欲;④给予锌制剂,提高味觉敏感度，增加食欲。

2. 预防感染

做好保护性隔离，防止交叉感染；保持室内环境舒适卫生；给予口腔护理和皮肤干预，预防压力性损伤、失禁性皮炎、皮肤撕裂伤等皮肤破损。给予清洁卫生的食物，注意食具的清洁消毒，避免发生感染性腹泻。

3. 定期监测生长发育情况

定期测量体重、身高（身长）及皮下脂肪厚度，了解患儿生长发育曲线，以判断治疗效果及指导治疗。

4. 病情观察

密切观察患儿有无低血糖、酸中毒、维生素 A 缺乏等临床表现，发现病情变化应及时报告医生，做好抢救准备。治疗及护理开始后应记录进食情况及对食物的耐受情况，注意观察有无药物的不良反应，谨防药物外渗。

5. 健康教育

向患儿家长解释营养不良的原因；介绍科学的饮食方案，指导母乳喂养、人工喂养的方法，纠正患儿的不良饮食习惯；合理安排生活，保证充足的睡眠，坚持户外活动；预防感染，做好消毒隔离，按时预防接种；定期保健，做好发育监测。先天畸形的患儿应及时手术治疗。

【护理评价】

评价患儿营养素的品种和数量、结构是否合适；何时恢复正常饮食；体重是否增加，何时恢复正常；患儿是否发生感染；生长发育是否正常；是否发生并发症；家长是否了解合理喂养的有关知识，是否积极配合治疗和护理；患儿不良的饮食习惯是否得到纠正。

二、儿童单纯性肥胖

儿童单纯性肥胖症（obesity）是指长期能量摄入超过人体的消耗，使体内脂肪堆积过多或异常增加而造成的营养代谢障碍性疾病。儿童肥胖不仅影响儿童的健康，而且还是成人肥胖症、心血管疾病、糖尿病、胆石症、痛风等疾病的高危风险因素及猝死的诱因，社会、家庭、个体的改变在预防和治疗肥胖中尤为重要。

【病因与发病机制】

临床上肥胖分为单纯性肥胖和继发性肥胖，其中 95%～97% 的患儿为单纯性肥胖，不伴有明显的内分泌疾病和代谢性疾病。继发性肥胖多与神经—内分泌—代谢紊乱有关，较少发生。单纯性肥胖的发病与下列因素有关：

1. 能量摄入过多

能量摄入过多是儿童单纯性肥胖的主要原因。长期摄入过多的能量，如进食高能、高糖、高脂的食物，能量超过机体代谢需要，就以甘油三酯的形式储存于脂肪组织。

2. 活动量过少

缺乏适当的体力活动和体育锻炼是发生肥胖的重要因素。

3. 遗传因素

肥胖具有一定的家族倾向。父母均为肥胖症，子女中发生肥胖的概率是 70%～80%。

父母的生活方式影响患儿的营养状况和活动水平。

4.其他

如进食过快、精神创伤、心理因素等，或饱食中枢和饥饿中枢调节失衡而致多食。

肥胖的主要病理改变是脂肪细胞数目增多或体积增大。人体脂肪细胞数量增多主要发生在 3 个阶段：出生前 3 个月、生后第 1 年和 11~13 岁，治疗较困难且易复发；其他时期发生的肥胖症以脂肪细胞体积增大为主，治疗相对容易见效且不易复发。

肥胖患儿可有代谢及内分泌改变：①对环境温度变化的应激能力降低，用于产热的能量消耗较正常儿少，有低体温倾向；②脂类代谢异常，常伴有血浆甘油三酯、胆固醇、极低密度脂蛋白(VLDL)及游离脂肪酸增加，但高密度脂蛋白(HDL)减少，成年后易并发心血管疾病、胆石症等疾病；③嘌呤代谢异常，血尿酸水平增高，易发生痛风；④内分泌改变，甲状腺功能变化(如 T_3 受体减少)，血清甲状旁腺素水平升高，血浆生长激素减少，雌激素水平增高，糖皮质激素增加，胰岛素与糖代谢异常。

【临床表现】

肥胖可发生于任何年龄，但最常见于婴儿期，5~6 岁和青春期，且男童多于女童。临床表现因病因不同，其临床症状、体征也有所不同，基本表现为体重明显高于同年龄、同性别儿童正常标准，皮下脂肪堆积明显。继发性肥胖症除肥胖外还有原发病的症状。一般体重超过同性别、同身高参照人群均值 10%~19% 为超重，20%~29% 为轻度肥胖，30%~49% 为中度肥胖，50% 为重度肥胖。轻度肥胖者通常不伴有其他器官系统症状，中重度肥胖可有以下表现：

1.肥胖-换气不良综合征(Pickwickian 综合征)

患儿体重过大，活动时耗氧量大，体内脂肪过度堆积，限制了胸廓扩展及膈肌运动，导致肺通气不良、呼吸浅快，故肺泡换气量减少，造成低氧血症、气急、发绀、红细胞增多、心脏扩大或出现充血性心力衰竭甚至死亡。

2.心血管系统综合征

肥胖儿童体重大，脂肪过多引起高代谢状态，有效血容量增多，相对要求心排血量、每分钟输出量增加，加重心脏负担；同时心肌因脂肪浸润收缩力下降，容易出现心肌劳损；年长儿可有高血压、动脉粥样硬化，加上肺泡换气不良，可出现心力衰竭、肺动脉高压。

3.体格检查

可见患儿皮下脂肪丰满，但分布均匀，腹部膨隆下垂(图 7-1)。重度肥胖者可因皮下脂肪过多，使胸腹、臀部及大腿皮肤出现皮纹。少数患儿因体重过重，走路时双下肢负荷过重导致膝外翻和扁平足。女孩胸部脂肪堆积应与乳房发育相鉴别，男孩因大腿内侧和会阴部脂肪堆积，阴茎可隐匿在阴阜脂肪垫中而

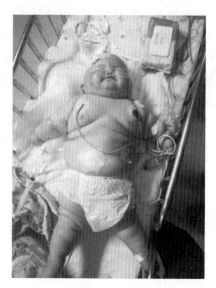

图 7-1 儿童肥胖

被误诊为阴茎发育不良。多囊卵巢综合征可发生在肥胖的青少年中，表现为月经稀发或闭经、多毛、痤疮等。

4. 消化系统症状

食欲亢进，喜吃甜食、饮料、油炸食品和高脂肪食物，可有脂肪肝。

5. 心理障碍

自尊心下降，怕被嘲笑而不愿与其他儿童交往，常出现自卑、胆怯、孤独等心理上的障碍。

【辅助检查】

1. 血脂

主要为甘油三酯增高，胆固醇正常或稍高，低密度脂蛋白(LDL)正常或增高，高密度脂蛋白(HDL)正常或减少，严重肥胖患儿血清 β 脂蛋白增高。

2. 激素水平

常有高胰岛素血症，血生长激素水平减低。

3. 肝超声波检查

可见不同程度的脂肪肝。

【治疗要点】

控制体重增长和降低体质指数(BMI)，合理饮食，适量运动，消除心理障碍，配合药物治疗，防止并发症的出现。饮食疗法和运动疗法是最主要的措施，药物或外科手术治疗均不宜用于儿童。

中国儿童和青少年肥胖症
外科治疗指南（2019版）

【常见护理诊断/问题】

1. 营养失调：高于机体需要量

与进食高能量食物过多和(或)运动过少有关。

2. 社交障碍

与肥胖造成行动不便、心理障碍有关。

3. 知识缺乏

患儿及家长缺乏正确的营养知识。

【护理措施】

1. 饮食疗法

(1)遵循逐渐减少的原则，既满足儿童的基本营养及生长发育需要，又能达到控制体重的目的。控制热能，选择低脂肪、低碳水化合物和高蛋白的食物，不要盲目节食。

(2)改善食物的种类、味道等，满足患儿的食欲，给予体积大、饱腹感明显而低热量的食物，如蔬菜、水果、全谷物、豆类等，适量限制主食，避免油炸食品及甜食。

(3)改变不良的生活方式与饮食习惯，如暴饮暴食、偏食、挑食、吃零食等，少量多餐，避免晚餐后和睡前加餐，细嚼慢咽。

2. 运动疗法

适当的运动能促使脂肪分解，减少胰岛素分泌，使脂肪合成减少，蛋白质合成增加，增加能量消耗，促进肌肉发育。肥胖患儿常不愿运动，应帮助家长和患儿一起制定运动计划，选择患儿能够接受、有效而又容易坚持的有氧运动，如跑步、散步、踢球、游泳、做操等。运动量根据患儿耐受力而定，以运动后轻松愉快、不感到疲劳为原则，逐渐增加运动时间和活动量，如运动后出现疲惫不堪、心慌气促、食欲大增，则提示活动量过度。

3. 心理支持

鼓励患儿正确认识疾病，建立信心，积极配合治疗。鼓励家长为患儿创造更多的社会交往机会，改变其自卑、孤僻的心理。及时表扬患儿的进步，尽可能使患儿和整个家庭都采用同样的饮食计划。

4. 健康教育

向患儿家长讲述科学喂养的知识，培养儿童良好的饮食习惯；在限时饮食的情况下，增加患儿的活动量。鼓励患儿树立信心，对患儿实施生长发育监测，定期门诊观察。

第二节 维生素营养障碍性疾病

课程思政

"小萝卜头"名字的由来

小萝卜头，真名宋振中，男，1941 年生于江苏邳州，父母均为中共地下党员，宋振中 8 个月时随父母被关进了监狱。长年住在阴暗、潮湿的牢房里，吃的是发霉发臭的米饭，宋振中成长至七八岁时，个头却只有四五岁孩子那么高，成了一个头大、胳膊和身子小且面黄肌瘦的孩子，大家都疼爱地叫他"小萝卜头"，其实他就是患了营养不良和佝偻病。

聪明的小萝卜头在敌人的监狱里经常帮大人传递情报和放哨，保护地下党员。1949 年 9 月，宋振中被敌人残忍杀害，年仅 8 岁，宋振中是解放战争时期年龄最小的烈士，他的英名将永远被后人铭记，也时刻提醒着我们：新中国的成立是无数英烈用鲜血和生命换来的，为了振兴中华，我们要自觉承担起当代青年的社会责任，把我们的国家建设得更加强大和美好。

一、营养性维生素 D 缺乏性佝偻病

营养性维生素 D 缺乏性佝偻病（rickets of vitamin D deficiency）是由于儿童体内维生素 D 缺乏引起体内钙、磷代谢异常，导致生长期骨组织矿化不全，产生的一种以骨骼病变为特征的全身慢性营养性疾病，简称佝偻病。多见于 2 岁以下婴幼儿，随着社会经济文化水平的提高，其发病率已逐年降低，且多属于轻症。

【维生素 D 的来源及转化】

维生素 D 是一组具有生物活性的脂溶性类固醇衍生物。天然的维生素 D 包括维生

素 D_2(麦角固醇)和维生素 D_3(胆固化醇)。维生素 D_2 存在于植物和真菌中,维生素 D_3 由人体或动物皮肤中的 7-脱氢胆固醇经日光中紫外线的光化学作用转变而成,也可由食物或膳食补充剂供给,是体内维生素 D 的主要来源。

1. 婴幼儿体内维生素 D 的来源途径

(1)母体-胎儿的转运:胎儿可经胎盘从母体获得维生素 D,胎儿体内 $25-(OH)D_3$ 的储存可满足生后一段时间的生长需要。早期新生儿体内维生素 D 水平与母体的营养状态及胎龄有关。

(2)食物中的维生素 D:天然食物及母乳中含维生素 D 很少,可从配方奶粉、米粉和膳食补充剂中获取。

(3)皮肤的光照合成:是人类维生素 D 的主要来源。皮肤产生维生素 D_3 的量与日照时间、波长、暴露皮肤的面积有关。

2. 维生素 D 的转运

维生素 D_2 和维生素 D_3 在人体内都没有活性,它们被摄入血液循环后与血浆中的维生素 D 结合蛋白(DBP)相结合后转运到肝脏、脂肪、肌肉等组织。维生素 D 在体内必须经 2 次羟化作用后才能发挥生物效应。首次羟化发生在肝细胞内,生成 $25-(OH)D_3$,这是维生素 D 的主要循环方式。随着 $25-(OH)D_3$ 与 α-球蛋白结合被运到肾脏,第 2 次羟化作用发生,生成一种具有生物活性的类固醇激素 $1, 25-(OH)_2D_3$,可促进肠道对钙、磷的吸收及肾脏对滤过钙的重吸收。

3. 维生素 D 的生理功能

从肝脏释放入血的 $25-(OH)D_3$ 浓度较稳定,可反映体内维生素 D 的营养状况。正常情况下,血液循环中的 $1, 25-(OH)_2D_3$ 主要与 DBP 结合,对靶细胞发挥其生物效应:①促进钙、磷自小肠黏膜吸收,增加小肠黏膜细胞合成钙结合蛋白,以促进肠道对钙、磷的吸收。②动员骨钙、磷释放入血,与甲状旁腺素协同使破骨细胞成熟,促进骨重吸收,旧骨中钙盐释放入血。另外,刺激成骨细胞促进骨样组织成熟和钙盐沉积,对骨的形成和矿物质平衡有重要作用。③增加肾小管对钙、磷的重吸收,减少尿磷排出,提高血磷浓度。④参与多种细胞的增殖、分化和免疫功能的调控过程。

【病因与发病机制】

1. 日照不足

维生素 D 是由胆固醇前体在紫外线(波长为 296~310 nm)照射下转化为维生素 D_3。紫外线不能通过玻璃窗,婴幼儿如被长期留在室内活动,容易造成内源性维生素 D 生成不足。大城市中高大建筑多,紫外线易被遮挡,大气污染(烟雾、尘埃、雾霾)可吸收部分紫外线。此外,气候的影响,如冬季日照短、紫外线较弱,都可引起儿童佝偻病。

2. 摄入不足

因天然食物中含维生素 D 少,即使母乳喂养,婴儿若户外活动少或不及时补充鱼肝油、蛋黄等富含维生素 D 的食物,也易患佝偻病。

3. 围生期维生素 D 不足

母亲妊娠期,特别是妊娠后期维生素 D 摄入不足,如母亲患严重营养不良、肝肾疾病、慢性腹泻,以及早产、双胎均可导致婴儿体内维生素 D 储存不足。

4. 需要量增加

婴儿生后生长发育快,需要维生素 D 多,且体内维生素 D 储存不足,尤其是早产、双胎婴儿。重度营养不良婴儿生长迟缓,发生佝偻病者不多。

5. 疾病因素

多数胃肠道或肝胆疾病影响维生素 D 的吸收,如婴儿肝炎综合征、先天性胆道狭窄或闭锁、慢性腹泻、胰腺炎等。严重的肝肾损害可致维生素 D 羟化障碍,导致 $1,25-(OH)_2D_3$ 生成不足引起佝偻病。

6. 药物影响

长期服用抗惊厥药物如苯妥英钠、苯巴比妥等,可刺激肝细胞微粒体的氧化酶系统活性增加,使维生素 D 和 $25-(OH)D_3$ 加速分解成无活性的代谢产物。糖皮质激素可对抗维生素 D 对钙的转运。

钙是维持神经、肌肉、内分泌腺正常功能及细胞间桥接所必需的元素,机体为维持正常血钙水平,从骨骼中释放钙,以保持血钙浓度正常或接近正常,然而这会引发骨中钙沉积障碍而引起骨骼损害。当维生素 D 缺乏时,肠道对钙、磷的吸收减少,使得血中钙、磷水平下降,刺激甲状旁腺分泌功能亢进,加速了旧骨的吸收,钙、磷释放入血,使血钙暂时恢复正常。但甲状旁腺素也会抑制肾小管对磷的重吸收,使尿磷排出增加,血磷降低,钙磷乘积下降(钙磷乘积指 100 mL 血清钙和磷的毫克数相乘所得的值,正常为>40),由此导致骨样组织钙化障碍。同时维生素 D 缺乏引起骨细胞代谢增生,局部造成骨样组织堆积,碱性磷酸酶分泌增加,出现一系列骨骼变化及生化异常。

【临床表现】

维生素 D 缺乏性佝偻病在临床上分为 4 期:

1. 初期(早期)

多见于半岁以内的婴儿,尤其是小于 3 个月的婴儿。其主要表现为非特异性神经兴奋性增高,如易激惹、烦躁、睡眠不安、夜间啼哭、多汗(与室温和季节无关)等。因汗多刺激头皮,患儿常摇头擦枕,也可有枕秃出现。初期常无骨骼改变,X 线片可正常,或临时钙化带模糊。血清 $25-(OH)D_3$ 下降,PTH 升高,血钙正常或一过性降低,血磷降低,碱性磷酸酶正常或稍高。

2. 激期(活动期)

初期维生素 D 缺乏若未经治疗,持续加重,除初期症状外,可出现骨骼改变和运动功能迟缓。

(1)不同年龄的骨骼生长速度不同,因此维生素 D 缺乏性佝偻病骨骼的临床表现与年龄密切相关,骨骼改变在该年龄骨骼生长速度较快的部位最为明显(表 7-3、图 7-2 和图 7-3)。

表7-3　营养性维生素D缺乏性佝偻病活动期骨骼畸形与好发年龄

好发部位	骨骼畸形	好发年龄
头部	颅骨软化("乒乓头")	3~6个月
	方颅("方盒样"头型)	8~9个月
	前囟增大及闭合延迟	迟于1.5岁
	出牙迟	1岁出牙，2.5岁仍未出齐
胸部	肋骨串珠	1岁左右
	肋膈沟	
	鸡胸、漏斗胸	
四肢	手镯、足镯	>6个月
	膝内翻("O"形腿)或膝外翻("X"形腿)	>1岁
脊柱	后凸、侧凸	坐起或站立年龄阶段
骨盆	扁平	

（2）运动发育迟缓：由于低血磷阻碍肌肉中的糖代谢，导致全身肌肉松弛，肌张力降低，韧带松弛，坐、立、行等功能发育落后，腹肌张力低下、腹部膨隆如蛙形腹。

（3）其他：神经、精神发育迟缓；营养不良及贫血；免疫功能低下，易患上呼吸道感染、消化道感染等。

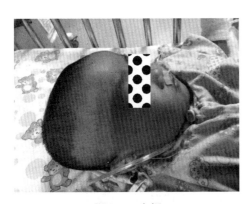

图7-2　方颅

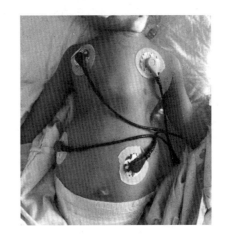

图7-3　鸡胸

3. 恢复期

患儿经适当治疗后，临床症状和体征逐渐减轻或近于消失，血生化及骨X线片检查正常。

4.后遗症期

重症佝偻病可残留不同程度的骨骼畸形，此期患儿无任何临床症状，血生化、骨X线片检查正常，多见于2岁以上患儿。

【辅助检查】

1.血生化检查

初期血清25-(OH)D₃下降，血钙正常或稍低，血磷降低，碱性磷酸酶正常或稍高；激期除血清钙稍低外，其余指标改变更加明显；恢复期血钙、磷逐渐恢复正常，碱性磷酸酶下降；后遗症期各项生化指标正常。

2.X线片检查

①初期：X线片示正常或钙化带稍模糊，常无骨骼表现。②激期：长骨片显示钙化带消失，干骺端呈毛刷样、杯口状改变，骨骺端明显增宽，骨密度降低，骨皮质变薄；可有骨干弯曲畸形或青枝骨折，骨折可无临床症状。③恢复期：出现不规则的钙化线，骨骺软骨带逐渐恢复正常。④后遗症期：X线片检查仅见骨骼畸形表现，骨骼干骺端病变消失。

【治疗要点】

控制激期病情症状，防止骨骼畸形，注意加强营养，供给富含维生素D的食物，坚持每日户外活动。给予维生素D制剂及根据病情补充钙剂，一般为口服维生素D，剂量为50~100 μg/d(2 000~4 000 IU/d)或1,25-(OH)₂D₃ 0.5~2.0 μg/d，重症佝偻病有并发症或口服困难等情况下，可一次肌内注射维生素D 7 500~15 000 μg，连用1个月后改为400~800 IU/d。治疗1个月后应复查结果。严重骨骼畸形者可考虑手术治疗。

【常见护理诊断/问题】

1.营养失调：低于机体需要量

与日光照射少、维生素D摄入不足有关。

2.有感染的危险

与免疫功能低下有关。

3.潜在并发症

骨骼畸形、药物不良反应。

4.有受伤的危险

与骨质疏松、肌肉关节松弛有关。

5.知识缺乏

家长缺乏佝偻病的预防及护理知识。

【护理措施】

1.补充维生素D

(1)户外活动：指导患儿家长每日进行户外活动，接触阳光。生后2~3周即可进行户外活动，活动时间可逐渐延长。夏季气温太高，可在阴凉处活动，选择合适的时间(一般为上午9点之前，下午4点后)，充分暴露皮肤，但要避免紫外线暴露辐射使皮肤灼伤或中暑。冬季也要保证一定的户外活动时间，在室内活动时应开窗，使紫外线能够进入室内。

（2）增加富含维生素 D、钙、磷和蛋白质的食物，如母乳、蛋黄、蘑菇等。

（3）遵医嘱给予维生素 D 制剂，注意药物的不良反应。严密观察患儿有无厌食、倦怠、烦躁、恶心、呕吐、体重下降、顽固性便秘等维生素 D 中毒表现，一经发现应立即停用维生素 D，避免紫外线照射，并及时通知医生。

维生素D补充共识

2. 预防感染

保持室内空气清新，保证适宜的温度、湿度，阳光充足，避免交叉感染。做好口腔护理。

3. 预防骨骼畸形和骨折

避免患儿早坐、久坐、早站、久站，以防骨骼畸形。患儿衣着应柔软、宽松、干燥，床头垫软枕，床铺松软，避免撞伤。护理患儿时动作轻柔，避免拖、拉、拽、重压等。

4. 加强体格锻炼

对已有骨骼畸形的患儿可采取主动和被动的矫正方法。如胸廓畸形，可让患儿做俯卧位抬头展胸运动；下肢畸形，如"O"型腿、"X"型腿可进行下肢内侧肌群按摩；行外科手术矫治者，应指导患儿家长正确使用矫形器具，注意观察矫形器具下方的皮肤，防止血运循环障碍、器械相关性压力性损伤，并定时进行松解。

5. 健康教育

给孕妇及患儿父母讲述佝偻病的预防及护理知识，鼓励户外活动，选择富含维生素 D、钙、磷和蛋白质的食物。足月儿出生 2 周后即给予维生素 D 制剂 400~800 IU/d 口服。处于生长发育高峰的婴幼儿更应加强户外活动。指导家长掌握维生素 D 的服用方法，注意观察有无维生素 D 中毒的表现。尽量减少带患儿去公共场所的次数，预防感染。

二、维生素 D 缺乏性手足搐搦症

维生素 D 缺乏性手足搐搦症（tetany of vitamin D deficiency）是由于维生素 D 缺乏，血中的钙离子浓度降低，导致神经肌肉兴奋性增高，出现惊厥、喉痉挛、手足肌肉搐搦等症状。多见于 6 个月以下的婴儿。目前普遍开展维生素 D 缺乏预防工作后，维生素 D 缺乏性手足搐搦症已较少发生。

【病因和发病机制】

维生素 D 缺乏引起血钙降低，而甲状旁腺反应迟钝，不能代偿性分泌增加，血钙继续降低，正常血钙浓度为 2.25~2.27 mmol/L（9~11 mg/dL），当血钙总量为 1.75~1.88 mmol/L（7~7.5 mg/dL）或血钙总量<1.75 mmol/L（7 mg/dL）或离子钙<1.0 mmol/L（4 mg/dL）时，可引起神经肌肉兴奋性增高，出现手足搐搦或惊厥症状。

常见的诱因：①维生素 D 缺乏的早期，甲状旁腺急剧代偿分泌增加；②春夏季户外活动增加，或开始维生素 D 制剂治疗时，大量血钙沉积于骨骼，血钙降低；③感染、发热、饥饿时，由于组织分解，磷释放入血，血钙下降；④长期腹泻或梗阻性黄疸。

【临床表现】

1. 典型发作

血清钙<1.75 mmol/L（7 mg/dL）时可出现惊厥、喉痉挛和手足搐搦，部分患儿伴有

不同程度的佝偻病表现。

(1)惊厥：多见于婴儿期，是维生素 D 缺乏性手足搐搦症最常见的症状。表现为四肢突然抽动，两眼上翻，面肌或嘴角抽动，伴有意识改变、大小便失禁，一般不伴有发热。发作时间可数十秒钟至数分钟发作不等，发作时间长的患儿可伴口周发绀。缓解后意识恢复，精神萎靡入睡，但醒后活泼如常。

维生素D缺乏性
手足搐搦症惊厥发作

(2)手足搐搦：多见于 2 岁以上幼儿，是维生素 D 缺乏性手足搐搦症特有的症状。表现为手足痉挛呈弓状，腕部和掌指关节屈曲，手指强直，拇指内收贴近掌心，呈"助产士手"；足部踝关节伸直，足趾同时向下弯曲成弓状，呈"芭蕾舞足"。

(3)喉痉挛：不多见，但危险性最高。表现为突发喉部肌肉及声门痉挛，吸气性呼吸困难、声嘶、喉鸣等，严重者可突发窒息而死亡。

2.隐匿特征

无典型发作症状，血清钙浓度多为 1.75~1.88 mmol/L（7~7.5 mg/dL），通过刺激可引发以下神经肌肉兴奋性增高的体征：

(1)面神经征（Chvostek 征）：用指尖或叩诊锤轻叩耳前颧弓与口角间的面颊部，引起眼睑和口角抽动为阳性。

(2)腓反射：用叩诊锤叩击膝下外侧腓骨头上方，引起足部向外收缩者为阳性。

(3)陶瑟征：用血压计的袖带包裹上臂，充气使其压力维持在收缩压与舒张压之间，5 分钟内出现痉挛症状者为阳性。

【辅助检查】

血钙降低，血钙总量<1.75 mmol/L（7 mg/dL）或血钙总量为 1.75~1.88 mmol/L（7~7.5 mg/dL）或离子钙<1.0 mmol/L（4 mg/dL），血磷正常或升高，尿钙阴性。

【治疗要点】

迅速控制惊厥，解除喉痉挛，补充钙剂，急性期后补充维生素 D。

【常见护理诊断/问题】

1.有窒息的危险

与惊厥、喉痉挛发作有关。

2.有受伤的危险

与惊厥发作、手足搐搦有关。

3.营养失调：低于机体需要量

与维生素 D 缺乏有关。

4.知识缺乏

家长缺乏惊厥和喉痉挛的护理知识。

【护理措施】

1.控制惊厥及喉痉挛

遵医嘱给予镇静药物、钙剂。静脉注射钙剂时，需缓慢推注（>10 分钟）或使用静脉注射泵输入，同时监测心率，避免血钙骤升发生呕吐，甚至心搏骤停，密切观察药物不良反应，避免药物外渗，不可皮下注射或肌内注射，以防局部坏死。

2. 防止窒息

惊厥发作时应就地抢救，立即给予吸氧，严密监测患儿生命体征及神志变化；保持室内安静，集中操作，避免刺激；将患儿平躺，头偏向一侧，以防误吸。喉痉挛时，立即将患儿舌头拉出口外，做好气管插管或气管切开的准备，保持呼吸道通畅。

3. 预防受伤

搐搦发作时应就地抢救，注意保护患儿，防止发生坠床，头下垫软枕，防止撞伤。已出牙的患儿，应在上下齿之间放置牙垫，避免舌咬伤。

4. 补充维生素 D

症状控制后，按维生素 D 缺乏佝偻病给予维生素 D 治疗，定期进行户外活动。

5. 健康指导

指导家长合理喂养，教会家长识别惊厥和喉痉挛发作的临床表现，掌握急救处理方法，例如：使患儿平卧，松解衣领，保护患儿避免受伤，颈部伸直、头稍后仰，以保持呼吸道通畅，同时呼叫医护人员。

三、其他维生素营养障碍

维生素 A 缺乏症(vitamin A deficiency)是由于摄入量不足或消化功能障碍等原因引起体内维生素 A 缺乏，导致眼干燥症、角膜软化、不可逆的角膜损伤、夜盲症、视网膜色素病等疾病。轻度维生素 A 缺乏时，可无典型的临床表现，仅表现为免疫功能损伤，易患各种感染，称之为"亚临床状态维生素 A 缺乏"。目前维生素 A 缺乏已不多见，但在边远农村地区仍普遍存在亚临床维生素 A 缺乏。

【维生素 A 的来源、代谢及生理功能】

1. 维生素 A 的来源

维生素 A 主要有两大来源：①动物性食物，如乳类、蛋类、动物内脏中的视黄醇；②植物类食物，如深色蔬菜和水果中的 β-胡萝卜素。

2. 维生素 A 的代谢

维生素 A 在小肠细胞吸收，转化成棕榈酸酯后与乳糜微粒结合，通过淋巴系统进入血液循环，转运到肝脏，在肝脏中再酯化储存。当周围靶细胞组织需要时，肝脏中的维生素 A 棕榈酸酯经酯酶水解后与视黄醇结合蛋白(retinol-binding protein，RBP)结合，再与前白蛋白(prealbumin，PA)结合形成复合体后释放入血，转运至人体各靶组织。

3. 维生素 A 的生理功能

构成视觉细胞内的感光物质，维持正常视觉；维持皮肤上皮细胞结构的稳定性、完整性；促进生长发育和维护生殖功能；增进人体的免疫功能；参与铁代谢，影响造血功能。

【病因与发病机制】

1. 摄入不足

维生素 A 和 β-胡萝卜素很难通过胎盘，因此新生儿血清维生素 A 水平明显低于母体，若出生后不能及时补充维生素 A，极易出现缺乏。长期素食或以米糕、面糊等喂养，未及时添加辅食也会发生维生素 A 缺乏症。

2. 吸收障碍

慢性消化道疾病可影响维生素 A 的消化吸收，如迁延性腹泻、慢性痢疾、肠结核等。甲状腺功能低下及糖尿病时，先天性酶缺乏，或 β-胡萝卜素转变视黄醇障碍导致维生素 A 缺乏。膳食中脂肪含量过低也会影响维生素 A 的吸收。

3. 利用与排泄增加

消耗性疾病，如各种急性传染病、长期发热、结核、肿瘤等均可使维生素 A 需要量增加。

【临床表现】

1. 典型维生素 A 缺乏

（1）眼部症状：眼部的症状和体征是维生素 A 缺乏的早期表现和典型症状。早期表现为暗适应时间延长，持续数周后，暗光下视力减退，继而出现夜盲症（night blindness），结膜干燥，靠近角膜两旁的结膜常因干燥而发生褶皱，形成泡沫状银灰色斑块，称为结膜干燥斑或毕脱斑（Bitot spot）。数周后，结膜、角膜干燥、浑浊而软化，激发感染后形成结膜角膜炎，影响视力。严重者可发生角膜溃疡、坏死，引起角膜穿孔、虹膜和晶状体脱出导致失明。

（2）皮肤表现：病初时可表现为全身皮肤干燥、易脱屑，有瘙痒感。继而上皮角化增生，常发生丘疹样角质损害，角化物充塞毛囊并突出皮面，触之如粗沙样，以四肢伸面、肩部多见。指甲变脆、多纹、易折等，毛发干燥易脱落。

（3）生长发育障碍：严重缺乏时表现为体格、智能发育轻度落后，常伴营养不良、贫血及其他维生素缺乏症。

2. 亚临床维生素 A 缺乏

无典型维生素 A 缺乏的临床症状，主要表现为免疫功能低下，出现反复呼吸道感染、消化道感染和泌尿道感染，且迁延不愈。

【治疗要点】

1. 调整饮食、去除病因

提供富含维生素 A 的动物性食物或含 β-胡萝卜素较多的植物类食物，积极查找导致维生素 A 缺乏的高危因素和原发病，采取有效干预措施治疗原发病。

2. 维生素 A 的治疗

轻症患儿可口服维生素 A 7 500~15 000 μg/d（2.5 万~5 万 IU/d），2 天后减至每日 1 500 μg/d（4 500 IU/d）。慢性腹泻、肠道吸收障碍、角膜病变者，可深部肌注 0.5~1 mL 维生素 AD 注射剂（每支含维生素 A 7 500 μg 和维生素 D 62.5 μg），每日 1 次，连续 3~5 天后改为口服。

3. 眼部治疗

预防结膜、角膜发生继发性感染。

【常见护理问题/诊断】

1. 营养失调：低于机体需要量

与维生素 A 摄入不足和（或）吸收功能障碍有关。

2. 有感染的危险

与免疫功能低下及结膜、角膜溃疡有关。

【护理措施】

1. 调整饮食

注意膳食的营养平衡，供给富含维生素 A 的食物，鼓励母乳喂养，及时添加含维生素 A 的辅食。

2. 补充维生素 A

遵医嘱给予维生素 A，注意观察药物反应和治疗效果，观察患儿有无易激惹、厌食、低热、头痛、呕吐、嗜睡、贫血等维生素 A 中毒表现。

3. 眼部护理

做好眼部护理，动作轻柔，遵医嘱使用眼药水，减轻虹膜和角膜干燥不适，预防继发感染。

4. 健康教育

指导患儿家长合理喂养，及时补充维生素 A，防止维生素 A 中毒。

第三节 微量元素障碍

微量元素在人体内含量小于 0.01%，机体日需要量也相对较少。人体重要的微量元素包括铁、锌、碘、铜、钴、氟、硒、镁等，根据我国人们的饮食结构，较易缺乏的元素是铁、钙、锌、碘。

一、锌缺乏

锌缺乏（zinc deficiency）是指长期锌摄入不足或代谢障碍导致体内锌缺乏，引起食欲减退、生长发育迟缓、味觉迟钝甚至丧失、异食癖、皮炎、性成熟延迟、腹泻、口腔黏膜损伤、频繁感染等临床表现。

【病因与发病机制】

1. 摄入不足

动物性食物中锌的利用率为 35%～40%，而植物性食物中仅为 1%～20%。因此，素食者易患锌缺乏；全胃肠道外营养如未加锌也可致严重锌缺乏。

2. 吸收障碍

各种原因引起的腹泻、长期进食谷类食物、长期牛乳及纯牛奶喂养均可妨碍锌的吸收。肠病性肢端皮炎（acrodermatitis enteropathica）是一种常染色体隐性遗传病，因小肠缺乏吸收锌的载体，亦可表现为严重缺锌。

3. 需要量增加

婴儿生长发育迅速、组织修复过程中、营养不良恢复期等状态下，机体对锌需要量增多。

4. 丢失过多

如反复出血、溶血、大面积烧伤、长期多汗、慢性肾脏疾病、外伤等因锌随体液丢失,导致锌缺乏;长期应用金属螯合剂(如青霉胺)等,锌自尿液排出,引起锌缺乏。

【临床表现】

1. 消化功能减退

锌可影响味蕾细胞的更新和唾液磷酸酶的活性,导致舌黏膜增生、角化不全,味觉敏感性下降,表现为食欲不振、厌食、异食癖等。

2. 生长发育迟缓

锌的缺乏可妨碍生长激素轴功能及性腺轴的成熟,表现为身高、体重低于正常同年龄、同性别儿童,性发育延迟,严重者有侏儒症。

3. 免疫功能降低

缺锌可导致 T 淋巴细胞功能损伤而易发生感染。

4. 智能发育迟缓

DNA 和蛋白质合成障碍,脑内谷氨酸浓度降低,出现注意力不集中、学习困难等智能迟缓。

5. 其他

如地图舌、反复口腔溃疡、皮炎、头发枯黄易脱落、创伤愈合迟缓、视黄醇结合蛋白减少而出现夜盲、贫血等。

【辅助检查】

1. 空腹血清锌测定

该指标可反映人体锌的情况,但缺乏敏感性,轻度缺乏时仍可保持正常。正常最低值为 11.47 μmol/L(75 μg/dL)。

2. 餐后血清锌浓度

餐后血清锌浓度反应试验(PICR):先测空腹血清锌浓度(A0)作为基础水平,然后给予标准饮食(按全天总热量的 20% 计算,其中蛋白质为 10% ~ 15%,脂肪为 30% ~ 35%,碳水化合物为 50%~60%),2 小时后复查血清锌(A2),按公式 PICR =(A0−A2)/ A0×100% 计算,若 PICR>15%,则提示缺锌。

【治疗要点】

积极治疗原发病,给予含锌量较多的动物性食物,必要时补充锌制剂。

【常见护理诊断/问题】

1. 营养失调:低于机体需要量

与锌摄入不足、吸收障碍、需要量增加、丢失过多有关。

2. 有感染的危险

与缺锌导致免疫功能降低有关。

3. 知识缺乏

家长缺乏营养知识及喂养知识。

【护理措施】

1. 调整饮食,促进生长发育

给予富含锌的动物性食物,如动物内脏、鱼、瘦肉、贝类等,培养良好的饮食习惯,不挑食、不偏食。提倡母乳喂养,母乳中锌的吸收率和利用率都比配方奶和牛奶高。

2. 预防感染

保持室内空气清新，注意口腔护理，避免交叉感染。

3. 健康教育

提倡母乳喂养，让家长了解导致缺锌的原因，配合治疗和护理。

二、碘缺乏

碘缺乏症（iodine deficiency disorders，IDD）是由于自然环境碘缺乏造成机体碘营养不良，引起的一组有关联疾病的总称。碘在人体的含量为 20~50 mg，甲状腺内含量最多，占 70%~80%，其余的碘分布在皮肤、骨骼、中枢神经系统及其他内分泌腺。缺碘可影响大脑发育，引发呆小病或克汀病，常发生于胎儿、初生儿及婴幼儿期。

【病因与发病机制】

食物和饮水中缺碘，使甲状腺素合成障碍，影响生长发育。

【临床表现】

临床表现取决于缺碘的程度、持续时间和患病年龄。胎儿期缺碘可致死胎、早产及畸形；新生儿期则表现为甲状腺功能低下；儿童和青春期可引起地方性甲状腺肿、地方性甲状腺功能减低症，主要表现为儿童智能低下、体格发育障碍。儿童长期轻度缺碘可出现亚临床型甲状腺功能减低症（亚临床型克汀病），表现为轻度智能低下或轻度听力障碍，常伴有体格生长落后。

【实验室检查】

1. 尿碘浓度

尿碘浓度 100~199 μg/L 为正常；50~99 μg/L 为轻度碘缺乏；20~49 μg/L 为中度碘缺乏；<20 μg/L 为重度碘缺乏。

2. 全血 TSH 测定

全血 TSH 测定可作为评价碘营养状态的间接指标，碘缺乏时，TSH 常增高。

【治疗要点】

给予含碘丰富的食物；给予碘剂、甲状腺素治疗。

【常见护理诊断/问题】

1. 营养失调：低于机体需要量

与碘摄入不足有关。

2. 生长发育迟缓

与碘缺乏影响甲状腺素合成有关。

3. 知识缺乏

家长缺乏营养知识及喂养知识。

【护理措施】

1. 改善营养

给予富含碘的食物,如海带、紫菜、海参、贝类等,食盐加碘是预防缺碘性疾病最有效的措施,也可选择碘酱油,注意切勿碘过量。

2. 补充碘剂、甲状腺素制剂

碘剂、甲状腺素制剂须在医务人员的指导下应用。

3. 定期监测生长发育情况

定期测量体重、身高(身长)及皮下脂肪厚度,判断治疗效果及指导治疗。

4. 健康教育

指导患儿家长合理喂养,及时补充碘。

本章小结

> 蛋白质—能量营养不良主要表现为体重减轻、皮下脂肪减少和皮下水肿,临床护士应根据营养不良的程度对患儿进行饮食指导,预防感染和潜在并发症。
>
> 肥胖影响儿童的健康,严重肥胖患儿可导致肺通气不良、心力衰竭,甚至死亡,做好饮食管理和运动治疗尤为重要。应注意避免肥胖影响患儿生长发育,并帮助患儿克服心理障碍,建立健康的生活方式。
>
> 年龄不同,维生素 D 缺乏性佝偻病的临床表现各异。识别各期的特点,及早对患儿进行饮食调整、户外活动指导,能够有效改善患儿佝偻病的症状。
>
> 维生素 D 缺乏性手足搐搦症患儿发生惊厥或喉痉挛时医务人员应做好急救处理,保持呼吸道通畅,防止窒息。同时家长也应知晓惊厥、喉痉挛发作的处理方法。

第八章

呼吸系统疾病患儿的护理

呼吸系统疾病患儿的护理PPT

学习目标

识记：儿童呼吸系统解剖生理特点；急性上呼吸道、急性支气管炎、肺炎和支气管肺炎的概念和病因；急性感染性喉炎的临床表现及护理措施。

理解：儿童易患呼吸系统感染性疾病的原因；比较几种特殊病原体所致肺炎的特点；急性上呼吸道感染、急性支气管炎、肺炎及支气管哮喘的发病机制、临床表现和治疗原则。

运用：运用护理程序的方法，结合相关知识对呼吸系统疾病患儿及其家庭实施整体护理；对儿童气管异物进行现场急救处理。

第一节　儿童呼吸系统解剖生理特点

儿童呼吸系统的解剖、生理、免疫特点与儿童时期易患呼吸系统疾病密切相关。呼吸系统以环状软骨为界划分为上、下呼吸道。上呼吸道包括鼻、鼻窦、咽、咽鼓管、会厌、喉；下呼吸道包括气管、支气管、毛细支气管、呼吸性毛细支气管、肺泡管及肺泡。

一、解剖特点

1. 上呼吸道

儿童呼吸系统解剖生理特点(微课)

（1）鼻：鼻腔相对短小，无鼻毛，后鼻道狭窄，黏膜柔嫩，血管丰富，因此易感染。感染时易充血，引起鼻腔堵塞，而致呼吸困难和张口呼吸。婴幼儿鼻泪管短，开口部瓣膜发育不全，上呼吸道感染时易引起结膜炎。

（2）鼻窦：鼻腔黏膜与鼻窦黏膜相连续，鼻窦口相对较大，故急性鼻炎可累及鼻窦，其中上颌窦和筛窦最易感染。

（3）咽：咽部狭窄且垂直。扁桃体发育1岁后开始增快，4~10岁发育达高峰，14~15岁逐渐退化，故扁桃体炎多见于年长儿，而1岁以内少见。

（4）咽鼓管：较短、宽、直，呈水平位，故鼻咽炎易侵及中耳而导致中耳炎。

（5）喉：喉部呈漏斗形，软骨柔软，喉腔及声门裂较狭小，黏膜柔嫩，血管及淋巴组织丰富，故喉部炎症时易出现充血、水肿，引起吸气性呼吸困难和声音嘶哑。

2. 下呼吸道

（1）气管和支气管：气管呈烟囱状，管腔相对狭小，软骨柔软，缺乏弹力组织，支撑作用弱，黏膜血管丰富，感染后易发生气道狭窄甚至阻塞。由于右侧主支气管较左侧直、短、粗，是气管的直接延伸，气管异物则易进入右支气管。

（2）肺：肺弹力纤维发育不完善，肺泡小且数量少，而肺间质发育旺盛，血管丰富，全肺含血量多而含气量相对较少，易发生感染，并易引起间质性肺炎、肺不张及肺气肿等。

3. 胸廓和纵隔

婴幼儿胸廓上下径较短，前后径相对较长，呈圆桶状；肋骨呈水平位，膈肌位置较高，胸腔容量较小，呼吸肌发育不完善，呼吸时胸廓运动不充分，肺的扩张受到限制，不能充分通气、换气，患病易发生缺氧而出现发绀。而纵隔相对宽大，占胸腔内相当大的空间，因而肺的扩张易受限制。纵隔周围组织松软、富有弹性，胸腔积液或积气时易发生纵隔移位。

二、生理特点

1. 呼吸频率和节律

儿童年龄越小呼吸频率越快。婴幼儿尤其是早产儿、新生儿，由于呼吸中枢发育尚未完全成熟，呼吸调节功能不完善，易出现呼吸节律不齐，甚至呼吸暂停，见表8-1。

表 8-1　不同年龄儿童呼吸频率(次/分)

年龄	新生儿	1 岁以内	1~3 岁	4~7 岁	8~14 岁
呼吸频率	40~44	30~40	25~30	20~25	18~20

　　儿童呼吸频率受诸多因素影响,如激动、哭闹、活动、发热、贫血、呼吸系统和循环系统的疾病等,均可使呼吸增快。因此,须在儿童安静或睡眠状态时测量呼吸频率。

　　2. 呼吸类型

　　婴幼儿呼吸,呼吸机逐渐发育和膈肌下降,肋骨由水平位逐渐倾斜,胸廓前后径和横径增大,开始出现胸式呼吸,7 岁后多数为胸腹式呼吸。

　　3. 呼吸功能特点

　　儿童肺活量、潮气量、每分钟通气量和气体弥散量均较成人小,而气道阻力较成人大,故各项呼吸功能的储备能力均较差,呼吸系统发生病变时,较易发生呼吸衰竭。

　　4. 血气分析

　　婴幼儿的肺功能检查难以进行,但可通过血气分析了解血氧饱和度水平及血液酸碱平衡状态。儿童动脉血气分析正常值见表 8-2。

表 8-2　儿童血气分析正常值

项目	新生儿	~2 岁	2 岁以上
pH	7.35~7.45	7.35~7.45	7.35~7.45
PaO_2(kPa)	8~12	10.6~13.3	10.6~13.3
$PaCO_2$(kPa)	4~4.67	4~4.67	4.67~6.0
HCO_3^-(mmol/L)	20~22	20~22	22~24
BE(mmol/L)	−6~+2	−6~+2	−4~+2
SaO_2	0.90~0.956	0.95~0.97	0.955~0.977

　　当动脉血氧分压(PaO_2)<50 mmHg,动脉血二氧化碳分压($PaCO_2$)>50 mmHg,动脉血氧饱和度(SaO_2)<85% 时为呼吸衰竭。

三、免疫特点

　　儿童呼吸道的非特异性及特异性免疫功能均较差。如咳嗽反射及纤毛运动差,难以有效地防止或清除进入呼吸道的微生物及尘埃;婴幼儿体内的免疫球蛋白含量低,尤其是缺乏分泌型 IgA,肺泡巨噬细胞功能不足,乳铁蛋白、溶菌酶、干扰素等数量及活性不足,易患呼吸道感染。

第二节　急性上呼吸道感染

案例导入

> 患儿，男，6 个月，流涕、咳嗽 3 天，近半天出现高热，体温 39.4℃，抽搐 1 次约 2 分钟。体格检查：患儿精神萎靡，前囟平软，咽部充血，双肺听诊未闻及啰音，脑膜刺激征阴性。辅助检查：WBC $5×10^9$/L。
>
> 思考
>
> (1)该患儿抽搐的原因是什么？
> (2)该患儿应采取哪些护理措施？

急性上呼吸道感染案例分析

急性上呼吸道感染(acute upper respiratory infection，AURI)是由各种病原引起的上呼吸道的急性感染，简称上感，俗称"感冒"，是儿童时期最常见的疾病。常诊断为"急性鼻咽炎""急性咽炎""急性扁桃体炎"等。该病一年四季均可发生，主要以冬春季节多见。

【病因与发病机制】

1.常见病原体

各种病毒和细菌均可引起急性上呼吸道感染，但 90% 为病毒所致，包括鼻病毒、呼吸道合胞病毒、流感病毒、副流感病毒、腺病毒、柯萨奇病毒、埃克病毒、冠状病毒、单纯疱疹病毒、EB 病毒等。细菌感染占 10%，可直接感染或继发于病

急性上呼吸道感染(微课)

毒感染，以溶血性链球菌最为常见，其次为肺炎球菌、流感嗜血杆菌等。

2.易感因素

由于上呼吸道的解剖生理和免疫特点，婴幼儿时期易患上呼吸道感染。儿童有营养障碍性疾病，如维生素 D 缺乏性佝偻病、维生素 A 或锌缺乏症等，或免疫缺陷、被动吸烟、护理不当、气候改变和环境不良等因素，易反复发生上呼吸道感染或病程迁延。

【临床表现】

由于年龄、体质、病原体及病变部位不同，病情的缓急、轻重程度也不同。年长儿症状较轻，以局部症状为主；婴幼儿病情大多较重，常有明显的全身症状。

(一)一般类型

1.前驱期

常于受凉后1~3天出现症状。

2.局部症状

局部症状表现为鼻塞、流涕、喷嚏、干咳、咽部不适和咽痛等，多于3~4天自然痊愈。

3.全身症状

表现为发热、烦躁不安、头痛、全身不适、乏力等。部分患儿有食欲不振、呕吐、腹泻、腹痛等消化道症状。腹痛多有脐周阵发性疼痛，无压痛，可能为肠痉挛所致；如腹痛持续存在，多为并发急性肠系膜淋巴结炎。婴幼儿起病急，以全身症状为主，多有高热，体温高达39℃~40℃，常伴有呕吐、腹泻、烦躁不安，甚至高热惊厥。

(二)两种特殊类型

1.疱疹性咽峡炎

疱疹性咽峡炎(herpangina)病原体为柯萨奇A病毒。好发于夏秋季。起病急，临床表现为高热、咽痛、流涎、厌食、呕吐等。体格检查可发现咽部充血，咽腭弓、腭垂(悬雍垂)、软腭等处可见2~4 mm的疱疹，周围有红晕，疱疹破后形成小溃疡。疱疹也可发生于口腔的其他部位。病程约为1周。

2.咽-结膜热

咽-结膜热(pharyngo-conjunctival fever)病原体为腺病毒。好发于春夏季。临床表现以发热、咽炎、结膜炎为特征。多呈高热、咽痛、眼部刺痛、咽部充血。一侧或双侧滤泡性眼结膜炎，颈部、耳后淋巴结肿大，有时伴有消化道症状。病程为1~2周。

急性上呼吸道感染多为自限性疾病，但是延误诊治或特殊病原体感染时，可引起很多并发症，如中耳炎、鼻窦炎、咽后壁脓肿、颈淋巴结炎、喉炎、支气管炎、肺炎等。年长儿若患链球菌感染可引起急性肾炎、风湿热等疾病。

【辅助检查】

(1)病毒感染时白细胞计数可增多，中性粒细胞减少，淋巴细胞计数相对增多。病毒分离和血清学检查可明确病原。

(2)细菌感染者外周血白细胞可增多，中性粒细胞增多，在使用抗菌药物前行咽拭子培养可发现致病菌。C反应蛋白(CRP)和降钙素(PCT)有助于鉴别细菌感染。

【治疗要点】

1.一般治疗

多休息、多饮水、居室通风，做好呼吸道隔离和呼吸道管理，防止交叉感染和并发症。

2.抗感染治疗

(1)病毒感染者早期应用抗病毒药物，部分中药制剂有一定的抗病毒疗效。

(2)细菌感染者，可选用抗生素治疗。咽拭子培养阳性有助于指导抗菌药治疗。链球菌感染或既往有肾炎或风湿热病史者，青霉素疗程应为10~14天。

3. 对症治疗

高热者给予物理降温或药物降温，高热惊厥者给予镇静、止惊处理。

【常见护理诊断/问题】

1. 体温过高

与上呼吸道感染有关。

2. 舒适度改变

与流涕、咽痛、鼻塞、头痛有关。

3. 潜在并发症

热性惊厥等。

【护理措施】

1. 一般护理

多饮水、注意休息。保持室内空气清新，进行呼吸道隔离，患儿与其他患儿或正常婴儿分室居住，接触者应戴口罩。

2. 发热护理

卧床休息，保持室内通风良好。衣被不可过厚，以免影响机体散热。每 4 小时测量体温 1 次，并准确记录，如为超高热或有热性惊厥史者需 1~2 小时测量 1 次。退热处置 30 分钟后复测体温。体温超过 38.5℃ 时给予物理降温或药物降温。保持皮肤清洁，及时更换被汗液浸湿的衣被。加强口腔护理。

3. 舒适护理

保持室温 18℃~22℃，湿度 50%~60%，以减少空气对呼吸道黏膜的刺激。保持上气道通畅，及时清除鼻腔分泌物及干痂，以减轻分泌物刺激。嘱患儿不要用力擤鼻，以免验证经咽鼓管向中耳发展引起中耳炎。集中护理，避免因疼痛等对患儿产生的不良刺激。

4. 病情观察

密切观察病情变化，注意咳嗽的性质、神经系统症状、口腔黏膜改变及皮肤有无皮疹等，以利于早期发现麻疹、猩红热、百日咳、流线型脑脊髓膜炎等急性传染病。有可能发生惊厥的患儿应加强巡视，密切观察体温变化，床边备好急救物品和药品。

5. 饮食护理

保证充足的营养和水分，给予富含维生素 C 及其他营养素、易消化的饮食，避免刺激性食物。

6. 用药护理

使用退热药后应注意多注意饮水，以免大量出汗引起虚脱；高热惊厥的患儿使用镇静药时，应注意观察止惊效果及药物不良反应；使用青霉素等抗生素时，应注意观察有无过敏反应的发生。

7. 健康宣教

加强体格锻炼，增强抵抗力；提倡母乳喂养，及时添加辅食，预防佝偻病及营养不良；上呼吸道感染高发季节，避免去人多拥挤及通风不良的场所。

第三节　急性感染性喉炎

案例导入

> 患儿，女，8 个月，因"声音嘶哑伴发热 3 天"入院。入院查体：体温 39.4℃，心率 130 次/min，呼吸 30 次/min，体重 9 kg，神志清楚，精神尚可，声音嘶哑、喉鸣和吸气性呼吸困难、双肺可闻及喉传导音或管状呼吸音。
>
> 思考
> (1) 该患儿目前的护理诊断/问题是什么？
> (2) 应当采取哪些护理措施？
>
>
> 急性感染性喉炎案例解析

急性感染性喉炎(acute infectious laryngitis)是指喉部黏膜急性弥漫性炎症。以犬吠样咳嗽、声嘶、喉鸣、吸气性呼吸困难为临床特征。好发于冬春季节，常见于婴幼儿。

【病因】

由病毒或细菌感染引起，亦可并发于麻疹、百日咳、流感等急性传染病。常见病毒为副流感病毒、流感病毒、腺病毒。常见细菌为金黄色葡萄球菌、链球菌、肺炎链球菌。由于儿童喉部解剖特点，在病毒或细菌感染时易充血、水肿而出现喉梗阻。

【临床表现】

起病急，症状重。可有发热、犬吠样咳嗽、声嘶、吸气性喉鸣和三凹征。严重时可出现发绀、烦躁不安、面色苍白、心率加快。咽部充血、间接喉镜检查可见喉部、声带有不同程度的充血、水肿。一般白天症状较轻，夜间入睡后加重。一旦发生喉梗阻，若不及时抢救，可导致窒息死亡。临床上根据吸气性呼吸困难的程度，将喉梗阻分为 4 度，详见表 8-3。

表 8-3 喉梗阻分度

分度	临床表现
Ⅰ度	患儿安静时无症状，仅于活动后出现吸气性喉鸣和呼吸困难，肺部听诊呼吸音及心率无改变
Ⅱ度	患儿安静时有喉鸣和吸气性呼吸困难，肺部听诊可闻及喉传导音或管状呼吸音，心率增快
Ⅲ度	患儿烦躁不安、口唇及指趾发绀，肺部呼吸音明显减弱，心率快
Ⅳ度	患儿意识改变，肺部听诊呼吸音几乎消失，仅有气管传导音，心音钝弱，心律不齐

【治疗要点】

1. 一般治疗

保持呼吸道通畅，血氧饱和度低于 94% 时给予吸氧。

2. 控制感染

病毒感染者可予抗病毒治疗，细菌感染者给予抗菌药物。

3. 糖皮质激素

糖皮质激素有抗炎和抑制变态反应等作用，能及时减轻喉头水肿，缓解喉梗阻。病情轻者可口服甲泼尼龙，Ⅱ度以上喉梗阻患儿应给予地塞米松、氢化可的松。吸入型糖皮质激素，如布地奈德(budesonide)混悬液雾化吸入。

4. 对症治疗

烦躁不安者要及时镇静；不宜使用氯丙嗪和吗啡。

5. 气管切开

经上述处理仍有严重缺氧征象或者Ⅲ度以上喉梗阻，应及时行气管切开。

【常见护理诊断/问题】

1. 低氧血症

与喉头水肿有关。

2. 体温过高

与感染有关。

3. 有窒息的危险

与喉炎所致喉梗阻有关。

【护理措施】

1. 气道管理

保持气道开放，允许患儿自由舒适的体位，年幼儿允许其坐在照顾者膝上或抱在怀里；危重症的患儿保持气道开放的体位。用适当的药物雾化吸入，以迅速消除喉头水肿，恢复呼吸道通畅。血氧饱和度低于 94% 时予吸氧，维持患儿血氧饱和度在 94% ~ 99%。集中护理，最小化的干预患儿，避免不良刺激增加气道阻力。密切观察呼吸衰竭的表现，如意识改变、呼吸减慢、低氧血症、心率减慢等。随时做好气管切开的准备，以免因吸气性呼吸困难而窒息死亡，病情严重者转入重症监护病房。

2.发热护理

严密监测体温变化,高热时给予物理降温。加强营养,保持口腔卫生。尽可能将所需的检查及治疗集中进行,避免不必要的刺激(如采血),操作时动作要轻柔,体贴关心患儿,态度和蔼,以消除其恐惧心理。若患儿过于烦躁不安,遵医嘱使用镇静药。

3.病情观察

喉梗阻是急性喉炎带来的致命危险。喉梗阻若不及时抢救,可因吸气性呼吸困难而窒息死亡。一般缺氧严重或出现Ⅲ度喉梗阻者,应及时行气管切开术。

4.健康教育

指导家长正确喂养患儿,减轻因疼痛引起的进食困难;保持口腔卫生;指导正确的气道开放体位。

第四节 急性支气管炎

案例导入

> 患儿,男,3岁,因"咳嗽、发热3天"入院。
>
> 患儿3天前无明显诱因出现发热、咳嗽,体温波动于38.6℃~39.1℃,偶有咳嗽,少量痰。体格检查:体温39.0℃,心率120次/min,呼吸40次/min。患儿神志清楚,精神萎靡,面色苍白,咽部充血。听诊双肺呼吸音粗,左肺可闻及中、细湿性啰音。辅助检查:中性粒细胞百分比85.3%。胸部X线片提示:双肺纹理增粗。
>
> 初步诊断:急性支气管炎。
>
> 思考
>
> (1)该患儿目前主要的护理诊断/问题是什么?
> (2)应采取哪些护理措施?

急性支气管炎案例解析

急性支气管炎(acute bronchitis)是指由于各种病原体引起的支气管黏膜感染,因气管常同时受累,故又称为急性气管支气管炎(acute tracheobronchitis)。本病是儿童时期常见的呼吸道疾病,婴幼儿多见,常继发于上呼吸道感染。一年四季均可发病,冬春季达高峰。

【病因】

病原为各种病毒或细菌为混合感染。凡能引起上呼吸道感染的病原体皆可引起支气管炎。免疫功能失调、营养不良、佝偻病及支气管局部的结构异常等均为本病的危险因素。

【临床表现】

起病可急可缓，大多先有上呼吸道感染症状，之后以咳嗽为主要症状，开始干咳，后可出现咳痰。婴幼儿症状较重，常有发热、呕吐、腹泻等消化道症状。一般无全身症状。肺部听诊双肺呼吸音粗糙有少许散在干、湿啰音。婴幼儿有痰常不易咳出，可在咽部或肺部闻及痰鸣音。

【辅助检查】

1.胸部 X 线片检查

无异常改变或有肺纹理增粗。

2.血常规检查

白细胞正常或稍多，合并细菌感染时，可明显增多。

【治疗要点】

主要是对症治疗和控制感染。

1.一般治疗

休息、加强营养。

2.对症治疗

气道湿化，利于呼吸道分泌物咳出；一般不用镇咳药，以免抑制其自然排痰；喘憋严重者可用支气管扩张药，如沙丁胺醇雾化吸入；喘息严重时可加用泼尼松口服。

3.控制感染

由于病原体多为病毒，一般不用抗生素。怀疑细菌感染时，可适当选用抗菌药物。

【常见护理诊断/问题】

1.体温过高

与病毒或细菌感染有关。

2.清理呼吸道无效

与痰液黏稠不易咳出有关。

3.潜在并发症

肺炎、呼吸衰竭等。

4.知识缺乏

患儿或家长缺乏支气管炎的相关知识。

【护理措施】

1.呼吸道管理

指导并鼓励患儿有效咳嗽；对咳嗽无力的患儿，协助变换体位、拍背、促进呼吸道分泌物的排出；痰液黏稠时，给予气道湿化，也可采用超声雾化吸入；必要时可用吸引器吸痰，保持呼吸道通畅。

2. 发热护理

密切观察体温变化,体温高热或有明显不舒适时给予退热处理,有高热惊厥史的患儿,应及早给予处理,以免引起惊厥。

3. 病情观察

密切观察患儿的呼吸状况,若有呼吸困难、缺氧症状应给予吸氧。

4. 用药护理

注意观察用药效果及不良反应。口服止咳糖浆后不要立即饮水,以免影响药效。如静脉输注氨茶碱止喘时,速度不宜过快。

5. 健康教育

建议加强营养,增强体质。积极开展户外活动,进行体格锻炼,增强机体对气温变化的适应能力。积极预防营养不良、佝偻病、贫血和各种传染病,增强机体免疫功能。呼吸道疾病流行期间,避免到人多拥挤的公共场所,以免交叉感染。

第五节 肺炎

案例导入

患儿,男,7 个月,因"咳嗽、发热 4 天,气促 1 天"入院。

患儿 6 天前无明显诱因出现发热、咳嗽,体温波动在 38.6℃~39.1℃,呈阵发性咳嗽,痰不易咳出,伴有鼻塞、流涕。在当地医院诊断"上感",给予感冒冲剂和退热处理。近 1 天来,患儿咳嗽加重,咳黄色黏痰。

体格检查:体温 39.0℃,心率 158 次/min,呼吸 59 次/min,血压 80/45 mmHg,体重 8 kg,身长 69 cm。患儿神志清楚,精神萎靡,咽部充血,口周发绀,鼻翼扇动,轻度三凹征。心音低钝,律齐,腹部平软,肝肋下 2 cm。听诊双肺呼吸音可闻及细湿啰音,肠鸣音正常。辅助检查:WBC 3~5 个/HP。胸部 X 线片提示:双肺下野点片状阴影。

思考

(1)该患儿气促的原因是什么?

(2)该患儿目前主要的护理诊断/问题是什么?应采取哪些护理措施?

肺炎案例解析

肺炎(pneumonia)是指各种不同病原体及其他因素(如吸入羊水、误吸等)引起的肺部炎症。肺炎的病因不同,其病变部位、病例特点及临床表现不同。临床上以发热、咳嗽、气促、呼吸困难和肺部固定湿啰音为主要表现。重症患儿可出现神经、循环及消化等系统的相应症状,如缺氧中毒性脑病、心力衰竭及缺氧中毒性肠麻痹等。

肺炎为婴幼儿时期的常见病,是我国住院患儿死亡的第一位原因。

【分类】

肺炎的临床诊断分类主要依据病理形态、病原体和病程等进行分类。

1. 按病理分类

按病理类型分为小叶性肺炎(又叫支气管肺炎,儿童最常见)、大叶性肺炎、间质性肺炎。

2. 按病因分类

(1)病毒性肺炎:呼吸道合胞病毒占首位,其次为腺病毒 3、7 型,流感病毒为副流感病毒 1、2、3 型,鼻病毒、巨细胞病毒和肠道病毒等。

(2)细菌性肺炎:由肺炎链球菌、金黄色葡萄球菌、肺炎克雷伯菌、流感嗜血杆菌、大肠埃希菌、军团菌等引起。

(3)支原体肺炎:由肺炎支原体所致。

(4)衣原体肺炎:由沙眼衣原体、肺炎衣原体和鹦鹉热衣原体引起。

(5)真菌性肺炎:由白色念珠菌、曲霉、组织胞浆菌等引起的肺炎,多见于免疫缺陷病及长期使用免疫抑制药或抗菌药物者。

(6)非感染因素引起的肺炎如吸入性肺炎、坠积性肺炎等。

3. 按病程分类

(1)急性肺炎:病程<1 个月。

(2)迁延性肺炎:病程为 1~3 个月。

(3)慢性肺炎:病程> 3 个月。

4. 按病情分类

(1)轻症:以呼吸系统症状为主,其他系统仅轻微受累,无全身中毒症状。

(2)重症:除呼吸系统严重受累外,其他系统也受累,可有酸碱失调,水、电解质紊乱,全身中毒症状明显,甚至危及生命。

5. 临床表现典型与否分类

(1)典型肺炎:由肺炎链球菌、金黄色葡萄球菌、肺炎杆菌、流感嗜血杆菌、大肠埃希菌等引起的肺炎。

(2)非典型肺炎:常见病原体为肺炎支原体、衣原体、军团菌、病毒等。

6. 肺炎发生的地区分类

(1)社区获得性肺炎(community acquired pneumonia, CAP):指无明显免疫抑制的患儿在院外或住院 48 小时内发生的肺炎。

(2)院外获得性肺炎(hospital acquired pneumonia, HAP):指住院 48 小时后发生的肺炎,又称医院内肺炎(nosocomial pneumonia, NP)。

一、支气管肺炎

支气管肺炎(bronchopneumonia)是累及支气管壁和肺泡的炎症，为儿童时期最常见的肺炎，2岁以内儿童多发。四季均可发病，以冬、春寒冷季节及气温骤变时多见。低出生体重儿及合并营养不良、维生素D缺乏性佝偻病、先天性心脏病的患儿病情严重，常迁延不愈，病死率较高。

【病因】

1. 内在因素

婴幼儿中枢神经系统发育尚未完善，机体免疫功能不健全，加上呼吸系统解剖生理特点，故婴幼儿易患肺炎。

2. 环境因素

肺炎的发生与环境有密切关系。如居室拥挤、通风不良、空气污浊、阳光不足、冷暖失调等均可使机体的抵抗力降低，对病原体的易感性增加。

3. 病原体

常见的病原体为病毒和细菌。病毒以呼吸道合胞病毒最多见，其次是腺病毒、流感病毒、副流感病毒等；细菌以肺炎链球菌多见，其他有链球菌、葡萄球菌、革兰氏阴性杆菌及厌氧菌等。

【病理生理】

病原体侵入肺部后(常由呼吸道入侵，也可由血行入肺)，引起支气管黏膜水肿，管腔狭窄，肺泡壁充血、水肿，肺泡腔内充满炎性渗出物，从而影响肺通气和肺换气，导致低氧血症及二氧化碳潴留。为代偿缺氧，患儿出现呼吸及心率增快；为增加呼吸深度，呼吸辅助肌也参与活动，出现鼻翼扇动和三凹征。重症者可产生呼吸衰竭。缺氧、二氧化碳潴留及病原体毒素和炎症产物吸收产生的毒血症，可导致循环系统、消化系统、神经系统的一系列改变及酸碱平衡失调、电解质紊乱。

1. 循环系统

低氧血症和二氧化碳潴留，可引起肺小动脉反射性收缩，使肺循环的阻力增高，肺动脉高压，右心负担加重。病原体和毒素作用于心肌可引起中毒性心肌炎。肺动脉高压和中毒性心肌炎是诱发心力衰竭的主要原因。重症患儿可出现微循环衰竭障碍、休克、弥漫性血管内凝血。

2. 神经系统

缺氧和二氧化碳潴留可使毛细血管扩张，血流减慢，血管壁的通透性增加而致脑水肿。严重缺氧是脑细胞无氧代谢增强，乳酸堆积，ATP产生减少，Na^+-K^+ ATP酶的活性降低，引起脑细胞水钠潴留，形成脑细胞水肿。

3. 消化系统

低氧血症和病原体毒素的作用，使胃肠道黏膜出现糜烂、出血、上皮细胞坏死脱落等，导致胃肠功能紊乱，严重者出现中毒性肠麻痹和消化道出血。

4. 水、电解质和酸碱平衡紊乱

重症肺炎可出现混合性酸中毒，因为严重缺氧时体内氧代谢障碍、酸性代谢产物增加，常可引起代谢性酸中毒；而二氧化碳潴留、碳酸增加又可导致呼吸性酸中毒。缺氧和二氧化碳潴留还可导致肾小动脉痉挛而引起水钠潴留，重症可造成稀释性低钠血症。

【临床表现】

1. 轻症

轻症仅表现为呼吸系统的症状和相应的肺部体征。主要症状为发热、咳嗽、气促。

(1)发热：热型不一，多数为不规则热，亦可为弛张热或稽留热，早产儿、重度营养不良患儿可不发热。

(2)咳嗽：较频繁，初为刺激性干咳，极期咳嗽略减轻，恢复期咳嗽有痰，新生儿、早产儿仅表现为口吐白沫。

(3)气促：多在发热、咳嗽之后出现，重者可有鼻翼扇动、点头状呼吸、三凹征、唇周发绀。

(4)体征：肺部可闻及较固定的中、细湿啰音，吸气末更为明显。新生儿不易闻及湿啰音。除上述症状外，患儿常有精神不振、食欲减退、烦躁不安等症状。

2. 重症

重症除全身中毒症状及呼吸系统的症状加重外，尚出现循环、神经、消化等系统的功能障碍，出现相应的临床表现。

(1)循环系统：常见心肌炎、心力衰竭。前者主要表现为面色苍白、心动过速、心音低钝、心律不齐及心电图 ST 段下移、T 波平坦或倒置；后者表现为呼吸困难加重、呼吸加快(R>60 次/min)、烦躁不安、面色苍白或发绀、心率增快(P>180 次/min)、心音低钝、奔马律、肝脏迅速增大等。

(2)神经系统：常表现为精神萎靡、烦躁不安或嗜睡；脑水肿时，可出现意识障碍、惊厥、前囟膨隆，可有脑膜刺激征，呼吸不规则，瞳孔对光反射迟钝或消失。

(3)消化系统：表现为食欲减退、吐泻、腹胀等，发生中毒性肠麻痹时，可表现为严重的腹胀，使膈肌抬高，加重呼吸困难。有消化道出血时，可呕吐咖啡样胃内容物，大便潜血试验阳性或柏油样便。

【预后】

儿童肺炎的预后受多种因素影响。年长儿肺炎并发症较少，预后好，婴幼儿则病死率较高。营养不良、先天性心脏病、麻疹、百日咳并发肺炎，预后较差。病原体方面，肺炎双球菌预后良好；金黄色葡萄球菌肺炎并发症多，病程迁延，预后较差。腺病毒肺炎病情较重，病死率也较高。支原体肺炎病情轻重不一，自然病程虽较长，但多能自然痊愈。重症肺炎预后较差。

【辅助检查】

1. 血常规

病毒性肺炎白细胞大多正常或降低；细菌性肺炎白细胞总数及嗜中性粒细胞常增多，并有核左移，胞浆中可见中毒颗粒。

2. 胸部 X 线片

支气管肺炎早期可见肺纹理增粗，以后出现大小不等的斑片状阴影，可融合成片。以双肺下野、中内带多见。

【治疗要点】

治疗原则主要是抗感染与对症治疗。

1. 控制感染

明确为细菌感染或者病毒感染继发细菌感染者，根据不同病原体选择抗生素。轻症者选用青霉素肌内注射，或选用磺胺类药物口服；重症者宜选用两种广谱抗生素联合应用，并做到早期、足量、足疗程、静脉给药。

2. 对症治疗

有缺氧症状时应及时吸氧；发热、咳嗽、咳痰者，给予退热、祛痰、止咳处理。恢复期可用红外线照射、超短波治疗等物理治疗以促进肺部炎症的吸收。

【护理评估】

1. 健康史

家族史、既往史、预防接种情况，有无先天疾病史、过敏史。

2. 身体评估

(1)神经系统：头围是否增大、前囟是否饱满；有无头痛、意识改变、瞳孔对光反射及有无异常行为表现。

(2)呼吸系统：气道是否开放；呼吸频率、节律、快慢、深浅；有无呼吸做功、异常呼吸姿势、异常呼吸音；胸廓起伏是否对称；血氧饱和度是否正常；听诊双肺有无呼吸音的改变、啰音分布情况及性质。

(3)循环系统：心率快慢、心音强弱、有无杂音；是否有心律失常、心律不齐；外周动脉及中央动脉搏动的强弱；毛细血管充盈时间；血压是否正常；肢端是否温暖；皮肤有无苍白、花斑、青紫；尿量是否正常。

(4)消化系统：饮食情况、有无呕吐、腹胀；肠鸣音是否正常、有无便秘及腹泻。

(5)泌尿系统：有无浮肿；有无血尿、蛋白尿；有无排尿异常及尿量改变。

(6)内分泌系统：有无多饮、多尿；血糖是否正常。

(7)免疫系统：有无免疫缺陷。

(8)血液系统：有无红细胞形态异常；有无凝血功能异常。

(9)体表情况：有无畸形；有无创伤、出血点、淤血、瘀斑；体温是否正常。

3. 心理—社会状况

了解家庭经济状况、父母文化程度、家庭成员之间的关系、对疾病认识程度及情绪等。

【常见护理诊断/问题】

1. 气体交换受损

与肺部炎症有关。

2. 清理呼吸道无效

与呼吸道分泌物过多、黏稠，患儿体弱、无力排痰有关。

3. 体温过高

与肺部感染有关。

4.潜在并发症

心力衰竭、中毒性脑病、中毒性肠麻痹。

【护理目标】

(1)患儿气促、发绀症状逐渐改善以至消失,呼吸平稳。

(2)患儿能有效地咳出痰液,呼吸道通畅。

(3)患儿体温恢复正常。

(4)患儿无并发症发生或发生心力衰竭、中毒性脑病、中毒性肠麻痹的征象时能及时发现。

【护理措施】

1.一般护理

保持室内空气清新;嘱患儿多休息,减少活动;被褥要轻薄、保暖,穿衣不要过多,内衣应宽松,保持皮肤清洁;各种处置集中进行,尽量使患儿安静,以减少机体的耗氧量。

2.氧疗及护理

选择合适的氧疗方法,轻度缺氧者给予鼻导管低流量吸氧;中度缺氧者给予中高流量吸氧,保证患儿的血氧维持在94%~99%;对于严重低氧血症不能缓解者应及早建立高级气道,避免长时间缺氧造成多器官功能的损伤。

3.呼吸道管理

使患儿处于气道开放的舒适体位,及时清除患儿口鼻分泌物,保持气道通畅;指导患儿进行有效的咳嗽,排痰前协助转换体位;必要时帮助清除呼吸道分泌物,可进行雾化吸入使痰液变稀薄利于咳出,在病情许可的情况下,可进行体位引流;体位引流的方法如下:根据病灶的部位取不同体位,五指并拢,稍向内合掌呈空心状,由下向上、由外向内轻拍背部,边拍边鼓励患儿咳嗽,促使肺泡及呼吸道的分泌物借助重力和震动的作用排出。用上述方法不能有效咳出痰液者,可用吸痰器吸出痰液,吸痰时严格掌握适应证。

4.发热护理

监测体温,一般每日测量体温4次,高热时应增加体温测量的次数,待体温恢复正常3天后,改为每日1~2次,并观察其热型及临床过程,伴随症状、治疗效果等。体温过高时可采用物理降温或药物降温的方法,降温措施后30分钟后应测体温并记录。退热期应加强皮肤护理,及时更换衣服和床单,防止受凉。

5.病情观察

注意观察患儿意识、面色、呼吸、心率等变化。当患儿出现烦躁不安、面色苍白、呼吸加快(R>60次/min)、且心率为160~180次/min、心音低钝、奔马律、肝脏在短时间内急剧增大时,是心力衰竭的表现,应及时报告医生,减慢输液速度并做好抢救准备;咳粉红色泡沫样痰为肺水肿表现,可给患儿吸入经20%~30%乙醇湿化的氧气,但每次吸入不宜超过20分钟;密切观察意识、瞳孔及肌张力等变化,若有烦躁或嗜睡、惊厥、昏迷、呼吸不规则、肌张力增高等颅内压表现时,应立即报告医生,并共同抢救;观察有无腹胀、肠鸣音是否减弱或消失、呕吐物的性质、是否有血便等,以便及时发现中毒性肠麻痹及胃肠道出血。

6.健康教育

指导家长协助患儿排痰；指导测量体温的方法及发热时如何物理降温；指导家长喂养方法及如何增加疾病期间患儿的营养；建立家长及患儿战胜疾病的信心。

【护理评价】

患儿呼吸道是否通畅；血氧饱和度是否正常；体温是否正常；患儿是否发生心力衰竭、中毒性脑病、中毒性肠麻痹等并发症。

二、其他几种不同病原体所致肺炎的特点

1.呼吸道合胞病毒肺炎

呼吸道合胞病毒肺炎（respiratory syncytial virus pneumonia）简称合胞病毒（RSV）肺炎，是最常见的病毒性肺炎。多见于婴幼儿，尤其是 1 岁以内者。临床上轻症患儿发热、呼吸困难等症状不重；中、重症者有明显的呼吸困难、喘憋、口唇发绀、鼻翼扇动及三凹征、发热。肺部听诊多有中、细湿啰音。X 线片表现为双肺可见小点片状、斑片状阴影，部分患儿有不同程度的肺气肿。外周血白细胞总数大多正常。

2.腺病毒肺炎

腺病毒肺炎（adenovirus pneumonia）由腺病毒（ADV）感染引起。多见于 6 个月至 2 岁婴幼儿，冬春季节多发，病死率高。临床特点为起病急、病情重，呈重症肺炎表现，病程迁延。临床表现为急起稽留热，精神萎靡、嗜睡与烦躁交替出现，咳嗽剧烈，喘憋，呼吸困难及发绀；肺部细湿啰音出现较晚，常在发热 3~5 天后才闻及，可有肺实变体征。胸部 X 线片常在肺部体征不明显时即有改变，表现为大小不等的斑片样影或融合成大病灶，病灶吸收慢，可持续数周至数个月。

3.金黄色葡萄球菌肺炎

金黄色葡萄球菌肺炎（staphylococcal pneumonia）的病原为金黄色葡萄球菌。多见于新生儿及婴幼儿，冬、春季节多发，病原体可由呼吸道侵入或经血行播散入肺。金黄色葡萄球菌能产生多种毒素与酶，使肺部发生广泛出血、坏死和多发性小脓肿，并可引起迁徙化脓性病变。临床起病急，病情重，进展快，全身中毒症状明显。发热多呈弛张热。患儿烦躁不安，咳嗽、呻吟、呼吸困难，面色苍白，时有呕吐、腹胀，皮肤可见猩红热样皮疹或荨麻疹样皮疹，严重者出现惊厥甚至休克。肺部体征出现较早，双肺可闻及中、细湿啰音。容易并发肺脓肿、脓胸、脓气胸、肺大疱等。外周血白细胞数明显增多，中性粒细胞增多，有核左移并有中毒颗粒。婴幼儿和重症患儿可出现外周血白细胞减少，但中性粒细胞百分比仍较高。胸部 X 线片可出现小片浸润影，病变发展迅速，甚至数小时内可出现小脓肿、肺大疱或胸腔积液，因此在短期内应重复行胸部 X 线片。

4.肺炎支原体肺炎

肺炎支原体肺炎（mycoplasma pneumoniae pneumonia）的病原为肺炎支原体（MP）。肺炎支原体肺炎全年均可发病，多见于学龄期儿童。临床起病缓慢，病程较长，一般为 2~4 周，体征少而 X 线片表现多。起病早期表现为全身不适、乏力、头痛，2~3 天后出现发热，体温常达 39℃，可持续 1~3 周。可伴有咽痛和肌肉酸痛。初期刺激性干咳为突出表现，有的类似百日咳样咳嗽，咳出黏稠痰，甚至带血丝。肺部体征不明显，尤其是

早期，发病数天后可闻及湿啰音，少数可有肺实变体征。婴幼儿起病急，病情重，呼吸困难明显，多有哮鸣音和湿啰音。部分患儿可出现多系统损害，如心肌炎、肝炎、脑膜炎、肾炎等。胸部 X 线片改变大体分为 4 种：①肺门阴影增浓为突出表现；②支气管肺炎改变；③间质性肺炎改变；④均一的片状影。支原体肺炎首选大环内酯类抗生素，目前临床以阿奇霉素为首选药物。

第六节　支气管哮喘

案例导入

患儿，男，4 岁，因"咳嗽、咳痰 1 天，喘息 3 小时"入院。

患儿 1 天前无明显诱因出现打喷嚏、流眼泪、咳嗽、咳白色黏痰，未引起家长注意。体温波动在 38.6℃~39.1℃，呈阵发性咳嗽，痰液不易咳出，伴有鼻塞、流涕。3 小时前在咳嗽后出现喘息，遂到医院就诊。门诊以"支气管哮喘?"收治入院。

患儿婴儿期有湿疹史；既往有反复咳嗽、喘息史，以冬春季节多发。

体格检查：体温 36.2℃，心率 106 次/min，呼吸 36 次/min，血压 86/45 mmHg。患儿神志清楚，胸廓饱满，叩诊呈鼓音。听诊双肺呼吸音减弱，可闻及广泛呼气相哮鸣音。

辅助检查：WBC 3~5 个/HP。胸部 X 线片提示：双肺透亮增加。

思考

(1)该患儿哪些症状、体征和辅助检查提示支气管哮喘的可能?

(2)该患儿目前主要的护理诊断/问题是什么? 应采取哪些护理措施?

哮喘案例分析

支气管哮喘(bronchial asthma)简称哮喘，是儿童时期最常见的慢性呼吸道疾病。哮喘是由嗜酸性粒细胞、肥大细胞和 T 淋巴细胞等多种细胞参与的气道慢性炎症性疾病。这种慢性炎症导致易感个体气道高反应性，当接触物理、化学、生物等刺激因素时，发生广泛多变的可逆性气流受限,从而引起反复发作的喘息、咳嗽、气促、胸闷等症状,常在夜间和(或)清晨发作或加剧,多数患儿可经治疗缓解或自行缓解。

【病因及发病机制】

1. 病因

哮喘的病因尚未完全清楚。过敏体质,多数患儿有婴幼儿湿疹、过敏性鼻炎或和食物(药物)过敏史,部分患儿伴有轻度免疫缺陷。本病为多基因遗传病,80%~90%患儿发病于5岁前,25%~50%的患儿有家族史,同时哮喘的形成和反复发作又受环境因素的综合作用。常见的致病因子有以下几种:

(1)室内变应原:尘螨、动物变应原、蟑螂变应原和真菌。室内地毯、空调及或加湿器等成为变应原的理想栖息地。

(2)室外变应原:主要包括花粉和真菌。其中蒿草为我国强致敏花粉,可引起较重的季节性过敏性鼻炎和哮喘发作。

(3)食入过敏原:异体蛋白的摄入,如鱼、虾、蛋、奶和花生等。

(4)药物和食品添加剂:阿司匹林和其他非甾体类抗炎药物是引起哮喘的危险因素。

(5)呼吸道感染病原体:呼吸道病毒感染是诱发儿童反复哮喘的重要病因。其次肺炎支原体和肺炎衣原体感染也与哮喘发作密切相关。

(6)运动和过度通气:运动可引起哮喘儿童短暂发作,是哮喘最常见的触发因素。

(7)其他:空气寒冷、干燥、强烈气味、呼吸道疾病都与哮喘发作有关。

2. 发病机制

哮喘的发病机制复杂,主要为慢性气道炎症、气流受限及气道高反应性。气道的慢性炎症是哮喘的本质,以肥大细胞的激活、嗜酸性细胞与活化T淋巴细胞浸润、许多炎性介质产生为特点。哮喘发作时有4种原因致气流受限,即急性支气管痉挛、气道壁肿胀、慢性黏液栓形成、气道壁重塑。过敏体质的患儿接触抗原后,在B细胞介导下,浆细胞产生IgE,后者附着在肥大细胞上。当再次接触抗原时,钙离子进入肥大细胞内,细胞释放组胺、嗜酸性粒细胞趋化因子等,使平滑肌立即发生痉挛,此为速发性哮喘反应。更常见的是不少患儿在接触抗原数小时乃至数十小时后方始发作哮喘,称为迟发性哮喘反应,是气道变应性炎症的结果。此时,气道壁内及支气管肺泡灌洗液内有大量炎症细胞(如巨噬细胞、嗜酸性粒细胞、中性粒细胞等),释放出多种炎性介质,如白三烯、前列腺素、血栓素及血小板活化因子等,引起微小血管渗漏、支气管黏膜水肿、腺体分泌增加,以及渗出物阻塞气道,有的甚至形成黏液血栓,导致通气障碍和气道高反应。气道变应性炎症还表现为气道上皮损伤,神经末梢暴露,受炎性因子作用后,释放神经肽、P物质等,进一步加重黏膜水肿、腺体分泌和支气管平滑肌痉挛。气道高反应性是哮喘的基本特征之一,指气道对多种刺激因素,如过敏原、理化因素、运动和药物等呈现高度敏感状态,在一定程度上反映了气道炎症的严重性。气道炎症通过气道上皮损伤、细胞因子和炎症介质的作用引起气道高反应性。

【临床表现】

哮喘典型症状是反复喘息、气促、胸闷或咳嗽,呈阵发性反复发作,以夜间和(或)晨起为重。婴幼儿起病缓,发病前1~2 d常有上呼吸道感染;年长儿大多起病较急,且多在夜间发作。发作前常有刺激性干咳、喷嚏、流泪、胸闷等先兆症状，随后出现咳嗽、喘息，接着咳大量白色黏痰，伴有呼气性呼吸困难和喘鸣声。重者烦躁不安、面色苍白、鼻翼扇动，口唇及指甲发绀，呼吸困难，甚至大汗淋漓，被迫采取端坐位。体检可见桶状胸、三凹征，同时颈静脉显著怒张。叩诊如呈鼓音，并有膈肌下移，心浊音界缩小，提示已发生肺气肿；叩诊呼吸音减弱，双肺可闻及哮鸣音及干性啰音。发作间歇期多数患儿可无任何症状和体征。

不典型症状可表现为运动或体力劳动时乏力、气促或胸闷。婴幼儿在哭闹或玩闹后出现喘息或喘鸣音，或仅有夜间和清晨的咳嗽。

哮喘发作一般可自行或用平喘药物后缓解。若哮喘严重发作，经合理应用缓解药物后仍有严重或进行性呼吸困难者，称作哮喘危重状态（哮喘持续状态）。

【预后】

儿童哮喘的预后较成人好，病死率为（2~4）/10万，70%~80%年长后症状不再反复，但仍可能出现不同程度的气道炎症和高反应性，30%~60%患儿可痊愈。

【辅助检查】

1. 外周血检查

嗜酸性粒细胞可增多，直接计数为（0.40~0.60）×10^9/L。

2. 肺功能测定

适用于5岁以上患儿。一秒用力呼气容积占用力肺活量（FEV_1/FVC）比值及呼气峰流速（PEF）值均降低。FEV_1/FVC正常值：成人>75%，儿童>85%。FEV_1/FVC<70%提示气流受限，比值越低则受限程度越严重。若FEV_1/FVC测定有气流受限，吸入支气管扩张药15~20分钟后FEV_1/FVC增加12%或者更多，表明有可逆性气流受限，是诊断支气管哮喘的有力依据。

3. 胸部X线片检查

无合并症的患儿X线片大多无特殊表现。重症哮喘或婴幼儿哮喘急性发作时，可见双肺透亮度增加或肺气肿表现。

4. 特异性过敏原诊断

用变应原行皮肤试验有助于明确过敏原，是诊断变态反应的首要手段，血清特异性IgE测定可了解患儿过敏状态。痰液或鼻分泌物查找嗜酸性粒细胞可作为哮喘气道炎症指标。

【诊断标准】

参照中华医学会儿科分会呼吸学组2008年修订的儿童哮喘诊断标准，符合以下（1）~（4）条或第（4）、（5）条者，可诊断为哮喘。

（1）反复发作喘息、咳嗽、气促、胸闷，多与接触变应原、冷空气、物理、化学性刺激、呼吸道感染及运动等有关，常在夜间和（或）清晨发作或加剧。

（2）发作时在双肺可闻及散在或弥漫性、以呼气相为主的哮鸣音，呼气时间延长。

（3）上述症状和体征经抗哮喘治疗有效或自行缓解。

（4）除外其他疾病所致的喘息、咳嗽、气促和胸闷。

（5）临床表现不典型者（如无明显喘息或哮鸣音），应具备以下1项：

①支气管激发试验或运动激发试验阳性。

②证实存在可逆性气流受限：支气管舒张试验阳性，吸入速效 β_2 受体激动药如沙丁胺醇后 15 分钟第一秒用力呼气量（FEV_1）增加≥12%；抗哮喘治疗有效，使用支气管舒张剂和口服（或吸入）糖皮质激素治疗 1~2 周后，FEV_1≥12%；最大呼气流量（PEF）每日变异率（连续监测 1~2 周）≥20%。

【分期】

哮喘可分为急性发作期、慢性持续期和临床缓解期。急性发作期是指突然发生喘息、咳嗽、气促、胸闷等症状，或原有症状急剧加重；慢性持续期是指近 3 个月内不同频度和（或）不同程度地出现过喘息、咳嗽、气促、胸闷等症状；临床缓解期是指经过治疗或未经治疗症状、体征消失，肺功能恢复到急性发作水平，并维持 3 个月以上。

【治疗要点】

(一)治疗原则

坚持长期、持续、规范、个体化的治疗原则。急性发作期：重点是抗炎、平喘，以快速缓解症状。慢性持续期和临床缓解期：防止症状加重和预防复发，如避免触发因素、抗炎、降低气道高反应性、防止气道重塑，并做好自我管理。注重药物治疗和非药物治疗相结合。应重视哮喘防治教育、避免接触变应原、患儿心理问题的处理。

(二)治疗目标

达到并维持症状的控制；维持正常活动，包括运动能力；使肺功能水平尽量接近正常；预防哮喘急性发作；避免因哮喘药物治疗导致的不良反应；预防哮喘导致的死亡。

(三)治疗方法

1. 去除病因

避免接触过敏原，去除各种诱发因素，积极治疗和清除感染病灶。

2. 急性发作期治疗

急性发作期治疗主要是解痉和抗炎治疗，通过使用药物以缓解支气管痉挛，减轻气道黏膜水肿和炎症，减少黏痰分泌。

(1) β_2 受体激动药：β_2 受体激动药是目前最有效、临床应用最广的支气管舒张药。根据维持时间长短可分为短效和长效两大类。吸入型速效 β_2 受体激动药可维持 4~6 小时，是缓解哮喘急性症状的首选药物。常用药物有沙丁胺醇、特布他林等。

(2) 糖皮质激素：病情较重的急性病例，给予口服泼尼松短程治疗 1~7 天严重哮喘发作时，可静脉应用琥珀酸氢化可的松或甲泼尼龙。极严重病例需在短期内（3~5 天）使用较大剂量糖皮质激素，最好应用琥珀酸氢化可的松或甲泼尼龙。一般不主张长期口服糖皮质激素治疗儿童哮喘。

(3) 茶碱类药物：可舒张支气管平滑肌，并可强心、利尿、扩张冠状动脉。静脉滴注氨茶碱可作为缓解药物用于哮喘急性发作的治疗，而不单独用于治疗哮喘。须注意药物浓度不能过高，滴注速度不能过快，以免引起心律失常、血压下降等不良反应。

(4)抗胆碱药物：抑制迷走神经释放乙酰胆碱，使呼吸道平滑肌松弛。常用的吸入型抗胆碱药如溴化异丙托品，其不良反应少，长期使用不易产生耐药，但比 β_2 受体激动药的作用弱，起效慢。可与 β_2 受体激动药联合吸入。

3.慢性持续期治疗

(1)吸入型糖皮质激素：局部吸入糖皮质激素是目前哮喘长期控制的首选药，也是最有效的抗炎药物。通过吸入，药物直接作用于黏膜，局部抗炎作用强，不良反应少。通常须长期规范吸入 1~3 年甚至更长时间才能起到治疗作用。临床常用的布地奈德、丙酸倍氯米松、丙氟替弗卡松。每 3 个月应评估病情对治疗方案进行调整。

(2)白三烯调节药：具有舒张支气管平滑肌，预防和减轻黏膜炎症细胞浸润等作用。常用的有孟鲁司特和扎鲁司特。该药耐受性好，不良反应少，服用方便。

(3)缓释茶碱：主要是协助吸入型糖皮质激素抗炎。口服茶碱与糖皮质激素、抗胆碱药有协同作用，但与 β_2 受体激动药联合应用时须慎用，因易诱发心律失常，如两药合用应减少剂量。

(4)长效 β_2 受体激动药：常用的有福莫特罗、沙美特罗、班布特罗等。

(5)肥大细胞膜稳定药：常用的是色甘氨酸，用于预防运动及其他刺激诱发的哮喘，不良反应少。

(6)全身糖皮质激素：仅在哮喘慢性持续期分级为重度持续患儿、长期综合治疗效果不佳的情况下短期使用。

4.哮喘持续状态的治疗

给氧、补液纠正酸中毒。早期、较大剂量全身应用糖皮质激素可在 2~3 天控制气道炎症。亦可静脉滴注氨茶碱、吸入 β_2 受体激动药、肾上腺素皮下注射，以缓解支气管痉挛。严重的持续性呼吸困难者可给予机械辅助通气。

5.预防复发

应避免接触过敏原，积极治疗和清除感染病灶，去除各种诱发因素。吸入维持量糖皮质激素，控制气道反应性炎症，是预防复发的关键。此外，特异性的免疫治疗，可使机体对过敏原产生耐受性。

【常见护理诊断/问题】

1.低效性呼吸形态

与支气管痉挛、气道阻力增加有关。

2.清理呼吸道无效

与呼吸道分泌物黏稠、体弱无力排痰有关。

3.焦虑

与哮喘反复发作有关。

4.知识缺乏

家长及患儿缺乏有关哮喘的防护知识。

【护理措施】

1.一般护理

保持室内空气清新，温湿度适宜，避免有害气味及强光的刺激。给患儿提供安静、舒适的环境以利于休息,护理操作应集中进行。

2.气道管理

(1)患儿采取坐位或半卧位,以利于呼吸;给予合适的氧疗方式,使患儿的血氧饱和度维持在94%~99%。

(2)观察支气管扩张药和糖皮质激素的效果及不良反应。

(3)雾化吸入,解除气道痉挛,降低气道阻力,以促进分泌物排出。

(4)保证患儿摄入足够的水分,以降低分泌物的黏稠度,防止痰栓形成。

(5)教会并鼓励患儿进行深而慢的呼吸运动。

3.病情观察

监测生命体征,若出现意识改变、低氧血症、呼吸三凹征等呼吸衰竭表现时及时给予辅助通气。

4.心理护理

哮喘发作时,守护并安抚患儿,鼓励患儿及时将不适告诉医护人员,尽量满足患儿合理的要求。允许患儿及家长表达感情,向患儿家长解释哮喘的诱因、治疗过程及预后,指导他们以正确的态度对待患儿,并发挥患儿的主观能动性。采取有效措施缓解患儿的恐惧心理。

5.健康教育

(1)指导呼吸运动,以加强呼吸肌的功能:在执行呼吸运动前,应先清除呼吸道分泌物。运动方法有:①腹部呼吸运动。平躺,双手放在身体两侧,膝弯曲,脚平放;用鼻连续吸气并放松上腹部,但胸部不扩张;缩进双唇,慢慢吐气直到吐完;重复以上动作10次。②前弯曲运动。坐椅子上,背伸直,头向前向下低至膝部,使腹肌收缩;慢慢上升躯干并由鼻吸气,扩张上腹部;胸部保持直立不动,由口将气慢慢吹出。③胸部扩张运动。坐在椅子上,将手掌放在左右两侧的最下肋骨上;吸气,扩张下肋骨,然后由口吐气,收缩上胸部和下胸部;双手掌下压肋骨,可将肺底部的空气排出;重复以上动作10次。

(2)介绍用药方法及预防知识:指导家长给患儿增加营养,多进行户外活动,多晒太阳,增强体质,预防呼吸道感染;指导患儿及家长确认哮喘发作的诱因,避免接触可能的过敏原,去除各种诱发因素(如避免寒冷刺激、避免食入鱼虾等易致过敏的蛋白质等);教会患儿及家长对病情进行监测,辨认哮喘发作的早期征象、发作表现及掌握适当的处理方法;教会患儿及家长选用长期预防与快速缓解的药物,正确、安全用药(特别是吸入技术),掌握不良反应的预防和处理对策;在适当时候及时就医,以控制哮喘严重发作。

(3)哮喘对患儿、患儿家庭及社会有很多影响。但通过有效的哮喘防治教育与管理,建立医患之间的伙伴关系,可以实现哮喘临床控制。哮喘防治教育是达到哮喘良好控制目标最基本的环节。

第七节　儿童气道异物

某女孩，1 岁，吃果冻时突然出现呛咳、吸气困难。

思考

应该如何现场急救？

儿童气道异物案例解析

课程思政

生命的拥抱——儿童气管异物急救

　　儿童气管异物梗阻在日常生活中并不少见，且有致命的危险，最简单、最有效的急救方法是海姆立克急救法法，也被称为"生命的拥抱"，每个人都要掌握这一急救方法，在遇到儿童异物梗阻的危急时刻，应当挺身而出，沉着冷静，用专业的急救技能拯救他人，拥抱生命，承担社会责任。

　　气道异物吸入是指固体或液性物质误吸入气道内导致气道部分或完全堵塞造成的通气功能障碍，是儿童意外伤害的主要原因之一。多见于 1~5 岁的儿童，其严重性取决于异物的性质和造成气道阻塞的程度，轻者可致肺部损害，重者可窒息死亡。

【病因】

　　(1)婴幼儿牙齿发育不全，咀嚼功能差，喉的保护性反射功能尚不健全，当进食此类食物，嬉笑、哭闹、跌倒都易将食物吸入气道。这是气管、支气管异物最常见的原因。

　　(2)儿童经常喜欢口含小文具(如橡皮、塑料笔帽等)、小玩具玩耍，突然说话、大笑或摔倒时将异物吸入呼吸道。

　　(3)全麻或昏迷患儿吞咽功能不佳，将异物误吸入呼吸道。

【临床表现】

1.特殊体征

　　当异物吸入气管时，表现为呛咳、反射性呕吐、声音嘶哑、呼吸困难。由于异物吸入气道时感到不适，患儿常常不由自主以一手呈"V"字状紧贴于颈部，以示痛苦和求救，这成为一个特殊的体征。

2. 轻度气道梗阻表现

气体交换无明显影响，能用力咳嗽，咳嗽时可能有哮鸣音。

3. 严重气道梗阻表现

用拇指或手指抓住自己的喉部是普遍的窒息表现，无法说话或哭喊，气体交换不良或无气体交换，微弱、无力的咳嗽或完全没有咳嗽，吸气时出现尖锐的噪音或完全没有噪音，呼吸困难加重，可能出现发绀。

【常见护理诊断/问题】

1. 有窒息的危险

与异物阻塞有关。

2. 恐惧

与呼吸不畅及担心疾病预后有关。

3. 知识缺乏

家长缺乏气道异物吸入的急救知识。

【护理措施】

(一)急救处理

异物吸入往往是非常危急的情况，需立即处理。气道梗阻的早期识别是成功的关键。气道完全梗阻所致大脑缺氧只需4分钟时间就能导致脑细胞不可逆死亡，留下严重后遗症，严重者可危及生命。1974年美国医生亨利·海姆立克发明的一项排除气道异物的手法，名为海姆立克急救法。海姆立克急救法的普及使异物吸入的病死率大大降低。

(1)通过拍背和胸部快速冲击法来解除有反应的婴儿窒息(图8-1)，具体操作见表8-4。

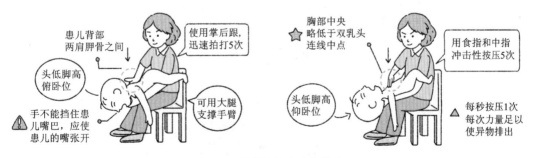

图8-1　婴儿海姆立克急救法

表 8-4　婴儿海姆立克急救法

步骤	措施
1	施救者跪下或坐下,将患儿放在自己的膝盖上
2	托住患儿的头部和下颌,患儿脸向下,略低于胸部,头部靠在施救者的前臂上
3	在婴儿的肩胛之间用力拍背 5 次
4	翻转患儿,在胸部中央两乳头连线稍下进行 5 次胸部快速按压
5	重复 5 次拍背和 5 次胸部快速按压,直到异物清除
6	施救过程如果患儿意识丧失,立即开始心肺复苏

(2)对于 1 岁以上的儿童,先询问是否有异物阻塞,再采用海姆立克急救法(图 8-2)。具体操作见表 8-5。

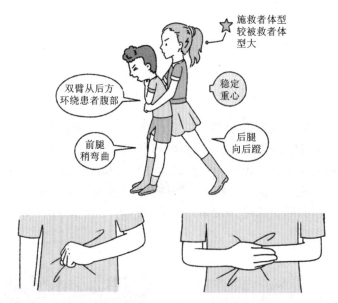

图 8-2　1 岁以上儿童海姆立克急救法

表 8-5　1 岁以上儿童海姆立克急救法

步骤	措施
1	施救者站在或跪在患儿身后,双手环绕在患儿腰部
2	一手握拳,将握拳的拇指侧紧抵患儿腹部,位于脐上和胸骨下的腹中线上,另一只手握住攥拳的手,向上快速冲击患儿腹部
3	反复快速冲击,直至把异物从气道排出来
4	施救过程如果患儿意识丧失,立即开始心肺复苏

（二）紧急气管镜异物取出术

若施救者通过海姆立克急救法未能排出患儿吸入的异物，病情紧急者应立即行紧急气管镜异物取出术；病情相对稳定，也要尽快做好术前准备，及时手术。

1. 术前护理

（1）护理人员告知患儿家属整个治疗流程，讲解支气管镜异物取出术相关知识及可能发生的并发症，指导家属不可摇晃患儿，避免异物活动嵌顿至声门部位，从而诱发窒息。

（2）询问患儿病史情况，是否有过敏史，若有必要可实施皮肤过敏试验。

（3）术前进行血常规、尿常规、血小板计数、心电图等一系列检查，对出现呼吸功能障碍患儿进行 X 线片检查和通气功能检查。

（4）告知患儿和家属，治疗前 6 小时禁食禁水，避免出现误吸的情况，诱发不良后果，术前予以注射阿托品 0.02 mg/kg。

（5）护理人员必须做好相关设备的检查工作，确保器械保持正常状态，检查气管镜性能情况，以免气管内受到损伤，检查相关医疗器械是否可正常使用。

2. 术中护理

（1）协助患儿取仰卧垂头位。

（2）操作时，支气管镜放置到声门时，喉部会受到一定刺激，出现痉挛而诱发窒息，要求操作精准、快速，尽可能减少对喉部的刺激，一旦发生窒息首先将支气管镜拔出。

（3）术中密切监视患儿的血氧饱和度、血压及心率情况。血氧饱和度低于93%时，必须予以术前及术中吸氧，当血氧饱和度小于90%时，可应用支气管镜供氧，在操作过程中，若血氧饱和度为 70% 左右，必须立刻将气管支气管镜拔出，实施通气支持。

（4）密切观察患儿是否存在发绀、缺氧情况，避免发生并发症，如低氧血症，窒息，支气管、喉、气管损伤及出血等并发症。

3. 术后护理

（1）密切观察患儿神志、生命体征的变化，观察是否有发热、喉痉挛、气胸等并发症的发生。

（2）术后调整患儿头部姿势，便于保持呼吸道通畅，避免出现窒息的情况。

（3）保持病房舒适、安静，避免患儿哭闹，以免加重喉部水肿。

（4）术后 1~2 天进食流质饮食，喂食时要小心，不宜过急过快，以免发生呛咳或误吸，诱发呼吸道感染。

（三）健康教育

（1）避免给 3 岁以下的儿童吃花生米、瓜子、豆类等食物。

（2）孩子吃饭时不能训斥、打骂。

（3）不要给幼儿易拆成小块的玩具玩耍。

（4）培养孩子良好的进食习惯，进食时不嬉戏、哭闹、打骂，以免深吸气时吸入异物。

（5）发现口腔内异物时，应婉言劝说将其吐出，不要用手指强行挖取，以前引起哭闹而吸入气道。

本章小结

呼吸系统疾病是儿童常见病，其中上呼吸道感染、支气管炎、支气管肺炎最为常见。但是各个年龄阶段的发病情况不尽相同，年龄越小，病情越重，并发症越多，病死率越高。在门诊患儿中急性上呼吸道感染最为常见，约占门诊患儿60%以上。在住院患儿中，上呼吸道感染、下呼吸道感染占60%以上，其中绝大部分为肺炎。

肺炎是儿科常见的呼吸系统疾病，不仅发病率，而且病死率也高，占我国儿童死亡的第一位原因，是我国儿童保健重点防治的"四大疾病"之一。其临床症状主要为咳嗽、肺部啰音、发热、呼吸急促和呼吸困难等，给患儿身心健康带来严重威胁，一旦处理不及时将导致患儿死亡。通过加强病情观察、加强环境护理、加强饮食护理、加强健康教育及加强与患儿及家长的交流和沟通，提高患儿的舒适度和依从性，从而缩短临床症状改善时间，还能降低并发症发生率，促进患儿早日康复。

在儿童时期，哮喘这一慢性呼吸道疾病的发病率最高，因此病常反复发作，根治的难度极大，所以不仅会对患儿身心健康造成严重影响，而且会导致患儿父母承受经济与精神的双重重压。哮喘防治教育是达到哮喘良好控制目标最基本的环节，护理工作对儿童哮喘治疗极为重要，通过指导患儿家长学习发病原因和机理、掌握自我监测方法及正确用药方法，有效控制哮喘，大大降低发作率。

儿童的生理及心理尚未健全，发生呼吸道异物时应立即急救，否则极易威胁生命安全。一旦识别呼吸道异物应立即采取海姆立克急救法，不同年龄阶段的患儿操作方法是不同的。不能通过海姆立克急救法解除呼吸道梗阻时，可经支气管镜行呼吸道异物取出术，术前、术中、术后对患儿实施全方位护理，缓解患儿痛苦，良好的护理干预有助于降低术后并发症，确保预后效果。

客观题测验

主观题测验

第九章

消化系统疾病患儿的护理

消化系统疾病患儿的护理PPT

学习目标

识记：儿童消化系统解剖生理特点，鹅口疮和疱疹性口炎的病因；婴幼儿腹泻的定义、分类、临床表现、常见护理诊断/问题及护理措施。

理解：口炎的临床表现；婴幼儿腹泻的病因和发病机制；轻型腹泻和重型腹泻的临床特点；胃食管反流、肠套叠、先天性巨结肠的临床特点。

应用：评估口炎、腹泻患儿，并为其制订护理计划。

第一节　儿童消化系统解剖生理特点

(一) 口腔

足月新生儿在出生时已具有较好的吸吮和吞咽功能，两颊脂肪垫发育良好，有助于吸吮活动，生后即可开奶；早产儿吸吮和吞咽功能则较差。婴幼儿口腔黏膜薄嫩、干燥，血管丰富，因此容易损伤和发生局部感染；<3 个月儿童唾液中淀粉酶含量低，故不宜喂淀粉类食物；5~6 个月时唾液分泌明显增多，但由于口底浅，不能及时吞咽所分泌的全部唾液，常发生生理性流涎。

(二) 食管

新生儿食管长度为 8~10 cm，1 岁约 12 cm，5 岁约 16 cm，学龄期儿童 20~25 cm，成人为 25~30 cm。食管下段贲门括约肌发育不成熟，控制能力差，常发生胃食管反流，一般在 8~10 个月时症状消失。婴儿吸奶时常因吞咽过多空气，而易发生溢奶。

(三) 胃

婴儿胃呈水平位，当开始行走后逐渐变为垂直位。贲门松弛而幽门紧张，故易发生幽门痉挛出现呕吐。新生儿胃容量为 30~60 mL，1~3 个月时为 90~150 mL，1 岁时为 250~300 mL，成人约为 2 000 mL。哺乳后不久幽门即开放，胃内容物逐渐流入十二指肠，故实际哺乳量常超过上述胃容量。胃排空时间因食物种类不同而异，水的排空时间为 1.5~2 小时，母乳 2~3 小时，牛乳 3~4 小时。早产儿胃排空慢，易发生胃潴留。

(四) 肠

儿童肠管相对比成人长，黏膜血管丰富，小肠绒毛发育较好，有利于消化吸收。但黏膜下层固定差，肌层发育不良，易发生肠套叠和肠扭转。肠壁薄、通透性高、屏障功能差，故易引起全身性感染和变态反应性疾病。婴儿由于大脑皮质功能发育不完善，进食时常引起胃-结肠反射，产生便意，大便次数较成人多。

(五) 肝

年龄愈小，肝脏相对愈大，婴幼儿肝脏在右下肋可触及，6~7 岁后则不易触及。肝脏结缔组织发育较差，肝细胞再生能力强，但功能不成熟，解毒能力差，在感染、缺氧等情况下易发生肝细胞肿大变性。婴儿期胆汁分泌较少，故对脂肪的消化吸收功能较差。

(六) 胰腺

出生时胰液分泌量少，3~4 个月时胰腺发育较快，胰液分泌量增多，但 6 个月内胰淀粉酶活性较低，1 岁后才接近成人。新生儿胰液中所含脂肪酶活性不高，故对脂肪的消化和吸收不完善，易发生消化不良。婴幼儿时期胰液及其消化酶的分泌易受炎热天气和各种疾病的影响而被抑制，发生消化不良。

（七）肠道细菌

胎儿肠道是无菌的，生后数小时细菌随空气进入肠道，主要分布在结肠和直肠。肠道菌群受食物成分的影响，单纯母乳喂养儿以双歧杆菌占绝对优势，人工喂养和混合喂养儿肠内的大肠杆菌、嗜酸杆菌及双歧杆菌所占比例几乎相等。正常肠道菌群对侵入肠道的致病菌有一定的拮抗作用，婴幼儿肠道正常菌群脆弱，易受许多内外因素影响而致菌群失调，导致消化道功能紊乱。

（八）健康儿童粪便

1. 母乳喂养儿粪便
母乳喂养儿粪便为黄色或金黄色，多为均匀膏状或带少许黄色粪便颗粒，或较稀薄，绿色、不臭，呈酸性反应，平均每日排便 2~4 次，一般在添加辅食后次数减少。

2. 人工喂养儿粪便
人工喂养儿粪便为淡黄色或灰黄色，较干稠，呈中性或碱性反应。因牛乳含酪蛋白较多，粪便有明显的蛋白质分解产物的臭味，有时可混有白色酪蛋白凝块。大便每日 1~2 次，易发生便秘。

3. 混合喂养儿粪便
与人工喂养儿粪便相似，但较软，呈黄色。添加谷物、蛋类、肉类、蔬菜、水果等食物后粪便性状逐渐接近成人。大便每日 1 次左右。

第二节 口炎

口炎是指口腔黏膜的炎症，病变限于局部可称为舌炎、牙龈炎或口角炎等，婴幼儿多见，单独发生或继发于全身性疾病，如急性感染、腹泻、营养不良等。目前细菌感染性口炎已经很少见，但病毒及真菌感染引起的口炎仍较常见。

【临床分类】

（一）鹅口疮

鹅口疮又称雪口病，为白色念珠菌感染所致，多见于新生儿、营养不良、腹泻、长期应用广谱抗生素或激素的患儿，新生儿多由产道感染或因哺乳时乳头不洁及使用污染的奶具而感染。本病特征是口腔黏膜表面出现白色乳凝块样物。初呈点状或小片状，可逐渐融合成大片，不宜擦去，强行拭去可见充血性创面。患处不痛，不流涎，不影响进食。轻者无全身症状。严重者可累及消化道或呼吸道，引起真菌性肠炎或真菌性肺炎，出现拒食、吞咽困难等。

可用 2% 碳酸氢钠溶液于哺乳前后清洁口腔，或局部涂抹 10 万~20 万 U/mL 制霉菌素鱼肝油混悬溶液，每日 2~3 次。可口服肠道微生态制剂，抑制真菌生长。预防应注意哺乳卫生，加强营养，增加维生素 B_2 和维生素 C 的摄入。

(二)疱疹性口炎

全年可发病，无季节性，1~3 岁儿童多见，传染性强，可在托幼机构小流行。从患儿唾液、皮肤病变和大小便中均可分离出疱疹病毒。局部表现为口腔黏膜(牙龈、舌、唇、颊黏膜，有时累及上腭及咽部)，早期呈散在或成簇的小水疱，水疱很快破溃形成溃疡，溃疡面覆盖黄白色膜样渗出物，周围绕以红晕，数个小溃疡可融合成较大的溃疡。全身表现有拒食、流涎、哭闹、烦躁、发热(体温为 38℃~40℃)、颌下淋巴结肿大。病程长，发热可持续 5~7 天，溃疡 10~14 天愈合。注意与疱疹性咽峡炎鉴别，后者由柯萨奇病毒引起，好发于夏秋季，不累及牙龈和颊黏膜，淋巴结不肿大。

保持口腔清洁，多饮水，以微温或凉的流质食物为宜。局部可予以西瓜霜、锡类散等，为预防继发感染可涂 2.5%~5%金霉素鱼肝油。疼痛严重者可在进食前用 2%利多卡因溶液涂抹局部。

(三)溃疡性口炎

溃疡性口炎主要由链球菌、金黄色葡萄球菌、肺炎链球菌、铜绿假单胞菌或大肠埃希菌等引起，多见于婴幼儿，常发生于感染、长期腹泻等机体抵抗力下降时。局部表现为初起时口腔黏膜(各部位都可发生)充血、水肿，继而形成大小不等的糜烂面或浅溃疡，散在或融合成片，表面有纤维性炎性渗出物形成的灰白色假膜，易拭去，但遗留溢血的创面。全身表现为患儿哭闹、烦躁、拒食、流涎，常有发热，体温可达 39℃~40℃，颌下淋巴结肿大。

控制感染，选用有效抗生素。保持口腔清洁，可选用 3%过氧化氢溶液或 0.1%利凡诺溶液清洁口腔。溃疡面涂以 5%金霉素鱼肝油、锡类散等。补充水分和营养。

【常见护理诊断/问题】

1. 口腔黏膜受损

与口腔不洁、抵抗力低下及病原体感染有关。

2. 疼痛

与口腔黏膜炎症损伤有关。

3. 体温过高

与感染有关。

4. 知识缺乏

患儿及家长缺乏口炎的预防及护理知识。

【护理措施】

1. 促进口腔黏膜溃疡愈合

(1)保持口腔清洁：鼓励患儿多饮水以清洁口腔。用 3%过氧化氢溶液或 0.1%利凡诺溶液清洗(含漱)溃疡面，清除分泌物和腐败组织，减少继续感染。鹅口疮可用 2%的碳酸氢钠溶液清洗，以饭后 1 小时清洗为宜。

（2）局部涂药：根据医嘱局部涂药，涂药前应先清洗口腔，然后将纱布或干棉球垫于颊黏膜腮腺管口或舌系带两侧以隔断唾液；干棉球蘸干溃疡表面后再涂药，涂药时应用棉签在溃疡面上滚动式涂药，不可涂擦，涂药后嘱患儿闭口 10 分钟再去除棉球或纱布，并嘱患儿勿立即漱口、饮水或进食。

2. 减轻疼痛

饮食以温凉的流质或半流质为宜，避免酸、辣、热、粗、硬等刺激性食物；在清洁口腔及局部涂药时，动作一定要轻、快、准，以免使患儿疼痛加重；对疼痛较重者可按医嘱在进食前局部涂抹 2% 利多卡因溶液。

3. 发热护理

密切监测体温变化，依据患儿具体情况选择物理降温或药物降温。

4. 健康教育

向家长介绍口炎发生的病因及预防要点。解释勤喂温开水的意义，指导清洁口腔的操作方法及要点，嘱年长儿进食后漱口。教育孩子养成良好的卫生习惯，勿吮指，正确刷牙，纠正偏食、挑食等不良习惯，指导家长对食具、玩具进行清洁消毒，教育哺乳妇女勤换内衣，喂奶前后应清洗乳头。解释流涎是患儿对疼痛的一种反应，对清洁口腔有一定作用，应注意保持口腔周围皮肤干燥，防止出现皮肤湿疹及糜烂。

第三节　胃食管反流

胃食管反流是一种正常的生理现象，但是当其出现严重症状而需治疗或引起并发症时则称为胃食管反流病。随着直立体位时间和固体饮食的增多，约 60% 患儿到 2 岁时症状可自行缓解，部分患儿症状可持续到 4 岁以后。脑性瘫痪、21-三体综合征及其他原因所致的发育迟缓患儿，胃食管反流发病率较高。

【病因与发病机制】

1. 抗反流屏障功能减弱

（1）食管下端括约肌压力降低：是引起胃食管反流的主要原因。正常吞咽时食管下端括约肌反射性松弛，压力下降，通过食管蠕动推动食物进入胃内，随之压力恢复到正常水平，并出现一个反应性的压力增高从而防止食物反流。当胃内压和腹内压升高时，食管下端括约肌会发生反应性主动收缩使其压力超过增高的胃内压，起到抗反流作用。

（2）食管下端括约肌周围组织作用减弱：例如，缺少腹腔段食管，致使腹内压增高时不能将其传导至食管下端括约肌使之收缩达到抗反流的作用；膈肌食管裂孔钳夹作用减弱；膈食管韧带和食管下端黏膜瓣解剖结构存在器质性或功能性病变；胃内压、腹内压增高等，均可破坏正常的抗反流功能。

2. 食管廓清能力降低

正常食管廓清能力是依靠食管的推动性蠕动、唾液的冲洗、对酸的中和作用和食管黏膜细胞分泌的碳酸氢盐等多种机制发挥其对反流物的清除作用，以缩短反流物和食管黏膜的接触时间。当食管蠕动减弱甚至消失或出现病理性蠕动时，食管清除反流物的能力下降,延长有害反流物在食管内的停留时间,增加对黏膜的损伤。

3. 食管黏膜的屏障功能破坏

屏障作用是由黏液层、细胞内的缓冲液、细胞代谢及血液供应共同组成。反流物中的某些物质,如胃酸、胃蛋白酶及十二指肠反流入胃的胆盐和胰酶,使食管黏膜的屏障功能受损,引起食管黏膜炎症。

4. 胃、十二指肠功能失常

胃排空能力低下,使胃内容物及其压力增加,当胃内压增高超过食管下端括约肌压力时可使食管下端括约肌开放。胃内容物又导致胃扩张,致贲门食管段缩短,使其抗反流屏障功能降低。十二指肠病变时,幽门括约肌关闭不全则导致十二指肠胃反流。

【临床表现】

食管上皮细胞暴露于反流的胃内容物中,是产生症状和体征的主要原因。

1. 呕吐

呕吐是新生儿和婴幼儿的主要表现。多数患儿于生后第 1 周即出现呕吐,另有少数患儿于生后 6 周内出现症状。呕吐程度轻重不一,多数发生在进食后,有时在夜间或空腹时,表现为溢乳、反刍或吐泡,严重者呈喷射状。

2. 反流性食管炎

(1)热和反酸:胃灼热是指胸骨后和剑突下烧灼感,多在餐后 1 小时出现,平卧、弯腰或腹压增高时易发生。反流入口腔的胃内容物常呈酸性称为反酸,反酸常伴胃灼热,是本病最常见的症状。

(2)吞咽疼痛和吞咽困难:有严重食管炎或食管溃疡时可出现吞咽疼痛,是由酸性反流物刺激食管上皮的感觉神经末梢所引起。反流物也可刺激机械感受器引起食管痉挛性疼痛,严重时可为剧烈刺痛,向背、腰、肩、颈部放射,酷似心绞痛。由于食管痉挛或功能紊乱,部分患者又可出现吞咽困难,且发生食管狭窄时,吞咽困难持续加重。

3. Barrett 食管

由于慢性胃食管反流,食管下端的鳞状上皮被增生的柱状上皮所替代,抗酸能力增强,但更易发生食管溃疡、狭窄和腺癌。溃疡较深者可发生食管气管瘘。

Barrett's Esophagus

4. 食管外症状

(1)呼吸系统疾病:①呼吸道感染,反流物直接或间接引发反复呼吸道感染、吸入性肺炎及肺间质纤维化;②哮喘,反流物刺激食管黏膜感受器,反射性引起支气管痉挛而引起哮喘;③窒息和呼吸暂停,多见于早产儿及小婴儿,因反流引起喉痉挛致使呼吸道梗阻,表现为青紫或苍白、心动过缓,甚至发生婴儿猝死综合征。

(2)营养不良:见于约 80% 的患儿,主要表现为体重不增和生长发育迟缓。

(3)其他:如声嘶、中耳炎、鼻窦炎、反复口腔溃疡、龋齿等。部分患儿可出现精神神经症状:①Sandifer 综合征,是指病理性胃食管反流患儿出现类似斜颈样的一种特殊"公鸡头样"的姿势,这是一种保护性机制,以期保持气道通畅或减轻酸反流所致的疼痛,同时伴有杵状指、蛋白丢失性肠病及贫血。②婴儿哭吵综合征,表现为易激惹、夜惊、进食时哭闹等。

【辅助检查】

1. 食管钡剂造影

造影可对食管形态、运动状况、钡剂的反流、食管与胃连接部的组织结构做出判断，还可观察到是否存在食管裂孔疝等先天性疾病及严重病例的食管黏膜炎症改变。

2. 食管 pH 动态监测

连续 24 小时监测食管下端 pH，通过计算机软件进行分析，可区分生理性或病理性反流，是目前最可靠的诊断方法。

3. 其他检查

如食管胆汁反流动态监测、食管动力功能检查、食管内镜检查及黏膜活体组织检查等均有助于诊断。

【治疗要点】

治疗要点包括体位、饮食、药物和手术治疗，体位、饮食治疗参见护理措施部分。

1. 药物治疗

药物治疗的主要作用是降低胃内容物酸度和促进上消化道动力。

(1) 促进胃肠动力药：疗程为 4 周。常用多巴胺受体拮抗药吗丁啉，每日 3 次，饭前半小时及睡前口服。

(2) 抑酸药和抗酸药：①抑酸药，H_2 受体拮抗药，如西咪替丁、雷尼替丁；质子泵抑制药，如奥美拉唑；②中和胃酸药，如氢氧化铝凝胶，多用于年长儿。

(3) 黏膜保护剂：硫糖铝、硅酸铝盐、磷酸铝等。

2. 外科治疗

手术指征：①内科治疗 6~8 周无效，有严重并发症(消化道出血、营养不良、生长发育迟缓)；②严重食管炎伴溃疡、狭窄或发现有食管裂孔疝者；③有严重的呼吸道并发症，如呼吸道梗阻、反复发作吸入性肺炎或窒息、伴支气管肺发育不良者；④合并严重神经系统疾病。

【常见护理诊断/问题】

1. 有窒息的危险

与溢乳和呕吐有关。

2. 营养失调：低于机体需要量

与反复呕吐致摄入不足有关。

3. 疼痛

与胃内容物反流致反流性食管炎有关。

4. 知识缺乏

患儿家长缺乏胃食管反流病护理的相关知识。

【护理措施】

1. 保持适宜体位

患儿的最佳体位为前倾俯卧位，将床头抬高 30°，但睡眠时应采取仰卧位及左侧卧位，以防止婴儿猝死综合征的发生。年长儿在清醒状态下以直立位和坐位为最佳，睡眠时宜采取左侧卧位,将床头抬高 20~30 cm,以促进胃排空,减少反流频率及反流物误吸。

2. 合理喂养

少量多餐,婴儿增加喂奶次数,缩短喂奶间隔时间,人工喂养儿童可在牛奶中加入淀粉类食物或进食谷类食品。严重反流及生长发育迟缓者可管饲喂养,能减少呕吐,并持续缓冲胃酸。年长儿以高蛋白、低脂肪饮食为主,睡前 2 小时不予进食,保持胃处于非充盈状态,避免食用降低食管下端括约肌张力和增加胃酸分泌的食物。

3. 合理用药

按医嘱给药并观察药物疗效和不良反应,注意用法剂量,不能吞服时应将药片研碎;多潘立酮应饭前半小时或睡前口服;服用西沙比利时,不能同时饮用橘子汁,同时加强观察心率、心律的变化,出现心率加快或心律不齐时应及时联系医生进行处理;西咪替丁应在进餐时或睡前服用。

4. 手术护理

胃食管反流患儿术前术后护理与其他腹部手术相似。术前配合做好各项检查和支持疗法;术后根据手术方式做好术后护理,保持胃肠减压,做好引流管护理,注意观察有无腹部切口裂开、穿孔、大出血等并发症。

5. 健康教育

对新生儿和小婴儿,告知家长体位及饮食护理的方法、重要性和长期性。指导家长观察患儿有无发绀等异常反应,判断患儿反应状况和喂养情况。带药出院时,详细说明用药方法和注意事项,尤其是用药剂量和不良反应。

第四节　婴幼儿腹泻

案例导入

患儿，女，8个月，因"腹泻5天"入院。

患儿于入院前4天开始腹泻，每日5~6次，量中等，呈黄色稀水样便。有时呕吐，为胃内容物，呈喷射状，量少。发病后患儿食欲减退，精神萎靡，尿量减少。患儿系足月顺产，母乳喂养，6个月后开始添加辅食。

体格检查：体温36.5℃，心率110次/min，呼吸28次/min，血压70/50 mmHg，体重7.5 kg。精神萎靡，口干，眼窝及前囟凹陷，皮肤干、弹性差，出牙3颗，双肺(-)，心音有力，腹部稍胀，肠鸣音4次/min，四肢稍凉，膝腱反射正常，肛周皮肤发红。

辅助检查：血钠132 mmol/L，血钾3.2 mmol/L，血HCO_3^- 19 mmol/L。

思考

(1)该患儿是否需要补液？在补液过程中，应注意观察哪些内容？

(2)该患儿目前主要的护理诊断/问题是什么？应采取哪些护理措施？

(3)如何做好该患儿的臀部护理？

婴幼儿腹泻案例解析

　　婴幼儿腹泻(腹泻病)是由多病原、多因素引起的以腹泻为主的一组疾病，容易并发水、电解质、酸碱平衡紊乱。根据病因可分为感染性(较多见)和非感染性两类，发病年龄多在2岁以下，1岁以内者约占半数。一年四季均可发病，但夏秋季发病率最高。近30年来婴幼儿腹泻发病率和病死率虽然已明显降低，但仍是儿童的常见病和死亡原因之一。

【病因与发病机制】

(一)病因

1. 易感因素

(1)消化系统发育不成熟：胃酸和消化酶分泌少，酶活力偏低，对食物质和量变化的耐受性差。

(2)生长发育快：对营养物质的需求相对较多，消化道负担较重。

(3)机体防御能力差：血清免疫球蛋白、胃肠道 SIgA 及胃内酸度均较低，对感染的防御能力差。

(4)肠道菌群失调：新生儿尚未建立正常肠道菌群、改变饮食使肠道内环境改变，或因长期大量使用广谱抗生素导致肠道正常菌群失调而引起肠道感染。

(5)人工喂养：母乳中含有大量体液因子(如 SIgA、乳铁蛋白等)，巨噬细胞和粒细胞、溶菌酶、溶酶体等，有很强的抗肠道感染作用。配方奶中虽有某些上述成分，但在加热过程中被破坏，且人工喂养的食物和食具易受污染，故人工喂养儿肠道感染发病率明显高于母乳喂养儿。

课程思政

辩证思维的应用

儿童肠管比成人长，黏膜血管丰富，有利于对营养物质的消化、吸收，但肠内毒素和过敏原等物质也易通过肠黏膜被吸收，体现了事物的双面性；儿童生长发育快，对营养物质需求多，但儿童消化吸收功能不完善，容易导致消化系统功能紊乱而引起腹泻等症状，体现了事物普遍联系和矛盾的观点。在临床护理或日常生活中，要以辩证思维分析临床资料，作出护理决策，以辩证的观点独立思考，不断提高自己。

---

2. 感染因素

(1)肠道内感染：可由病毒、细菌、真菌、寄生虫引起，尤以病毒和细菌多见。①病毒感染：寒冷季节的婴幼儿腹泻 80% 由病毒感染引起，其中以轮状病毒最多见，其次为肠道病毒(包括柯萨奇病毒、肠道腺病毒、埃可病毒等)、星状病毒、杯状病毒、冠状病毒等。②细菌感染(不包括法定传染病)：以大肠埃希菌(致病性、产毒性、侵袭性、出血性、黏附-集聚性大肠埃希菌)为主，其次是志贺氏菌、空肠弯曲菌、耶尔森菌等。③真菌感染：以白色念珠菌多见，其次是曲菌和毛霉菌等。④寄生虫感染：常见有阿米巴原虫、蓝氏贾第鞭毛虫、隐孢子虫、粪类圆线虫、血吸虫等。

(2)肠道外感染：如患中耳炎、上呼吸道感染、肺炎、泌尿系统感染、皮肤感染或急性传染病时，可由于发热、病原体毒素、抗生素治疗、直肠局部激惹作用而伴发腹泻。

3. 非感染因素

(1)饮食因素：①喂养不当，喂养不定时、饮食量不当、突然改变食物品种、过早给予大量淀粉或脂肪类食品等均可引起腹泻；给予含高果糖或山梨醇的果汁，可产生高渗性腹泻；给予肠道刺激物如调料或富含纤维素的食物等也可以引起腹泻。②过敏性腹泻，对牛奶、大豆(豆浆)及某些食物成分过敏或不耐受而引起腹泻。③原发性或继发性双糖酶缺乏，乳糖酶的活力降低，对糖的消化、吸收不良而引起腹泻。

(2)气候因素：气候冷、腹部受凉、天气过热消化液分泌少，都可能诱发消化功能紊乱而致腹泻。

(二)发病机制

腹泻并非单一机制引起，往往有多种机制共同作用。导致腹泻的机制包括肠腔内存在大量不能吸收的具有渗透活性的物质(渗透性腹泻)、肠腔内电解质分泌过多(分泌性腹泻)、炎症所致的液体大量渗出(渗出性腹泻)及肠道运动功能异常(肠道功能异常性腹泻)等。但临床上不少腹泻并非由某种单一机制引起，而是在多种机制共同作用下发生的。

1. 感染性腹泻

大多数病原微生物通过污染的食物、水，或通过污染的手、玩具及日用品，或带菌者传播进入消化道。当机体防御功能下降、大量微生物侵袭并产生毒力时可引起腹泻。

1)病毒性肠炎：病毒侵入肠道后，在小肠绒毛顶端的柱状上皮细胞上复制，使小肠绒毛细胞受损，受累的肠黏膜上皮细胞脱落而遗留不规则的裸露病变，导致小肠黏膜回收水、电解质能力下降，肠液在肠腔内大量集聚而引起腹泻。同时，发生病变的肠黏膜细胞分泌双糖酶不足且活性低，使肠腔内的糖类消化不完全而积滞在肠腔内，并被肠道内细菌分解成小分子短链有机酸，使肠液的渗透压增高；微绒毛破坏亦造成载体减少，上皮细胞钠转运功能障碍，进一步造成水和电解质丧失，加重腹泻。

2)细菌性肠炎：肠道感染的病原体不同，其发病机制亦不相同。

(1)肠毒素性肠炎：如产毒性大肠埃希菌和霍乱弧菌等虽不直接侵袭破坏肠黏膜，但能分泌肠毒素，包括不耐热肠毒素和耐热肠毒素，两者最终通过抑制小肠绒毛上皮细胞吸收 Na^+、Cl^- 和水，促进肠腺分泌 Cl^-，使小肠液量增多，超过结肠吸收限度而发生腹泻，排出大量水样便，导致患儿脱水和电解质紊乱。

(2)侵袭性肠炎：各种侵袭性细菌感染可引起渗出性腹泻，如志贺菌属、沙门菌属、侵袭性大肠杆菌、空肠弯曲菌等，可直接侵袭小肠或结肠肠壁，使黏膜充血、水肿，炎症细胞浸润致渗出、溃疡等病变，患儿排出含有大量白细胞和红细胞的细菌性痢疾样大便。结肠由于炎症病变而不能充分吸收来自小肠的液体，并且某些致病菌还会产生肠毒素，故可发生水样腹泻。

2. 非感染性肠炎

非感染性肠炎主要由饮食不当引起。当摄入食物的质和量突然改变并超过消化道承受能力时，食物不能被充分消化和吸收而积滞在小肠上部，使肠腔内酸度降低，利于肠道下部的细菌上移和繁殖，使食物发酵、腐败而产生短链有机酸，致肠腔内渗透压增高，加之腐败性毒性产物刺激肠壁使肠蠕动增加导致腹泻，进而发生脱水和电解质紊乱。

病毒性肠炎发病机制

肠毒素引起的肠炎发病机制

饮食不当引起腹泻的发病机制

【临床表现】

不同病因引起的腹泻常各具不同临床特点和临床过程。根据病程不同，可将腹泻分为急性腹泻(病程在 2 周以内)、迁延性腹泻(病程为 2 周至 2 个月)、慢性腹泻(病程在 2 个月以上)。

1. 腹泻的共同临床表现

(1)轻度腹泻：主要由非感染因素和肠道外感染引起。以胃肠道症状为主(腹泻少于 10 次/天，稀便量少，恶心呕吐不重)，脱水及全身中毒症状不明显，多在数日内痊愈。

(2)重度腹泻：多由肠道内感染引起。常急性起病，也可由轻型逐渐加重、转变而来，除有较重的胃肠道症状外，还有较明显的脱水、电解质平衡紊乱及全身中毒症状。

2. 几种常见类型肠炎的临床特点

(1)轮状病毒肠炎：好发于秋冬季(秋季腹泻)，以秋季流行为主，常伴有发热和上呼吸道感染症状，多无明显中毒症状。大便量多、水多、次数多，呈黄色或淡黄色，水样或蛋花汤样，无腥臭味，大便镜检偶有少量白细胞。常并发脱水、电解质紊乱和酸中毒。轮状病毒肠炎为自限性疾病，自然病程 3~8 天。轮状病毒感染也可侵犯多个脏器，如中枢神经系统、心肌等。

(2)产毒性细菌引起的肠炎：多发生在夏季、起病较急。轻症仅大便次数稍增，性状轻微改变；重症腹泻频繁，量多，呈水样或蛋花汤样，混有黏液，镜检无白细胞。常伴呕吐，严重者可伴发热、脱水及酸中毒。产毒性细菌引起的肠炎为自限性疾病，自然病程为 3~7 天或较长。

(3)侵袭性细菌性肠炎：全年均可发病，多见于夏季，潜伏期长短不等。起病急，高热甚至发生惊厥；腹泻频繁，大便呈黏液状，带脓血，有腥臭味；常伴恶心、呕吐、腹痛和里急后重，可出现严重的全身中毒症状甚至休克。大便镜检有大量白细胞及数量不等的红细胞。粪便细菌培养可以找到相应的致病菌。

(4)出血性大肠埃希菌肠炎：大便由黄色稀水便转为血水便，有特殊臭味；常伴腹痛；大便镜检有大量红细胞，一般无白细胞。

(5)抗生素相关性腹泻：是指应用抗生素后发生的、与抗生素有关的腹泻。除一些抗生素可降低碳水化合物的运转和乳糖酶水平外，多数研究者认为，抗生素的使用破坏了肠道正常菌群，是引起腹泻最主要的病因。

3. 迁延性腹泻和慢性腹泻

迁延性腹泻和慢性腹泻多与营养不良和急性期治疗不彻底有关，以人工喂养儿、营养不良儿多见。表现为腹泻迁延不愈，病情反复，大便次数和性质不稳定，严重时可出现水、电解质紊乱。由于营养不良儿腹泻时易迁延不愈，持续腹泻又加重营养不良，两者可互为因果，形成恶性循环，最终引起免疫功能低下，继发感染，导致多脏器功能异常。

4.生理性腹泻

生理性腹泻多见于6个月以内的婴儿，外观虚胖，常有湿疹，表现为生后不久即出现腹泻，但除大便次数增多外，无其他症状，食欲好，不影响生长发育，添加辅食后，大便逐渐转为正常。近年研究发现，此类腹泻可能为乳糖不耐受的一种特殊类型。

去乳糖饮品喂养方式

【辅助检查】

1.血常规

细菌感染时白细胞总数及中性粒细胞增多；寄生虫感染和过敏性腹泻时嗜酸性粒细胞增多。

2.大便常规

肉眼检查大便性状，如外观、颜色、是否有黏液脓血等；大便镜检有无脂肪球、白细胞、红细胞等。

3.病原学检查

细菌性肠炎大便培养可检出致病菌；真菌性肠炎大便镜检可见真菌孢子和菌丝；病毒性肠炎可行病毒分离等检查。

4.血液生化

血钠测定可了解脱水的性质；血钾测定可了解有无低钾血症；碳酸氢盐测定可了解体内酸碱平衡失调的性质及程度。

【治疗要点】

腹泻的治疗原则为调整饮食，预防和纠正脱水，合理用药，控制感染，预防并发症发生。

1.调整饮食

强调继续进食，以满足生理需要，补充疾病消耗，缩短康复时间，但应根据疾病的特殊病理生理状况、个体消化吸收功能和日常饮食习惯进行合理调整。

2.预防和纠正水、电解质及酸碱平衡紊乱

参见第五章第四节。

3.药物治疗

（1）控制感染：①水样便患者（约占70%）多为病毒及非侵袭性细菌所致，一般不用抗生素，合理使用液体疗法，选用微生态制剂和肠黏膜保护药。如伴有明显全身症状不能用脱水解释者，尤其是重症患儿、新生儿、免疫功能低下儿童应选用抗生素治疗。②黏液、脓血便患者（约占30%）多为侵袭性细菌感染，应根据大便细菌培养和药敏试验结果选用抗菌药物。

（2）微生态疗法：恢复肠道正常菌群生态平衡，抑制病原菌定植和侵袭，控制腹泻，如双歧杆菌制剂。

(3)肠黏膜保护药：吸附病原体和毒素，维持肠细胞的吸收和分泌功能，与肠道黏液蛋白相互作用可增强屏障功能，阻止病原微生物的攻击，如蒙脱石散。

(4)止泻药：肠道蠕动抑制药可增加毒素吸收和细菌繁殖，一般不用于感染性腹泻。对于非感染性腹泻，如果大便次数多，且以水样便为主，则可使用止泻药减轻症状，预防脱水。

(5)补锌治疗：微量元素锌对儿童肠结构与功能具有重要的作用，缺锌可致肠绒毛萎缩，肠道双糖酶活性下降；补锌能加速肠黏膜再生，增加刷状缘酶水平。对于急性腹泻患儿(>6个月)，应每日给予锌20 mg，6个月以下婴儿每日补充锌10 mg，疗程为10~14天。

4. 预防并发症

迁延性、慢性腹泻常伴有营养不良和其他并发症，病情较为复杂，应积极寻找引起病程迁延的原因，采取综合治疗措施。

【护理评估】

1. 健康史

详细了解喂养史(喂养方式、人工喂养代乳品的种类及配制方法、喂哺次数和量、添加辅食及断奶情况)、腹泻开始时间、大便情况(颜色、次数、性状、量、气味)。询问有无发热、呕吐、腹胀、腹痛、里急后重等症状，既往有无腹泻史；有无不洁饮食史和食物过敏史；有无其他疾病及长期使用抗生素史。

2. 身体状况

评估患儿生命体征，如体温、脉搏、呼吸、血压、神志等；仔细观察粪便性状；评估患儿体重、前囟、皮肤黏膜、循环状况和尿量等；评估脱水程度和性质，有无低钾血症和代谢性酸中毒等症状；检查肛周皮肤有无发红、破损。

3. 社会—心理状况

评估患儿和(或)其家长的心理状况，家长对疾病的认识程度，家长的文化程度，对儿童喂养知识的掌握程度；评估患儿家庭的卫生状况、卫生习惯、生活习惯及经济状况等。

【常见护理诊断/问题】

1. 腹泻

与感染、喂养不当、肠道功能紊乱等有关。

2. 体液不足

与腹泻、呕吐致体液丢失和摄入不足有关。

3. 营养失调：低于机体需要量

与腹泻、呕吐丢失过多和摄入不足有关。

4. 有皮肤完整性受损的危险

与大便刺激臀部皮肤有关。

【护理目标】

(1)患儿腹泻、呕吐次数逐渐减少至停止，大便性状正常。

(2)患儿脱水和电解质紊乱得以纠正。

(3)患儿得到合理喂养,营养满足机体需要量。

(4)患儿臀部皮肤保持完整、无破损。

【护理措施】

1.调整饮食

合理安排饮食,减轻胃肠道负担,恢复消化功能。呕吐严重者,暂时禁食4~6小时,不禁水,好转后继续喂食;避免给患儿喂含粗纤维的蔬菜、水果及高糖食物。母乳喂养者,可减少喂奶次数或缩短每次哺乳时间;人工喂养者,将牛奶稀释或喝脱脂奶、米汤;病毒性肠炎者,不宜用蔗糖,暂停乳类,可用豆类、发酵奶、去乳糖奶粉;糖原性腹泻(乳糖不耐受多见)者,宜用去双糖饮食,可采用去(或低)乳糖配方奶;过敏性腹泻(以牛奶过敏较常见)者,避免食入过敏食物或采用口服脱敏喂养法。婴儿通常能耐受深度水解酪蛋白配方奶,如仍不耐受,可采用氨基酸为基础的配方奶或全要素饮食;要素饮食适用于慢性腹泻、肠黏膜损伤、吸收不良综合征者;静脉营养用于少数重症病例,不能耐受口服营养物质、伴有重度营养不良及低蛋白血症者。

2.维持水、电解质及酸碱平衡

1)口服补液:口服补液盐用于预防脱水及纠正轻度、中度脱水。明显腹胀、休克、心功能不全、新生儿或严重并发症者不宜口服补液。

2)静脉补液:用于中度以上脱水、吐泻严重或腹胀患儿。依据年龄、营养状况、脱水程度和性质,决定补液总量、种类和速度。

(1)第1天补液:①输液总量,包括累积损失量、继续损失量和生理需要量。对于营养不良以及心、肺、肾功能不全的患儿应根据具体病情分别进行精确计算。②输液种类,根据脱水性质而定,若临床判断脱水性质有困难时,可先按等渗性脱水处理。③输液速度,主要取决于累积损失量(脱水程度)和继续损失量,遵循"先快后慢"的原则,若呕吐、腹泻缓解,可酌情减少补液量或改为口服补液。

(2)第2天及以后补液:此时脱水和电解质紊乱已基本纠正,一般只补继续损失量和生理需要量,于12~24小时内均匀输入,能口服者尽量口服。

3.控制感染

遵医嘱选用针对病原菌的抗生素。严格消毒隔离,感染性腹泻和非感染性腹泻患儿应分室居住,防止交叉感染。发热患儿,根据情况给予物理降温或药物降温。

4.保持皮肤完整性

选用吸水性强、柔软布质或纸质尿布,勤更换。便后用温水清洗臀部,保持皮肤清洁、干燥。局部涂以5%鞣酸软膏或40%氧化锌油并按摩,促进局部血液循环。皮肤溃烂者可采用暴露法或灯光照射法,促进皮肤干燥并涂油剂,禁用粉剂和肥皂。女婴尿道口接近肛门,应注意会阴部的清洁,预防上行性尿路感染。

5.密切观察病情

(1)监测生命体征:如神志、体温、脉搏、呼吸、血压等。体温过高时应给患儿多饮水、擦干汗液、及时更换汗湿的衣服,并给予头部冰敷等物理降温。

(2)观察并记录大便情况:观察大便颜色、次数、气味、性状,做好动态记录,为制订输液方案和治疗提供可靠依据。

（3）观察全身中度症状：如发热、精神萎靡、嗜睡、烦躁等。

（4）观察水、电解质和酸碱平衡紊乱症状：如脱水情况及其程度、代谢性酸中毒表现、低钾血症表现。

6. 健康教育

（1）指导护理：向患儿家长介绍婴儿腹泻的有关常识和护理要点，指导疾病期的饮食调整；指导家长正确洗手，正确处理污染的尿布及衣物，正确观察脱水的表现及监测出入量；指导患儿家长正确配置和使用口服补液盐溶液，强调应少量多次饮用，呕吐不是禁忌证。

（2）做好预防：指导合理喂养，提倡母乳喂养，避免在夏季断奶，合理添加辅食；养成良好的卫生习惯，食物要新鲜，食具、奶具及玩具等要定期消毒，教育儿童饭前便后洗手，勤剪指甲；加强体格锻炼，适当增加户外活动，注意气候变化；避免长期滥用广谱抗生素；口服轮状病毒疫苗。

第五节　肠套叠

肠套叠是指部分肠管及其肠系膜套入邻近肠腔内造成的一种绞窄性肠梗阻，是婴幼儿时期常见的急腹症之一。肠套叠多发生在 1 岁以内，4~10 个月为发病高峰年龄，之后随年龄增长发病率逐渐降低，男孩发病率高于女孩。

大多数肠套叠为近端肠管按肠蠕动方向套入远端肠管内，称为顺行套叠，偶见逆行套叠。根据肠管套入情况将肠套叠分为回结型、回盲型、回回结型（复套）、小肠型、结肠型和多发型，其中回结型和回盲型占 75% 以上。

【病因与发病机制】

肠套叠发病可能与多种因素相关，饮食习惯改变、食物刺激、各种原因引起的肠功能紊乱、肠痉挛和病毒感染等，也有继发于回盲部游动、淋巴结肿大、肠道肿瘤等器质性病变者。过敏性紫癜也可引起肠套叠。

【临床表现】

肠套叠分急性肠套叠和慢性肠套叠，2 岁以下婴幼儿多为急性发病，通常有腹痛、呕吐、血便及腹部肿块四大临床表现。

（一）急性肠套叠

1. 腹痛

最常见和最早出现的临床症状。婴幼儿不能自述，常表现为阵发性哭闹。通常每10~20 分钟发作 1 次，发作间歇期患儿安静，甚至可以入睡。也有些患儿不出现哭闹，表现为阵发性发作的面色苍白、辗转不安、躁动及不适表情。

2. 呕吐

婴幼儿常见症状。早期呕吐为胃内容物，为肠系膜受刺激引起的神经反射性呕吐。

随病情进展，可呕吐胆汁样物，晚期甚至吐出粪便样物，为完全性肠梗阻所致。

3. 血便

为重要症状，一般出现在发病数小时后。由于肠套叠引起肠管血运障碍，即相当于绞窄性肠梗阻，为血便发生的原因。大多为果酱样便，个别出血量大，可排出红色血便。偶有间断发作的肠套叠或套叠较为松弛，发病很长时间不出现血便。发病数小时，患儿尚未排便时，可通过肛门指诊尽早了解大便性状。

4. 腹部肿块

大多数患儿可触及由于肠套叠形成的"腊肠样"腹部肿块，根据套叠肠管长度不同、肿块大小不一，可呈椭圆形或柱状，有一定韧性，多伴有压痛。肿块多位于右上腹，由于肠管套叠移位，右下腹触诊可有"空虚感"。极少数特别严重的患儿，肠管可自肛门套叠脱出，需要与直肠脱垂鉴别。晚期发生肠坏死或腹膜炎时，可出现腹胀、腹腔积液、腹肌紧张及压痛，不易扪及肿块。

5. 全身情况

患儿在早期一般状况尚好，体温正常，无全身中毒症状。随着病程延长，病情加重，并发肠坏死或腹膜炎时，全身情况恶化，常有严重脱水、高热、嗜睡、昏迷及休克等中毒症状。

(二)慢性肠套叠

以阵发性腹痛为主要表现，腹痛时上腹或脐周可触及肿块，缓解期腹部平坦柔软无包块，病程有时长达 10 余日。由于年长儿肠腔较宽阔可无梗阻现象，肠管也不易坏死。呕吐少见，血便发生也较晚。

【辅助检查】

1. 腹部 B 超

在套叠部位横断扫描可见同心圆或靶环状肿块图像，纵断扫描可见"套筒征"。

2. B 超监视下水压灌肠

可见靶环状肿块影退至回盲部，"半岛征"由大到小，最后消失，诊断治疗同时完成。

3. 空气灌肠

可见杯口阴影和套叠头块影，并可同时进行复位治疗。

4. 钡剂灌肠

可见套叠部位充盈缺损和钡剂前端的杯口影，以及钡剂进入鞘部与套入部之间呈现的线条状或弹簧状阴影。只用于慢性肠套叠的疑难病例。

【治疗要点】

急性肠套叠是急症，一旦确诊需立即进行复位。

1. 非手术治疗

灌肠疗法适用于病程在 48 小时以内，全身情况良好，无腹胀、明显脱水及电解质紊乱者。首选空气灌肠，钡剂灌肠复位目前已很少使用。

2. 手术治疗

用于灌肠不能复位的失败病例、肠套叠超过 48~72 小时、疑有肠坏死或肠穿孔及小肠型肠套叠的病例。手术方法包括肠套叠复位、肠切除吻合术或肠造口术等。

【常见护理诊断/问题】

1. 疼痛

与肠系膜受牵拉和肠管强烈收缩有关。

2. 潜在并发症

肠穿孔、腹膜炎、水和电解质紊乱。

【护理措施】

1. 非手术治疗的护理

观察患儿腹痛、呕吐、腹部包块情况,做好灌肠复位的护理配合,观察治疗效果。灌肠复位成功的表现:①拔出肛管后排出大量带臭味的黏液血便或黄色粪水;②患儿安静入睡,不再哭闹、呕吐;③腹部平坦,触不到原有包块;④复位后给予口服 0.5~1 g 活性炭,6~8 小时后可见大便内有炭末排出。如患儿仍然烦躁不安,阵发性哭闹,腹部包块仍存,应怀疑是否套叠未复位或重新发生套叠,立即通知医生作进一步处理。

2. 手术治疗的护理

做好术前准备;向家长解释手术目的,解除其心理负担,取得其对治疗和护理的支持与配合,做好术前准备;对于术后患儿,注意维持胃肠减压功能,保持胃肠道通畅,预防感染及吻合口瘘。患儿排气、排便后可拔除胃肠引流管,逐渐恢复经口进食。

3. 密切观察病情变化

密切观察患儿意识情况、精神状态及生命体征,观察有无高热、突发剧烈疼痛等现象,注意有无水电解质紊乱等征象,及时报告医生并协助处理。

第六节　先天性巨结肠

先天性巨结肠又称为先天性无神经节细胞症或赫什朋病(Hirschsprung disease,HD),是由于直肠或结肠远端肠管持续痉挛,粪便瘀滞在近端结肠而使该段肠管肥厚、扩张。本病是较常见的先天性肠道发育畸形,发病率高达 1/2 000~1/5 000,男多于女,有遗传倾向。

目前认为 HD 为多基因遗传和环境共同作用的结果。其基本病理变化是局部肠壁肌间和黏膜下神经丛缺乏神经节细胞,致该段肠管收缩狭窄呈持续痉挛状态,痉挛肠管的近端因肠内容物堆积而扩张,在形态上可分为痉挛段、移行段和扩张段。根据病变肠管痉挛段的长度,可分为常见型(约占 85%)、短段型(约占 10%)、长段型(约占 4%)、全结肠型(约占 1%)。

【临床表现】

1. 不排胎便或胎便排出延迟

新生儿生后 24~48 小时内多无胎便或仅有少量胎便排出,生后 2~3 天出现腹胀、拒食、呕吐等急性低位性肠梗阻表现，以后逐渐出现顽固性便秘。

2. 呕吐、营养不良、发育迟缓

由于功能性肠梗阻，可出现呕吐，量不多，呕吐物含少量胆汁，严重者可见粪液。由于腹胀、呕吐、便秘使患儿食欲下降，影响营养吸收致营养不良、发育迟缓。

3. 并发症

患儿常并发小肠结肠炎、肠穿孔及继发感染。

【辅助检查】

1. X 线片检查

腹部平片多提示低位结肠梗阻，近端结肠扩张，盆腔无气体；钡剂灌肠检查可显示痉挛段及其上方的扩张肠管，排钡功能差。

2. 活体组织检查

取直肠黏膜或直肠壁肌层组织检查，多提示无神经节细胞。

3. 肌电图检查

可见低矮波形，频率低，不规则，峰波消失。

【治疗要点】

应进行根治手术切除无神经节细胞肠段和部分扩张结肠。实施根治手术前清洁灌肠，纠正脱水、电解质紊乱及酸碱平衡失调，加强支持疗法，改善全身情况。

【常见护理诊断/问题】

1. 便秘

与远端肠段痉挛、低位性肠梗阻有关。

2. 营养失调：低于机体需要量

与便秘、腹胀引起食欲减退有关。

3. 生长发育迟缓

与腹胀、呕吐、便秘使患儿食欲减退，影响营养物质吸收有关。

4. 知识缺乏

家长缺乏疾病治疗及护理的相关知识。

【护理措施】

(一)非手术治疗的护理

1. 清洁肠道、解除便秘

患儿可口服缓泻剂、润滑剂，帮助排便；使用开塞露、扩肛等刺激括约肌，诱发排便；部分患儿需用 0.9% 氯化钠溶液进行清洁灌肠，1 次/天，肛管插入深度要超过狭窄段肠管，忌用清水灌肠，以免水中毒。

2. 改善营养

对营养不良、低蛋白血症者应加强支持疗法，促进生长发育。

3. 观察病情

特别注意有无小肠结肠炎的征象，如高热、腹泻等。

4. 健康教育

向家长说明选择治疗方法的目的，消除心理负担，争取对治疗和护理的支持与配合。

(二) 手术治疗的护理

1. 术前准备

清洁肠道；术前 2 天按医嘱口服抗生素，检查脏器功能并作相应处理。

2. 术后护理

禁食至肠蠕动功能恢复；胃肠减压防止腹胀；记尿量；更换伤口敷料以防感染；按医嘱应用抗生素。

3. 观察病情

监测生命体征；监测腹胀情况，保持胃管通畅；观察体温、大便情况；如术后仍有腹胀，且无排气、排便，可能与病变肠段切除不彻底或吻合口狭窄有关，均应及时报告医生进行处理。

4. 健康教育

指导家长学会结肠造口术术后护理知识；指导家长给患儿进行排便训练，以改善排便功能；术后 2 周左右开始扩肛，每天 1 次，坚持 3~6 个月；定期随诊，确诊是否有吻合口狭窄。

本章小结

儿童消化系统解剖生理功能发育不成熟，容易引起消化功能紊乱，且年龄越小症状越明显。

口炎是儿童消化系统常见疾病，鹅口疮和疱疹性口炎是临床常见口炎，护理重点为加强口腔护理、遵医嘱用药等。

胃食管反流分为生理性反流和病理性反流两种，食管下端括约肌压力降低是主要病因，食管上皮暴露于反流胃内容物中是产生症状和体征的主要原因，主要护理措施是保持适宜体位、合理喂养等。

腹泻由肠道内外感染、菌群紊乱、饮食不当及气候因素等引起，病毒感染以轮状病毒肠炎最常见。腹泻根据病情分为轻型腹泻和重型腹泻。前者以胃肠道症状为主，后者除有较重的胃肠道症状外，还有明显的全身中毒症状和脱水、酸中毒及电解质紊乱表现。治疗要点为调整饮食、预防纠正水电解质及酸碱平衡紊乱、强调继续进食、合理用药、加强护理、预防并发症的发生。主要护理措施是控制腹泻、维持水电解质及酸碱平衡、维持皮肤完整性和体温正常、密切观察病情及健康教育。

　　肠套叠是婴幼儿时期常见的急腹症之一，分为原发性和继发性，以回盲型最常见。2岁以下婴幼儿多为急性发病，一旦确诊立即复位，并密切观察患儿腹痛、呕吐、腹部包块等情况。

　　先天性巨结肠是较常见的先天性肠道发育畸形，胎粪排出延迟、顽固性便秘等是常见临床表现，可选用灌肠、结肠造口术和根治术等进行治疗。术前护理措施包括清洁肠道、解除便秘、改善营养等，术后主要护理措施是胃肠减压、观察病情、健康教育等。

客观题测验

主观题测验

第十章

循环系统疾病患儿的护理

循环系统疾病患儿的护理PPT

学习目标

识记：儿童心率、血压的正常值范围；先天性心脏病的分类；法洛四联症、差异性发绀、缺氧发作、蹲踞、杵状指(趾)和周围血管征的概念；房间隔缺损、室间隔缺损、动脉导管未闭、法洛四联症、病毒性心肌炎的临床表现。

理解：正常胎儿血液循环和出生后血液循环的改变；房间隔缺损、室间隔缺损、动脉导管未闭、法洛四联症的血流动力学改变和治疗原则；病毒性心肌炎的病因和治疗要点。

应用：能用护理程序对先天性心脏病患儿进行评估，提出护理诊断/问题，并采取相应的护理措施进行护理。

儿童时期的心血管系统疾病以先天性心脏病最为常见。先天性心脏病的发病率为0.7%~0.8%，先天性心脏病若不治疗，约1/3死于新生儿期，约1/2死于婴儿期，是我国婴儿死亡的主要原因之一。本章主要介绍儿童时期最常见的各类先天性心脏病的病因、病理生理特点、临床表现、诊治和护理；病毒性心肌炎的病因、临床表现及护理。

■ 第一节　儿童循环系统解剖生理特点

一、心脏的胚胎发育

胚胎第2周开始形成原始心脏。原始心脏是个纵直管道，由外表收缩环把它分为三部分：心房、心室及心球。胚胎第4周时心房和心室是共腔的，房和室的划分最早是在房室交界处的背面、腹面各长出一心内膜垫，最后两垫相接将心脏分为心房和心室。心球以后逐渐形成心室的流出道。心脏在胚胎第4周开始有循环作用，胚胎第8周房室中隔完全形成，即成为具有四腔的心脏。因此胚胎第2~8周是心脏胚胎发育的关键时期，也是预防先天性心脏病发生的重要时期。

二、胎儿血液循环和出生后的改变

(一)正常胎儿血液循环

胎儿时期的营养代谢和气体交换通过脐血管和胎盘与母体之间以弥散方式进行，含氧量较高的动脉血经脐静脉进入胎儿体内，在肝下缘分为两支：一支入肝与门静脉汇合后经肝静脉进入下腔静脉；另一支经静脉导管直接进入下腔静脉，与来自下半身的静脉血混合，流入右心房。来自下腔静脉的血液进入右心房后，1/3血量经卵圆孔流入左心房、左心室，流入升主动脉，主要供应心脏、脑和上肢；2/3血量流入右心室。从上腔静脉回流的来自上半身的静脉血，入右心房后绝大部分流入右心室，再流入肺动脉。由于胎儿肺无呼吸功能，肺血管阻力高，故肺动脉血只有少量流入肺，大部分进入右心室的血液经动脉导管流入降主动脉，与来自升主动脉的血汇合，供应腹腔器官和下肢，最后经脐动脉回到胎盘，再次进行营养和气体交换(图10-1)。因此，胎儿期供应脑、心脏、肝脏和上肢的血液的氧气含量远比下半身高。

(二)出生后血液循环的改变

出生后血液循环的主要改变是胎盘血液循环停止而肺循环建立，血液气体交换由胎盘转移至肺。

1.肺循环阻力下降

出生后随着呼吸建立，肺开始进行气体交换，由于肺泡扩张和氧分压的增加，使肺小动脉管壁肌层逐渐退化、管壁变薄并扩张，肺循环阻力下降，故肺血流量明显增多。

2.卵圆孔关闭

肺泡扩张后肺血流量明显增多，由肺静脉回到左心房的血液增多，左心房压力相应增高，当左心房压力超过右心房压力时，卵圆孔帘膜先在功能上关闭，生后5~7个月时，解剖上大多闭合。

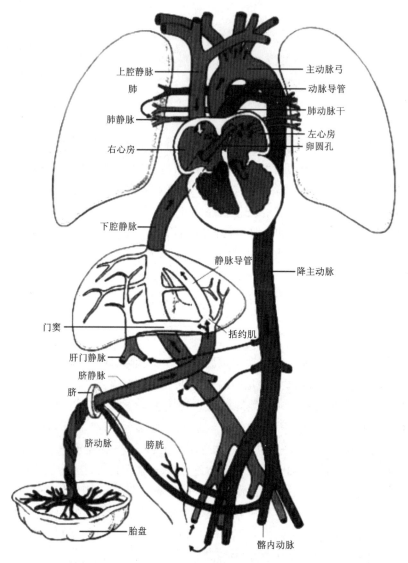

上腔静脉
肺
肺静脉
右心房
下腔静脉
门窦
肝门静脉
脐静脉
脐
脐动脉
膀胱
胎盘
主动脉弓
动脉导管
肺动脉干
左心房
卵圆孔
静脉导管
降主动脉
括约肌
髂内动脉

图 10-1　胎儿血液循环示意图

3.动脉导管关闭

　　自主呼吸使体循环血氧饱和度增高，直接促使动脉导管壁平滑肌收缩，故导管逐渐闭塞，动脉导管形成功能性关闭。80％婴儿于生后 3 个月、95％婴儿于生后 1 年内形成解剖上关闭。

三、正常各年龄儿童心脏、心率、血压的特点

1.心脏大小和位置

　　儿童心脏体积相对比成人大，胎儿右心室负荷较左心室大，出生时两侧心室壁厚度几乎相等，随着儿童生长发育，体循环量日趋扩大，左心室负荷明显增加，而肺循环阻

力明显下降，故左心室壁较右心室壁增厚更快。儿童心脏在胸腔的位置随年龄增长而改变，2 岁以前婴幼儿多呈横位心，心尖搏动在左侧第 4 肋间锁骨中线外侧；以后逐渐由横位心转为斜位心，3~7 岁心尖搏动在左侧第 5 肋间锁骨中线上；7 岁以后心尖搏动为左侧第 5 肋间锁骨中线内 0.5~1 cm。

2. 心率

由于儿童新陈代谢旺盛和交感神经兴奋性较高，故心率较快。随年龄增长，儿童心率逐渐减慢。新生儿平均为 120~140 次/min，<1 岁为 110~130 次/min，2~3 岁为 100~120 次/min，4~7 岁为 80~100 次/min，8~14 岁为 70~90 次/min。

进食、活动、哭闹和发热可影响儿童心率，因此应在儿童安静或睡眠时测量心率和脉搏。一般体温每升高 1℃，心率增加 10~15 次/min。凡脉搏显著增快，且睡眠时不见减慢者，应怀疑有器质性心脏病。

3. 血压

新生儿心排血量较少，动脉壁弹性较好和血管口径相对较大，血压偏低，随年龄增长血压逐渐升高。平均收缩压新生儿 60~70 mmHg，1 岁儿童 70~80 mmHg，>2 岁儿童收缩压＝年龄×2+80 mmHg。舒张压约为 2/3 收缩压。血压正常波动范围为±20 mmHg。正常情况下，下肢血压比上肢高约 20 mmHg。

第二节 先天性心脏病

案例导入

1 岁患儿，生后 1 个月患肺炎住院，发现心脏杂音，1 年内共患肺炎 3 次。查体：生长发育差，胸骨左缘第 3~4 肋间可闻及Ⅲ~Ⅳ级粗糙收缩期杂音，伴有震颤，P2 亢进。

思考
(1)请给出最可能的医疗诊断。
(2)请给出其常见并发症。
(3)请给出主要护理诊断。
(4)请给出相应的护理措施。

先天性心脏病的护理案例解析

课程思政

精准扶贫，健康扶贫

自中华人民共和国成立以来，中国共产党带领人们持续向贫困宣战。经过改革开放40年来的努力，中国共产党成功地走出了一条中国特色扶贫道路，并提出"脱贫攻坚"战略思想，习近平总书记提出的"精准扶贫"是打赢脱贫攻坚战的核心思想和行动指南。

我国每年约有14万名先天性心脏病患儿出生，大部分患儿可以通过手术治疗得到康复，但有些贫困家庭由于负担不起医疗费用，只能选择放弃治疗。在"脱贫攻坚、精准扶贫"的政策指引下，全社会广泛参与扶贫事业，全国开展的各项先天性心脏病免费治疗项目，使许多先天性心脏病患儿得到救治而康复，帮助贫困家庭成功脱贫，为全面建成小康社会打下了坚实的基础。

先天性心脏病（congenital heart disease，CHD）简称先心病，是胎儿时期心脏血管发育异常而致畸形，是儿童最常见的心脏病，发病率为活产婴儿的7‰~8‰。

【病因与发病机制】

先天性心脏病的病因尚未完全明确，目前认为主要由遗传和环境因素及其相互作用所致。

1.遗传因素

遗传因素主要包括染色体易位与畸变、单一基因突变、多基因病变和先天性代谢紊乱。

2.环境因素

环境因素主要是孕早期宫内感染、大剂量放射线接触史和服药史、孕妇患代谢紊乱性疾病、宫内慢性缺氧、妊娠早期饮酒及吸毒等。

虽然病因尚未完全明确，但对孕妇加强保健工作，特别妊娠早期保健工作，对预防先天性心脏病非常重要。

【分类】

根据左右心腔或大血管间有无直接分流和临床有无青紫，可分为3类：

1.左向右分流型（left-to-right shunt lesions）（潜伏青紫型）

常见有室间隔缺损、房间隔缺损和动脉导管未闭等。正常情况下，由于体循环压力高于肺循环，所以血液从左向右分流而不出现青紫。当屏气、剧烈哭闹或任何病理情况致肺动脉和右心室压力增高并超过左心室压力时，则可使氧含量低的血液自右向左分流而出现暂时性青紫。

2.右向左分流型（right-to-left shunt lesions）（青紫型）

常见有法洛四联症和大动脉错位等。由于畸形致右心压力增高使血液从右向左分流，或大动脉起源异常时导致大量回心静脉血进入体循环，引起全身持续性青紫。

3. 无分流型(non-shunt lesions)(无青紫型)

常见有主动脉缩窄和肺动脉狭窄等。在心脏左右两侧或动脉、静脉之间无异常通路或分流，故无青紫。

一、室间隔缺损

室间隔缺损(ventricular septal defect, VSD)是最常见的先天性心脏病，占儿童先天性心脏病的30%~50%。室间隔缺损可单独存在，也可与其他心脏畸形同时存在。根据缺损位置可分为3种类型：①膜周部缺损，是缺损最常见的部位，又分为单纯膜部缺损、嵴下型缺损、隔瓣后型缺损；②漏斗部缺损，又分为干下型缺损和嵴内型缺损；③肌部缺损，较少见。根据缺损大小可分为：小型缺损(缺损<0.5 cm)，中型缺损(缺损为0.5~1.0 cm)，大型缺损(缺损>1.0 cm)。

【病理生理】

室间隔缺损主要是左右心室之间有异常通道(图10-2)。由于左心室压力高于右心室，室间隔缺损所引起的分流是自左向右，所以一般无青紫。分流致肺循环血量增加，回流至左心房和左心室的血量增多，使左心房和左心室的负荷加重，导致左心房和左心室肥大。随着病情发展或分流量增加时，可产生肺动脉高压，此时自左向右分流量减少，最后出现双向分流或反向分流，临床出现持久性青紫，即发展成为艾森曼格综合征。

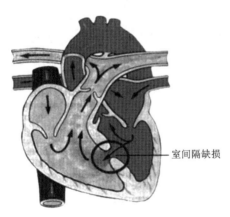

室间隔缺损

室间隔缺损的病理生理示意图

图10-2　室间隔缺损的血液循环示意图

【临床表现】

临床表现取决于缺损类型及大小。小型缺损，患儿无明显症状，多在体检时因闻及胸骨左缘下方粗糙的全收缩期杂音而被发现。大、中型缺损在新生儿后期及婴儿期即可出现体循环供血不足表现和肺循环充血表现。体循环供血不足表现为喂养困难、面色苍白、多汗、乏力、生长发育落后；肺循环充血表现为反复肺部感染及充血性心力衰竭。晚期可出现艾森曼格综合征。

体格检查：可见心前区隆起，心界向左下扩大，胸骨左缘第3~4肋间可闻及Ⅲ~Ⅳ

级粗糙的全收缩期杂音,向心前区广泛传导,并可在杂音最响处可触及收缩期震颤,肺动脉瓣区第二心音增强。

并发症:支气管炎、支气管肺炎、充血性心力衰竭、肺水肿和亚急性细菌性心内膜炎。

【辅助检查】

1.心电图

小型缺损者心电图基本正常。中型缺损者左心室肥大,大型缺损者有左心室、右心室肥大。

2.胸部 X 线片检查

小型缺损者无明显改变。中、大型缺损者肺血流量增多,心影增大,肺动脉段凸出,搏动强烈,肺门阴影扩大,心脏以左心室增大为主,左心房也常增大,晚期可出现右心室增大。

3.超声心动图

超声心动图可见左心室、左心房和右心室内径增大,主动脉内径缩小。二维超声心动图可显示室间隔回声中断,可提示缺损的位置和大小。多普勒彩色血流显像可直接见到分流的位置、方向和区别分流大小,还能确诊多个缺损的存在。

4.心导管检查

如合并重度肺动脉高压、其他心脏畸形或对解剖有疑点,须做右心导管检查,可发现右心室血氧含量明显高于右心房,右心室和肺动脉压力升高。

【治疗要点】

小型缺损者注意门诊随访。中型缺损有临床症状者,宜于学龄前期行择期修补术。大型缺损有反复肺部感染和生长发育迟缓者可行介入性心导管封堵术,必要时行开胸修补术。

儿童先天性心脏病
介入治疗发展和热点问题

胎儿先心病
介入治疗进展

【预后】

室间隔缺损的自然病程取决于缺损大小。小型缺损自然闭合率高(25%~40%),大部分在 3 岁之前关闭。小型缺损一般不易发生心力衰竭或肺动脉高压。大型室间隔缺损在婴儿期易出现心力衰竭,甚至死亡,年长后可发展成梗阻型肺动脉高压,错失手术时机。

二、房间隔缺损

房间隔缺损(atrial septal defect,ASD)占先天性心脏病发病总数的 7%~15%。根据解剖病变的不同可分为原发孔型缺损、继发孔型缺损和静脉窦型缺损。

【病理生理】

房间隔缺损主要是左心室、右心房之间有异常通道(图 10-3)。由于左心房压力高于右心房，心房水平出现自左向右分流，一般无青紫。分流造成右心房和右心室负荷过重而产生右心房和右心室增大、肺循环血量增多和体循环血量减少。随着病情发展或分流量增加时，可产生肺动脉高压，此时自左向右分流量减少，最后出现双向分流或反向分流，临床出现持久性青紫即艾森曼格综合征。

【临床表现】

临床表现取决于缺损大小。缺损小者可无症状，一般由常规体格检查或闻及杂音而发现此病。缺损人者由于分流量大可出现体循环供血不足表现和肺循环充血表现。体循环供血不足表现为易感乏力、体型瘦长、面色苍白，肺循环充血表现为活动后气促、易患呼吸道感染。当哭闹、肺炎或心力衰竭时，右心房压力可超过左心房，出现暂时性青紫。晚期可出现艾森曼格综合征。

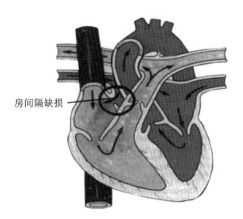

房间隔缺损

房间隔缺损的病理生理示意图

图 10-3 房间隔缺损的血液循环示意图

体格检查：可见体格发育落后、消瘦，心前区隆起，心尖搏动弥散，心浊音界扩大，胸骨左缘第 2~3 肋间可闻及 II ~ III 级喷射性收缩期杂音，特征性体征为肺动脉瓣区第二心音(P_2)增强或亢进，呈固定分裂。

并发症：常见为肺炎，晚期可合并心律失常、肺动脉高压和心力衰竭。

【辅助检查】

1. 心电图

典型心电图表现为电轴右偏和不完全性右束支传导阻滞，部分有右心房和右心室肥大。

2. 胸部 X 线片检查

心脏外形呈轻中度扩大，以右心房、右心室增大为主，肺动脉段突出，肺门血管影增粗，肺野充血，主动脉影缩小。透视下可见肺门肺动脉总干及分支随心脏搏动而一明一暗的"肺门舞蹈"征。

3. 超声心动图

超声心动图可见右心房和右心室内径增大。二维超声心动图可见房间隔回声中断，可显示缺损位置和大小。多普勒彩色血流显像可观察到分流位置、方向，且能估测分流大小。

4. 心导管检查

疑有肺动脉高压存在，可做心导管检查。右心导管检查可发现右心房血氧含量高于上、下腔静脉平均血氧含量。心导管可由右心房通过缺损进入左心房。

5. 心血管造影

心血管造影用于临床表现与无创性检查不能确诊者。导管造影显示造影剂注入右上肺静脉，可见其通过房间隔缺损迅速由左心房进入右心房。

【治疗要点】

1 岁以前的患儿分流量小，无症状，有自行闭合的可能，一般不主张手术治疗，注意门诊随访；1 岁以后的患儿只要明确诊断，即可择期行介入性心导管封堵术，必要时行开胸修复术。最佳手术年龄为 3~5 岁。

【预后】

房间隔缺损一般预后较好，小型房间隔缺损在 1 岁以前有自然闭合的可能，1 岁以后自然闭合可能性很小。

三、动脉导管未闭

动脉导管未闭（patent ductus arteriosus，PDA）约占先天性心脏病发病总数的 9%~12%（不包括早产儿的动脉导管未闭）。动脉导管于生后数小时至数天出现功能性关闭；生后 3 个月解剖学关闭。若持续开放并出现左向右分流者即为动脉导管未闭，一般分为3 型：管型、漏斗型和窗型。

【病理生理】

动脉导管的开放使主动脉和肺动脉之间存在通路（图 10-4），分流量大小与导管粗细及主动脉、肺动脉之间的压差有关，由于主动脉压力高于肺动脉压力，故无论收缩期或舒张期血液均自主动脉向肺动脉分流，肺循环血量增加，回流至左心房和左心室的血量增加，致左心房和左心室压力和负荷加重而肥厚扩大，甚至出现左心功能衰竭。长期的左向右分流，刺激肺小动脉痉挛，肺循环压力升高，致右心室负荷加重，右心室逐渐肥大。如肺循环持续高压则由功能性转变为器质性肺动脉高压，此时自左向右分流量减少，最后出现双向分流或反向分流，临床出现持久性青紫即艾森曼格综合征。当肺动脉压力超过主动脉时，即产生右向左分流，患儿呈现下半身青紫，左上肢轻度青紫，右上肢正常，称为差异性青紫（differential cyanosis）。由于主动脉血在舒张期亦流入肺动脉，故周围动脉舒张压下降而致脉压增大，出现周围血管征。

【临床表现】

临床症状取决于动脉导管粗细和肺动脉压力大小。导管细、分流量小者可无症状，仅在体检时闻及胸骨左缘第 2~3 肋间粗糙响亮的连续性机器样杂音。导管粗、分流量大者可出现体循环供血不足表现和肺循环充血表现。体循环供血不足表现为活动后气急、疲劳、多汗，肺循环充血表现为易发生反复呼吸道感染及充血性心力衰竭。晚期可出现艾森曼格综合征。

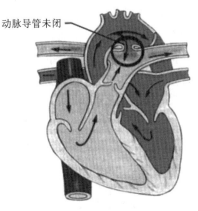

图 10-4　动脉导管未闭血液循环示意图

动脉导管未闭的病理生理示意图

　　体格检查：消瘦，轻度胸廓畸形，心前区隆起，心尖搏动增强，胸骨左缘第 2~3 肋间可闻及粗糙响亮的连续性机器样杂音，向左上和腋下传导，可伴有震颤，肺动脉瓣区第二心音(P₂)增强或亢进。婴幼儿期及合并肺动脉高压或心力衰竭时，主动脉与肺动脉舒张期压力相差很小，可仅有收缩期杂音。由于肺动脉分流使动脉舒张压降低，收缩压多正常，脉压多大于 40 mmHg，可有水冲脉、毛细血管搏动和股动脉枪击音等周围血管征。伴有显著肺动脉高压者可出现差异性青紫，多限于左上肢及下半身青紫。

　　并发症：常见充血性心力衰竭、感染性心内膜炎、肺血管的病变等。

【辅助检查】

1.心电图

　　导管细、分流量小者心电图正常，导管粗和分流量大者可有左心室肥大和左心房肥大，合并肺动脉高压时右心室肥大。

2.胸部 X 线片检查

　　导管细、分流量小者可无异常发现；导管粗、分流量大者可有左心室和左心房增大，肺动脉段突出，肺门血管影增粗，肺野充血；有肺动脉高压时，右心室亦增大，主动脉弓往往有所增大。

3.超声心动图

　　可见左心房和左心室内径增宽，主动脉内径增宽。二维超声心动图可直接显示肺动脉与降主动脉间有导管存在，并显示导管管径和长度。多普勒彩色血流显像可直接见到分流方向和大小。

4.心导管检查

　　如有肺动脉高压或伴发其他畸形者进行心导管检查，早产儿禁忌。右心导管检查显示肺动脉血氧含量高于右心室，说明肺动脉水平存在左向右分流。肺动脉和右心室压力可正常或不同程度升高。部分患者心导管可通过未闭的动脉导管，由肺动脉进入降主动脉。

【治疗要点】

早产儿动脉导管未闭者可用吲哚美辛或阿司匹林口服，以抑制前列腺素合成，促使导管平滑肌收缩而关闭导管。凡确诊动脉导管未闭的患儿，原则上都应手术治疗。近年来，采用微型弹簧圈或蘑菇伞堵塞动脉导管的介入性治疗已成为动脉导管未闭的首选治疗方法。一旦发生心内膜炎，则应正规抗感染治疗，愈后 3 个月再手术。合并肺动脉高压时应及早手术，术前可使用药物降低肺血管压力。已存在右向左分流，出现差异性发绀时则为手术禁忌。伴有法洛四联症、主动脉弓中断、肺动脉瓣闭锁、三尖瓣闭锁等肺血流量减少的复杂先天性心脏病，在根治术前不能单独先闭合导管。反复发生呼吸道感染、难以控制的心力衰竭患儿，包括吲哚美辛无效或禁忌的早产儿，均应即刻手术。

【预后】

动脉导管未闭通常不会自然关闭。其预后与导管粗细及分流量大小有关。导管细、分流量小者，预后良好。导管粗、分流量大者，婴儿期易患肺部感染及心力衰竭，是动脉导管未闭死亡的常见原因。若不予治疗，最终因严重的肺动脉高压，出现反流及右心衰竭而于成人期死亡。

四、法洛四联症

法洛四联症(tetralogy of Fallot，TOF)是最常见的青紫型先天性心脏病，其发病率占所有先天性心脏病的 10%~15%。

法洛四联症由 4 种畸形组成(图 10-5)：①肺动脉狭窄，以漏斗部狭窄多见；②室间隔缺损；③主动脉骑跨，主动脉骑跨于室间隔之上；④右心室肥厚，为肺动脉狭窄后右心室负荷增加，引起右心室继发肥厚。4 个畸形中以肺动脉狭窄最重要，对患儿病理生理和临床表现有重要影响。

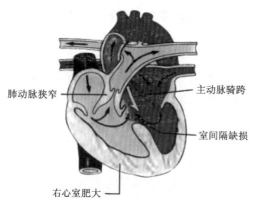

肺动脉狭窄　　　　　　　　　　主动脉骑跨

室间隔缺损

右心室肥大

图 10-5　法洛四联症血液循环示意图

法洛四联症的病理生理示意图

【病理生理】

TOF 主要取决于肺动脉狭窄程度和室间隔缺损大小。由于肺动脉狭窄，血液进入肺循环受阻，右心室压力增高，引起右心室代偿性肥厚；肺动脉狭窄严重时，右心室压力超过左心室，此时为右向左分流，血液大部分进入骑跨的主动脉。由于主动脉骑跨于两心室之上，主动脉除接受左心室的血液外，还直接接受一部分来自右心室的静脉血，因而出现青紫。另外，由于肺动脉狭窄，肺循环进行气体交换的血流减少，更加重了青紫的程度。在动脉导管关闭前，肺循环血流量减少的程度轻，随着动脉导管关闭和漏斗部狭窄逐渐加重，青紫日益明显。

【临床表现】

1. 青紫

青紫严重程度及出现的早晚与肺动脉狭窄程度呈正比。一般出生时青紫多不明显，3~6个月后渐明显，并随年龄增长而加重。肺动脉狭窄严重或闭锁的患儿，在生后不久即有青紫。青紫常于唇、球结膜、口腔黏膜、耳垂、指(趾)等毛细血管丰富的部位明显。由于血氧含量下降致患儿活动耐力差，稍活动，如吃奶、哭闹、走动等，即出现呼吸急促和青紫加重。

2. 缺氧发作

2岁以前患儿多有缺氧发作，常在晨起吃奶时或解大便、哭闹后出现阵发性呼吸困难、烦躁、青紫加重，严重者可引起突然昏厥、抽搐或脑血管意外，这是在肺动脉漏斗部狭窄的基础上，突然发生该处肌肉痉挛，引起一时性的肺动脉梗阻，使脑缺氧加重所致。每次发作可持续数分钟至数小时，常能自行缓解。年长儿常诉头晕、头痛。

3. 蹲踞

蹲踞是法洛四联症患儿活动后的常见症状。蹲踞时下肢屈曲受压，体循环阻力增加，使右向左分流减少，可使肺血流量增加，同时下肢屈曲，使静脉回心血量减少，减轻右心室负荷，使右向左分流减少，从而缺氧症状暂时得以缓解。婴儿常喜竖抱时将双膝屈曲，大腿贴腹部，侧卧时双膝屈曲。年长儿常将双腿交叉，坐时更喜屈膝，每于行走、活动或站立过久时，因气急而主动下蹲片刻再行走，为一种无意识的自我缓解缺氧和疲劳的体位。

4. 杵状指(趾)

由于患儿长期缺氧，致使指、趾端毛细血管扩张增生，局部软组织和骨组织也增生肥大，随后指(趾)末端膨大如鼓槌状。

体格检查：可见患儿生长发育迟缓，青紫和杵状指(趾)，心前区可稍隆起，胸骨左缘第2~4肋间可闻及Ⅱ~Ⅲ级喷射性收缩期杂音，一般以第3肋间最响，其响度取决于肺动脉狭窄程度。狭窄重，流经肺动脉血液少，则杂音轻而短。肺动脉第二音减弱或消失。

并发症：常见有脑血栓、脑脓肿和亚急性细菌性心内膜炎。

【辅助检查】

1. 血液检查

周围血红细胞计数增多，血红蛋白和红细胞比容(旧称红细胞压积)增多。

2. 心电图

心电轴右偏，右心室肥大，也可右心房肥大。

3. 胸部 X 线片检查

心脏大小正常或稍增大。典型者心影呈"靴形"(图 10-6),系由右心室肥大使心尖圆钝上翘和漏斗部狭窄使心腰凹陷所致。肺门血管影缩小,肺纹理减少,透亮度增加。

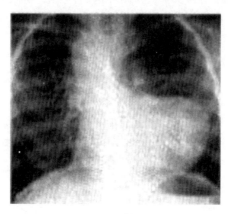

图 10-6　靴形心

4. 超声心动图

超声心动图可见主动脉内径增宽并向右移位。右心室内径增大,流出道狭窄。左心室内径缩小。多普勒彩色血流显像可见右心室直接将血液注入骑跨的主动脉。

5. 心导管检查

导管较易从右心室进入主动脉,有时能从右心室入左心室。心导管从肺动脉向右心室退出时,可记录到肺动脉和右心室间的压力差。根据压力曲线可判断肺动脉狭窄类型。股动脉血氧饱和度降低,证明有右向左的分流存在。

6. 心血管造影

造影剂注入右心室,可见主动脉和肺动脉几乎同时显影。主动脉影增粗且位置偏前、稍偏右。此外,尚可显示肺动脉狭窄部位、程度和肺血管情况。

【治疗要点】

内科治疗原则是对症处理,预防与处理感染和缺氧发作。

缺氧发作时的处理:①轻者置患儿于膝胸位即可缓解;②及时吸氧并保持患儿安静;③皮下注射吗啡(0.1~0.2 mg/kg),可抑制呼吸中枢和消除呼吸急促;④静脉应用碳酸氢钠,纠正代谢性酸中毒;⑤重者可静脉缓慢注射 β 受体阻滞药普萘洛尔(心得安)减慢心率,缓解发作。口服普萘洛尔可预防再次缺氧发作。

单纯型法洛四联症首选一期根治。对右室流出道狭窄严重且肺动脉远端严重发育不良或肺动脉缺失伴有较大的体肺侧支,以及婴儿冠状动脉畸形难以施行右心室流出道补片扩大,应先做姑息手术,待一般情况改善后作二期根治术。对有缺氧发作的重症法洛四联症患儿应在婴儿期尽早手术,频繁发作者应急诊手术。

随着外科、麻醉、灌注及围手术期处理技术的改进和手术效果的提高,法洛四联症根治术的适应证逐渐放宽,已不受年龄限制,从新生儿到成人均可取得满意效果。但是手术适应证放宽到什么程度还应根据每个心脏中心的技术力量和设备条件及医生自己探索的经验而定。

【预后】

先天性心脏病预后与肺动脉狭窄严重程度、并发症及手术早晚有关，若不手术，其自然生存率平均10年左右。

五、先天性心脏病患儿的护理

【护理评估】

1. 健康史

评估母亲妊娠史，尤其妊娠<3个月时有无感染史、放射线接触史、用药史、吸烟史及饮酒史；母亲是否患有代谢性疾病，家族中是否有先天性心脏病患者。评估发现患儿心脏病的时间，详细询问有无青紫和出现青紫的时间；儿童发育情况，体重增加情况，与同龄儿相比活动耐力是否下降，有无喂养困难、声音嘶哑、苍白多汗、反复呼吸道感染，是否喜欢蹲踞、有无阵发性呼吸困难或突然昏厥发作。

2. 身体状况

体检注意患儿精神状态、生长发育情况，皮肤黏膜有无发绀及其程度，有无周围血管征，检查有无呼吸急促、心率加快、鼻翼扇动，肺部啰音、肝脏增大等心力衰竭表现。有无杵状指(趾)，胸廓有无畸形，有无震颤，听诊心脏杂音位置、时间、性质和程度，特别注意肺动脉瓣区第二心音是增强还是减弱，是否有分裂。

评估X线片、心电图、超声心动图、血液检查的结果和临床意义。较复杂的畸形还应该取得心导管检查和心血管造影的诊断资料。

3. 心理—社会状况

评估患儿是否因先天性心脏病导致生长发育落后，正常活动、游戏、学习受到不同程度限制和影响而出现抑郁、焦虑、自卑、恐惧等心理。评估家长是否因先天性心脏病的检查和治疗比较复杂、风险较大、预后难以预测、费用高而出现焦虑和恐惧等。

【常见护理诊断/问题】

1. 活动无耐力

与体循环血量减少或血氧饱和度下降有关。

2. 营养失调：低于机体需要量

与喂养困难及体循环血量减少、组织缺氧有关。

3. 生长发育迟缓

与体循环血量减少或血氧下降影响生长发育有关。

4. 有感染的危险

与肺血流量增多及心内缺损易致心内膜损伤有关。

5. 潜在并发症

心力衰竭、感染性心内膜炎、脑血栓。

6. 焦虑(家长)

与疾病的威胁、对检查手术担忧有关。

【护理目标】

(1)患儿能进行适当活动,能满足基本生活所需,患儿家长学会判断适当活动量。

(2)患儿获得充足的营养和能量,满足生长发育的需要。

(3)患儿身高、体重接近正常儿童。

(4)患儿住院期间不发生感染。

(5)患儿不发生并发症或发生时能被及时发现,并得到及时、适当的处理。

(6)家长能获得先天性心脏病的有关知识,患儿和家长得到心理支持,较好地配合诊断检查和手术治疗。

【护理措施】

1. 建立合理的生活制度

安排好患儿作息时间,保证睡眠、休息,根据病情安排适当活动量,减少心脏负担。应在医护人员和家长的监护下适当活动,活动中应注意评估患儿的活动耐力。评估方法为活动前、活动中、活动后即刻及活动后3分钟测量脉搏(速率和节律)、血压、呼吸(速率、节律、费力程度)。若血压、呼吸恢复到活动前水平,脉率增快<6次/min,则说明活动适度;若患儿出现面色苍白、精神恍惚、发绀、眩晕、心悸等症状要立即停止活动,卧床休息,抬高床头。病情严重的患儿应卧床休息。治疗护理尽量集中完成,尽量减少搬动和刺激患儿,避免引起情绪激动和大哭大闹。

2. 供给充足营养

注意营养搭配,供给充足能量、高蛋白质、富含维生素、易消化的食物,少量多餐,保证营养需要,以增强体质,提高对手术的耐受,勿进食过饱。婴儿因气促、活动无耐力影响吸吮。并易呕吐,造成喂养困难者,喂乳前先吸氧,斜抱位间歇喂乳,耐心哺喂,喂乳时间适当延长,必要时可将乳头孔加大减少阻力或用滴管滴入,避免呛咳和呼吸困难,必要时让家长陪护;心功能不全时有水钠潴留者,应根据病情,采用无盐饮食或低盐饮食。

3. 促进生长发育

建立合理的生活制度,适当锻炼身体;供给充足营养;纠正畸形;按时预防接种,监测生长发育。

4. 预防感染

病室要空气新鲜,温度应维持在18℃~20℃,湿度为55%~65%。除严重心力衰竭外均需按时预防接种。避免到公共场所、人群集中的地方。注意保暖,及时加减衣服,预防呼吸系统感染。注意监测体温和保护性隔离,避免与感染性疾病患者接触,以免交叉感染。接受各种口腔小手术时,应给予抗生素预防感染,防止感染性心内膜炎发生,一旦发生感染应积极治疗。

5. 注意观察病情,防止并发症发生

(1)注意观察、防止法洛四联症患儿因活动、哭闹、便秘引起缺氧发作,一旦发生应将儿童置于膝胸卧位,此体位可增加体循环阻力,使右向左分流减少,同时给予吸氧,并与医生合作给予吗啡及普萘洛尔进行抢救治疗。

(2)法洛四联症患儿因缺氧出现红细胞代偿性增生,血红蛋白和血细胞压积增多,血液黏稠度相应增加，发热、出汗、吐泻时，体液量减少，加重血液浓缩易形成血栓，因此要注意供给充足液体量，必要时可静脉输液。

（3）观察有无心率增快、呼吸困难、端坐呼吸、泡沫样痰、水肿、肝大等心力衰竭的表现，如出现上述表现，立即置患儿于半卧位、镇静、吸氧，避免剧烈哭闹和过度激动，减轻心脏负担，并及时与医生取得联系，按心力衰竭护理。用输液泵严格控制速度和总量。

6.心理护理

护理人员态度和蔼可亲，体贴关心患儿，建立良好的护患关系。让年长患儿说出焦虑、恐惧的原因，有针对性地进行健康宣教，特别要宣传外科手术的进展，同类疾病治愈的案例，使患儿增强治愈的信心，消除焦虑、紧张、悲观、恐惧等不良心理，积极配合治疗和护理。对家长解释病情和检查、治疗经过，取得他们的理解和配合。

7.健康教育

向家长介绍先天性心脏病的病因、预防措施、治疗和预后等问题，指导家长对先天性心脏病患儿的日常护理，建立合理的生活制度，合理用药，预防感染和其他并发症。向年长患儿介绍先天性心脏病的治疗原则和并发症的防治措施，介绍病情观察的要点和护理措施。应定期复查，调整心功能到最好状态，使患儿能安全到达手术年龄，安全度过手术。

【护理评价】

患儿活动耐力是否增加，营养摄入是否满足基本生活和生长发育的所需，体重是否维持正常，患儿身高、体重是否接近正常儿童，患儿有无发生感染或感染后是否得到及时有效的处理，患儿是否出现心力衰竭、脑血栓、缺氧发作，出现后能否得到及时有效的处理，患儿和家长是否了解先天性心脏病的有关知识，患儿和家长是否得到心理支持，是否积极配合诊疗和护理。

第三节　病毒性心肌炎

病毒性心肌炎（viral myocarditis）是指病毒侵犯心肌，引起心肌细胞变性、坏死和间质炎性为主要病理特征的疾病。可伴有心包炎和心内膜炎，病毒性心肌炎临床表现轻重不一，轻者预后大多良好，重者可发生心力衰竭、心源性休克，甚至猝死。近年统计，儿童病毒性心肌炎的发病率在上升，但重症患儿仍占少数。

【病因与发病机制】

很多病毒感染可引起心肌炎，主要是肠道病毒和呼吸道病毒，尤其是柯萨奇病毒乙组（1~6组）最常见，约占半数以上，其次为埃可病毒。其他病毒如腺病毒、脊髓灰质炎病毒、流感和副流感病毒、单纯疱疹病毒、流行性腮腺炎病毒等均可引起心肌炎。轮状病毒是婴幼儿秋季腹泻的病原体，也可引起心肌的损害。病毒性心肌炎的发病机制尚不完全清楚，一般认为病毒及其毒素早期经血液循环直接侵犯心肌细胞和病毒感染后引起变态反应或自身免疫损伤。

【病理生理】

病变分布可为局灶性、散在性或弥漫性，多以心肌间质组织和附近血管周围单核细胞、淋巴细胞和中性粒细胞浸润为主，少数为心肌变性，包括肿胀、断裂、溶解和坏死等变化。慢性病例多有心脏扩大、心肌间质炎症浸润和心肌纤维化形成的瘢痕组织。心包可有浆液渗出，个别发生粘连。病变可波及传导系统，甚至导致终身心律失常。

【临床表现】

1. 前驱症状

在起病前数天或 1~3 周多有上呼吸道或胃肠道等前驱病毒感染史，常伴有发热、全身不适、咽痛、肌痛、腹痛、腹泻和皮疹等症状。

2. 心肌炎表现

轻症患儿可无自觉症状，仅表现为心电图异常；典型患儿表现为气促、心悸、心前区不适、胸闷、精神萎靡、疲乏无力、食欲缺乏、恶心呕吐、腹痛。重症患儿则暴发心源性休克、急性心力衰竭，可在数小时或数天内死亡。

体格检查：烦躁不安、面色苍白、血压下降；心脏大小正常或扩大，第一心音低钝，出现奔马律，安静时心动过速，合并心包炎者可听到心包摩擦音。严重时可发生心力衰竭、晕厥或突然出现心源性休克，在数天内死亡。反复心力衰竭、心脏明显扩大、严重心律失常或栓塞者预后很差。

3. 临床分期

(1)急性期：新发病，症状及检查阳性发现明显且多变，一般病程不足半年。

(2)迁延期：临床症状反复出现，客观检查指标迁延不愈，病程多为半年至 1 年。

(3)慢性期：进行性心脏扩大，反复心力衰竭或心律失常，病情时轻时重，病程超过 1 年。

【辅助检查】

1. 实验室检查

(1)血常规及血沉：急性期白细胞总数轻度增多，以中性粒细胞为主；部分病例血沉轻度或中度增快。

(2)血清心肌酶谱：病程早期血清肌酸激酶(CK)及其同工酶(CK-MB)、乳酸脱氢酶(LDH)、谷草转氨酶(SGOT)均增高。心肌肌钙蛋白 T(cTnT 或 cTnI)升高，高度特异性。恢复期血清中检测相应抗体，病程中多有抗心肌抗体增高。

(3)病毒分离：疾病早期可从咽拭子、粪便、血液、心包液或心肌中分离出病毒，但阳性率低，需结合血清抗体测定才有意义。

(4)PCR：在疾病早期可通过 PCR 技术检测出病毒核酸。

2. 胸部 X 线片检查

透视下心搏动减弱，胸部 X 线片示心影正常或增大，合并大量心包积液、心力衰竭或反复迁延不愈者心脏搏动减弱，心影显著增大。心功能不全时双肺呈淤血表现。

3. 心电图检查

心电图呈持续性心动过速，多导联 ST 段偏移和 T 波低平、双向或倒置，Q-T 间期延长。心律失常以期前收缩为多见，尚可见到部分性或完全性窦房、房室、室内传导阻滞。

【治疗要点】

病毒性心肌炎为自限性疾病，目前尚无特效治疗，主要是减轻心脏负荷，改善心肌代谢和心功能，促进心肌修复。可用α-干扰素或利巴韦林抗病毒治疗，急性期用大剂量维生素C和能量合剂。发生心源性休克、严重心律失常、心力衰竭时使用肾上腺皮质激素。

1. 休息

减轻心脏负担。

2. 保护心肌和清除自由基的药物治疗

(1) 大剂量维生素C和能量合剂：维生素C有清除自由基的作用，可改善心肌代谢及促进心肌恢复，对心肌炎有一定疗效。剂量为每日100~200 mg/kg，以葡萄糖溶液稀释成10%~25%溶液静脉注射，每日1次，疗程3~4周。病情好转后可改为维生素C口服。能量合剂有加强心肌营养、改善心肌功能的作用，常用三磷酸腺苷20 mg、辅酶A50U、胰岛素4~6 U及10%氯化钾8 mL溶于10%葡萄糖溶液250 mL中静脉滴注，每日或隔日1次。

(2) 辅酶Q10：有保护心肌和清除自由基的作用，1 mg/(kg·d)，分两次口服，疗程>3个月。

(3) 1,6-二磷酸果糖(FDP)：可改善心肌细胞代谢，150~250 mg/(kg·d)静脉滴注，疗程1~3周。

(4) 中药：在常规治疗的基础上加用丹参或黄芪等中药。

3. 应用肾上腺皮质激素

激素有改善心肌功能、减轻心肌炎性反应和抗休克作用，病程早期和轻症者一般不用，多用于急重病例，常用泼尼松，剂量为每日1~1.5 mg/kg，口服，共2~3周，症状缓解后逐渐减量至停药。对于急症抢救病例可采用静脉滴注，如地塞米松每日0.2~0.4 mg/kg，或氢化可的松每日15~20 mg/kg。

4. 丙种球蛋白

用于重症病例，剂量为2 g/kg，单剂24小时静脉缓慢滴注。

5. 控制心力衰竭

强心药常用地高辛或毛花苷丙，由于心肌炎时对洋地黄制剂比较敏感，容易中毒，故剂量应偏小，一般用有效剂量的2/3即可。重症患儿加用利尿药时，尤应注意电解质平衡，以免引起心律失常。

6. 救治心源性休克

静脉大剂量滴注肾上腺皮质激素或静脉推注大剂量维生素C常可取得较好效果，如效果不满意可应用调节血管紧张度的药物，如多巴胺、异丙肾上腺素和间羟胺等加强心肌收缩、维持血压和改善微循环。

【预后】

预后主要取决于心肌病变的轻重、治疗是否及时与适当、有无足够的休息等因素。多数患儿预后良好，少数转为慢性。半数经数周或数个月后痊愈。少数重症暴发病例，因心源性休克、急性心力衰竭或严重心律失常在数小时或数天内死亡。部分病例可迁延数年, 仅表现为心电图或超声心动图改变。

【常见护理诊断/问题】

1. 活动无耐力

与心肌受损、收缩无力, 心排血量减少有关。

2. 潜在并发症

心律失常、心力衰竭、心源性休克。

3. 知识缺乏

患儿及家长缺乏病毒性心肌炎的护理等相关知识。

【护理措施】

1. 休息和饮食

(1)急性期卧床休息, 至体温稳定后3~4周, 逐渐增加活动量。恢复期继续限制活动量, 一般总休息时间不少于6个月。有心力衰竭及心脏扩大患儿应绝对卧床休息, 减轻心脏负担, 待心力衰竭被控制、心脏大小恢复正常后再逐渐开始活动, 活动量以不出现心悸为宜。

(2)宜高营养、富含维生素、易消化、低盐饮食, 避免刺激性食物及暴饮暴食, 心力衰竭患儿宜少量多餐。保持大便通畅, 必要时予以开塞露通便。

2. 严密观察病情, 及时发现和处理并发症

(1)密切观察和记录患儿精神状态、面色、心率、心律、呼吸、体温和血压变化。有明显心律失常者应进行连续心电监护, 发现多源性期前收缩、频发室性期前收缩、高度或完全性房室传导阻滞、心动过速、心动过缓时应立即报告医生, 采取紧急处理措施。

(2)胸闷、气促、心悸时应休息, 必要时给予吸氧。烦躁不安者可根据医嘱给予镇静药。有心力衰竭时置患儿于半卧位, 尽量保持其安静, 静脉给药应注意控制滴速和液体量, 以免加重心脏负担。使用洋地黄时剂量应偏小, 观察并记录心率和心律, 注意有无心律失常, 有无恶心、呕吐等消化系统症状, 如有上述症状暂停用药并及时报告医生, 避免洋地黄中毒。

(3)心源性休克: 使用血管活性药物和扩张血管药时, 要准确控制滴速, 最好能使用输液泵, 以免血压波动过大。

3. 健康教育

对患儿及家长介绍病毒性心肌炎的治疗原则和预后, 减少患儿及家长的焦虑和恐惧心理。强调休息对心肌炎恢复的重要性, 使其能自觉配合治疗。告知预防呼吸道感染和消化道感染的常识, 疾病流行期间尽量避免去公共场所和人多的地方。应让心律失常患儿和家长了解常用抗心律失常药物的名称、剂量、用药方法及其不良反应。介绍定期到门诊复查的时间。

本章小结

儿童时期的心血管系统疾病以先天性心脏病最常见。胚胎 2~8 周是心脏胚胎发育的关键时期，也是预防先天性心脏病发生的重要时期。

先天性心脏病根据左右心腔或大血管间有无直接分流和临床有无青紫，可分为左向右分流型、右向左分流型和无分流型先天性心脏病 3 类。

左向右分流型先天性心脏病，又称潜伏青紫型先天性心脏病，是先天性心脏病最常见的类型，常见有室间隔缺损、房间隔缺损和动脉导管未闭等。正常情况下，不出现青紫，有体循环供血不足的表现和肺循环充血的表现，晚期临床出现持久性青紫即艾森曼格综合征。易并发支气管肺炎、出血性心力衰竭、肺水肿及亚急性细菌性心内膜炎。动脉导管未闭患儿还有差异性青紫、周围血管征和胸骨左缘第 2~3 肋间粗糙响亮的连续性机器样杂音。

右向左分流型先天性心脏病，又称青紫型先天性心脏病，是先天性心脏病最常见的类型，常见有法洛四联症。法洛四联症是由肺动脉狭窄、室间隔缺损、主动脉骑跨和右心室肥厚组成，以肺动脉狭窄最重要。临床特征有青紫、缺氧发作、蹲踞、杵状指、靴形心。易并发脑血栓、脑脓肿和亚急性细菌性心内膜炎。法洛四联症患儿注意供给充足液体量，缺氧发作时取膝胸卧位，并予以吸氧、吗啡和普萘洛尔。

护理要点：建立合理生活制度，保证休息和睡眠；供给充足营养，耐心喂养；注意监测体温和保护性隔离，接受各种口腔小手术时，应给予抗生素预防感染；注意观察病情，防止并发症发生；做好心理护理；介绍手术时间。

客观题测验

主观题测验

第十一章

泌尿系统疾病患儿的护理

泌尿系统疾病患儿的护理PPT

学习目标

识记：儿童正常尿量范围、少尿及无尿判断标准；急性肾小球
肾炎的病因、临床表现及护理措施；肾病综合征的临床
表现及护理措施；急性肾炎和肾病综合征的相同(相
似)点和不同点。

理解：急性肾小球肾炎患儿出现水肿、少尿、血尿及高血压的
临床特点及发生机制；肾病综合征患儿"三高一低"的
发病机制及病理生理特点，肾病综合征的治疗要点；儿
童泌尿道感染及泌尿系统常见异常的病因、发病机制、
临床表现及护理措施。

运用：按照护理程序对泌尿系统疾病患儿实施整体护理。

泌尿系统疾病是我国儿童的常见病和多发病，其中以肾小球疾病多见，其次为泌尿
系感染，近年泌尿系畸形发病率有增加的趋势。本章主要介绍急性肾小球肾炎、肾病综
合征、泌尿系统感染及儿童泌尿系常见畸形患儿的护理。

第一节　儿童泌尿系统解剖生理特点

(一) 解剖特点

1. 肾脏

肾脏位于腹后壁，脊柱两侧。儿童年龄越小，肾脏相对越重，新生儿两肾重量约为体重的 1/125，而成人两肾重量约为体重的 1/220。婴儿肾脏位置较低，下极可低至髂嵴以下第 4 腰椎水平，2 岁以后始达髂嵴以上。由于右肾上方有肝脏，故右肾位置稍低于左肾。由于婴儿肾脏相对较大，位置又低，腹壁肌肉薄而松弛，故 2 岁以内健康儿童腹部触诊时容易扪及肾脏。

2. 输尿管

婴幼儿输尿管长而弯曲，管壁肌肉和弹力纤维发育不良，容易受压及扭曲而导致梗阻，引起尿潴留而诱发感染。

3. 膀胱

婴儿膀胱位置比年长儿高，尿液充盈时，膀胱顶部常在耻骨联合以上，腹部触诊时容易扪及充盈的膀胱，随年龄增长逐渐下降至盆腔内。

4. 尿道

新生女婴尿道长仅 1 cm (性成熟期 3~5 cm)，且外口暴露接近肛门，易受细菌污染。男婴尿道虽较长，但常有包茎和包皮过长，尿垢积聚也易引起上行性细菌感染。

(二) 生理特点

肾脏的生理功能主要包括排泄机体的代谢产物、调节机体水电解质和酸碱平衡及内分泌功能。肾脏功能的发育由未成熟逐渐趋向成熟。

1. 肾小球滤过率

肾小球滤过率 (glomerular filtration rate, GFR) 指每分钟两侧肾生成的超滤液量 (原尿量)，是评价肾小球滤过功能的主要指标。新生儿出生时肾小球滤过率较低，为成人的 1/4，早产儿更低，3~6 个月时为成人的 1/2，6~12 个月时为成人的 3/4，故不能有效排出过多的水分和溶质，2 岁时方达成人水平。

2. 肾小管的重吸收及排泄功能

新生儿和婴幼儿肾小管重吸收功能低，对水、钠负荷调节较差，如输入过多钠，容易发生钠潴留和水肿。新生儿葡萄糖肾阈较成人低，大量口服或静脉输入葡萄糖时易出现尿糖。新生儿出生后最初 10 天，排钾能力较差，故血钾偏高。

肾单位的组成

肾小管重吸收的机制

3. 尿的浓缩和稀释功能

新生儿及幼婴由于髓袢短、尿素形成量少(婴儿蛋白合成代谢旺盛)及抗利尿激素分泌不足,使浓缩尿液功能不足,在应激状态下保留水分的能力低于年长儿和成人。婴儿每当从尿中排出 1 mmol 溶质时,需水分 1.4~2.4 mL,成人仅需水分 0.7 mL,在体液丢失或入量不足时易发生脱水,甚至诱发急性肾功能不全。新生儿及幼婴尿稀释功能接近成人,可将尿稀释至 40 mmol/L,但由于肾小球滤过率较低,大量水负荷或输液过快时易出现水肿。

4. 酸碱平衡

婴幼儿易发生酸中毒,主要原因包括以下几点:①肾保留 HCO_3^- 的能力差,碳酸氢盐的肾阈低,仅为 19~22 mmol/L;②肾脏分泌 NH_3 和分泌 H^+ 的能力低;③从尿中排磷酸盐量少,故机体排酸的能力受限,易出现代谢性酸中毒。

5. 内分泌功能

新生儿的肾脏已具有内分泌功能,其血浆肾素、血管紧张素和醛固酮均等于或高于成人,生后数周内逐渐降低。新生儿肾血流量低,因而前列腺素合成速率较低。由于胎儿血氧分压较低,故胚肾合成促红细胞生成素较多,生后随着血氧分压增高,促红细胞生成素合成减少。婴儿血清 1,25-$(OH)_2D_3$ 水平高于儿童期。

(三)儿童排尿及尿液特点

1. 排尿次数

93% 的新生儿在生后 24 小时内排尿,99% 在 48 小时内排尿。生后头几天内,因摄入量少,每天排尿仅 4~5 次;1 周后因新陈代谢旺盛,进水量较多而膀胱容量小,排尿突增至每天 20~25 次;1 岁时每日排尿 15~16 次,至学龄前和学龄期每天 6~7 次。

2. 排尿控制

正常排尿机制在婴儿期由脊髓反射完成,以后由脑干-大脑皮质控制,一般至 3 岁时已能控制排尿。在 1.5~3 岁之间,儿童主要通过控制尿道外括约肌和会阴肌控制排尿,若 3 岁后仍保持这种排尿机制,不能控制膀胱逼尿肌收缩,则出现不稳定膀胱,表现为白天尿频、尿急,偶然尿失禁和夜间遗尿。

3. 每日尿量

儿童尿量个体差异较大,新生儿生后 48 小时正常尿量一般每小时为 1~3 mL/kg,2 天内平均尿量为 30~60 mL/d,3~10 天为 100~300 mL/d,~2 个月为 250~400 mL/d,~1 岁为 400~500 mL/d,~3 岁为 500~600 mL/d,~5 岁为 600~700 mL/d,~8 岁为 600~1 000 mL/d,~14 岁为 800~1 400 mL/d,>14 岁为 1 000~1 600 mL/d。若新生儿尿量每

小时<1.0 mL/kg 为少尿，每小时<0.5 mL/kg 为无尿。婴幼儿每日排尿量少于 200 mL、学龄前儿童少于 300 mL、学龄儿童少于 400 mL 时为少尿；每日尿量少于 50 mL 为无尿。

4. 尿的性质

(1)尿色：出生后头 2~3 天尿色深，稍混浊，放置后有红褐色沉淀，此为尿酸盐结晶，数天后尿色变淡。正常婴幼儿尿液淡黄、透明，但在寒冷季节放置后可有盐类结晶析出而变混浊，尿酸盐加热后、磷酸盐加酸后可溶解，尿液变清，可与脓尿或乳糜尿鉴别。

正常尿液、脓尿、乳糜尿的鉴别

(2)酸碱度：生后头几天因尿内含尿酸盐多而呈强酸性，以后接近中性或弱酸性，pH 多为 5.0~7.0。

(3)尿渗透压和尿比重：新生儿尿渗透压平均为 240 mmol/L，尿比重为 1.006~1.008，随年龄增长逐渐增高；婴儿尿渗透压为 50~600 mmol/L，1 岁后接近成人水平；儿童通常为 500~800 mmol/L，尿比重范围为 1.003~1.030，通常为 1.011~1.025。

(4)尿蛋白：正常儿童尿液中仅含微量蛋白，通常≤100 mg/(m^2·24 h)，定性为阴性，随意尿的尿蛋白(mg/dL)/尿肌酐(mg/dL)≤0.2。若尿蛋白含量>150 mg/d 或>4 mg/(m^2·h)或>100 mg/L、定性检查阳性均为异常。尿蛋白主要来自血浆蛋白，2/3 为白蛋白，其余为 Tamm-Horsfall 蛋白和球蛋白等。

(5)尿细胞和管型：正常新鲜尿液离心后沉渣显微镜下检查，红细胞<3 个/HP，白细胞<5 个/HP，偶见透明管型。12 小时尿细胞计数(Addis count)：红细胞<50 万，白细胞<100 万，管型<5 000 个为正常。

第二节 急性肾小球肾炎

案例导入

患儿，男，6岁，因"眼睑浮肿、少尿3天，加重1天"入院。

患儿3天前无明显诱因出现眼睑浮肿，尿量减少，未予重视。1天前浮肿加重，双下肢亦有浮肿，尿量明显减少，未见肉眼血尿。患儿2周前患过"感冒"，未经特殊处理而自行缓解；起病以来精神欠佳，食欲有所减退，睡眠尚可，活动减少，体重增加，大便无明显改变。

体格检查：体温38.2℃，心率100次/min，呼吸28次/min，血压140/90 mmHg，患儿神志清楚，精神稍差，眼睑、颜面及双下肢水肿，呈非凹陷性，呼吸规则，口唇无发绀，双肺未闻及啰音，心律齐，无杂音，腹软，肝脾肋缘下未触及，移动性浊音阴性。其他未见明显异常。

辅助检查：尿蛋白+，镜下见大量红细胞，WBC 3~5/HP；血常规RBC和Hb轻度下降，抗链球菌溶血素"O"（ASO）500U、补体C3减少；胸部X线片未见异常。

思考

（1）该患儿可能的临床诊断是什么？

（2）该患儿目前主要的护理诊断/问题是什么？应采取哪些护理措施？

急性肾小球肾炎案例解析

急性肾小球肾炎（acute glomerulonephritis，AGN）简称急性肾炎，是指一组病因不一，临床表现为急性起病，多有前驱感染，以血尿、水肿、高血压为主，伴不同程度蛋白尿或肾功能不全等特点的肾小球疾病。可分为急性链球菌感染后肾小球肾炎和非链球菌感染后肾小球肾炎。以5~14岁儿童多见，男女之比为2:1。

【病因和发病机制】

尽管AGN有多种病因，但临床上绝大多数病例属于急性链球菌感染后引起的免疫复合物性肾小球肾炎。溶血性链球菌感染后，肾炎的发病率一般在 20% 内。前驱感染中，我国各地区均以上呼吸道感染或扁桃体炎最常见，约占 51%，脓皮病或皮肤感染次之，约占 25.8%。

除乙型溶血性链球菌之外，其他细菌如草绿色链球菌、肺炎链球菌、金黄色葡萄球菌、伤寒沙门菌、流感嗜血杆菌等；病毒如柯萨奇病毒 B4 型、ECHO 病毒 9 型、麻疹病毒、腮腺炎病毒、乙型肝炎病毒、巨细胞病毒、EB 病毒、流感病毒等，还有疟原虫、肺炎支原体、白色念珠菌、丝虫、钩虫、血吸虫、弓形虫、梅毒螺旋体、钩端螺旋体等也可导致急性肾炎。

目前认为，急性肾炎的发生主要与溶血性链球菌 A 组中的致肾炎菌株感染有关。前驱感染后，机体对链球菌的某些抗原成分产生抗体，抗原抗体结合形成循环免疫复合物，此种循环免疫复合物不易被吞噬清除，随血流到达肾脏，沉积于肾小球基底膜上并激活补体系统，引起免疫和炎症反应，使肾小球基底膜损伤，血液成分

急性肾炎的发病机制

漏出毛细血管，尿中出现蛋白、红细胞、白细胞和各种管型。同时，细胞因子等又能刺激肾小球内皮和系膜细胞肿胀、增生，严重时可有新月体形成，使肾小球滤过率降低，出现少尿、无尿，严重者发生急性肾衰竭。因肾小球滤过率降低，水钠潴留，细胞外液和血容量增多，临床上出现不同程度的水肿，循环充血和高血压，严重者可出现高血压脑病。

【临床表现】

急性肾炎临床表现轻重悬殊，轻者无临床症状，仅见镜下血尿，重者可呈急进性过程，短期内出现肾功能不全。

（一）前驱感染

90% 的病例有链球菌的前驱感染，以呼吸道及皮肤感染为主。在前驱感染后经 1~3 周无症状的间歇期而急性起病。咽炎引起者为 6~12 天（平均 10 天），皮肤感染引起者为 14~28 天（平均 20 天）。

（二）典型表现

起病时可有低热、食欲减退、疲倦、乏力、头晕、腰部钝痛等非特异症状。部分患者尚可见呼吸道或皮肤感染病灶。

1. 水肿

70% 患儿有水肿，初期多为眼睑及颜面部水肿，逐渐波及躯干、四肢，重者遍及全身，常呈非凹陷性。

2. 少尿

早期常有尿色深，尿量明显减少，严重者可出现无尿。

凹陷性水肿与非凹陷性
水肿的鉴别

3. 血尿

50%~70%的病例有肉眼血尿，呈茶褐色或烟蒂水样（酸性尿），也可呈洗肉水样（中性或弱碱性尿），一般1~2周后转为显微镜下血尿，少数持续3~4周，而镜下血尿一般持续数个月，运动后或并发感染时血尿可暂时加剧。

血尿

4. 蛋白尿

程度不等，约有20%的病例蛋白尿达肾病综合征水平。

5. 高血压

30%~80%病例可有血压增高，学龄前儿童>120/80 mmHg，学龄儿童>130/90 mmHg，一般在1~2周内随尿量增多而恢复正常。

（三）严重表现

少数患儿在疾病早期（2周内）可出现下列严重表现。

1. 严重循环充血

由于水钠潴留，血浆容量增加而出现循环充血，轻者仅有呼吸增快和肺部湿啰音；严重者表现明显气促、端坐呼吸、咳嗽、咳粉红色泡沫痰，双肺布满湿啰音，心脏扩大，心率增快，有时可出现奔马律，肝大而硬，水肿加重可出现胸腔积液和腹腔积液等。少数可突然发生，病情急剧恶化。

2. 高血压脑病

由于脑血管痉挛，导致缺血、缺氧、血管渗透性增高而发生脑水肿，也有人认为是由脑血管扩张所致。常发生在疾病早期，血压可达150~160 mmHg /100~110 mmHg 以上。年长儿会主诉剧烈头痛、呕吐、复视或一过性失明，严重者突然出现惊厥、昏迷。

3. 急性肾衰竭

常发生于疾病初期，出现尿少、无尿等症状，引起暂时性氮质血症、电解质紊乱和代谢性酸中毒，一般持续3~5天，常不超过10天。

（四）非典型表现

1. 无症状性急性肾炎

患儿仅有显微镜下血尿或仅有血清补体C3降低而无其他临床表现。

2. 肾外症状性急性肾炎

患儿水肿、高血压明显，甚至有严重循环充血及高血压脑病，但尿改变轻微或尿常规检查正常，可有链球菌前驱感染和血清C3水平明显降低。

3. 以肾病综合征表现的急性肾炎

少数患儿以急性肾炎起病，但水肿和蛋白尿突出，伴低白蛋白血症和高胆固醇血症，临床表现似肾病综合征。

【辅助检查】

1. 尿液检查

镜下除见大量红细胞外，可见透明、颗粒或红细胞管型，尿蛋白在(+)~(+++)之间。疾病早期也可见较多的白细胞和上皮细胞，并非感染。

2. 血液检查

(1)外周血白细胞一般轻度升高或正常，有轻度贫血，血沉增快。

(2)血清抗链球菌抗体(如 ASO、抗透明质酸酶、抗脱氧核糖核酸酶)升高，提示新近链球菌感染，是诊断链球菌感染后肾炎的依据。

(3)血清总补体(CH50)及 C3 常在病程早期显著下降，于 6~8 周恢复正常。

(4)少尿期有轻度氮质血症，尿素氮、肌酐暂时升高。

3. 肾穿刺活检

对可能为急进性肾炎或临床、实验室检查不典型或病情迁延者进行肾穿刺活体组织检查以确定诊断。

肾穿刺活检术

【治疗要点】

急性肾小球肾炎为自限性疾病，无特异性治疗。

1. 一般治疗

急性期卧床休息，给予低盐饮食，严重水肿或高血压者需无盐饮食。有氮质血症者应限制蛋白摄入，有严重循环充血时限制水的摄入。

2. 抗感染

对仍有咽部、皮肤感染灶者，应给予青霉素治疗 10~14 天，青霉素过敏者改用红霉素，避免使用肾毒性药物。

3. 对症治疗

(1)利尿：经控制水、盐入量后仍有水肿、少尿者，可用氢氯噻嗪 1~2 mg/(kg·d)，分 2~3 次口服。无效时需用呋塞米(速尿)，口服剂量为 2~5 mg/(kg·d)，注射剂量为每次 1~2 mg/kg，每天 1~2 次，静脉注射剂量过大时可有一过性耳聋。

(2)降血压：凡经休息、控制水盐摄入及利尿处理而血压仍高者应给予降压药。常用硝苯地平 0.25~0.5 mg/(kg·d)，最大剂量不超过 1 mg/(kg·d)，口服或舌下含服，每天 3~4 次，或给予卡托普利，初始剂量为 0.3~0.5 mg/(kg·d)，最大剂量为5~6 mg/(kg·d)，分 3 次口服，与硝苯地平交替使用降压效果更佳。

4. 严重病例治疗

(1)高血压脑病的治疗：宜选用降血压作用强而迅速的药物，首选硝普钠 5~20 mg加入 5%葡萄糖溶液 100 mL 中，以 1 μg/(kg·min)速度静脉滴注，并严密监测血压；有惊厥者应及时止痉。

(2)严重循环充血的治疗：纠正水钠潴留，恢复正常血容量，可使用呋塞米注射；表现有肺水肿者除一般对症治疗外，可加用硝普钠，上述处理无效时可采用腹膜透析或血液滤过治疗。

(3)急性肾衰竭的治疗：控制出入水量，维持水电解质平衡，注意高钾血症和低钠血症的处理，必要时透析治疗。

【预后】

急性肾炎预后较好。95%的急性链球菌感染后肾炎病例能完全恢复，小于5%的病例可有持续尿异常，死亡病例在1%以下。主要死亡原因为急性肾衰竭。

【护理评估】

1. 健康史

询问患儿病前1~3周有无上呼吸道或皮肤感染史，目前有无发热、乏力、头痛、呕吐及食欲下降等全身症状；若主要症状为水肿或血尿，应了解水肿开始时间、持续时间、发生部位、发展顺序及程度；了解患儿排尿次数及尿量、尿色。询问目前药物治疗情况，用药的种类、剂量、疗效及不良反应等。

2. 身体状况

评估患儿目前的体征，包括一般状态，如神志、呼吸、脉搏、血压、体位及体重等。检查水肿的部位、程度及指压凹痕，有无颈静脉怒张及肝大，肺部有无啰音，心率是否增快及有无奔马律等。

颈静脉怒张检查

分析实验室检查结果，注意有无血尿、蛋白尿；有无低补体血症及 ASO 增高；有无血浆尿素氮、肌酐升高等。

3. 心理—社会状况

应从家长和患儿两方面进行评估，了解家长是否知晓急性肾炎的诱发因素、急性期休息和饮食的重要性、急性肾炎的预后及是否积极配合治疗和护理等情况，了解家庭结构、经济状况、社会支持及应对方式等，评估家庭成员对急性肾炎的认识程度及有无焦虑和失望等心理；了解患儿对治疗和休息的配合情况，了解年长儿是否因住院打乱了日常生活习惯而出现烦躁或不能上学而担心学习成绩下降等，评估患儿对疾病的认识程度及是否有紧张、忧虑及情绪低落等心理状况。

【常见护理诊断/问题】

1. 体液过多

与肾小球滤过率下降有关。

2. 活动无耐力

与水肿、血压升高有关。

3. 潜在并发症

高血压脑病、严重循环充血、急性肾衰竭。

4. 知识缺乏

患儿及家长缺乏急性肾小球肾炎的相关知识。

【护理目标】

(1)患儿尿量增加、水肿消退。

(2)患儿倦怠乏力有所减轻，活动耐力逐渐增强。

(3)患儿无高血压脑病、严重循环充血及急性肾衰竭等情况发生或发生时得到及时发现与处理。

(4)患儿及家长了解急性肾炎的相关知识，积极配合治疗和护理。

【护理措施】

1. 休息原则

起病2周内患儿应卧床休息，待水肿消退、血压降至正常、肉眼血尿消失，可下床在室内轻微活动；血沉正常可上学，但应避免体育运动和重体力活动；尿沉渣细胞绝对计数正常后方可恢复体力活动。

2. 饮食管理

对于水肿、血压高、尿少的患儿，适当限制盐和水的摄入，食盐以60 mg/（kg·d）为宜，水分一般以不显性失水加尿量计算；有氮质血症者应适当限制蛋白，可给优质动物蛋白0.5 g/（kg·d），尿量增多。氮质血症消除后可恢复蛋白质供给，以保证儿童生长发育的需要。

3. 观察药物疗效和不良反应

（1）经控制水和盐摄入后仍有水肿、少尿者遵医嘱给予利尿药，应用利尿药前后，要注意尿量、水肿及体重的变化并随时记录；静脉应用呋塞米后要注意有无脱水、电解质紊乱等现象。

（2）经休息、控制水盐及应用利尿药后血压仍高者遵医嘱给予降压药，应用降压药后应监测血压的变化，并避免患儿突然站立，以防直立性低血压的发生。

（3）患儿出现高血压脑病时遵医嘱给予硝普钠治疗，应用硝普钠时要现用现配，整个输液系统要避光，以免药物遇光分解，严格控制输液速度，严密监测血压、心率变化；应用硝普钠后应观察有无恶心、呕吐、头痛、情绪不稳定和肌肉痉挛等不良反应。

4. 密切观察病情变化，预防并发症发生

（1）观察患儿水肿有无消退或减轻，每日观察体重有无减轻、腹围有无缩小；观察尿量、尿色，准确记录24小时出入水量，遵医嘱留尿标本送检。患儿尿量增加，肉眼血尿消失，提示病情好转；如尿量持续减少，出现头痛、恶心、呕吐等，要警惕急性肾功能衰竭的发生，及时纠正水、电解质和酸碱平衡紊乱。

（2）观察患儿血压变化，如果突然血压增高，出现剧烈头痛、呕吐、头晕眼花等，提示高血压脑病，立即报告医生并配合抢救，遵医嘱给予镇静药、脱水药等药物治疗。

（3）观察患儿有无咳嗽及粉红色泡沫痰，观察呼吸、心律、心率或脉率变化，警惕严重循环充血的发生。若发生严重循环充血，应将患儿置于半卧位、吸氧，并遵医嘱予以药物治疗。

5. 健康教育

（1）向患儿及家长讲解急性肾小球肾炎是一种自限性疾病，多数病例能治愈，预后良好。强调急性期休息和限制患儿活动的重要性。告知家长疾病不同时期饮食调整的重要性和必要性，并介绍合适的饮食食谱。

（2）告知患儿及家长，减少链球菌感染是预防的关键，一旦发生上呼吸道感染或皮肤感染等疾病，应及早使用抗生素彻底治疗，溶血性链球菌感染后1~3周内定期检查尿常规。

（3）指导家长及患儿出院后定期门诊复查。

【护理评价】

患儿尿量是否增加,水肿是否逐渐消退;倦怠乏力症状有无减轻,活动耐力是否逐渐增加;有无急性循环充血、高血压脑病和急性肾功能衰竭等情况发生;患儿及家长是否了解休息和饮食的重要性,是否积极配合治疗和护理。

急性肾炎护理计划单

第三节 肾病综合征

肾病综合征(nephrotic syndrome,NS)简称肾病,是一组多种原因所致肾小球基底膜通透性增高,导致大量血浆蛋白自尿中丢失引起的一种临床综合征。临床具有 4 大特点:①大量蛋白尿;②低蛋白血症;③高胆固醇血症;④明显水肿。以上第①、②两项为诊断必备条件。

肾病综合征在儿童肾脏疾病中发病率仅次于急性肾炎,男女比例为 3.7∶1。发病年龄多为学龄前儿童,3~5 岁为发病高峰期。

【分类】

(1)按病因可分为先天性肾病、原发性肾病和继发性肾病三大类型。原发性肾病病因不明,按其临床表现又分为单纯性肾病和肾炎性肾病,其中以单纯性肾病多见。继发性肾病是指在诊断明确的原发病基础上出现肾病表现,多见于过敏性紫癜、系统性红斑狼疮和乙型肝炎病毒相关性肾炎等疾病。先天性肾病在我国少见,多于新生儿或生后 6个月内起病。儿童时期的肾病综合征约 90% 为原发性肾病综合征。故本节主要叙述原发性肾病综合征。

(2)按临床表现分为单纯型肾病和肾炎型肾病。

(3)按糖皮质激素反应分为以下几类:①激素敏感型肾病,以泼尼松足量 2 mg/(kg·d)或 60 mg/(m²·d)治疗≤8 周尿蛋白转阴;②激素耐药型肾病,以泼尼松足量治疗>8 周尿蛋白仍呈阳性;③激素依赖型肾病,对激素敏感,但连续 2 次减量或停药 2 周内复发;④肾病复发与频复发,复发是指连续 3 天,尿蛋白由阴性转为(+++)或(++++),或24 小时尿蛋白定量≥50 mg/kg 或尿蛋白/肌酐(mg/mg)≥2.0;频复发是指肾病病程中半年内复发≥2 次,或 1 年内复发≥3 次。

【病因与发病机制】

病因及发病机制目前尚不明确。单纯型肾病的发病可能与 T 细胞免疫功能紊乱有关。肾炎型肾病患者的肾脏病变中常可发现免疫球蛋白和补体成分沉积,提示与免疫病理损伤有关,还与遗传及环境有关。

【病理生理】

基本病变是肾小球通透性增加,导致蛋白尿,而低蛋白血症、水肿和高胆固醇血症是蛋白尿继发的病理生理改变。

1.蛋白尿

肾病时由于基底膜构成改变使血浆中分子量较大的蛋白能经肾小球滤出(非选择性蛋白尿);另一方面由于基底膜阴电荷位点和上皮细胞表面的阴电荷减少,使带阴电荷的蛋白(如白蛋白)能大量通过(选择性蛋白尿)。长时间持续大量蛋白尿能促进肾小球系膜硬化和间质病变,可导致肾功能不全。

2.低蛋白血症

低蛋白血症是病理生理改变中的关键环节,大量血浆蛋白自尿中丢失是造成低蛋白血症的主要原因,蛋白质分解的增加是次要原因,同时蛋白的丢失超过肝脏合成蛋白的速度也使血浆蛋白减低。血浆白蛋白下降影响机体内环境的稳定,低白蛋白血症还影响脂类代谢。

选择性与非选择性
蛋白尿的临床意义

3.水肿

水肿的发生机制:①低蛋白血症使血浆胶体渗透压降低,使水由血管内转移到组织间隙,当血浆白蛋白低于 25 g/L 时,液体主要在间质区潴留,低于 15 g/L 时可同时形成胸腔积液和腹腔积液。②由于水由血管内转移到组织间隙,有效循环血量减少,肾素-血管紧张素-醛固酮系统激活,使远端肾小管对水、钠的重吸收增多,造成水钠潴留。③低血容量使交感神经兴奋性增高,近端肾小管对钠的重吸收增加。

4.高脂血症

低蛋白血症促进肝合成脂蛋白增加,以及其中大分子脂蛋白难以从肾脏排出而导致患儿血清总胆固醇、甘油三酯、低密度脂蛋白、极低密度脂蛋白增高,形成高脂血症,持续高脂血症,脂质从肾小球滤出,可促进肾小球硬化和间质纤维化。

【临床表现】

1.单纯型肾病

发病年龄多为 2~7 岁,男性发病明显高于女性。起病隐匿,常无明显诱因,水肿最常见,开始于眼睑、面部,渐及四肢全身,男孩常有阴囊显著水肿,重者可出现腹腔积液、胸腔积液、心包积液。水肿呈凹陷性。病初患儿一般状况尚好,继之出现面色苍白、疲倦、厌食,水肿严重者可有少尿,一般无血尿及高血压。

凹陷性水肿

2.肾炎型肾病

除具备肾病综合征"四大"特征外,凡具有以下四项之一或多项者属于肾炎型肾病:①2 周内分别 3 次以上离心尿检查红细胞 ≥10 个/HP,并证实为肾小球源性血尿者;②反复或持续高血压(学龄儿童 ≥130/90 mmHg,学龄前儿童 ≥120/80 mmHg),并除外糖皮质激素等原因所致;③肾功能不全,并排除由于血容量不足等所致;④持续低补体血症。

3.并发症

(1)感染:肾病患儿易患各种感染。常见为呼吸道、皮肤、泌尿道感染和原发性腹膜炎等,其中以上呼吸道感染最多见,占 50% 以上。呼吸道感染中病毒感染常见;细菌感染中以肺炎链球菌为主,结核分枝杆菌感染亦应引起重视。另外,肾病患儿的医院内感染以呼吸道感染和泌尿道感染最多见,致病菌以条件致病菌为主。

(2)电解质紊乱和低血容量:常见的电解质紊乱有低钠血症、低钾血症、低钙血症。患儿不恰当长期禁用食盐或长期食用不含钠的食盐代用品、过多使用利尿药及感染、呕吐、腹泻等因素均可致低钠血症。其临床表现可有厌食、乏力、懒言、嗜睡、血压下降,甚至出现休克、抽搐等。另外,由于低蛋白血症、血浆胶体渗透压下降、显著水肿而常有血容量不足,尤其在各种诱因引起低钠血症时易出现低血容量性休克。

(3)血栓形成和栓塞:肾病综合征高凝状态易致各种动、静脉血栓形成,以肾静脉血栓形成常见,表现为突发腰痛、出现血尿或血尿加重、少尿,甚至发生肾衰竭。除肾静脉血栓形成外,其他部位血栓形成如下:①两侧肢体水肿程度差别固定,不随体位改变而变化,多见于下肢深静脉血栓形成;②皮肤突发紫斑并迅速扩大;③阴囊水肿呈紫色;④顽固性腹腔积液;⑤出现下肢疼痛伴足背动脉搏动消失等症状及体征时,应考虑下肢动脉血栓形成;⑥股动脉血栓形成是儿童肾病综合征并发的急症之一,如不及时溶栓治疗,可导致肢端坏死而须截肢;⑦不明原因的咳嗽、咯血或呼吸困难而无肺部阳性体征时要警惕肺栓塞,其半数可无临床症状;⑧突发的偏瘫、面瘫、失语或神志改变等神经系统症状,在排除高血压脑病、颅内感染性疾病时要考虑脑栓塞。血栓缓慢形成者其临床症状多不明显。

(4)急性肾功能衰竭:多数为起病或复发时低血容量所致的肾前性肾功能衰竭,部分与原因未明的滤过系数降低有关,少数为肾组织严重的增生性病变。

(5)生长延迟:主要见于频繁复发和长期接受大剂量皮质激素治疗的患儿。

【辅助检查】

1. 尿液检查

尿蛋白定性为(+++)~(++++),大多可见透明管型和颗粒管型,肾炎型肾病患儿尿内红细胞可增多。尿蛋白定量:24小时尿蛋白定量$\geqslant$50 mg/(kg·d),随机或晨尿尿蛋白/肌酐(mg/mg)$\geqslant$2.0。

2. 血液检查

血浆总蛋白及白蛋白明显减少,血浆白蛋白低于25 g/L,白球比例(A/G)倒置;胆固醇明显增多>5.7 mmol/L;血沉明显增快;肾炎型肾病者可有血清补体(CH50、C3)降低;有不同程度的氮质血症。多数原发性肾病患儿都存在不同程度的高凝状态、血小板增多、血小板聚集率增加、血浆纤维蛋白原增加、尿纤维蛋白裂解产物(FDP)增高。

3. 经皮肾穿刺组织病理学检查

多数儿童肾病综合征不需要进行诊断性肾脏活体组织检查。肾病综合征肾脏活体组织检查的指征:对糖皮质激素治疗耐药或频繁复发者;对临床或实验室证据支持肾炎型肾病或继发性肾病综合征者。

【治疗要点】

1. 一般治疗

(1)休息:一般无须严格限制活动,严重水肿、高血压、低血容量的患儿需卧床休息,但应经常变换体位。

（2）饮食：显著水肿和严重高血压时应短期限制水、钠摄入，病情缓解后不必继续限盐。活动期适当限制蛋白质的摄入，注意优质蛋白的补充。在应用糖皮质激素过程中每日应给予维生素 D 400 IU 及适量钙剂。

（3）防治感染：避免到公共场所；抗生素不作为预防用药，一旦发生感染应及时治疗。预防接种需在病情完全缓解且停用糖皮质激素 6 个月后才进行。

2. 利尿

对糖皮质激素耐药或未使用糖皮质激素，而水肿较重伴尿少者可配合使用利尿药，但需密切观察出入水量、体重变化及电解质紊乱。

3. 糖皮质激素

肾病综合征较有效的首选药物，初发肾病综合征的激素治疗可分为两个阶段：

（1）诱导缓解阶段：泼尼松 2 mg/（kg·d）（按身高的标准体重计算），最大剂量不超过 80 mg/d，先分次口服，尿蛋白转阴后改为每晨顿服，疗程为 6 周。

（2）巩固维持阶段：隔日晨顿服 1.5 mg/kg，最大剂量为 60 mg/d，共 6 周，再逐渐减量，一般巩固维持阶段以泼尼松原足量两天量的 2/3 量，隔日晨顿服 4 周，如尿蛋白持续转阴，以后每 2~4 周减量 2.5~5 mg，至 0.5~1 mg/kg 时维持 3 个月，以后每两周减量 2.5~5 mg，直至停药。

4. 免疫抑制药

适用于激素部分敏感、耐药、依赖及复发的病例，在小剂量糖皮质激素隔日使用的同时可选用环磷酰胺（CTX）、环孢素等免疫抑制药。

5. 抗凝治疗

应用肝素钠、尿激酶、双嘧达莫等可防治血栓。

6. 其他

如免疫调节剂、血管紧张素转换酶抑制药、中医药治疗等。

【预后】

肾病综合征的预后转归与其病理变化和对糖皮质激素治疗的反应关系密切。微小病变型预后最好，局灶节段性肾小球硬化预后最差。90%~95% 的微小病变型患儿首次应用糖皮质激素有效，其中 85% 可有复发，复发在第 1 年比以后更常见。3~4 年未复发者，其后有 95% 的概率不复发。微小病变型预后较好，但要注意严重感染或糖皮质激素的严重不良反应。局灶节段性肾小球硬化者如对糖皮质激素敏感，则预后可改善。

【常见护理诊断/问题】

1. 体液过多

与蛋白尿引起低蛋白血症导致水钠潴留有关。

2. 营养失调：低于机体需要量

与大量蛋白自尿中丢失有关。

3. 有感染的危险

与免疫功能低下有关。

4. 潜在并发症

电解质紊乱、血栓形成、药物不良反应。

5. 焦虑

与病情反复、病程长或担心预后有关。

【护理措施】

1. 适当休息

一般不需要严格限制活动，无高度水肿、低血容量及感染的患儿不需卧床休息，严重水肿和高血压时需卧床休息，以减轻心脏和肾脏的负担，即使卧床也应在床上经常变换体位，以防血管栓塞等并发症，病情缓解后可逐渐增加活动量，但不要过度劳累，以免病情复发。在校儿童肾病活动期应休学。

2. 营养管理

一般患儿不需要特别限制饮食，但因消化道黏膜水肿使消化能力减弱，应注意减轻消化道负担，给予易消化的饮食，如优质蛋白(乳类、蛋、鱼、家禽等)、少量脂肪、足量碳水化合物及富含维生素饮食；激素治疗过程中食欲增加者应适当控制食量。

(1)热量：总热量依年龄不同而不同。其中糖类占 40%~60%，一般为多糖和纤维，可增加富含可溶性纤维的饮食如燕麦、米糠及豆类等。

(2)脂肪：为减轻高脂血症，应少食动物脂肪，以植物性脂肪为宜，脂肪一般为 2~4 g/(kg·d)，植物油占 50%。

(3)蛋白质：大量蛋白尿期间蛋白摄入量不宜过多，高蛋白膳食虽然使体内合成蛋白质增加，但其分解及尿中排出亦增加，并可能使肾小球硬化，患儿蛋白供给以 1.5~2.0 g/(kg·d)为宜，三餐中蛋白质的分配重点宜放在晚餐。尿蛋白消失后长期用糖皮质激素治疗期间应多补充蛋白，因糖皮质激素可使机体蛋白质分解代谢增强，出现负氮平衡。

(4)水和盐：一般不必限制水，但水肿时应限制钠的摄入，一般为 1~2 g/d，严重水肿时则应<1 g/d，待水肿明显好转应逐渐增加食盐摄入量。

(5)维生素 D 和钙：足量激素治疗时每天给予维生素 D 400U 及钙 800~1 200 mg。

3. 预防感染

(1)患儿由于免疫功能低下易继发感染，而感染常使病情加重或复发，严重感染甚至可危及患儿生命。应向患儿及家长解释预防感染的重要性，尽量避免到人多的公共场所。

(2)做好保护性隔离，肾病患儿与感染性疾病患儿分室收治，病房每天进行空气消毒，减少探视人数。

(3)加强皮肤护理：由于高度水肿至皮肤张力增加，皮下血循环不良，加之营养不良及使用激素等，皮肤容易受损及继发感染，应注意保持皮肤清洁、干燥，及时更换内衣；保持床铺清洁、整齐，被褥松软，经常翻身；水肿严重时，臀部和四肢受压部位衬棉圈或用气垫床；水肿的阴囊可用棉垫或吊带托起，皮肤破损可涂碘伏预防感染。

(4)做好会阴部清洁，每天用3%硼酸坐浴1~2次，以预防尿路感染。

(5)严重水肿者应尽量避免肌内注射，以防药液外渗，导致局部潮湿、糜烂或感染。

(6)注意监测体温、血常规等，及时发现感染灶，发生感染者给予抗生素治疗。

4.观察药物疗效及不良反应

(1)激素治疗期间注意每日尿量、尿蛋白变化及血浆蛋白恢复等情况，注意观察激素的不良反应，如库欣综合征、高血压、消化道溃疡、骨质疏松等。遵医嘱及时补充维生素 D 及钙质，以免发生手足搐搦症。

(2)应用利尿药时注意观察尿量，定期查血钾、血钠，尿量过多时应及时与医生联系，因大量利尿可加重血容量不足，有出现低血容量性休克或静脉血栓形成的危险。

(3)使用免疫抑制药(如环磷酰胺)治疗时，注意有无白细胞数下降、脱发、胃肠道反应及出血性膀胱炎等。用药期间多饮水和定期查血常规。

(4)抗凝和溶栓疗法能改善肾病的临床症状，改变患儿对激素的效应，从而达到理想的治疗效果。在使用肝素过程中注意监测凝血时间及凝血酶原时间。

5.心理支持与健康教育

(1)关心、爱护患儿，多与患儿及其家长交谈，鼓励其说出内心的感受，如害怕、忧虑等，指导家长多给患儿心理支持，使其保持良好情绪；在恢复期可组织一些轻松的娱乐活动，适当安排一定的学习，以增强患儿信心，积极配合治疗，争取早日康复；活动时注意安全，避免奔跑、打闹，以防摔伤、骨折等。

(2)讲解激素治疗对肾病综合征的重要性，使患儿及家长主动配合与坚持按计划用药；指导家长做好出院后的家庭护理。

(3)使患儿及家长了解感染是肾病综合征最常见的合并症及复发的诱因，因此采取有效措施预防感染至关重要。

第四节　泌尿道感染

泌尿道感染(urinary tract infection，UTI)是指病原体直接侵入尿路，在尿液中生长繁殖，并侵犯尿路黏膜或组织而引起损伤。按病原体侵袭的部位不同，分为肾盂肾炎、膀胱炎、尿道炎。肾盂肾炎称为上尿路感染；膀胱炎、尿道炎合称下尿路感染。由于儿童时期感染局限在尿道某一部位者较少，且临床上难以准确定位，故常统称为泌尿道感染。可根据患儿有无临床症状，分为症状性泌尿道感染和无症状性菌尿。

泌尿道感染是儿童泌尿系统常见疾病之一，占儿童泌尿系疾病的 12.5%。女孩发病率普遍高于男孩，但新生儿、婴幼儿早期，男孩发病率却高于女孩。新生儿、婴幼儿泌尿道感染的局部症状往往不明显，全身症状较重。易漏诊而延误治疗，使感染持续或反复发作，从而影响儿童的健康。

无症状性菌尿是儿童泌尿道感染的一个重要组成部分，见于各年龄、性别的儿童，甚至 3 个月以下的婴儿，但以学龄期女孩更常见。

【病因与发病机制】

任何致病菌均可引起泌尿道感染，但绝大多数为革兰阴性杆菌，如大肠埃希菌、变形杆菌、肺炎克雷伯杆菌、铜绿假单胞菌，少数为肠球菌和葡萄球菌。大肠埃希菌是泌尿道感染中最常见的致病菌，占 60%~80%。初次患泌尿道感染的新生儿、所有年龄的女孩和 1 岁以下的男孩,主要的致病菌仍是大肠埃希菌,而在 1 岁以上男孩主要致病菌多数是变形杆菌。

1. 感染途径

(1)上行感染:致病菌从尿道口上行并进入膀胱,引起膀胱炎,膀胱内的致病菌再经输尿管移行至肾脏,引起肾盂肾炎,是儿童泌尿道感染的最主要途径。

(2)血源性感染:通常可为全身性败血症的一部分,主要见于新生儿和婴儿,经血源途径侵袭尿路的致病菌主要是金黄色葡萄球菌。

(3)淋巴感染和直接蔓延:结肠内的细菌和盆腔感染可通过淋巴管感染肾脏,肾脏周围邻近器官和组织的感染也可直接蔓延。

2. 易感因素

(1)尿道周围菌种的改变及尿液性状的变化,为致病菌入侵和繁殖创造了条件。

(2)细菌黏附于尿路上皮细胞(定植)是其在泌尿道增殖引起泌尿道感染的先决条件。

(3)泌尿道感染患者分泌型 IgA 的产生存在缺陷,使尿中分泌型 IgA 浓度降低,增加发生泌尿道感染的机会。

(4)先天性或获得性尿路畸形,增加泌尿道感染的危险性。

(5)新生儿和婴儿抗感染能力差,易患泌尿道感染。尿布、尿道口常受细菌污染,且局部防卫能力差,易致上行感染。

(6)糖尿病、高钙血症、高血压、慢性肾脏疾病、镰状细胞贫血及长期使用糖皮质激素或免疫抑制药的患儿,其泌尿道感染的发病率可增高。

3. 细菌毒力

除以上个体因素所起的作用外,对没有泌尿系结构异常的儿童,入侵微生物的毒力是决定细菌能否引起上行感染的主要因素。

【临床表现】

1. 急性泌尿道感染

临床表现因患儿年龄组的不同存在着较大差异。

(1)新生儿:临床症状极不典型,多以全身症状为主,如发热或体温不升、苍白、吃奶差、呕吐、腹泻等。许多患儿有生长发育停滞,体重增长缓慢或不增,伴有黄疸者较多见。部分患儿可有嗜睡、烦躁甚至惊厥等神经系统症状。新生儿泌尿道感染常伴有败血症,但其局部排尿刺激症状多不明显,30%的患儿血和尿培养出的致病菌一致。

(2)婴幼儿:临床症状不典型,常以发热最突出。拒食、呕吐、腹泻等全身症状较明显。局部排尿刺激症状可不明显,但仔细观察可发现有排尿时哭闹不安、尿布有臭味和顽固性尿布疹等。

(3)年长儿:以发热、寒战、腹痛等全身症状突出,常伴有腰痛和肾区叩击痛、肋脊角压痛等。同时尿路刺激症状明显,患儿可出现尿频、尿急、尿痛、尿液混浊,偶见肉眼血尿。

2. 慢性泌尿道感染

病程迁延或反复发作,常伴有贫血、消瘦、生长迟缓、高血压或肾功能不全者。

3. 无症状性菌尿

在常规的尿筛查中，可以发现健康儿童存在着有意义的菌尿，但无任何尿路感染症状。这种现象可见于各年龄组，在儿童中以学龄女孩常见。无症状性菌尿患儿常同时伴有尿路畸形和既往有症状的尿路感染史。

【辅助检查】

1. 尿常规

清洁中段尿离心沉渣镜检中白细胞>10 个/HP，即可怀疑为尿路感染，血尿也常见。肾盂肾炎患儿有中等蛋白尿、白细胞管型尿及晨尿的比重和渗透压减低。

2. 尿培养细菌学检查

尿细菌培养及菌落计数是诊断泌尿道感染的主要依据。清洁中段尿细菌培养：菌落计数超过 10^5/mL 便可确诊，菌落计数在 $10^4 \sim 10^5$/mL 为可疑，菌落计数少于 10^4/mL 或多种杂菌生长时，则尿液污染的可能性大，应结合患儿性别、有无症状、细菌种类及繁殖力综合评价临床意义；通过耻骨上膀胱穿刺获取的尿培养，只要发现有细菌生长，即有诊断意义。对于伴有严重尿路刺激症状的女孩，如果尿中有较多白细胞，中段尿细菌定量培养≥10^2/mL，且致病菌为大肠埃希菌类或腐物寄生球菌等，也可诊断为泌尿道感染。

3. 影像学检查

影像学检查的目的主要是：①检查泌尿系有无先天性或获得性畸形；②了解慢性肾脏损害或瘢痕进展情况；③辅助上尿路感染的诊断。反复感染或迁延不愈者应进行影像学检查，以观察有无泌尿系畸形和膀胱输尿管反流。常用的有 B 型超声检查、静脉肾盂造影加断层摄片(检查肾脏瘢痕形成)、排泄性膀胱造影、肾核素造影和 CT 扫描等。

【治疗要点】

1. 一般治疗

急性期应卧床休息，鼓励饮水，勤排尿；女孩应注意清洁外阴。加强营养，以增强机体的抵抗力。

2. 对症治疗

对高热、头痛、腰痛的患儿应给予解热镇痛药缓解症状。对尿路刺激症状明显者，可用阿托品等抗胆碱类药物治疗，也可以给予碳酸氢钠口服碱化尿液，减轻尿路刺激症状。

3. 抗菌治疗

宜及早开始使用抗菌药物治疗，在留尿液标本送尿细菌培养后即可。婴幼儿难以区分感染部位、且有全身症状者均按上尿路感染用药。选用抗生素的原则：①感染部位，对肾盂肾炎应选择血浓度高的药物，对膀胱炎应选择尿浓度高的药物。②感染途径，对上行性感染，首选磺胺类药物治疗。如发热等全身症状明显或属血源性感染，多选用青霉素类、氨基糖苷类或头孢菌素类单独或联合治疗。③根据尿培养及药物敏感试验结果，同时结合临床疗效选用抗生素。④药物在肾组织、尿液、血液中都应有较高的浓度。⑤选用的药物抗菌能力强，抗菌谱广，最好能用强效杀菌剂，且不易使细菌产生耐药菌株。⑥对肾功能损害小的药物。

4.积极矫治泌尿道畸形

儿童 UTI 约半数可伴有各种诱因，特别在慢性或反复复发的患儿，多同时伴有尿路畸形。其中以膀胱输尿管反流最常见，其次是尿路梗阻和膀胱憩室。一经证实，应及时予以矫治。否则 UTI 难以被控制。

【预后】

急性泌尿道感染经合理抗生素治疗后多于数天内症状消失而治愈，但有近 50% 的患儿可有复发或再感染，如不及时纠正，易于频繁复发或慢性感染，最终发展为肾功能不全。

【常见护理诊断/问题】

1.体温过高

与细菌感染有关。

2.排尿异常

与膀胱、尿道炎症有关。

3.知识缺乏

家长及年长患儿缺乏泌尿道感染的防护知识。

课程思政

传统医学与导尿术

早在晋朝，我国就有最古老的中医导尿术的记载。李时珍《本草纲目》草部第 18 卷"王瓜"条引晋·葛洪《肘后备急方》曰："小便不通，土瓜根捣汁，入少水解之，筒吹入下部。""大便不通，上方吹入肛门内，二便不通，前后吹之，取通。"这是目前所能见到的最早的关于导尿术应用的中医文献。在唐朝，导尿术新术式出现，孙思邈在其《千金要方》一书中记载了葱管—口吹式导尿术，文中详细地记载了导尿术的适应证，导尿工具及导尿管插入尿道的深度和具体操作方法，是早期文献中对导尿术最精细的描述。

由此可见，在我国传统医学中早就出现了导尿术，这比现代医学导尿术的出现早几千年。我国的传统文化、传统医学需要取其精华去其糟粕，并将其传承下去。我们要记住中华民族在历史长河中取得的成绩，对文化充满自信，在今后的工作中总结经验，再创佳绩。

【护理措施】

1.维持正常体温

（1）一般护理：急性期需卧床休息，鼓励患儿大量饮水，通过增加尿量起到冲洗尿道作用，减少细菌在尿道的停留时间，促进细菌和毒素排出；多饮水还可降低肾髓质及乳头部组织的渗透压，阻碍细菌生长繁殖。

（2）降温：监测体温变化，高热或伴不适者给予降温处理。

2.减轻排尿异常

(1)保持会阴部清洁,便后冲洗外阴,婴儿须勤换尿布,尿布用开水烫洗晒干,或煮沸、高压消毒。

(2)婴幼儿哭闹、尿道刺激症状明显者,遵医嘱应用抗胆碱药。

(3)遵医嘱应用抗菌药物,注意药物不良反应。口服抗菌药物可出现恶心、呕吐、食欲减退等现象,饭后服药可减轻胃肠道症状;服用磺胺药时应多喝水,并注意有无血尿、尿少、尿闭等。

(4)定期复查尿常规和进行尿培养,以了解病情的变化和治疗效果。

3.健康教育

(1)向患儿及家长解释泌尿道感染的护理要点及预防知识,如幼儿不穿开裆裤,为婴儿勤换尿布,便后洗净臀部,保持清洁;女孩清洗外阴时从前向后擦洗,单独使用洁具,防止肠道细菌污染尿道,引起上行感染;及时发现男孩包茎、女孩处女膜伞、蛲虫前行尿道等情况,并及时处理。

(2)指导按时服药,定期复查,防止复发与再感染。一般急性感染于疗程结束后每个月随访1次,除尿常规外,还应行中段尿培养,连续3个月,如无复发可认为治愈,反复发作者每3~6个月复查1次,共2年或更长时间。

■ 第五节 儿童泌尿系统常见异常

一、尿道下裂

尿道下裂(hypospadias)是一种男性的尿道发育畸形,因前尿道发育不全而致尿道开口未能到达正常龟头顶端的位置,而是开口在阴茎腹侧、正常尿道口近端至会阴部的途径上,尿道下裂是儿童泌尿生殖系统最常见的畸形之一。男婴发病率为1‰~3‰。

【病因】

1.遗传因素

家族中有尿道下裂者,其后代男婴中患尿道下裂的风险至少上升10%。

2.内分泌因素

尿道下裂是由于生殖结节腹侧纵形的尿道沟从后向前闭合过程停止所致。尿道沟的正常发育受垂体和睾丸激素的影响,胚胎早期任何原因使睾酮产生的量不足或出现过迟或在转化成双氢睾酮的过程中发生异常,形成尿道下裂。

【临床表现】

尿道下裂的临床表现很典型,主要包括3个方面。

1.异位尿道口

尿道口可开口于从正常尿道口近端至会阴部的尿道行径的任何部位。按尿道口部位不同分为4型。①阴茎头型:尿道口位于包皮系带部。②阴茎型:尿道口位于阴茎体部。③阴囊型:尿道口位阴茎根部与阴囊交界处。④会阴型:尿道口位于会阴部。阴囊型、会阴型常有阴囊对裂，形似阴唇，若合并隐睾则酷似女性外阴易被误认。因异位尿道口前方有阻碍，站立位排尿易湿裤，患儿多用蹲位排尿。

2. 阴茎下弯

阴茎向腹侧弯曲，主要由于尿道口远端的尿道海绵体和皮下为纤维组织代替，位于阴茎体部的尿道腹侧皮下各层组织缺乏，以及阴茎海绵体背、腹两侧不对称。

尿道下裂

3. 包皮异常分布

龟头腹侧包皮未能在中线融合，包皮系带缺如，全部包皮集中在龟头背侧呈帽状堆积。

【辅助检查】

当尿道下裂合并双侧隐睾时应鉴别有无性别异常，可进行细胞染色体核型检查及 X 性染色质检查、尿 17-酮类固醇的排泄量测定。

【治疗要点】

手术治疗是唯一的方法，手术的目的是矫正阴茎下弯，使尿道口尽量接近正常位置，儿童可站立位排尿，成人后有生殖能力。手术应在学龄前完成，如阴茎发育不良，可试用 1~2 个疗程的绒毛膜促性腺激素治疗，待阴茎增大后再行手术治疗。

手术方法：多主张一期完成阴茎下弯矫正术及尿道成形术，也有分两期或三期完成。

术后并发症：尿瘘形成(5%~30%)、尿道口狭窄、尿道吻合口狭窄。

二、隐睾症

隐睾(cryptorchidism)又称睾丸未降，是指睾丸未能按照正常的发育过程从腰部腹膜后经腹股沟管下降达阴囊底部。早产儿发病率为 30%，足月儿发病率为 4%，1 岁时发病率为 0.66%，成人 0.3%。1 岁以内睾丸仍可继续下降，至 1 岁以后继续下降的机会明显减少。单侧隐睾比双侧多见。

【病因和病理生理】

隐睾的病因不是十分明确，目前认为与下列因素有关。

1. 内分泌失调

促性腺激素刺激睾丸激素的分泌，母孕期促性腺激素刺激不足，影响睾丸激素的产生，可影响睾丸下降的动力。

2. 解剖上的机械障碍

如睾丸与腹膜粘连、精索过短、腹股沟管过窄、皮下环过紧等可使睾丸正常下降受阻。

【临床表现】

隐睾可发生于单侧或双侧，以单侧较多见。单侧隐睾的右侧发病率略高于左侧。

患儿一般无自觉症状。主要表现为患侧的阴囊明显发育不良。单侧隐睾者左右侧不对称，双侧隐睾者阴囊小而扁平，缺乏皮肤皱褶，色素浅。病变侧阴囊内空虚，检查时不能扪及睾丸。儿童因睾提肌反射相对比较活跃，受到刺激如寒冷或惊吓后，睾提肌收缩可将睾丸上提或进入腹股沟管内，临床表现与隐睾相似，应注意鉴别。

隐睾并发睾丸损伤、扭转及恶变的概率较高，隐睾还可引起不育。有些隐睾患者认为自己有发育畸形而产生自卑心理。

隐睾停留的位置

【辅助检查】

1. B 超、CT 检查

有助于发现未被触到的睾丸。

2. 放射性同位素免疫学检查

了解病侧睾丸的内分泌功能。

3. 腹腔镜和睾丸血管造影

判断患侧有无睾丸和睾丸的位置。

【治疗要点】

治疗隐睾的目的在于尽早促使睾丸降入并固定于阴囊内，有利于睾丸正常发育并获得生育功能。隐睾最佳的治疗年龄是 2 岁以内。

1. 激素疗法

激素治疗的成功率因睾丸的位置而不同，高位隐睾或摸不到的隐睾一般无效，位于腹股沟外环的隐睾用绒毛膜促性腺激素，可刺激睾丸下降，约 1/3 有效。

2. 手术治疗

对激素治疗失败的患儿睾丸固定术是唯一的选择，术中充分松解精索血管和输精管，在无张力的情况下将睾丸放入阴囊内。目前认为在 1 岁后 2 岁前进行手术为宜。

三、包茎及嵌顿包茎

包茎（phimosis）指包皮口狭小，紧包着阴茎头，不能向上翻开使阴茎头外露。包皮过长（redundant prepuce）指包皮冗长，完全遮盖阴茎头，但可随意上牵及翻转露出阴茎头。包皮过长是正常婴幼儿常有的现象，不能认为是病理性的。

嵌顿包茎（paraphimosis）指包皮被向上翻至阴茎头上后方，未及时予以复位，狭小的包皮环口嵌顿于冠状沟，循环受阻而引起水肿甚至坏死。

【病因】

1. 先天性包茎

婴儿出生时包皮与阴茎头黏连，为正常的生理现象。出生后数个月，这种粘连渐被吸收，包皮就与阴茎头分离。患儿出生后 2~3 年，由于阴茎的发育和勃起，包皮自行向上退缩，露出阴茎头。但有些儿童的包皮口非常细小，使包皮不能向上退缩，形成包茎。

2. 后天性包茎

多继发于阴茎头和包皮的损伤或炎症。

3. 嵌顿包茎

嵌顿包茎的诱因，在儿童多为出于好奇心，上翻包皮后未及时复位，或家长给儿童洗澡时翻洗包皮未及时复位。

【临床表现】

包皮口细小者,排尿时尿流缓慢、歪斜,尿线细,包皮隆起。严重者儿童在排尿时用力或哭闹不安。长期的排尿困难可引起上尿路损害及脱肛。

亦可见呈乳白色的豆腐渣样的包皮垢从细小的包皮口排出,包皮垢也可呈小块状堆积于阴茎头的冠状沟部,隔着包皮似小肿物,常被家长误认为肿瘤而就诊。

包皮上翻后未能及时复位,形成嵌顿,阴茎头及包皮血液回流受阻,水肿的包皮翻在阴茎头的冠状沟上,发生充血、肿大、疼痛。如果不及时处理,嵌顿包皮的狭窄环越来越紧,形成恶性循环,症状更为严重。狭窄的远端可发生糜烂、溃疡。嵌顿日久可发生坏死、脱落。

【治疗要点】

(1)婴幼儿时期的大多数先天性包茎不须治疗,可指导家长将包皮重复上翻,以便扩大包皮口,阴茎头露出后,清洁积聚的包皮垢,并涂液体石蜡润滑,然后将包皮复原。

包茎嵌顿复位术

(2)嵌顿包茎:先手法复位,手法复位失败,应行包皮背侧切开术。

(3)手术:先天性包茎黏连不能剥离及后天性包茎应行包皮环切术。

四、护理

【常见护理诊断/问题】

1. 排尿障碍

与尿道开口异常或包皮嵌顿有关。

2. 有感染的危险

与外生殖器畸形和手术切口易被污染有关。

3. 焦虑

与家长或患儿担心手术安全性及预后有关。

【护理措施】

(一)术前护理

1. 做好术前准备

术前两天开始阴茎、阴囊及会阴部的皮肤准备,对包皮长者要翻转清洗,术前备皮,范围包括腹部和两侧大腿皮肤及阴毛。术前1天流质饮食,术前晚、术晨给予清洁灌肠,术前8小时禁食。

2. 心理护理

外生殖器异常尤其是尿道下裂的患儿,往往会存在不同程度的心理障碍,如孤僻、害羞、自卑等,应尊重患儿的自尊心,增强孩子的自信心。向家长说明手术的目的、方法及安全性,此类手术的成功率较高,不会造成患儿成年后的性功能障碍及不育,解除家长及患儿对手术的焦虑、不安和恐惧。并维护其隐私权，为其保守秘密。

(二) 术后护理

1. 体位

患儿麻醉未醒前，应平卧，头偏向一侧，以防呕吐物误吸。麻醉清醒后可取半卧位。

2. 保持尿管通畅

防止受压、扭曲、滑脱及堵塞，观察并记录尿液的颜色、性状及量。

3. 保持伤口敷料的完整、干燥及清洁

随时清除排泄物，一旦被污染立即更换。

4. 减轻疼痛

通常术后 1~3 天最明显，术后可适当给予镇静止痛药，大龄儿童常可服用己烯雌酚，防止阴茎勃起引起疼痛、出血。在应用药物治疗的同时加强心理支持疗法，避免患者因紧张、躁动而使疼痛加剧。

5. 保持大便通畅

避免过度用力，而使腹内压增高，导致伤口裂开或复发，必要时给予开塞露，鼓励患儿食用含纤维素高的食物。

6. 病情观察

观察阴茎的颜色有无异常变化(如变紫、变黑)，伤口有无出血；尿道下裂术后龟头有无肿胀、发紫，有无尿瘘、尿道狭窄；睾丸松解术后有无回缩、萎缩等。

7. 健康教育

帮助家长及年长儿消除因畸形和矫治术引起的心理障碍；教会家长观察患儿术后排尿、阴囊的触诊等检查技术；术后 1~2 个月内避免剧烈活动；培养良好的卫生习惯，预防泌尿系感染；若患儿出现尿道梗阻、尿道憩室、尿瘘及尿频、尿痛等，应及时就诊。

本章小结

　　新生儿少尿指每小时尿量<1.0 mL/kg，婴幼儿、学龄前和学龄期儿童少尿分别为每天尿量少于200 mL、300 mL和400 mL，无尿为每天尿量少于50 mL。

　　急性肾小球肾炎(泌尿系统最常见的疾病)主要是由溶血性链球菌感染引起的免疫反应，病前1~3周有前驱感染，临床表现为水肿、少尿、高血压、血尿及蛋白尿；无特异性治疗。主要护理措施为指导休息(急性期卧床休息2周，水肿消退、血压正常及肉眼血尿消失后，可以下床轻微活动；尿中红细胞减少、血沉正常可以上学，但应避免体育活动；尿检完全正常后方可恢复正常生活)、健康教育。

　　肾病综合征的病因不明，主要特征为大量蛋白尿、低蛋白血症、高胆固醇血症和高度水肿，而肾炎性肾病除以上特征外，还有血尿、高血压、血清补体下降和氮质血症。其主要治疗药物为糖皮质激素。主要护理措施有适当休息、调整饮食和预防感染等。

　　泌尿道感染中大肠杆菌引起上行感染最多见，上尿路感染多有发热、寒战、腹痛、腰痛及肾区叩击痛；下尿路感染多以尿频、尿急、尿痛等膀胱刺激症状为主。其主要治疗为早期应用抗菌药物。主要护理措施有卧床休息，维持正常体温，减轻排尿异常等。

客观题测验

主观题测验

第十二章
血液系统疾病患儿的护理

血液系统疾病患儿的护理PPT

学习目标

识记：髓外造血、生理性贫血、营养性缺铁性贫血、营养性巨幼细胞贫血、特发性血小板减少性紫癜、白血病的概念；儿童造血及血液特点；儿童贫血的分类及分度；各年龄组儿童贫血的诊断标准；营养性缺铁性贫血、营养性巨幼细胞贫血、特发性血小板减少性紫癜、白血病的常见病因。

理解：儿童营养性缺铁性贫血和营养性巨幼细胞贫血的发病机制；营养性缺铁性贫血、营养性巨幼细胞贫血、特发性血小板减少性紫癜、白血病的临床表现及治疗要点。

运用：能运用相关知识解读血液病患儿的血常规及骨髓象特点；能运用护理程序对血液病患儿实施整体护理，并提供有针对性的健康指导。

第一节　儿童造血及血液特点

(一)造血特点

儿童时期的造血可分为胚胎期造血及生后造血2个阶段。

1. 胚胎期造血

开始于卵黄囊,然后在肝脏、胸腺和淋巴结,最后在骨髓。

2. 生后造血

为胚胎造血的延续,主要是骨髓造血,生成各种血细胞;淋巴组织产生淋巴细胞;特殊情况下出现骨髓外造血。

(二)血液特点

1. 红细胞计数与血红蛋白量

出生时红细胞数为$(5\sim7)\times10^{12}$/L,血红蛋白量为150~220 g/L。2~3个月时,红细胞数降至3.0×10^{12}/L,血红蛋白量降至100 g/L左右,出现轻度贫血,称为"生理性贫血(physiological anemia)"。

2. 白细胞计数与分类

出生时白细胞总数为$(15\sim20)\times10^{9}$/L,中性粒细胞占60%~65%,淋巴细胞占35%。嗜酸性粒细胞、嗜碱性粒细胞及单核细胞各年龄差异不大。

3. 血小板计数

血小板计数为$(150\sim250)\times10^{9}$/L,与成人差别不大。

4. 血红蛋白种类

出生时,血红蛋白以胎儿血红蛋白(HbF)为主,约占70%。出生后HbF迅速被成人血红蛋白(HbA)取代,2岁时达成人水平,HbF<2%。

5. 血容量

儿童血容量相对较成人多,血容量占体重的比例新生儿约为10%,儿童为8%~10%,成人为6%~8%。

第二节　儿童贫血

一、概述

儿童贫血(微课)

　　贫血是指外周血液中单位体积血液内血红蛋白(Hb)浓度、红细胞(RBC)计数或红细胞比容(HCT)低于相同年龄的正常值，是儿童时期常见的一种症状或综合征。

(一)贫血分度

　　根据外周血红蛋白和(或)红细胞含量可将贫血分为 4 度(表 12-1)。

表 12-1　贫血的分度

	血红蛋白(g/L)	红细胞(×10^{12}/L)
极重度	<30	<1.0
重度	30~60	1.0~2.0
中度	60~90	2.0~3.0
轻度	91~120	3.0~4.0

(二)贫血分类

　　对临床病因诊断和治疗有一定的辅助指导意义，目前一般采用病因学分类法和形态学分类法。

1.病因学分类法

造成贫血的主要原因是红细胞的生成与破坏失去平衡,故大体可分为3类,即红细胞或血红蛋白生成不足性贫血(营养性贫血、再生障碍性贫血等)、溶血性贫血(遗传性球形红细胞增多症、葡萄糖-6-磷酸脱氢酶缺陷、地中海贫血等)和失血性贫血。

2.形态学分类法

依据红细胞平均容积(MCV)、红细胞平均血红蛋白量(MCH)、红细胞平均血红蛋白浓度(MCHC),将贫血分为4类(表12-2);贫血形态学分类与常见疾病见表12-3。

表12-2　儿童贫血的红细胞形态分类

	MCV(fl)	MCH(pg)	MCHC(g/L)
正常值	80~94	27~32	320~380
正细胞正色素性贫血	80~94	23~32	320~380
大细胞性贫血	>94	>32	320~380
单纯小细胞性贫血	<80	<27	320~380
小细胞低色素性贫血	<80	<27	<320

表12-3　贫血形态学分类与常见疾病

形态学分类	常见疾病
正细胞性贫血	急性失血、感染、肾衰竭、结缔组织病、单纯红细胞再生障碍性贫血、骨髓浸润(白血病、恶性肿瘤、骨髓纤维化)、早期缺铁
大细胞性贫血	红系造血增加、切脾后、肝脏疾病、阻塞性黄疸、再生障碍性贫血、巨幼细胞贫血、甲状腺功能减退、Down综合征
小细胞低色素性贫血	缺铁性贫血、珠蛋白合成障碍性贫血、铁粒幼红细胞性贫血、铅中毒、慢性感染、慢性失血、维生素B_6效应性贫血、缺铜性贫血、严重营养不良

二、营养性缺铁性贫血

案例导入

　　患儿，男，5月龄，因"皮肤苍白2个月余"入院。患儿2个月前出现皮肤苍白，甲床苍白较明显，且较前活动减少。体重无明显增加，家长未引起重视。

　　体格检查：体温36.5℃，心率120次/min，呼吸24次/min，精神较差，皮肤苍白，全身皮肤黏膜无黄染、皮疹及出血点。唇、口腔黏膜、甲床苍白，咽部无充血，双肺未闻及明显湿啰音。心界稍大，心率120次/min，律齐。

　　辅助检查：白细胞$5.0×10^9$/L，Hb 45 g/L，LYM 37.2%，MID 3.65%，RBC $2.18×10^{12}$/L，PLT $192×10^9$/L；血清铁（SI）10.1 μmol/L，总铁结合力（TIBC）65 μmol/L。

　　思考

　　(1)护理问题有哪些？

　　(2)应采取哪些护理措施？

营养性缺铁性贫血案例解析

　　缺铁性贫血（iron deficiency anemia, IDA）是由于体内铁缺乏导致血红蛋白合成减少。临床上具有小细胞低色素性贫血、血清铁蛋白减少、铁剂治疗有效等特点。IDA遍及全球，以6个月至2岁的婴幼儿期发病率最高，是我国重点防治的儿童疾病之一。

　　铁缺乏症（iron deficiency, ID）是我国儿童最常见的营养素缺乏症之一，6个月后的婴儿如单纯母乳喂养将会导致缺铁严重。机体代谢的多种含铁酶活性降低，致机体多种代谢紊乱，影响免疫系统、认知、学习能力和胃肠道等，对儿童健康造成极大危害。

【病因与发病机制】

（一）病因

1. 先天储铁不足

　　正常足月婴儿出生时从母亲获得的储铁可足够维持生后4个月。孕母在怀孕时出现严重缺铁性贫血、早产、双胎等，均可造成胎儿储铁减少。

2. 后天补铁不足

　　缺铁性贫血的主要原因是食物铁供应不足。乳类食物的含铁量较低，动物性食物中铁的吸收率高，如瘦肉及肝脏的吸收率最高，植物性食物中的铁吸收率低。婴儿单纯人乳、牛奶及谷物喂养，未及时添加含铁较丰富的辅食，则易发生贫血、偏食等不良饮食习惯，导致铁摄入量不足。

3.生长发育速度快

婴儿期和青春期生长发育迅速，血容量增加快。体重及需要合成的血红蛋白增加倍数更高，铁的需要量更大。

4.铁吸收障碍

饮食搭配不合理可影响铁的吸收；胃肠炎、慢性腹泻可致铁的排泄增加而吸收不良。

5.铁丢失过多

正常婴儿在生后两个月内由粪便排出的铁比由食物中摄入的铁多，由皮肤损失的铁也相对较多。若对牛奶蛋白过敏而引起小肠出血，则失铁更多。

(二)发病机制

1.铁缺乏对造血功能的影响

铁是合成血红蛋白的原料。铁缺乏时，血红素生成不足，使血红蛋白合成减少，新生的红细胞内血红蛋白含量不足，细胞质较少，细胞变小；而缺铁对细胞的分裂、增殖影响较小，故红细胞数量减少的程度不如血红蛋白量减少明显，从而形成小细胞低色素性贫血。

当铁供应不足时，贮存铁可被动员利用，供造血所需，故缺铁早期无贫血表现。如铁缺乏进一步加重，使贮存铁耗竭时，即出现贫血表现。因此，缺铁性贫血是缺铁的晚期表现。

2.对非造血功能的影响

铁缺乏可影响肌红蛋白的合成。体内许多酶含有与蛋白质结合的铁，如细胞色素酶、过氧化氢酶、单胺氧化酶、琥珀酸脱氢酶等，其活性依赖铁的水平。这些含铁酶与生物氧化、组织呼吸、胶原合成、卟啉代谢、淋巴细胞和粒细胞功能、神经介质合成与分解、神经组织的发育等有关。因此，当铁缺乏时，这些酶活性下降，细胞功能紊乱而出现一系列非血液系统的表现。

【临床表现】

(一)症状与体征

1.一般表现

开始常有烦躁不安或精神不振，不爱活动，食欲减退，皮肤黏膜苍白，以唇、口腔黏膜、甲床最为明显。

2.造血器官表现

由于髓外造血反应，导致肝、脾、淋巴结轻度肿大；年龄愈小、病程愈长、贫血愈重者，肝脾肿大愈明显。但肿大程度很少有超过中度者。

3.非造血系统表现

(1)消化系统：食欲减退、呕吐、腹泻、口腔炎、舌炎或舌乳头萎缩，异食癖(嗜食泥土、煤渣、墙皮等)较少数，严重者可出现萎缩性胃炎或吸收不良综合征等。

(2)神经系统：常有烦躁不安、易激惹或精神不振、注意力不集中、记忆力减退、理解力下降、智力多数低于同龄儿。

(3)心血管系统：明显贫血时心率增快、重者可出现心脏扩大及心前区收缩期杂音，甚至发生心力衰竭。

反甲(图片)

(4)其他表现：如皮肤干燥、毛发枯黄易脱落、反甲、免疫功能低下合并感染等。

(二)临床分期

铁缺乏产生贫血的过程一般分为3期：①铁缺少期(ID)，贮存铁减少，血清铁蛋白(SF)降低，骨髓细胞外铁减少；②红细胞生成缺铁期(IDE)，贮存铁耗竭，血清铁(SI)、骨髓铁减少，SF降低，红细胞游离原卟啉(FEP)增高，血红蛋白(Hb)不降低；③缺铁性贫血期(IDA)，除有上述改变外，Hb降低，出现不同程度的小细胞低色素性贫血。

【辅助检查】

1.血象检查

血涂片可见红细胞大小不等，以小细胞为多，染色浅、中央淡染区扩大。血红蛋白量降低较红细胞计数减少明显，呈小细胞低色素性贫血。网织红细胞正常或轻度减少。红细胞寿命缩短，白细胞、血小板一般无特殊变化。

2.骨髓象检查

以中、晚幼红细胞增生为主。各期红细胞均较小，胞质含量少，染色偏蓝，胞质成熟落后于胞核。粒细胞系和巨核细胞系一般无明显异常。骨髓可染铁检查显示，细胞外铁减少，铁粒细胞数<15%。

3.铁代谢检查

(1)血清铁、总铁结合力和转铁蛋白饱和度：血清铁(SI)<10.7 μmol/L，总铁结合力(TIBC)>62.7 μmol/L，转铁蛋白饱和度(TS)<15%，即可诊断缺铁性贫血。

(2)血清铁蛋白(SF)：是反映体内贮存铁的敏感值，ID期已降低，在IDE期和IDA期降低更明显。SF<16 μg/L时提示缺铁。

(3)红细胞内游离原卟啉(FEP)：红细胞内FEP>0.9 μmol/L时，提示红细胞内缺铁。

【治疗要点】

1.去除病因

控制慢性失血性疾病，如钩虫病、肠道畸形等，应积极治疗原发病。

2.饮食疗法

纠正不良的饮食习惯，合理喂养，及时添加含铁丰富的食物，保持营养素摄入平衡，从而达到纠正贫血的目的。

3. 铁剂治疗

口服铁剂是常用疗法。

(1)口服铁剂：口服铁剂种类很多，临床一般使用二价铁盐制剂。常用口服制剂有硫酸亚铁、富马酸亚铁、琥珀酸亚铁、多糖铁复合物(力蜚能，含元素铁46%)等。近年来，国内外采用每周口服1~2次的方法代替每天3次的方法防治缺铁性贫血，疗效肯定且患儿顺应性好，可与维生素C、果汁同时服用增加铁的吸收。如同时与牛奶、茶、咖啡及抗酸药等同服均会影响铁的吸收。

(2)注射铁剂：常用于口服铁剂不能耐受、无效或长期腹泻、呕吐或胃肠手术等严重影响铁的吸收，或需迅速纠正缺铁的患儿。注射铁剂时较容易发生不良反应，应慎用。常用的肌内注射铁剂有右旋糖酐铁复合物和山梨醇柠檬酸铁复合物。注射铁剂应精确计算剂量。

4. 输注红细胞

适用于以下情况：①贫血严重，尤其是发生心力衰竭者；②合并感染者；③急需外科手术者。贫血愈严重，每次输注血量应愈少，速度宜慢，以免发生心功能不全。

【护理评估】

1. 健康史

评估患儿是否有先天性贮铁不足；母亲的孕产史，如母亲孕期有无严重贫血，是否有早产、双胎及胎儿出血等；患儿的喂养方法和饮食习惯，饮食搭配是否合理，是否及时添加含铁辅食，或摄入动物性食物过少；年长儿有无挑食、偏食、厌食等；有无生长发育过快；有无慢性疾病如消化道畸形、慢性腹泻、肠道寄生虫、反复感染等；青春期少女是否月经量过多。

2. 身体状况

评估患儿贫血程度，如皮肤、黏膜颜色及毛发、甲床情况，有无头晕、眼前发黑、乏力、萎靡、记忆力减退、注意力不集中、成绩下降等，还应了解患儿有无异食癖、口腔炎、舌炎及生长发育情况，贫血严重者要注意有无心悸气促、心脏扩大及心力衰竭表现。了解实验室检查结果，有无RBC、Hb、SI下降，红细胞形态及骨髓增生情况。

3. 心理—社会状况

评估患儿及家长的心理状态，对IDA的病因及预防知识的了解程度等。

【常见护理诊断/问题】

1. 活动无耐力

与贫血致组织器官缺氧有关。

2. 营养失调：低于机体需要量

与铁摄入不足或铁吸收障碍有关。

3. 感染的危险

与缺铁导致机体免疫功能低下有关。

4. 知识缺乏

家长及患儿缺乏营养知识和IDA的预防知识。

【护理目标】

(1)患儿倦怠乏力有所减轻,活动耐力逐渐增强。

(2)家长能正确选择含铁丰富的食物,能遵医嘱协助患儿正确服用铁剂,保证铁的摄入。

(3)患儿未发生感染或出现感染征象时能及时发现并处理。

(4)患儿或家长了解疾病的相关知识。

【护理措施】

1.休息与活动

轻、中度缺铁性贫血患儿可适当活动,活动间歇应充分休息,保证睡眠充足。对重度贫血的患儿,活动后出现心悸、气短,应吸氧、卧床休息、减少氧耗。协助患儿进行日常生活,有计划地将治疗、护理集中进行,可根据其活动耐力下降情况制定方案,包括活动时间、活动类型、活动强度及休息方式,以不感到疲乏为度。

2.饮食护理

(1)提供含铁丰富的饮食:婴儿提倡母乳喂养,人乳含铁虽少,但吸收率高达50%,而牛奶中铁的吸收率仅为10%~25%。对于奶粉喂养的患儿,应选用铁强化配方奶粉。婴儿6个月后应逐渐减少每日奶类摄入量,按时添加含铁丰富的辅食或补充铁强化食品,如铁强化米粉。可根据患儿年龄进行相应补充,如动物肝脏、动物血、瘦肉、牡蛎、贝类、大豆等含铁量多的食物,其中动物性食物比植物性食物中的铁更容易被吸收。

(2)指导合理搭配饮食:补充铁的同时需要给予蛋白质,避免影响血红蛋白合成。可与铁剂或含铁食物同食,如维生素C、稀盐酸、氨基酸、果糖可促进铁的吸收;茶、咖啡、牛奶、蛋类、麦麸、植物纤维、草酸和抗酸药物可抑制铁的吸收,应避免同食。鲜牛奶必须加热处理后喂养婴儿,以减少因过敏而致肠出血。

(3)增加食欲:贫血患儿多有食欲缺乏,所以应采取增加食欲的措施,如创造良好的进食环境,给予患儿喜欢的餐具,制定食谱,有计划地将饮食多样化,增添新鲜感;可根据医嘱给患儿服用助消化药物。进食前避免进行会导致不适感的检查、治疗及护理。

(4)早产儿体内总含铁量明显低于足月儿,故早产儿比足月儿更早发生铁耗竭。早产/低出生体重儿喂养时,应注意从出生后2个月左右开始补充元素铁预防,直至校正年龄1岁。

3.合理用药

(1)口服铁剂:由于铁剂可致胃肠道刺激,如恶心、呕吐、腹泻或胃部不适及疼痛等。故口服铁剂应从小剂量开始,逐渐加至足量,在两餐之间服用,减少胃肠道的刺激,并有利于铁的吸收。铁剂忌与抑制铁吸收的食物同服,如浓茶、牛奶等;可与维生素C、果汁等同服,以利于吸收。医护人员应向家长及年长儿说明,口服铁剂期间,大便可能变黑或呈柏油样,但停药后会恢复,以消除其紧张心理。液体铁剂可使牙齿染黑,可用吸管或滴管服之。

(2)注射铁剂:少数患儿可致局部疼痛、静脉痉挛、静脉炎等,也可引起荨麻疹、发热、头痛、关节痛,甚至过敏性休克。故注射铁剂应深部肌内注射,每次更换注射部位,减少局部刺激;剂量要准确,避免过量导致铁中毒,注射后10分钟~6小时内应密切观察患儿,以便及时发现过敏性休克;注射铁剂时应准备肾上腺素注射液,以防发生过敏性休克时能及时抢救患儿。

(3)观察疗效:铁剂治疗有效者,于12~24小时临床症状好转,烦躁减轻,食欲增加。36~48小时开始出现红系增生现象。2~3天后网织红细胞开始上升,5~7天达高峰,以后逐渐下降,2~3周后降至正常。1~2周后血红蛋白开始上升,一般3~4周后达正常。如服药3~4周仍无效,应查找原因,是否有剂量不足、制剂不良、导致铁不足的因素继续存在等。

(4)疗程:口服铁剂一般用至血红蛋白达正常水平后维持2个月左右再停药,目的是补足铁的贮存量,防止复发。

4.预防感染

适当增加户外活动,增强体质。勿与感染性疾病患儿接触,按时接种各种疫苗,以防传染病,观察皮肤、黏膜及呼吸系统等有无感染迹象,随时给予护理。

5.健康教育

向家长及患儿讲解疾病的有关知识和护理要点。宣教科学喂养,提倡母乳喂养,及时添加含铁丰富且吸收率高的食物。做好宣教,服用铁剂的正确剂量、疗程及注意事项;药物应放在患儿不能触及的地方且不能存放过多,以免误服过量中毒。强调贫血纠正后,仍要坚持合理安排儿童饮食,培养良好的饮食习惯,这是防止复发及保证正常生长发育的关键。因缺铁性贫血致智力减低、成绩下降者,应与其父母沟通,使父母了解是由于疾病导致患儿目前状况,多给予关爱、理解和鼓励,与父母和年长儿共同制定学习计划,正确对待,不可过多责备,减轻患儿自卑心理。

【护理评价】

家长及患儿是否知道 IDA 的发病原因,并主动配合治疗与护理。患儿倦怠乏力症状有无减轻,活动耐力是否增强。能否正确选择含铁丰富的食物,合理安排患儿的饮食,并能正确服用铁剂。患儿治疗期间有无发生感染等并发症;患儿或家长是否了解疾病的相关知识。

小儿缺铁性贫血的研究概况

三、营养性巨幼细胞贫血

巨幼细胞贫血(megaloblastic anemia, MA)是由于体内缺乏维生素 B_{12} 和(或)叶酸所致的一种大细胞性贫血。主要临床特点为贫血伴消化系统症状、神经精神症状;红细胞数较血红蛋白量减少更明显,红细胞体积变大,骨髓中出现巨幼红细胞,用维生素 B_{12} 和叶酸治疗有效。多见于6~18个月龄儿,2岁以上少见。膳食质量差、生理需求增加及饮食习惯异常是引起多数患儿维生素 B_{12} 和(或)叶酸缺乏的主要原因。

【病因与发病机制】

(一)病因

1.储存不足

胎儿可从母体获得维生素 B_{12},并储存于肝内供生后利用。如孕母缺乏维生素 B_{12},

可致婴儿维生素 B_{12} 储存不足。

2. 摄入量不足

母乳中维生素 B_{12} 及叶酸不足或羊乳喂养儿、未及时添加富含维生素 B_{12} 的婴儿等可导致维生素 B_{12} 及叶酸缺乏；年长儿长期素食、挑食、偏食易致维生素 B_{12} 缺乏。

3. 需要量增加

严重感染使维生素 B_{12} 和叶酸消耗增加；婴儿期生长发育较快，尤其是早产儿，对维生素 B_{12} 和叶酸的需要量也增加。

4. 吸收不足

严重营养不良、胃肠疾病、慢性腹泻或吸收不良综合征等使维生素 B_{12}、叶酸吸收障碍。其他肝脏疾病可致维生素 B_{12} 代谢障碍。

5. 药物作用

长期服用抗癫痫药(如苯妥英钠、苯巴比妥等)可致叶酸缺乏；抗叶酸制剂(如甲氨蝶呤、巯嘌呤等)可抑制叶酸代谢；长期大量应用广谱抗生素可抑制肠道细菌合成叶酸。

6. 代谢障碍

遗传性叶酸代谢障碍、某些参与叶酸代谢的酶缺陷可致叶酸缺乏。

(二)发病机制

叶酸在叶酸还原酶的还原作用和维生素 B_{12} 的催化作用下变成四氢叶酸，后者是 DNA 合成过程中必需的辅酶。

维生素 B_{12} 缺乏时可致中枢和外周神经髓鞘受损，出现神经精神症状；维生素 B_{12} 还可使中性粒细胞和巨噬细胞作用减退而易发生感染。

叶酸和维生素 B_{12} 缺乏时，DNA 合成障碍，造血细胞内 DNA 减少使红细胞的分裂延迟，细胞核的发育落后于胞质的发育，使红细胞胞体变大，骨髓中巨幼红细胞增生而出现巨幼细胞贫血。粒细胞核也因 DNA 不足而致成熟障碍，胞体增大，出现巨大幼稚粒细胞和中性粒细胞分叶过多现象。DNA 不足也使巨核细胞核发育障碍而致核分叶过多。

叶酸缺乏主要引起情感改变，偶见深感觉障碍，其机制不清。

【临床表现】

发病年龄以 6 个月至 2 岁多见，起病缓慢。

1. 一般表现

呈现虚胖或颜面部轻度水肿，毛发纤细、稀疏、发黄，严重者伴血小板减少，如紫癜、鼻衄等出血表现。

2. 贫血表现

皮肤黏膜轻度黄染，睑结膜、口唇、指甲等处苍白，疲倦、乏力、心悸、气促、头晕、眼花等，常有肝脾肿大；重症者心脏扩大或心力衰竭。

3. 精神神经症状

维生素 B_{12} 缺乏者可出现表情呆滞、淡漠、反应迟钝、目光发直、嗜睡、少哭不笑、智力及动作发育落后，甚至倒退。严重者可出现肢体、躯干、头部和全身震颤、手足无意识运动，甚至抽搐、感觉障碍、共济失调、踝阵挛和巴宾斯基征阳性等。叶酸缺乏者不发生神经系统症状，但可出现烦躁、易怒、神经精神异常。

4. 消化道症状

出现较早，常有厌食、消化不良、恶心、呕吐、腹泻、便秘、舌炎、口腔及舌下溃疡等。

【辅助检查】

1. 血象检查

红细胞数降低比血红蛋白量下降明显，红细胞多数体积偏大，血红蛋白饱满，呈大细胞性贫血（MCV>94fl、MCH>32pg，MCHC正常）。血涂片可见红细胞大小不等，以大细胞为多，中央淡染区不明显，可见巨幼变的有核红细胞、巨大幼稚粒细胞和中性粒细胞呈分叶过多现象。网织红细胞、白细胞、血小板计数常减少。

2. 骨髓象检查

增生明显活跃，以红系增生为主，粒系、红系均出现巨幼变，胞体变大，胞核成熟程度落后于胞浆。中性粒细胞的胞浆空泡形成，核分叶过多。巨核细胞的核有过度分叶现象。

巨幼红细胞贫血骨髓象(图片)

3. 血清维生素 B_{12} 和叶酸测定

血清维生素 B_{12}<100 ng/L（正常值200~800 ng/L），叶酸<3 μg/L（正常值5~6 μg/L），即有诊断意义。

【治疗要点】

1. 去除病因

去除导致维生素 B_{12} 和叶酸缺乏的病因。

2. 一般治疗

加强营养，及时添加辅食，防治感染。

3. 药物替代治疗

（1）叶酸缺乏：口服或肌内注射叶酸5~20 mg/d，与维生素 C 200 mg/d 同时口服，以促进叶酸的吸收，持续7~14天或数个月，直至临床症状好转。如叶酸缺乏伴维生素 B_{12} 缺乏者，单用叶酸治疗是禁忌，应同时应用维生素 B_{12}，以防神经系统病变恶化。

（2）维生素 B_{12} 缺乏：单纯维生素 B_{12} 缺乏者不宜加用叶酸，以免加重精神神经症状；应使用维生素 B_{12} 治疗为主，可小剂量持续疗法：维生素 B_{12} 每次 100 μg，重症加倍，每周2~3次肌内注射，连用2~4周，或至血象恢复正常为止。

4. 补钾、补铁

严重巨幼细胞贫血患儿在治疗开始48小时后，血钾会有下降，治疗时期应同时使用氯化钾 0.25~0.5 g，每日3次，以防低血钾致患儿猝死。恢复期时需要大量的铁以供造血细胞所需，需加服铁剂。

【常见护理诊断/问题】

1. 活动无耐力

与贫血致组织缺氧有关。

2.营养失调：低于机体需要量

与维生素 B_{12} 和(或)叶酸摄入不足、吸收不良、代谢障碍等有关。

3.有受伤的危险

与患儿维生素 B_{12} 缺乏致全身震颤、抽搐等有关。

4.知识缺乏

家属缺乏喂养及预防 MA 的知识。

【护理措施】

1.休息与活动

根据患儿的活动耐受情况安排休息与活动,生活要有规律。严重贫血者或有明显的神经系统症状者需绝对卧床休息,症状缓解后可适当活动,防止摔倒。烦躁、震颤、抽搐者遵医嘱用镇静药,防止外伤,病室保持安静,治疗操作集中进行。

2.合理喂养

改善哺乳母亲的营养,指导患儿家属及时合理地添加富含维生素 B_{12} 和叶酸的食物,如肉类、蛋类、海产品、绿色新鲜蔬菜、水果、酵母、谷类等。合理搭配食物,对幼儿及年长儿要耐心喂养,少量多餐,改变烹调方法,注意食物的色、香、味、形的调配,防止偏食、挑食,养成良好的饮食习惯;对不能吞咽患儿应用鼻饲。

3.促进生长发育

评估患儿的体格、智力、运动发育情况,部分患儿可有体格、动作、智能发育落后和倒退现象,需进行监测,并加强护理、耐心教育和训练。

4.合理用药

补充维生素 B_{12} 和(或)叶酸,一般 $2\sim4$ 天后患儿精神症状好转、食欲增加,随即网织红细胞增加,$6\sim7$ 天达高峰,2 周后降至正常。$2\sim6$ 周红细胞和血红蛋白恢复正常,但神经精神症状恢复较慢。维生素 C 有助叶酸的吸收,同时服用可提高疗效;恢复期应加用铁剂,防止红细胞增加过快时出现缺铁。重度贫血可输注红细胞制剂,输注时速度缓慢,以免发生心力衰竭。用药期间还需观察有无不良反应发生,过敏反应如红斑、皮疹、瘙痒、呼吸困难等;胃肠不适如食欲不振、恶心、腹胀等,随时了解有无心功能不全的表现。

5.防止受伤

由于维生素 B_{12} 缺乏的患儿可出现全身震颤、抽搐、感觉异常、共济失调等,应严密观察患儿病情的进展。震颤严重者应按医嘱给予镇静药;上下门齿之间可垫缠有纱布的压舌板,以防咬破口唇、舌尖;限制活动,防止发生外伤。

6.健康教育

向家长介绍 MA 的发病原因、临床表现及预后,提供有关营养方面的知识,宣传科学喂养,强调按时添加辅食及合理喂养的重要性。幼儿要耐心喂养,年长儿饮食要多样化,注意食物的色、香、味、形的调配,防止偏食、挑食,养成良好的饮食习惯,必要时协助家长制订合适的食谱。讲解动物性食物的摄入价值,耐心说服他们克服不良饮食习惯,积极治疗和去除影响维生素 B_{12} 和叶酸吸收的因素;合理用药。

第三节 出血性疾病

一、免疫性血小板减少症

免疫性血小板减少症（immune thrombocytopenia，ITP）是正常血小板被免疫因素破坏的自身免疫性疾病，又称特发性血小板减少性紫癜，是儿童最常见的出血性疾病，占儿童出血性疾病的 25%~30%。ITP 的特点为血小板减少致皮肤、黏膜自发性出血和束臂试验阳性，并有出血时间延长，血块收缩不良，骨髓巨核细胞数正常或减少。

儿童 ITP 的高发年龄为 2~5 岁，0~1 岁发病率占 14.4%，1~6 岁发病率占 56.7%，6~15 岁发病率占 28.8%。春季到夏初是发病高峰，秋季发病呈低峰。

【病因与发病机制】

病因与发病机制目前尚未完全清楚。急性病例通常发病前 1~3 周有呼吸道病毒感染史，病毒感染并不是导致血小板减少的直接原因，普遍认为直接原因是病毒感染后机体产生相应的血小板相关抗体，使血小板受到损伤而被单核-巨噬细胞系统清除。附着有血小板相关免疫球蛋白（PAIgG）的血小板有不同程度功能异常及抗体损伤血管壁致毛细血管脆性和通透性增加，是出血的促进因素，血小板数量减少是导致出血的主要原因。

【临床表现】

1. 急性型

儿童常见，好发于 2~8 岁。其特点：①起病急、常伴发热。多数患者发病前 1~6 周内发生先驱急性病毒感染。常见有上呼吸道感染，其次为风疹和化脓感染。②以自发性皮肤和黏膜出血为主，多为皮内和皮下出血点，也见瘀斑或紫癜，在易于碰撞的部位更多见。常伴

皮肤出血点(图片)

有鼻出血或牙龈出血。少数患者可有结膜下出血和视网膜出血，颅内出血少见。偶见肉眼血尿。③无淋巴结肿大，偶见肝脾轻度肿大。④病程多为自限性，多数患儿在 1~6 个月内自然痊愈，病死率低，主要死于颅内出血。⑤血小板数 <40×10⁹/L，可见大、变形血小板，寿命缩短。⑥PAIgG 阳性率约 80% 以上，或抗原抗体免疫复合物阳性。

2. 慢性型

较少见，发病年龄多为 6~10 岁。其特点：①病程大于 6 个月；②病毒感染可加重病情，但出血症状较轻，重者也可发生瘀斑、血肿及颅内出血；③起病隐匿，多无先驱感染症状；④血小板数为 (40~80)×10⁹/L，血小板寿命 2~3 天；⑤血小板功能持续异常；⑥PAIgG 阳性率 95%。

【治疗要点】

1. 常规治疗

轻者适当限制活动，重者需卧床休息，避免外伤；积极预防和控制感染；忌用抑制

血小板功能的药物如抗组胺药及阿司匹林等；有局部出血者压迫止血。

2. 免疫抑制

中和血小板自身抗体或抑制产生抗体的 B 淋巴细胞或抑制血小板自身抗体产生，是 ITP 治疗的重要措施。轻症型患儿无须特殊治疗。血小板计数<$30×10^9$/L 或出血明显者，需要免疫抑制治疗。

（1）糖皮质激素：为 ITP 的一线治疗药物。常用甲基泼尼松龙口服，连续用药 2 周，视病情逐渐减量，不超过 4 周。出血严重者可用冲击疗法。出血症状缓解后改泼尼松口服。用药至血小板数回升至接近正常水平即可逐渐减量，不宜超过 4 周。停药后如复发，可再用泼尼松治疗。

（2）大剂量静脉输注丙种球蛋白：用于不宜采用糖皮质激素治疗者，激素治疗无效的急性型患儿和危重型 ITP 患儿。

3. 输注血小板和红细胞

出现危机情况时可以输注血小板，但 ITP 患儿血液中含有大量 PAIgG，可使输入的血小板很快被破坏，故通常不主张输注血小板；只有严重出血如颅内出血等危及生命时才输注血小板，同时予以大剂量肾上腺皮质激素治疗，以减少输入的血小板被破坏；因出血致贫血者输浓缩红细胞纠正。

4. 脾切除术

脾切除术适用于内科治疗效果不好者，病程超过 1 年，有较严重的出血症状，PLT 持续<$50×10^9$/L（尤其是<$20×10^9$/L），手术宜在 6 岁以后进行，但 10 岁以内发病的患者，其 5 年自然缓解机会较大，尽可能不行脾切除术。

【常见护理诊断/问题】

1. 皮肤黏膜完整性受损

与血小板减少致皮肤黏膜出血有关。

2. 有感染的危险

与糖皮质激素应用致免疫功能下降有关。

3. 恐惧

与严重出血有关。

4. 潜在并发症

内脏出血。

【护理措施】

1. 休息、活动与安全

急性期应减少活动，避免创伤，尤其是头部外伤，明显出血者卧床休息。禁忌玩锐利的玩具。剪短患儿指甲，避免搔抓皮肤。指导患儿不挖鼻孔，不玩锐利的玩具，限制剧烈活动，以免碰伤、撞伤、摔伤，并做好相关安全知识宣教。护理时动作应轻柔，静脉输液时，扎止血带不宜过紧，时间不宜过长，静脉注射一针见血，减少静脉穿刺次数，或者应用静脉留置针。各种穿刺后延长压迫时间，避免肌内注射及较大的有创操作。

2. 基础护理

保持环境舒适，住单人病房，病房通风，紫外线消毒，减少探视，床头、床栏等用软物包扎，提供安全的环境。给予高蛋白、富含维生素、易消化、质软、少渣食物，有消化道出血时需禁食。禁食坚硬、多刺的食物。

3. 出血护理

(1)监测血小板数量变化：观察皮肤瘀点(瘀斑)位置及大小变化，对血小板数量极低者应严密观察有无其他出血情况发生，预防颅内出血。

(2)加强口腔护理：定时漱口，保持口腔环境的清洁度，减少继发感染。指导患儿用软毛牙刷刷牙，禁用牙签剔牙，婴幼儿每次喂奶前后喂白开水。齿龈及舌体易出现血疱，小血疱一般无须处理，大血疱可用无菌空针抽吸积血后，局部以纱布卷加压至出血停止。尽量减少肌内注射或深静脉穿刺采血，注意保护血管，各种穿刺后压迫5分钟以上，并观察局部止血效果。

(3)鼻出血护理：少量鼻出血按压止血，可同时加冷敷；大量鼻出血在简易止血的同时请五官科专科医生实施填塞术，迅速做好物品的准备并协助医生操作，注意观察患儿的生命体征变化，观察止血效果及有无再次发生出血。

(4)消化道出血护理：患儿呕吐时注意使头向一侧，防止呕吐物呛入气管引起窒息或吸入性肺炎。呕吐后随时擦净口唇处血迹并漱口，及时清理床边污物，保持整洁。消化道出血量小，无严重呕吐者可给予冷流质饮食，出血量大者禁食。应严密观察记录腹胀、恶心、呕吐、排便的次数，以及呕吐物、大便的颜色和性状。应专人护理，每30分钟测量血压、脉搏、心率1次，同时要注意观察患儿尿量、皮肤色泽及肢端温度变化等失血性休克的早期征象，立即通知医生并配合抢救处置，做好输液、输血准备工作。

(5)颅内出血护理：严密观察颅内压增高的征象，如烦躁、嗜睡、头痛、呕吐，甚至惊厥、昏迷等，保持患儿安静，减少刺激，做好抢救器械的准备，专人护理，定时测量记录血压、脉搏、呼吸、瞳孔及神志等生命体征。避免情绪激动、哭闹、用力排便、用力咳嗽等。患儿出现颅内压增高的征象时，及时采用降颅内压措施。出现惊厥者除使用镇静药外，防止意外伤害，昏迷者保持呼吸道通畅，并予氧气吸入。保持大便通畅，防止用力排大便时腹压增高而诱发颅内出血。

4. 用药护理

糖皮质激素在指导用药过程中不可随意停药，应遵医嘱按时按量服用。观察不良反应，如身体外形的变化、胃肠道反应或出血、感染等。护理时要严格执行无菌操作，定时监测血压、血糖，密切注意不良反应的发生。丙种球蛋白为血液制品，为避免污染和药物效价降低，应严格无菌操作，现配现用，且不可与其他药物混合，输注前后用0.9%氯化钠溶液冲管。输注速度宜慢。输注时严密观察有无皮肤瘙痒、皮疹、寒战、胸闷、气促等症状。

5. 预防感染

安排患儿与非感染患儿同室，保持出血部位清洁，严格无菌技术操作，注意饮食卫生和个人卫生。

6. 消除恐惧心理

安抚患儿以取得合作，出血及止血技术操作均可使患儿产生恐惧心理，表现为烦躁、哭闹、不合作等，而使出血加重。

7. 健康教育

（1）饮食指导：饮食宜选有营养的富含维生素、易消化食物，增强机体抵抗力。避免坚硬、辛辣刺激性强的食物。

（2）休息与活动：避免一切可能造成身体受伤害的因素，患儿避免剧烈运动，防止皮肤黏膜损伤。修剪指甲，以免抓伤皮肤；使用软毛牙刷刷牙，禁用牙签或硬毛牙刷；保持皮肤清洁，穿纯棉宽松衣服，避免皮肤黏膜受刺激而引起出血；预防便秘，便秘患儿口服石蜡油或应用开塞露，剧烈咳嗽者应用镇咳药。养成良好的生活习惯，不要挖鼻子和掏耳朵；指导家长提供安全的环境，床头、床栏及家具的尖角用软垫包扎，忌玩锐利玩具，限制剧烈运动如篮球、足球、爬树等，以免碰伤、刺伤或摔伤出血。如血小板低于 $20×10^9/L$ 时要绝对卧床休息，避免一切增加颅内压的活动，以免颅内出血危及生命。

（3）用药指导：避免使用引起血小板减少或者抑制其功能的药物，如阿司匹林、吲哚美辛、磺胺类等。长期服用糖皮质激素者应告知遵医嘱服药，不可自行减量或突然停药，否则易出现反跳现象。服药期间，注意个人卫生，防止感染。低盐饮食，每周测体重，防止水钠潴留。定期复查外周血象。服激素期间不与感染患儿接触，去公共场所时戴口罩，平时注意劳逸结合，尽量避免感冒，以防加重病情或复发。

（4）疾病相关知识：帮助患儿了解有关 ITP 的知识，使其正确认识疾病，避免情绪紧张及波动，保持乐观态度，积极配合治疗；青春期女性患儿要注意经期卫生，并观察月经量。如有异常，应及时门诊复查；如病情有反复迹象，要及时去医院就诊；定期到医院复查，一旦发生出血倾向，立即于医院就诊。

免疫性血小板减少症指南的解读

二、血友病

血友病（hemophilia）是一组凝血功能障碍引起的遗传性出血性疾病，为 X 性隐性遗传。临床上分为血友病 A（凝血因子Ⅷ缺陷症）和血友病 B（凝血因子Ⅸ缺陷症）两型。临床特征为关节、肌肉、内脏和深部组织自发性或轻微外伤后出血难止，常在儿童期起病。儿科对血友病的识别、诊断，积极、合理治疗十分重要。世界血友病联盟（WFH）统计，全球约有血友病患者 40 万。我国的患者有 6 万~10 万，但注册患者仅有 8 000 余人。在男性患者中，血友病 A 占 80%~85%，血友病 B 占 15%~20%。女性患者罕见。共同特点为终生轻微损伤后发生长时间的出血。

【病因与发病机制】

血友病 A、B 为 X-连锁隐性遗传，由女性传递，男性发病。多数有家族史，约 30% 无明确家族史，可能为基因突变或家族中轻型病例未被发现。因子Ⅷ、因子Ⅸ缺乏，均使凝血过程第一阶段中的凝血活酶生成减少，引起血液凝固障碍，导致出血倾向。

【临床表现】

血友病患儿绝大多数为男性，女性患儿血友病 A 和血友病 B 的临床表现相似，很难依靠临床症状鉴别。临床特点是延迟、持续而缓慢的渗血。血友病的出血在各个部位都可能发生，以关节最为常见，肌肉出血次之，内脏出血少见，但病情常较重。出血发作是间歇性的，数周、数月甚至数年未发生严重出血并不少见。除颅内出血外，出血引起的突然死亡并不多见，但年幼儿可因失血性休克致死。

（1）血友病 A 的表现：终生出血为其重要的临床特征，表现为自发性、轻微外伤后出血难止等。多数患儿在 1~2 岁开始爬行、走路后发病，少数患者可延迟至 5 岁以后发生出血。血友病 A 患儿最常见、具有特征性的表现是关节出血，是致残的主要原因。

关节出血临床上分为 3 个时期：①急性关节出血期，出血主要发生在关节内的滑膜；②慢性滑膜炎期，反复关节出血，造成慢性滑膜炎；③慢性血友病关节病期，持续慢性滑膜炎的反复出血，最终导致关节软骨不可逆性损伤，表现为肌肉萎缩及关节强直畸形、功能丧失等。

深部肌肉软组织出血的发病率次于关节出血，多在外伤、活动后发生，如腰大肌、臀部肌群等，表现为局部肿胀、疼痛症状。

血友病 A 患儿较常见的出血部位是皮肤黏膜，但不是血友病 A 的特征性表现。拔牙后延迟出血是血友病 A 的另一特征性表现。中枢神经系统、颅内出血危及生命。

（2）血友病 B 的表现：与血友病 A 相似，但有以下不同特点。①血友病 B 重型患者少，而轻型患者较多；②血友病 B 的女性携带者也可出血。

出血程度：取决于患儿体内的凝血因子水平。血友病根据其体内凝血因子水平分为轻型、中型、重型 3 种类型：①重型患儿常在无明显创伤时自发出血；②中型患儿出血常有某些诱因；③轻型患儿极少出血，常由明显外伤引起，患儿常在外科手术前常规检查或创伤后非正常出血时被发现。部分女性携带者由于其因子水平处于轻度血友病的水平，也表现为与轻度男性血友病患儿相同的出血表现。

出血时间顺序：首次出血常为婴幼儿学步前皮肤或软组织青斑、皮下血肿；走路后关节、肌肉出血开始发生，若此时无合适的治疗，关节出血常反复发生并在学龄期后逐步形成血友病性关节病，不仅会致残，而且可影响患儿就学、参与活动、心理发育。

【辅助检查】

1. 筛选试验

内源途径凝血试验、外源途径凝血试验、纤维蛋白原、出血时间、血小板计数、血小板聚集试验等。

2. 确诊试验

测定因子Ⅷ和因子Ⅸ的活性，可以确诊血友病 A 和血友病 B，并对血友病进行分型；抗体筛选试验和抗体滴度测定可诊断凝血因子抑制物是否存在。

3. 基因诊断试验

基因诊断试验主要用于携带者检测和产前诊断。产前诊断可在妊娠第 8~10 周进行绒毛膜活检确定胎儿的性别，以及通过胎儿的 DNA 检测致病基因；妊娠的第 15 周左右可行羊水穿刺进行基因诊断。女性携带者与健康男性所生的男孩中 50% 为患者，女孩 50% 为携带者；而健康女性与血友病患者所生男孩 100% 为健康，女孩 100% 是携带者。

【治疗要点】

1. 替代治疗

替代治疗是血友病目前最有效的止血治疗方法。

(1) 有出血表现时输入相应的凝血因子制品。

(2) 治疗原则：早期、足量、足疗程。

2. 血友病抑制物的诊治

(1) 制剂选择：血友病 A 首选 FⅧ浓缩制剂或基因重组 FVⅧ，其次可以选择冷沉淀。

(2) 血浆置换。

3. 辅助治疗

(1) 局部止血：急性出血时可采用压迫止血、加压包扎、局部冷敷等。在没有凝血因子的情况下也可部分缓解关节出血、肌肉出血。

(2) 止痛药物：根据病情选用对乙酰氨基酚和(弱、强)阿片类药物，禁用阿司匹林和其他非甾体类抗炎药。

(3) 补铁治疗：当反复出血时，患儿常出现失血性缺铁性贫血，此时需要补充铁剂，纠正贫血。

(4) 物理治疗和康复训练：可以促进肌肉、关节的积血吸收。维持正常肌纤维长度，维持和增强肌肉力量，维持和改善关节活动范围。在非出血期积极、适当的运动对维持身体肌肉的强壮并保持身体的平衡以预防出血非常重要。

4. 预防治疗

预防治疗是有规律地输入凝血因子，从而减少反复出血、致残，力争患儿能够健康成长，最大限度地防止或减少出血的发生。

中国儿童血友病专家指导意见

【常见护理诊断/问题】

1. 潜在并发症

出血。

2. 焦虑

与病情反复或加重有关。

【护理措施】

1. 防治出血

(1) 预防出血：①有出血倾向时应卧床休息，限制活动，出血停止后可渐渐增加活动量；②日常生活应动作轻柔，衣着宽松，指甲剪短、防止碰伤、跌伤及关节损伤；③需用药时，能采用口服给药，尽量减少肌内注射，并延长按压时间；④避免各种手术。必须手术时，应在术前、术中、术后补充凝血因子。

(2) 遵医嘱输注凝血因子：严格用量用法，输注时观察不良反应，有不良反应者，立即报告医生，并遵医嘱减慢输注速度，并将输液器及制品送检。

(3) 局部止血：①关节出血时的护理，卧床休息，局部冷敷止血，将肢体固定在功能位置并适当包扎，抬高患肢；按医嘱及时补充凝血因子；出血量多必须穿刺时，注意动作轻柔及无菌技术操作；肿胀消退后，逐步帮助肢体功能锻炼关节活动，防止关节畸形及致残发生。②皮肤、鼻黏膜出血可冷敷止血或局部加压，也可用肾上腺素棉球或专业填塞等止血。③其他脏器严重出血时应做急救处理，及时补充凝血因子Ⅷ及补充血容量，需观察有无发热及其他并发症。

2. 病情观察

严密观察神志、生命体征、皮肤黏膜瘀斑增减情况及血肿消退情况，及时记录出血量，当患者出现嗜睡、头痛、意识混乱、恶心、呕吐等症状时，应怀疑为颅内出血并组织抢救。

3. 心理支持

安慰和鼓励患者，对因为反复出血，不能根治而悲观、焦虑的给予心理辅导，并分析本次出血的诱发因素，指导实施预防再出血的措施，消除消极心理。鼓励年长患儿表达想法，减轻焦虑和挫折感。安排同学探望，可减轻孤独感。鼓励年长患儿日常生活自理，有利于增强自信心。

4. 健康教育

(1)指导家长采取预防性措施，减少或避免外伤出血，让患儿养成良好的生活习惯，为患儿提供安全的家庭环境。

(2)教会家长及年长患儿局部止血的方法，以便在家能得以尽快处理。

(3)鼓励患儿规律、适度的体格锻炼和运动。

(4)告知家长并强调患儿不可用有影响血小板功能的药物。

(5)询问家长遗传相关疾病问题，讲解血友病的遗传规律和筛查基因携带者的重要性。

基因携带者孕妇应行产前检查，控制患儿及携带者的出生，从而达到降低人群发病率的目的，做到优生优育。详细讲解血友病的遗传规律和筛查基因携带者的重要性。

第四节　白血病

白血病(Leukemia)是造血组织中某一血细胞系统过度增生、进入血液并浸润到各组织和器官，进而引起一系列临床表现的恶性血液病。以学龄前期多见，儿童以急性白血病多见，占90%～95%，男性高于女性。但任何年龄均可发病，白血病是儿童时期最常见的恶性肿瘤。

【分类】

根据增生的白细胞种类不同分为两类：急性淋巴细胞白血病(简称急淋)和急性非淋巴细胞白血病(简称急非淋)，儿童以急淋发病率最高，占70%～85%。

采用形态学(M)、免疫学(I)、细胞遗传学(C)和分子生物学(M)，即MCM综合分型；有利于指导治疗和判断预后。

白血病(微课)

【病因】

白血病的确切病因尚不明确。诱发因素如下：

1.病毒感染

RNA病毒的反转录病毒与人类T淋巴细胞白血病有关。这种病毒感染宿主细胞后，存在于病毒RNA中的病毒癌基因通过转导截断宿主癌基因，激活了癌基因的癌变潜力，从而导致白血病的发生。

2.理化因素

电离辐射、放射、核辐射等可能激活隐藏于体内的白血病病毒，使癌基因畸变或抑制机体的免疫功能而致白血病。化学物质与药物诱发白血病的机制不明，可能是这些物质破坏了机体免疫功能，使监视功能降低，而诱发白血病。

3.遗传因素

白血病不属于遗传性疾病，但与遗传有关。如家族中有多发性恶性肿瘤的情况，其白血病的发病率明显高于普通儿童。

【临床表现】

儿童白血病是高度异质的疾病，其临床表现不尽一致，可表现为缓慢起病或呈现为进行性面色苍白、乏力、发热、贫血、出血、白血病细胞浸润所致的肝、脾、淋巴结肿大和骨、关节疼痛等。大多患儿起病较急，多数患儿早期可有面色苍白、精神不振、乏力、鼻出血和(或)齿龈出血等症状；少数患儿以发热和关节疼痛为首发症状。各型急性白血病的临床表现基本相同。

1.贫血

出现较早，轻重不等，并随病情进展呈进行性加重，表现为面色苍白、乏力、活动后心悸、气促、颜面水肿等。贫血主要是由于骨髓造血干细胞受抑制所致。这些表现与出血程度不成正比。

2.发热

多数患儿起病时即有发热，热型不定，可以是低热，低热常伴有盗汗，也可以是持续高热一般不伴寒战。发热原因有两个，一是肿瘤热(白血病性发热)，抗生素治疗无效，常用吲哚美辛口服，体温降至正常；另一原因是与粒细胞缺乏所致的感染有关。常见的感染有呼吸道感染、牙龈炎、皮肤肿、肾盂肾炎和败血症等。持续高热常提示继发感染。

3.出血

患儿多以不同程度的皮肤、黏膜出血多见，表现为出血点、瘀斑、鼻出血、牙龈出血、消化道出血和血便等。

4.白血病细胞浸润引起的症状和体征

表现为肝、脾、淋巴结肿大，可有压痛。骨、关节疼痛多见于急淋患儿，约25%患儿为首发症状，也可浸润皮肤、睾丸等组织器官而出现相应的症状、体征。

淋巴结肿大(图片)

【辅助检查】

1.血常规

红细胞及血红蛋白均减少，网织红细胞数较低，血小板数减低。白细胞计数高低不一，以原始细胞和幼稚细胞为主。

2.骨髓检查

骨髓检查是确立诊断和判定疗效的重要根据。典型的骨髓象为白血病原始细胞和幼稚细胞极度增生，幼红细胞及巨核细胞减少，少数患儿表现为骨髓增生低下。

3.其他检查

如胸部 X 线片检查、肝肾功能检查、组织化学染色、溶菌酶检查等。

【治疗要点】

1.治疗原则

治疗原则是早诊断、早治疗，按照类型选方案，严格分型，采用早期连续化疗和分阶段长期规范治疗的方针；防治白血病；采用以化疗为主的综合治疗。重视支持治疗；应用造血干细胞移植等。持续完全缓解 2~3 年者方可停止治疗。停药后尚须继续追踪观察数年。

2.化学药物治疗

化学药物治疗(化疗)的目的是杀灭白血病细胞，解除白血病细胞浸润引起的症状，使病情缓解并巩固治疗效果，以至治愈。

3.诱导缓解治疗

诱导缓解治疗是患儿能否长期无病生存的关键，需联合数种化疗药物，最大限度地杀灭白血病细胞，从而尽快达到完全缓解。

4.巩固治疗

在完全缓解状态下最大限度地杀灭微小残留白血病细胞，防止早期复发。

5.防治髓外白血病

中枢神经系统白血病和睾丸白血病均会导致疾病复发或治疗失败，因此，髓外白血病的有效防治是白血病患儿获得长期生存的关键措施之一。

【常见护理诊断/问题】

1.体温过高

与白血病细胞浸润有关。

2.有感染的危险

与白血病致抵抗力减弱有关。

3.焦虑或恐惧

与病情及预后不良有关。

【护理措施】

1.一般护理

白血病患儿在疾病早期有乏力、贫血、血小板低时需卧床休息，但一般不需绝对卧床，病情好转后逐渐增加活动量。

2.饮食护理

给予高热量、高蛋白、富含维生素饮食。注意饮食卫生，食材新鲜，食物清洁、卫生，餐具清洗干净，定期消毒。食物现吃现做，不吃隔夜食物，不吃放置时间过久的凉菜、不吃路边摊贩的食物。水果必须洗净去皮，不宜吃草莓、葡萄等皮薄不易清洗的水果。合理、多样的饮食对于疾病康复起着重要作用，化疗期间患儿恶心呕吐明显，饮食宜清淡，少量多餐；骨髓抑制期间宜补充动物肝脏、动物骨髓、瘦肉、鱼类、大枣等营养丰富的饮食；应用门冬酰胺酶期间宜进食低脂饮食；应用激素期间患儿食欲大增，适当限制饮食，少量多餐。

3. 发热护理

观察热型及热度，高热患儿遵医嘱给予退热药物或物理降温。

4. 防治感染

(1)保护性隔离：与其他病种患儿分室居住，防止交叉感染。粒细胞或免疫功能明显低下者应住单间，有条件者住空气层流室或无菌单人层流床予以保护性隔离。房间每天消毒，开窗通风。限制探视者人数和次数，感染期间禁止探视。接触患儿前认真洗手，必要时用消毒液洗手。每天开窗通风，保持室内空气清新，定时对室内物品、床单位及地面擦拭消毒，每天紫外线消毒室内 2 次，每次 30 分钟。

(2)注意患儿个人卫生：保持口腔清洁，宜用软毛牙刷或海绵，以免损伤口腔黏膜及牙龈，导致出血和继发感染；保持床单位清洁整齐，每天清洗会阴部及肛周皮肤，并以温水坐浴，每天 1 次；保持皮肤清洁，每天温水擦浴 1 次，勤换衣服。

(3)严格执行无菌技术操作。

(4)避免预防接种：免疫功能低下者，以防发病。

(5)观察感染早期征象：观察有无牙龈肿痛、咽痛、皮肤有无破损、外阴和肛周有无异常等。发现感染先兆，及时报告医生，协助处理。

5. 防治出血

出血是白血病患儿死亡的主要原因之一。白血病患儿常有贫血、出血，在输血过程中，观察有无输血反应并判断疗效。

6. 应用化疗药物的护理

(1)熟悉各种化疗药物的药理作用和特性，密切观察药物的毒性反应，遵医嘱水化碱化以减轻药物毒性刺激，嘱患儿多饮水，观察有无血尿，给药时要防止药物渗漏，确保针头在血管内。

(2)观察及处理化疗药物毒性作用：①骨髓抑制，监测血象，观察有无出血和贫血，积极防治感染；②胃肠道反应，严重者用药前半小时给予止吐药；③口腔溃疡，予以清淡、易消化饮食；④脱发，告知年长儿化疗药物会引起脱发，可以备好假发；⑤满月脸改变，告知患者停药后，症状会渐渐消失。

口腔溃疡检查(图片)

(3)操作中护士要注意自我防护及环境保护：①化疗药物最好集中配制，减少污染；②操作者应戴手套、口罩及护目镜；③避免药液/药粉喷洒；④一旦溅至皮肤黏膜马上冲洗干净。

(4)保护患儿血管：有计划地应用血管，尽量经外周穿刺中心静脉置管。

7. 心理护理

(1)稳定患儿情绪，使其自觉接受治疗是保证医疗效果的关键，指导年长儿和了解白血病国内外治疗进展，增强他们战胜疾病的信心。

（2）解释化疗是白血病治疗的重要手段，各项护理操作前，应告知家长及年长儿其意义、过程及可能出现的不适，以减轻其恐惧心理。

（3）定期召开家长座谈会或病友联谊会、健康讲座，建立微信群通信平台，让患儿、家长相互交流成功护理经验，减轻家长及患儿的心理压力。

8.健康教育

（1）讲解白血病的有关知识。对需要进行化疗的患儿，向家长讲解 PICC 及输液港的作用及置入方法，强调中心静脉导管的重要意义，指导家长为患儿选取适宜的静脉通道。应用外周静脉导管者，加强巡视，适当限制肢体活动避免药液外渗。治疗期间，给予患儿清淡、营养丰富的食品，嘱其多饮水。餐后漱口或以软毛牙刷刷牙以保持口腔清洁。出现化疗不良反应的患儿，加强心理护理。告知患儿及家属，部分不良反应在停止使用化疗药物治疗后，局部症状可自行缓解，同时做好患儿抚慰工作，鼓励患儿配合治疗。通过耐心交流或给予患儿感兴趣的玩具，消除患儿恐惧及烦躁心理。

（2）教会家长及患儿如何预防出血征象。当患者血小板下降至 $20\times10^9/L$ 以下时，嘱患儿绝对卧床休息，半流质饮食，保持大便通畅。随时观察出血的征象，皮肤黏膜有无新鲜出血点，有无鼻出血及尿液异常。出现轻度鼻出血时，告知患儿采取头低位并对出血的部位以干棉球或棉签压迫局部止血；重度鼻出血或后鼻道出血用碘伏纱布填塞压迫止血。大量呕血或便血时予禁食，少量出血可进温凉软食，严密观察血压和脉搏，记录呕血、便血的次数和量。如患儿突然出现剧烈头痛、呕吐伴视物模糊应警惕颅内出血，做好一切抢救准备。

（3）指导家属当患儿免疫功能低下时，做好保护隔离措施。每天进行室内空气消毒，注意保护性隔离，减少探视人员，不去人多拥挤的场所，外出时戴口罩。注意个人卫生，保持口腔、会阴及手的清洁；家长接触患儿前后做好手卫生处理，减少交叉感染机会。学会观察感染早期征象，如监测体温，观察有无咽红、咽痛、牙龈肿痛，皮肤有无破损、红肿，肛周、外阴有无异常，定期监测血象，发现异常及时返回医院。监测患儿体温，出现异常及时就诊。

（4）指导家长及年长儿理解定期化疗的重要性。

（5）定期随访，监测治疗方案执行情况。

本章小结

　　儿童造血特点。

　　白血病、血友病、免疫性血小板减少症、营养性缺铁性贫血、巨幼细胞贫血的概念。

　　营养性缺铁性贫血、维生素 B_{12} 缺乏和叶酸缺乏的常见病因。

　　白血病、营养性缺铁性贫血、营养性巨幼细胞贫血、免疫性血小板减少症、血友病的临床表现及治疗要点。

客观题测验

主观题测验

第十三章

内分泌系统疾病患儿的护理

内分泌系统疾病患儿的护理PPT

学习目标

识记：先天性甲状腺功能减低症、生长激素缺乏症的概念与
病因；儿童糖尿病的临床表现和护理措施。

理解：儿童内分泌系统疾病的特点；先天性甲状腺功能减低
症、生长激素缺乏症、性早熟的发病机制、临床表现及
治疗要点；儿童1型糖尿病的发病机制、病理生理变化
与治疗原则。

应用：运用护理程序，对儿童1型糖尿病患儿进行护理评估，
提出护理诊断/问题，制定护理计划，并能正确实施护
理措施，及时评价护理效果；能运用尿崩症、性早熟的
相关知识对具体患儿实施护理。

课程思政

平衡法则的应用

　　老子曰："万物负阴而抱阳，冲气以为和。""有无相生，难易相成，长
短相形，高下相倾，音声相和，前后相随。"世间万物相辅相成、相互依存、
互为条件、互相转化，相互平衡、和谐共处。人体内激素亦处于动态平衡
的状态，打破平衡，则滋生疾病。应正确看待事物的发展变化，在寻求事
物发展时，更应遵循平衡法则，把握平衡。

第一节　先天性甲状腺功能减低症

案例导入

患儿，女，2岁，因食欲不振、运动发育迟缓就诊。

该患儿至今不会说话、不会走路。

体查：体温35.7℃，心率66次/min，呼吸22次/min，皮肤粗糙，毛发干枯，表情呆滞，声音嘶哑，眼距宽，鼻根低平，舌伸出口外，面部眼睑水肿，双肺无异常，心音低钝，腹膨隆，有脐疝，四肢肌张力低。

思考

（1）该患儿最可能的临床诊断是什么？

（2）该患儿目前主要的护理诊断/问题是什么？应采取哪些护理措施？

先天性甲状腺功能减退症
案例解析

先天性甲状腺功能减低症（congenital hypothyroidism，CH）简称甲低，是因先天因素或者遗传因素引起的甲状腺发育障碍、激素合成障碍、激素分泌减少，导致患儿生长障碍、智能落后，此病又称为呆小病或克汀病，是儿童最常见的内分泌疾病。

【甲状腺素的合成、分泌和功能】

1.甲状腺素的合成与释放

甲状腺的主要功能是合成甲状腺素（thyroxine，T_4）和三碘甲状腺原氨酸（liothyronine，T_3）。甲状腺素的主要原料为碘和酪氨酸，碘离子被摄取进入甲状腺滤泡上皮细胞后，在酶的作用下与酪氨酸结合发生一系列化学反应，合成T_4和T_3，合成的T_3和T_4都具有生物活性。甲状腺素的合成和释放受下丘脑分泌的促甲状腺激素释放激素（TRH）和垂体分泌的TSH控制，而血清T_4则可通过负反馈作用降低垂体对TRH的反应性，减少TSH的分泌。T_3的代谢活性为T_4的3~4倍，机体所需的T_3约80%是在周围组织中经5′-脱碘酶的作用下由T_4转化而成的。

2.甲状腺素的主要生理作用

加速细胞内氧化过程，促进新陈代谢，增加基础代谢率；促进蛋白质合成，增加酶活性；提高糖的吸收和利用；加速脂肪分解、氧化；促进细胞、组织的分化、成熟；促进钙、磷在骨质中的合成代谢和骨、软骨生长；更重要的是促进中枢神经系统的生长发育（特别是胎儿期缺乏甲状腺素将造成脑组织严重损害）。当甲状腺功能不足时，可引起代谢障碍、生理功能低下、生长发育迟缓、智能障碍等。

【病因与发病机制】

先天性甲状腺功能减低症根据病变部位分为原发性甲低和继发性甲低。原发性甲低是指由甲状腺本身的疾病所致，其特点为血促甲状腺激素（TSH）升高和游离甲状腺素降低，甲状腺先天性发育异常是最常见的病因。继发性甲低的病变部位在下丘脑和垂体，又称中枢性甲低，特点为 FT_4 降低，TSH 正常或者下降，较为少见。因甲状腺激素受体功能缺陷所致的甲低称为外周性甲低，较罕见。

根据疾病的转归，先天性甲低可分为持续性甲低和暂时性甲低。持续性甲低患儿体内的甲状腺素水平持续缺乏，需终身治疗；暂时性甲低多是由于母亲妊娠期服用抗甲状腺药物或者母体存在抗甲状腺抗体等原因导致出生时甲状腺素暂时性缺乏，患儿的甲状腺功能可恢复正常。

【临床表现】

甲状腺功能减低症的症状出现早晚及轻重程度与患儿残留的甲状腺组织多少及功能低下的程度有关。无甲状腺组织的患儿，在婴儿早期即可出现症状。腺体发育不良者多于生后 3~6 个月时出现症状，偶亦有数年之后开始出现症状者。CH 的主要临床特征为生长发育落后、智能低下、基础代谢率降低。

1. 新生儿甲低

生理性黄疸时间延长达 2 周以上，同时伴有反应迟钝、喂养困难、哭声低、腹胀、便秘、声音嘶哑、脐疝、体温低、前囟较大、后囟未闭、末梢循环差、四肢凉、皮肤出现斑纹或硬肿现象等。

2. 婴儿期甲低

多数先天性甲低患儿常在出生半年后出现典型症状。

(1)特殊面容：头大，颈短，皮肤苍黄，干燥，毛发稀少，面部黏液水肿，眼睑水肿，眼距宽，眼裂小，鼻梁宽平，唇厚舌大，舌常伸出口外。

(2)生长发育迟缓：骨龄发育落后，身材矮小，躯干长而四肢短，上部量/下部量>1.5，囟门关闭迟，出牙迟。

(3)心血管功能低下：脉搏弱，心音低钝，心脏扩大，可伴有心包积液、胸腔积液，心电图呈低电压，P-R 延长，传导阻滞等。

(4)消化道功能紊乱：食欲缺乏、腹胀、便秘、大便干燥、胃酸减少，易被误诊为先天性巨结肠。

(5)神经系统功能障碍：智力低下，运动发育障碍，动作发育迟缓，记忆力和注意力降低，表情呆板、淡漠等。

3. 地方性甲低

孕妇缺碘，导致胎儿碘缺乏而出现的甲状腺功能减退。

(1)"神经性"综合征：以共济失调、痉挛性瘫痪、聋哑和智力低下为特征，但身材正常且甲状腺功能正常或仅轻度减低。

（2）"黏液水肿性"综合征：以显著的生长发育和性发育落后、黏液水肿、智能低下为特征，血清 T_4 降低、TSH 增高，部分患儿伴有甲状腺肿大。

【辅助检查】

1. 新生儿筛查

采用出生后 2~3 天的新生儿干血滴纸片检测 TSH 浓度作为初筛，当结果大于 15~20 mU/L 时，再检测血清 T_4 和 TSH 以确诊。

2. 血清 T_3、T_4、TSH 测定

T_4 降低、TSH 明显升高，诊断为先天性甲状腺功能减低症；TSH 正常或降低，T_4 降低，诊断为继发性甲低或者中枢性甲低。

3. X 线片检查

测定骨龄及骨成熟度。

4. TRH 刺激试验

用于鉴别下丘脑性甲低或垂体性甲低。当 TRH 刺激后，TSH 峰值升高或出现时间延长，病变在下丘脑；若 TSH 不升高，病变在垂体。

5. 其他检查

甲状腺 B 超检查甲状腺发育情况；甲状腺放射性核素摄取和显像可判断甲状腺的位置、大小、发育情况及摄取功能；心电图可示低电压、窦性心动过缓等改变；基础代谢率测定可见基础代谢率低下；伴有贫血的患儿，可通过相关检查帮助诊断。

【治疗要点】

早期诊断与及时治疗先天性甲状腺功能减低症对于改善患儿生长发育状况、避免发育迟缓与智力低下意义重大。

1. 治疗原则

（1）确诊后立即治疗。

（2）先天性甲状腺发育异常或代谢异常引起的甲低者需终身治疗。

（3）下丘脑—垂体性甲低的甲状腺素治疗需从小剂量开始，同时使用生理需要量氢化可的松，防止突发性肾上腺皮质功能衰竭。

（4）暂时性甲低，需正规治疗 2~3 年，停药 1 个月后复查甲状腺功能，正常可停药。

2. 药物治疗

甲状腺素替代疗法，开始用量和最佳维持量应根据患儿具体病情和年龄特点选择。首选左旋甲状腺素钠。

【护理评估】

1. 健康史

询问家族史，了解家族中是否有类似疾病；询问孕产情况，了解母亲孕期饮食习惯及是否服用过抗甲状腺药物，产后是否进行常规新生儿筛查；了解喂养及生长发育情况；询问精神、食欲及活动情况，是否有喂养困难，是否有智力和体格发育低下。

2. 身体情况

观察患儿是否有特殊面容，测量身高、体重、头围、上部量与下部量，检查智力水

平；分析手腕、膝关节 X 线片，血清 T_3、T_4、TSH 水平，甲状腺扫描，基础代谢率等检查结果。

3. 心理—社会状况

了解家长是否掌握与甲低有关的知识，特别是服药方法和不良反应观察，以及对患儿进行智力、体力训练的方法等；家庭经济及环境状况；父母角色是否称职；了解父母是否存在焦虑等心理状况。

【常见护理诊断/问题】

1. 体温过低

与代谢率低有关。

2. 营养失调：低于机体需要量

与喂养困难、食欲差有关。

3. 便秘

与肌张力低下、活动量少有关。

4. 生长发育迟缓

与甲状腺素合成不足有关。

5. 知识缺乏

患儿父母缺乏有关疾病的知识。

【护理目标】

(1)患儿体温保持正常。

(2)患儿营养均衡，体重增加。

(3)患儿大便通畅。

(4)患儿智力、行为发育提高。

(5)患儿及父母掌握正确的服药方法，并进行药效观察。

【护理措施】

1. 注意保暖，防止感染

由于患儿基础代谢低下，活动量少，体温低且怕冷，应注意维持适宜的室内温度和湿度，适时增减衣服，避免受凉，加强皮肤护理。由于患儿抵抗力较差，应注意环境卫生，避免与感染性或传染性患儿及成人接触，同时应加强个人卫生，勤洗澡，加强皮肤护理。

2. 保证营养供给

指导喂养方法，供给高蛋白、富含维生素、富含钙及铁剂的易消化食物。对吸吮困难、吞咽缓慢者要耐心喂养，提供充足的进餐时间，必要时用滴管喂或鼻饲，以保证生长发育所需。

3. 保持大便通畅

指导防治便秘的措施：每日早餐前喝一杯温开水，刺激肠道蠕动；提供充足液体入量；多吃水果、蔬菜；适当增加活动量；每日顺着肠蠕动方向按摩数次；养成定时排便的习惯；必要时采用大便缓泻剂、软化剂或灌肠。

4. 加强行为训练,提高自理能力

通过玩具、音乐、语言等方法加强智力、体力、行为训练,以促进生长发育,使其掌握基本生活技能。加强患儿日常生活护理,防止意外伤害的发生。

5. 指导用药

告知患儿和家属药物治疗的必要性,并做好长期服药的心理准备,掌握药物服用方法,并进行疗效观察。甲状腺制剂作用缓慢,用药 1 周左右才能达到最佳疗效。服药后要密切观察患儿的生长曲线、智商、骨龄、食欲、活动量及排便情况,以及血 T_3、T_4 和 TSH 的变化等,随时调整剂量。在治疗过程中注意随访,治疗开始时,每 2 周随访 1 次;血清 TSH 和 T_4 正常后,每 3 个月随访 1 次;服药 1~2 年后,每 6 个月随访 1 次。

6. 健康教育

宣传新生儿疾病筛查的重要性。甲低在内分泌代谢性疾病中发病率最高,早期诊断至关重要,生后 1~2 个月即开始治疗者,可避免严重神经系统损害。注意由于新生儿出生时的环境刺激会引起新生儿一过性 TSH 增高,故标本采集需在出生以后进行,以避开这一生理性 TSH 高峰。

【护理评价】

患儿体温是否保持正常;营养是否均衡,体重是否增加;大便是否通畅;患儿是否能掌握基本生活技能;患儿及父母是否能掌握正确的服药方法,并进行药效观察。

第二节　生长激素缺乏症

生长激素缺乏症(growth hormone deficiency,GHD)又称垂体性侏儒症(pituitary dwarfism),是由于腺垂体合成和分泌的生长激素(GH)部分或完全缺乏,或者由于结构异常、受体缺陷等所致的生长发育障碍,致使儿童身高低于同年龄、同性别、同地区正常儿童平均身高 2 个标准差或在儿童生长曲线第 3 百分位数以下,是儿科临床常见的内分泌性疾病之一。男性多于女性,大多为散发,少数为家族性遗传。

【病因与发病机制】

根据生长激素缺乏的原因分为原发性、获得性和暂时性 3 类。

1. 原发性

(1)遗传:包括激素异常或者受体异常,也包括与垂体发育有关的基因缺陷。

(2)特发性下丘脑功能异常,神经递质-神经激素信号传导途径的缺陷。

(3)发育异常:垂体不发育、发育不良,空蝶鞍,视中隔发育异常等。

2. 继发性(获得性)

(1)肿瘤:下丘脑、垂体或颅内其他肿瘤,如颅咽管、神经纤维、错构等。

(2)放射性损伤:下丘脑、垂体肿瘤放疗后。

(3)头部创伤:产伤、手术损伤、颅底骨折等。

3. 暂时性

社会心理性因素、原发性甲状腺功能减低症等造成的暂时性 GH 分泌功能低下,外界不良因素消除或原发疾病治疗后可恢复正常。

人生长激素(hGH)由腺垂体的生长素细胞分泌和储存,它的释放受下丘脑分泌的生长激素释放激素(GHRH)和生长激素释放抑制激素(GH)的调节。垂体在这两种激素的交互作用下以脉冲方式释放 hGH,而中枢神经系统则通过多巴胺、5-羟色胺和去甲肾上腺素等神经递质控制下丘脑 GHRH 和 GH 的分泌。儿童时期每日 GH 的分泌量超过成人,在青春发育期则更为明显。

生长激素的基本功能是促进生长,同时也是体内代谢途径的重要调节因子,调节多种物质代谢。①促生长效应:促进人体各种组织细胞增大和增殖,使骨骼、肌肉和各系统器官生长发育。②促代谢效应:GH 的促生长作用的基础是促合成代谢,可促使蛋白质合成增加;促进肝糖原分解,同时减少对葡萄糖的利用,降低细胞对胰岛素的敏感性,使血糖升高;促进脂肪组织分解和游离脂肪酸的氧化生酮过程;促进骨骺软骨细胞增殖并合成含有胶原及硫酸黏多糖的基质。当下丘脑、垂体功能障碍或靶细胞对生长激素无反应时均可造成生长落后。

【临床表现】

1. 原发性生长激素缺乏症

(1)生长障碍:患儿出生时的身高和体重可正常,1 岁以后呈现生长缓慢,身高落后比体重低下更为显著,智能发育正常。随着年龄增长,其外观明显小于实际年龄,面容幼稚(娃娃脸),手足较小,身高低于平均数减 2 个标准差,但上下部量比例正常,体型匀称。

(2)骨成熟延迟:出牙及囟门闭合延迟,由于下颌骨发育欠佳,恒牙排列不整。骨化中心发育迟缓,骨龄小于实际年龄 2 岁以上,但与其身高年龄相仿。

(3)青春发育期推迟,智力一般正常。

(4)其他:部分患儿同时伴有一种或多种其他垂体激素缺乏,患儿除有生长迟缓外可有其他症状。如伴 TSH 缺乏,可有食欲缺乏、不爱活动等轻度甲状腺功能不足症状;伴有促肾上腺皮质激素缺乏者,易发生低血糖;伴有促性腺激素缺乏者,出现性腺发育不全,至青春期仍无性器官和第二性征发育。

2. 继发性生长激素缺乏症

继发性生长激素缺乏症可发生于任何年龄,并伴有原发疾病的相应症状,其中由于围生期异常情况导致者,常伴有尿崩症。颅内肿瘤多有头痛、呕吐、视野缺损等颅内压增高和视神经受压迫等症状和体征。

【辅助检查】

1. 生长激素刺激试验

生长激素缺乏症的诊断依靠 GH 水平的测定。临床多采用 GH 刺激试验来判断垂体分泌 GH 的功能。GH 分泌功能的生理性试验包括运动试验和睡眠试验,用于对可疑患儿的筛查。GH 分泌功能的药物刺激试验包括胰

生长激素分泌功能试验
的测定方法

岛素、精氨酸、可乐定、左旋多巴试验,有 2 项不正常方可确诊 GHD。各种药物刺激试

验均需在用药前采血测定 GH 的基础值。一般认为在试验过程中，GH 峰值<10 μg/L，即为分泌功能不正常。

2.胰岛素样生长因子-1(IGF-1)和胰岛素样生长因子结合蛋白(IGFBP-3)测定

血中 IGF-1 大多与 IGFBP-3 结合(95%以上)。两者分泌模式与 GH 不同，呈非脉冲分泌，血中浓度稳定，且与 GH 水平一致，一般可作为 5 岁到青春发育前儿童 GHD 筛查指标。但该指标有一定的局限性，正常人的 IGF-1 和 IGFBP-3 水平受各种各样的因素影响，如年龄、性别、营养状况、性发育程度和甲状腺功能状况等，故必须建立不同性别和不同年龄组儿童的正常参考值范围。

3.CT 扫描、MRI 检查

对确诊为 GHD 的儿童，根据需要行头颅侧位摄片扫描、MRI 检查，以了解下丘脑—垂体有无器质性病变，尤其对检测肿瘤有着重要的意义。

4.骨龄 X 线片检查及骨龄测定

判断骨发育情况。

5.染色体检查

对女性矮小伴青春期发育延迟者应常规行染色体检查，以排除染色体病，如 Turner 综合征等。

6.其他内分泌检查

根据临床表现可选择性地检测血 TSH、T_3、T_4、PRL、ACTH、皮质醇、LHRH 激发试验等，以判断有无甲状腺、性腺激素等缺乏。

【治疗要点】

采用激素替代治疗。

1.生长激素替代治疗

基因重组人生长激素已被广泛应用，目前大多采用 0.1U/(kg·d)，每晚睡前皮下注射 1 次，每周 6~7 次，治疗应持续至骨骺愈合为止。治疗过程中须监测甲状腺功能，必要时予以补充治疗。恶性肿瘤或有潜在肿瘤恶变者及严重糖尿病患者禁用。

2.生长激素释放激素(GHRH)治疗

用于下丘脑功能缺陷、CHRH 释放不足的 GHD 患儿。

3.性激素治疗

对同时伴有性腺轴功能障碍的 GHD 患儿，在骨龄达 12 岁时即可开始用性激素治疗，以促使第二性征发育。男孩用长效庚酸睾酮 25 mg，每个月肌内注射 1 次，每 3 个月增加 25 mg，直至每个月 100 mg。女孩用炔雌醇 1~2 μg/d，或妊马雌酮，剂量自 0.3 mg/d 起，逐渐增加，同时监测骨龄。

【常见护理诊断/问题】

1.生长发育迟缓

与生长激素缺乏有关。

2.体像紊乱

与生长发育迟缓有关。

【护理措施】

1. 生活护理

指导患儿调整饮食结构,不偏食,以富含维生素、蛋白质及高热量、易消化饮食为主,适当补充维生素 D、钙剂和铁剂,确保患儿有充足的营养摄入,满足生长发育的需要;指导患儿选择最佳的入睡时间,保证充足的睡眠。

2. 运动指导

每天运动 1 次,饭前 1 小时进行,运动强度先增加后降低。

3. 用药指导

促进生长发育,生长激素替代疗法在骨骺愈合前均有效,应为患儿及家长提供有关激素替代治疗的信息和相关教育资料。若使用促合成代谢激素时,应注意其不良反应,此类药物有一定的肝毒性和雄激素作用,有促使骨骺提前愈合而使身高过矮的可能,因此须定期复查肝功能,严密随访骨龄情况。

4. 心理护理

运用沟通交流技巧,与患儿及其家人建立良好信任关系。鼓励患儿表达自己的情感和想法,提供其与他人及社会交往的机会,帮助其正确地看待自我形象的改变,树立正向的自我概念。

5. 健康教育

出院前应对家长及患儿进行用药指导,包括药物的用量、使用方法和不良反应的观察。强调治疗过程中定期随访的重要性,告诉家长每 3 个月为患儿测量身高、体重 1 次,并记录在生长发育曲线上,以观察疗效。在开始治疗的第 1~2 年身高增长很快,以后减速。治疗后能否达到正常成人的高度,与开始治疗的年龄有关。应明确告诉家长替代疗法需坚持规律遵医嘱用药。

第三节 尿崩症

尿崩症(diabetes insipidus,DI)是一种由于患儿完全或部分丧失尿浓缩功能,临床以多饮、多尿、排出低比重尿为特征的综合征。根据病因可将尿崩症分为中枢性尿崩症(central diabetes insipidus,CDI)、肾性尿崩症(nephrogenic diabetes insipidus,NDI)和精神性烦渴症(psychogenic polydipsia,PP)。中枢性尿崩症较多见,是由于垂体抗利尿激素(antidiuretic hormone,ADH),即精氨酸加压素(arginine vasopressin,AVP)分泌或释放不足引起。

【病因与发病机制】

中枢性尿崩症的病因可分为获得性(继发性)、特发性(原发性)、遗传性 3 类。

1. 获得性

任何侵及下丘脑、垂体柄或神经垂体的病变都可引起尿崩症状。常见的有颅内肿瘤、颅脑外伤、手术损伤、放射治疗、颅内感染、组织细胞增生、白血病时的细胞浸润等。

2.特发性

原因不明，某些病例可能与中枢神经元发育不全或退行性病变有关，多为散发。

3.遗传性

由于编码 AVP 的基因突变引起，呈常染色体显性或隐性遗传。

ADH 的分泌受很多因素影响，其中最主要的是细胞外液的渗透压和血容量。位于下丘脑视上核和渴觉中枢附近的渗透压感受器同时控制着 ADH 的分泌和饮水行为。血容量的改变则刺激位于颈动脉的压力感受器和左心房的牵张感受器，所产生的神经冲动通过迷走神经传递至下丘脑，使 ADH 的分泌增多或减少。但容量感受器不如渗透压感受器敏感，血容量变动 7%~10% 才能引起 ADH 分泌的改变。

ADH 以游离形态被释放入血，其抗利尿作用是通过远端肾小管对水的通透性的调节来实现的。当分泌增加时，更多的水能渗透到高渗的肾髓质的间质内，进而回收入血，使尿浓缩、尿量减少。当分泌不足时，肾远曲小管回吸收水分减少，尿被稀释，尿量增多。

【临床表现】

DI 可发生于任何年龄，多见于儿童期，男孩多于女孩，年长儿多突然发病，也可呈渐进性，主要表现为多尿、多饮和烦渴。婴幼儿患者烦渴时哭闹不安，但饮水后即可安静。儿童期患者多尿或遗尿症状是父母最早发现的。患儿每日尿量常在 4L 以上，严重者可达 10L，尿比重低且固定。饮水量大致与尿量相等，如不饮水，烦渴难忍，但尿量不减少。夜尿多，遗尿可为首发症状。患儿甚少出汗、皮肤常干燥苍白、精神不振、食欲低下。由于长期多饮、多尿，影响日常活动和睡眠，可引起营养不良，生长发育障碍。如供水不足则可引起疲倦、头晕、便秘、发热，严重者可引起脑细胞脱水，而发生惊厥、昏迷，造成不可逆损害。

颅内肿瘤引起的获得性尿崩症，除尿崩症外可有头痛、呕吐、视力障碍等颅内压增高表现。肾性尿崩症多为男性，发病年龄较早，有家族史。

【辅助检查】

1.血浆和尿液检查

血渗透压正常或偏高；尿渗透压<200 mmol/L，比重常为 1.001~1.005。

2.禁水试验

一般用于年长儿，主要用于鉴定尿崩症和精神性烦渴。目的是观察患儿在细胞外液渗透压增高时浓缩尿液的能力。

禁水试验方法

3.加压素试验

用于区分中枢性尿崩症与肾性尿崩症。一般在禁水试验第 2 次采血后即可紧接进行加压素试验。试验方法：在排尿并采血查血钠后，皮下注射垂体后叶素 5U(或精氨酸加压素 0.1 U/kg)，注射后 2 小时内多次留尿测定渗透压，如渗透压上升峰值超过给药前的 50%，则为完全性 CDI；在 9%~50% 之间者为部分性 CDI；肾性尿崩症患儿渗透压上升不超过 9%。

4. 血浆 AVP 测定

血浆 AVP 水平对于中枢性尿崩症诊断意义不大,但结合压力禁水试验有助于部分中枢性尿崩症与肾性尿崩症的鉴别诊断。

5. 其他检查

对获得性尿崩症者应查找原发病,选择性进行蝶鞍正侧位 X 线片、头颅 CT、头颅 MRI 检查,以排除颅内肿瘤。

【治疗要点】

1. 病因治疗

对获得性尿崩症患儿必须针对病因治疗,肿瘤可手术切除。特发性中枢性尿崩症,应检查有无垂体及其他激素缺乏情况。渴感正常的患儿应充分饮水,但若有脱水、高钠血症时应缓慢给水,以免造成脑水肿。

2. 药物治疗

对特发性、遗传性尿崩症患儿,应给予垂体加压素制剂以替代 ADH 的功能。

(1)鞣酸加压素(长效尿崩停):开始剂量为 0.1~0.2 mL,作用时间可维持 3~7 天,一般在患儿多尿症状复现时再行给药。

(2)1-脱氨-8-D-精氨酸加压素(DDAVP):为人工合成的 AVP 类似药,有鼻喷剂和口服片剂两种,不良反应较小。应用鼻喷剂宜逐渐加量直至效果满意即作为维持量,应用口服片剂须注意药物敏感度的个体化差异。

(3)其他药物:对部分患儿尚可选用氯磺丙脲、卡马西平或氯丙丁酯等药物,以增加 ADH 的分泌或增强肾髓质腺苷酸环化酶对 ADH 的反应,上述药物临床上已较少应用。

【常见护理诊断/问题】

1. 排尿异常:多尿

与抗利尿激素缺乏有关。

2. 有体液不足的危险

与多尿、供水不足有关。

3. 潜在并发症

药物不良反应。

【护理措施】

1. 一般生活护理

为患儿提供充足的水分,渴感正常的患儿应充分饮水,保持患儿床旁有饮料可供随时饮用。备好夜用便器,夜间定时唤醒患儿排尿。保持皮肤清洁干燥,防止出现皮肤糜烂。患儿夜间多尿,白天容易疲倦,要注意保持安静舒适的环境,以利于患儿休息。给予营养丰富的低盐饮食,饭前少饮水,以菜汤或饮料代替饮水,但要注意避免少饮水而引起脱水。

2. 禁水试验和加压素试验的护理

试验过程中必须严密观察患儿,如患儿烦渴加重并出现严重脱水症状或体重下降超过 5% 或血压明显下降,一般情况恶化时,需迅速终止试验并给予饮水。由于不能饮水,患儿感到烦渴，有些焦急。安慰患儿并与其进行交谈，分散其注意力。

3. 用药护理

注意观察药物的作用及不良反应。①鞣酸加压素，用前需稍加温并摇匀，再进行深部肌内注射，且每次更换注射部位，以防止皮下硬结形成，用药期间应注意患儿的饮水量，以免发生水中毒，同时注意观察有无面色苍白、腹痛、恶心等不良反应，一旦出现应立即报告医生，及时给予处理；②DDAVP 的抗利尿作用甚强，效果持久，加压作用弱，为目前首选药物，应用中应防止水中毒，该药不良反应很小，偶可引起头痛或腹部不适；③醋酸去氨加压素片的主要不良反应为头痛、胃痛、恶心、鼻出血等，在服用醋酸去氨加压素片时应限制饮水，否则可能会引起水潴留或低钠血症及并发症，如恶心、呕吐、体重增加，严重时引起抽搐。

4. 维持出入量平衡

准确记录 24 小时出入量，监测尿比重、血清钠、血清钾的水平，注意患儿有无高渗性脱水的表现，并及时处理。治疗期间应注意患儿水摄入量，以防发生水中毒，有脱水、高钠血症时应缓慢给水，以免造成脑水肿。观察患儿口渴情况、神志是否清醒，每天测量体重，以便发现有无体液丢失。如患儿出现意识障碍等高渗性脱水表现时，遵医嘱及时给予胃肠外补液或抗利尿激素和相应的护理。

5. 健康教育

向患儿及其家长解释尿崩症及其治疗方案，说明尿崩症需要长期药物替代治疗，教会家长掌握药物的名称、用法、不良反应、药物作用，定期复查，要求患儿每 6 个月进行 1 次头颅 CT 检查，以便早期发现颅内占位性病变。要求患儿随身携带疾病诊断卡和现用治疗药物，以备急用。由于患儿多尿、多饮，嘱家长在患儿身边备足温开水。

第四节　性早熟

性发育启动年龄显著提前（较正常儿童平均年龄提前 2 个标准差以上）即为性早熟（precocious puberty）。一般认为女孩在 8 岁以前、男孩在 9 岁以前出现性发育征象，临床可判断为性早熟。女孩多见，男女之比约为 1：4。近年来全球儿童青春发育普遍提前，例如，欧洲国家的女孩月经初潮年龄平均每 10 年提前 2~3 个月。

【病因与发病机制】

性早熟的病因很多，可按下丘脑—垂体—性腺轴（HPGA）功能是否提前发动，将性早熟分为中枢性性早熟和外周性性早熟。

1. 中枢性性早熟

中枢性性早熟（central precocious puberty, CPP）又称真性或完全性性早熟，是由于下丘脑—垂体—性腺轴功能提前激活，导致性腺发育和功能成熟。性发育的过程和正常青春期发育的顺序一致，并具有一定的生育能力。其主要包括特发性性早熟和继发性性早熟两大类。

（1）特发性性早熟：又称体质性性早熟，是下丘脑对激素负反馈的敏感性下降，使促性腺激素释放激素过早分泌所致。女性多见，占女孩 CPP 的 80%~90%，是 CPP 最常见的病因。

（2）继发性性早熟：继发于中枢神经系统的器质性病变，包括下丘脑肿瘤或占位性病变、中枢神经系统感染、外伤、先天发育异常等，男孩多见，约占男孩 CPP 的 60%。

2.外周性性早熟

外周性性早熟（peripheral precocious puberty）亦称假性或部分性性早熟，是非受控于下丘脑—垂体—性腺轴功能所引起的性早熟，有性激素水平升高，并促使第二性征发育，但下丘脑—垂体—性腺轴不成熟，无性腺发育，无生育能力。其包括以下 4 种情况：

（1）性腺肿瘤：卵巢颗粒-泡膜细胞瘤、睾丸间质细胞瘤、畸胎瘤等。

（2）肾上腺疾病：肾上腺肿瘤、肾上腺皮质增生症等。

（3）外源性：含雌激素的药物、食物、化妆品等。

（4）其他：肝胚细胞瘤、McCune-Albright 综合征等。

人体生殖系统的发育和功能的维持受下丘脑—垂体—性腺轴（HPGA）的控制。下丘脑以脉冲形式分泌促性腺激素释放激素（gonadotropic releasing hormone，GnRH），刺激腺垂体分泌促性腺激素（gonadotropic hormone，Gn），即黄体生成素（luteinizing hormone，LH）和卵泡刺激素（follicle stimulating hormone，FSH）促进卵巢和睾丸发育，并分泌雌二醇和睾酮。青春期前儿童 HPGA 功能处于较低水平，当青春发育启动后，GnRH 脉冲分泌率和峰值开始在夜间睡眠时逐渐增加，LH 和 FSH 的脉冲分泌峰也随之增高，并逐渐扩展至 24 小时，致使性激素水平升高，第二性征出现和性器官发育。

下丘脑 GnRH 脉冲发生器的兴奋启动受神经内分泌系统的调节机制调控。由于某些原因可使下丘脑神经抑制因子与兴奋因子间的平衡失调，导致下丘脑—垂体—性腺轴提前兴奋，GnRH 脉冲释放明显增强而导致中枢性性早熟。中枢神经系统的器质性病变也会直接扰乱 GnRH 脉冲发生器的调节机制而致病。此外，性早熟的发生还可能与"环境激素污染"问题有关，即一些非甾体类激素物质影响相关激素受体的敏感性，由此干扰人类性腺功能。

【临床表现】

中枢性性早熟的临床特征是提前出现的性征发育与正常青春期发育顺序相似，女孩首先表现为乳房发育，男孩首先表现为睾丸增大（≥4 mL 容积），但临床变异较大，症状发展快慢不一。有些可在性发育至一定程度后停顿一时期再发育，亦有的症状消退后再发育。在性发育的过程中，男孩和女孩皆有骨骼生长加速和骨龄提前，儿童早期身高虽较同龄儿高，但成年后反而较矮小。在青春期成熟后，患儿除身高矮于一般群体外，其余均正常。

外周性性早熟的性发育过程与上述规律迥异。男孩性早熟应注意睾丸的大小。若睾丸增大提示中枢性性早熟；如果睾丸未增大，但男性化进行性发展，则提示外周性性早熟，其雄性激素可能来自肾上腺。

颅内肿瘤所致者在病程早期常仅有性早熟表现，后期始见颅内压增高、视野缺损等定位征象，需加以警惕。

【辅助检查 】

1. GnRH 刺激试验

GnRH 刺激试验亦称黄体生成素释放激素(LHRH)刺激试验。静脉注射 LHRH(戈那瑞林)，按 2.5 μg/kg(最大剂量≤100 μg)给药，并于注射前(基础值)和注射后 0 分钟、30 分钟、60 分钟分别采血测定血清 LH 和 FSH。当 LH 峰值>5 U/L，LH/FSH 峰值>0.6 时，可以认为其性腺轴功能已经启动。本试验对性腺轴功能已启动而促性腺激素基础值不升高者是重要的诊断手段，对鉴别中枢性性早熟与外周性性早熟具有重要意义。

2. 骨龄测定

根据手和腕部 X 线片评定骨龄，判断骨骼发育是否超前、骨龄超过实际年龄 1 岁以上可视为提前，发育越早，则骨龄超前越多。

3. B 超检查

根据需要，选择盆腔 B 超检查女孩卵巢、子宫的发育情况，男孩注意睾丸、肾上腺皮质等部位。

4. CT 或 MRI 检查

对疑有颅内肿瘤或肾上腺素皮质病变患儿应选择头颅或腹部扫描，以排除颅内占位病变。

5. 其他检查

如血清激素和尿液激素的测定。

【治疗要点】

性早熟治疗依病因而定，中枢性性早熟的治疗目的：①抑制或减慢第二性征发育，特别是阻止女孩月经来潮；②抑制性激素引起的骨骼成熟，改善成人期最终身高；③预防与性发育有关的精神社会问题。

1. 病因治疗

肿瘤引起者应手术摘除或进行化疗、放疗；甲状腺功能低下者给予甲状腺素治疗；先天性肾上腺皮质增生者采用皮质激素治疗。

2. 药物治疗

(1)促性腺激素释放激素类似物(GnRHa)：其作用是竞争性抑制自身分泌的 GnRH，减少垂体促性腺激素的分泌，使雌激素恢复到青春期水平。可按 0.1 mg/kg 给药，每 4 周肌内注射 1 次。GnRHa 可延缓骨骺愈合，其作用为可逆性，若能尽早治疗可改善成人期最终身高。目前应用的缓释剂主要有曲普瑞林(triptorelin)和亮丙瑞林(leuprorelin)。

(2)性腺激素：采用大剂量性激素反馈抑制下丘脑—垂体促性腺激素分泌，但不能改善成人期最终身高。如达那唑有抗孕激素和雄激素作用，不良反应有声音粗、毛发增多、出现粉刺等，一般不作为首选药物。

【常见护理诊断/问题】

1. 生长发育改变

与下丘脑—垂体—性腺轴功能失调有关。

2. 自我概念紊乱

与性早熟有关。

【护理措施】

1. 配合检查

指导患儿及家属积极配合，做好各项检查前的准备。由专人定期用同一标尺对患儿进行身高测量，以保证其准确性。

2. 指导用药

促性腺激素释放激素类似物治疗可延缓骨骺愈合，应尽早使用，注意掌握药物剂量及不良反应。药物注射前轻轻摇动药瓶，抽吸时不要丢失药液以保证剂量，注射时宜选用较大针头并经常更换注射部位，现配现用。在治疗过程中，严密观察患儿用药反应，定期进行 GnRH 刺激试验，测定 LH 和 FSH，以便根据个体变化及时调整用药剂量。

3. 心理护理

性早熟患儿的心理状态落后于性发育，过早的发育会给患儿带来巨大的心理压力，产生恐惧、害羞、孤独、抑郁、自责和焦虑等心理，甚至产生攻击性或破坏性行为，影响正常学习和生活，因此对患儿和家属做好心理护理尤为重要。给予患儿各方面的关心和爱护，注意倾听患儿及家长的感受，在治疗过程中多给予鼓励，增强其信心，帮助其积极配合治疗。

4. 健康教育

(1)告诫家长避免给患儿购买含有激素的各种保健品和营养品，如花粉、蜂王浆、人参、鸡粉等；避免盲目进补；避免儿童误服成人避孕药物。控制油炸食品、甜食的摄入，增加蛋白质、蔬菜、水果的补充，减少反季节蔬菜和水果、人工养殖虾的摄入。

(2)注意观察儿童的发育情况，特别是毛发、生殖器、胡须、喉结等是否过早发育。一旦发现孩子过早出现第二性征，应该及时到内分泌科检查、诊治，以免病情发展。

(3)随着性发育征象的出现，患儿的身心将有许多变化，因此，要根据患儿的年龄和所处的文化背景，进行适时、适量、适度的性教育，包括生理特点和性卫生保健知识的宣教，使其了解疾病，正确对待自身变化。

(4)由于性早熟的发生，患儿容易早恋，应提早教育患儿正确处理和应对早恋，恰当进行性教育。

第五节　儿童糖尿病

案例导入

患儿，男，3 岁 7 个月，因"发热、呕吐 2 天"入院。患儿近 2 个月多饮、多尿、多食和体重不增，近 2 天出现发热、流涕、呕吐。

体格检查：体温 38.3℃，呼吸 32 次/min，心率 124 次/min，体重 12 kg。一般情况稍差，神清，轻度脱水症，咽充血，双肺呼吸音粗，未闻及干湿啰音。

实验室检查：尿糖阳性，血糖 15 mmol/L，HCO_3^- 11 mmol/L。

思考

(1) 该患儿可能的临床诊断是什么？治疗原则是什么？

(2) 目前对该患儿应采取的主要护理措施有哪些？

儿童糖尿病案例解析

糖尿病（diabetes mellitus，DM）是由于胰岛素绝对或相对缺乏引起的糖、脂肪、蛋白质代谢紊乱，致使血糖增高、尿糖增加的一种病症。糖尿病可分为：①胰岛素依赖型（IDDM），即 1 型糖尿病，98% 儿童期糖尿病属此类型，必须使用胰岛素治疗；②非胰岛素依赖型（NIDDM），即 2 型糖尿病，儿童发病甚少，但由于近年来儿童肥胖症明显增多，于 15 岁前发病者有增加趋势；③其他类型，包括青年成熟期发病型糖尿病（maturity-onset diabetes of youth，MODY），继发性糖尿病（如胰腺疾病、药物及化学物质引起的糖尿病），某些遗传综合征伴随糖尿病等。儿童糖尿病易并发酮症酸中毒而成为急症之一，其后期伴发的血管病变，常累及眼和肾脏。我国儿童糖尿病发病率为 5.6/10 万，低于欧美国家，但随着我国社会经济发展和生活方式的改变，儿童糖尿病发病率亦有逐年增高趋势。

【病因与发病机制】

1 型糖尿病的发病机制迄今尚未完全阐明，目前认为是在遗传易感基因的基础上由外界环境因素的作用引起的自身免疫反应，导致了胰岛 β 细胞的损伤和破坏，当胰岛素分泌减少至正常的 10% 时即出现临床症状。

1. 遗传易感性

1 型糖尿病为多基因遗传病，遗传易感基因在不同种族间存在多态性。

2. 自身免疫因素

约 90% 的 1 型糖尿病患者在初次诊断时血中出现多种自身抗体，并已证实这类抗体在补体和 T 淋巴细胞的协同下具有的胰岛细胞的毒性作用。新近的研究证实细胞免疫异常在 1 型糖尿病的发病中起重要作用，最终导致胰岛 β 细胞的破坏。免疫系统对自身组织的攻击可认为是发生 1 型糖尿病的病理生理基础。

3. 环境因素

除遗传易感性、自身免疫因素外，尚有外来激发因子的作用，如病毒感染（风疹病毒、腮腺炎病毒、柯萨奇病毒等）、化学毒素（如亚硝胺、链尿菌素等）、饮食中某些成分（如牛奶蛋白）、胰腺遭到缺血损伤等因素。

人体中有 6 种涉及能量代谢的激素：胰岛素、胰高血糖素、肾上腺素、去甲肾上腺素、皮质醇和生长激素。其中胰岛素为唯一促进能量储存的激素，其他 5 种激素在饥饿状态时促进能量的释放，因此称为反调节激素。1 型糖尿病患儿胰岛 β 细胞被破坏，而分泌胰高血糖素的 α 细胞和其他细胞相对增生，致使胰岛素分泌不足或完全丧失是造成代谢紊乱的主要原因，同时由于胰岛素不足而使反调节激素分泌增加，进一步加剧了代谢紊乱。

（1）糖代谢紊乱：由于胰岛素分泌减少，使葡萄糖的利用减少，同时反调节激素作用增强，促进肝糖原分解和葡萄糖异生作用，导致血糖升高。当血糖浓度超过肾阈值（10 mmol/L 或 180 mg/dL）时，即产生糖尿，导致渗透性利尿，临床出现多尿症状，由于机体的代偿，患儿呈现渴感增强，饮水增多。由于组织不能利用葡萄糖，能量不足而产生饥饿感，引起多食。

（2）脂肪代谢紊乱：胰岛素不足和反调节激素的增高促进了脂肪分解，患儿出现消瘦，且血中脂肪酸增高，肌肉和胰岛素依赖性组织即利用脂肪酸供能，以弥补细胞内葡萄糖不足，而过多的游离脂肪酸在进入肝脏后，则在胰高血糖素等生酮激素作用下加速氧化，导致乙酰乙酸、β-羟丁酸等酮体长期累积在各种体液中，形成酮症酸中毒。

（3）蛋白质代谢紊乱：患儿蛋白质合成减少、分解加速，导致负氮平衡，出现乏力、消瘦、体重下降、生长发育障碍或迟缓、免疫功能下降，易继发感染。

（4）水、电解质紊乱：高血糖使血糖渗透压增高，引起细胞外液高渗、细胞内脱水。渗透性利尿导致水和钠、钾、氯等电解质大量丢失，引起细胞外脱水。患儿本身可能因为厌食、呕吐使电解质摄入不足，排出增加，引起机体电解质平衡紊乱。

【临床表现】

1. 儿童糖尿病的一般表现

儿童 1 型糖尿病起病较急剧，多数患儿常因感染、饮食不当或情绪激惹而诱发。典型症状为多尿、多饮、多食和体重下降，即"三多一少"。但婴儿多饮、多尿不易被察觉，很快可发生脱水和酮症酸中毒。学龄儿可因遗尿或夜尿增多而就诊。年长儿可表现为精神不振、疲乏无力、体重逐渐减轻等。

约有 40% 患儿首次就诊即表现为糖尿病酮症酸中毒，常由于急性感染、过食、诊断延误或突然中断胰岛素治疗等诱发，且年龄越小者发病率越高。酮症酸中毒患儿除多饮、多尿、体重减轻外，还有恶心、呕吐、腹痛、食欲缺乏，并迅速出现脱水和酸中毒征象：皮肤黏膜干燥、呼吸深长、呼气中有酮味、脉搏细速、血压下降，随即可出现嗜睡、昏迷甚至死亡。

体格检查除发现体重减轻、消瘦外，一般无阳性体征。酮症酸中毒时可出现呼吸深长、脱水症和神志改变。病程长，血糖控制不佳，则可出现生长落后、智能发育迟缓、肝大，称为 Mauriac 综合征。晚期可出现蛋白尿、高血压等糖尿病肾病表现，最后致肾功能衰竭，还可导致白内障和视网膜病变，甚至失明。

2. 儿童糖尿病特殊的自然病程

(1) 急性代谢紊乱期：约 20% 患儿表现为糖尿病酮症酸中毒；20%~40% 为糖尿病酮症，无酸中毒；其余仅为高血糖、糖尿和酮尿。从出现症状到临床确诊，时间多在 1 个月以内。

(2) 暂时缓解期：约 75% 患儿经胰岛素治疗后进入缓解期，表现为临床症状消失、血糖下降、尿糖减少或转阴。此时胰岛 β 细胞恢复，分泌少量胰岛素，对外源性胰岛素的需要量减少，少数患儿甚至可以完全不用胰岛素，这种暂时缓解一般持续数周，最长可达半年以上。此期应定期监测血糖、尿糖水平。

(3) 强化期：经过缓解期后，患儿出现血糖增高和尿糖不易控制的现象，胰岛素用量逐渐或突然增多，称为强化期。在青春发育期，由于性激素增多等变化，增强了对胰岛素的拮抗，因此该期病情不甚稳定，胰岛素用量较大。

(4) 永久糖尿病期：青春期后，病情逐渐稳定，胰岛素用量比较恒定，称为永久糖尿病。

【辅助检查】

1. 尿液检查

尿糖阳性，其呈色强度可粗略估计血糖水平。通常分段收集一定时间内的尿液以了解 24 小时内尿糖的动态变化，如清晨 8 时至午餐前；午餐后至晚餐前；晚餐后至次日清晨 8 时等。餐前半小时内的尿糖定性更有助于胰岛素剂量的调整。尿酮体阳性提示有酮症酸中毒，尿蛋白阳性提示可能有肾脏的继发损害。

2. 血糖

空腹血糖 ≥ 7.0 mmol/L 或有典型症状且餐后任意时刻血糖 ≥ 11.1 mmol/L 可诊断为糖尿病。

3. 糖耐量试验(OGTT)

仅用于无明显临床症状、尿糖偶尔阳性而血糖正常或稍增高的患儿。通常采用口服葡萄糖法：试验当日自 0 时起禁食，在清晨按 1.75 g/kg 口服葡萄糖，最大量不超过 75 g，每克加水 2.5 mL，于 3~5 分钟内服完，在口服前(0 分钟)和服后 60 分钟、120 分钟和 180 分钟，分别采血测定血糖和胰岛素浓度。正常人 0 分钟的血糖 <6.2 mmol/L(110 mg/dL)，口服葡萄糖后 60 分钟和 120 分钟时血糖分别低于 10.0 mmol/L(180 mg/dL) 和 7.8 mmol/L(140 mg/dL)，糖尿病患儿 120 分钟血糖 >11.1 mmol/L(200 mg/dL)，且血糖胰岛素峰值低下。

4. 糖化血红蛋白(HbAlc)检测

HbAlc 是血中葡萄糖与血红蛋白非酶性结合而产生,寿命周期与红细胞相同,反映过去 3 个月的血糖平均水平。因此 HbAlc 可作为患儿以往 2~3 个月期间血糖控制指标。正常人 HbAlc<7%,治疗良好的糖尿病患儿 HbAlc<9%,如 HbAlc>12%表明血糖控制不理想。

5. 血气分析

酮症酸中毒时,pH<7.3,HCO_3^-<15 mmol/L。

6. 其他

胆固醇、甘油三酯及游离脂肪酸均增高,胰岛素细胞抗体可呈阳性。

【治疗要点】

采用胰岛素替代、饮食控制、运动锻炼、血糖监测和精神心理相结合的综合治疗方案。1 型糖尿病治疗目的:①消除临床症状;②预防糖尿病酮症酸中毒的发生;③避免发生低血糖;④保证患儿正常生长、发育和性成熟;⑤防止肥胖;⑥防止和及时纠正情绪障碍;⑦早期诊断和治疗并发症及伴随疾病;⑧防止慢性并发症的发生和发展;⑨长期、系统管理和教育,使患儿及家长学会自我管理,保持健康心理,保证合理的学习和生活能力。

1. 胰岛素治疗

胰岛素是治疗 IDDM 最主要的药物。新诊断的患儿,开始治疗一般选用短效胰岛素(RI),用量为每日 0.5~1.0 U/kg,分 4 次于早餐、中餐、晚餐前 30 分钟皮下注射,临睡前再注射 1 次(早餐前用量占 30%~40%,中餐前用量占 20%~30%,晚餐前用量占 30%,临睡前用量占 10%),以后可过渡到短中效胰岛素配合使用,根据血糖调整胰岛素用量。

2. 饮食控制

患儿饮食应基于个人口味和嗜好,且必须与胰岛素治疗同步进行,以维持正常血糖和保持理想体重。饮食治疗原则:均衡营养、定时定量进餐,适合患儿的生长发育,并控制血糖、血脂水平。

3. 运动治疗

运动是儿童正常生长发育所必需的生活内容,不要限制糖尿病患儿参加任何形式的锻炼,包括竞技运动。只是在进行大运动量时应注意进食,防止发生低血糖。如果患儿在进餐后的 1~3 小时进行运动,应在进餐前减少胰岛素剂量。

4. 糖尿病酮症酸中毒处理

(1)液体疗法:纠正脱水、酸中毒和电解质紊乱。酮症酸中毒时脱水量约为 100 mL/kg,可按此计算输液量,再加继续丢失量后为 24 小时总液量。补液开始先给 0.9%氯化钠溶液 20 mL/kg 快速静脉滴入,以扩充血容量,改善微循环,以后根据血钠决定给予 1/2 张或 1/3 张不含糖的液体。要求在开始 8 小时内输入总液量的一半,余量在此后的 16 小时输入,同时见尿补钾。只有当 pH<7.2 时,才用碱性液纠正酸中毒。

(2)胰岛素应用:采用小剂量胰岛素持续静脉输入,儿童胰岛素用量为每小时 0.1 U/kg。每小时检测血糖 1 次,防止血糖下降过快,血清渗透压下降过快引起脑水肿。

【常见护理诊断/问题】

1. 营养失调:低于机体需要量

与胰岛素缺乏所致代谢紊乱有关。

2. 潜在并发症

酮症酸中毒、低血糖。

3. 有感染的危险

与蛋白质代谢紊乱所致抵抗力低下有关。

4. 知识缺乏

患儿及家长缺乏糖尿病控制的有关知识和技能。

【护理措施】

1. 饮食控制

食物的能量要适合患儿的年龄、生长发育和日常活动的需要，每日所需能量（kcal）为 1 000+[年龄×R]。公式中的系数（R）可结合年龄选择：<3 岁按 100，3~6 岁按 90，7~10 岁按 80，大于 10 岁按 70，再根据糖尿病儿童的营养情况、体力活动量及应激状况等因素调整为个体化的能量推荐值。饮食成分的分配：碳水化合物占总热量的 50%~55%，脂肪占 25%~35%，蛋白质占 15%~20%。蔗糖摄入量最多为总能量的 10%，可以选择添加非营养性甜味剂的低糖或无糖食物以改善甜度和口感。全日热量分三餐，早餐、中餐、晚餐分别占 1/5、2/5、2/5，每餐留少量食物作为餐间点心。当患儿游戏增多时可给少量加餐或适当减少胰岛素的用量。食物应富含蛋白质和纤维素，限制纯糖和饱和脂肪酸摄入。每日进食应定时，定量，勿吃额外食品。饮食控制以能保持正常体重，减少血糖波动，维持血脂正常为原则。每日进食应定时，饮食量在一段时间内应固定不变。

2. 运动锻炼

糖尿病患儿应每天做适当运动，但注意运动时间以进餐 1 小时后、2~3 小时以内为宜，不在空腹时运动，运动后有低血糖症状时可加餐。

3. 血糖监测

血糖监测有两种方法：自我血糖监测和持续血糖监测，临床常用的是自我血糖监测。自我血糖监测是患儿及家长使用家庭式血糖仪在不同的时间监测血糖，查看糖尿病控制情况。监测血糖的常用时间一般选择空腹、餐前、餐后 2 小时、睡前及凌晨 2~3 时，每天 4~6 次。持续血糖监测是一种连续性的血糖监测手段，每间隔数分钟记录 1 次血糖，可以全面、客观、真实地反映患儿各时间段的血糖波动特点，准确记录血糖及低血糖发生的时间、持续时间，协助血糖控制，指导临床治疗。

4. 胰岛素的使用

1）胰岛素的注射：胰岛素注射方法包括注射器注射、胰岛素笔注射、无针喷射装置和胰岛素泵等方法。目前已经有较多 1 型糖尿病患者采用胰岛素泵治疗，可以平稳、有效地控制血糖。如采用胰岛素注射，应尽量用同一型号的注射器以保证剂量的绝对准确，注射部位可选用股前部、腹壁、上臂外侧、臀部，每次注射须更换部位，以免局部皮下脂肪萎缩硬化。

2）监测：根据血糖、尿糖监测结果，每隔 2~3 天调整胰岛素剂量，直至尿糖不超过"++"。鼓励和指导患儿独立进行血糖和尿糖的监测，教会其使用血糖测量仪检测手指末梢血糖值。

3)注意事项:

(1)胰岛素过量:胰岛素过量可致 Somogyi 现象,即在午夜至凌晨时发生低血糖,随即反调节激素分泌增加,使血糖陡升,以致清晨血糖、尿糖异常增高,出现低血糖-高血糖反应。减少胰岛素用量可消除。

(2)胰岛素不足:胰岛素不足可致"清晨现象",患儿在凌晨 5~9 时呈现血糖和尿糖增高,可加大晚间注射剂量或将注射时间稍往后移即可。

(3)胰岛素耐药:患儿在无酮症酸中毒情况下,每日胰岛素用量>2 U/kg,仍不能使高血糖得到控制时,在排除 Somogyi 现象后称为胰岛素耐药,可换用更纯的基因重组胰岛素。

5.防治糖尿病酮症酸中毒

密切观察病情变化,监测血气分析、电解质及血和尿液中糖和酮体的变化。一旦发现酮症酸中毒,应立即采取以下措施:

(1)建立两条静脉通道:一条为纠正脱水酸中毒快速输液用;另一条输入小剂量胰岛素降血糖,最好采用微量输液泵调整滴速,保证胰岛素均匀输入。输液速度及用量根据患儿年龄及需要调节,并详细记录出入液量,防止脑水肿、低血糖、低血钾、心力衰竭而突发死亡。

(2)纠正水、电解质、酸碱平衡紊乱,保证出入量的平衡。

(3)密切观察并详细记录生命体征、神志、瞳孔、脱水体征、尿量等。

(4)及时抽血进行血气分析、血糖、尿素氮、血钠、血钾检测。

(5)严密监测血糖波动。

6.预防感染

保持良好的卫生习惯,避免皮肤的破损,坚持定期进行身体检查,特别是口腔、牙齿的检查,维持良好的血糖水平。

7.预防并发症

按时做血糖、尿糖测定,根据测定结果调整胰岛素的注射剂量、饮食量及运动量,定期进行全面身体检查。

8.心理支持

针对患儿不同年龄发展阶段的特征,提供长期的心理支持,帮助患儿保持良好的营养状态、适度的运动,并建立良好的人际关系以减轻心理压力。指导家长避免过于溺爱或干涉患儿的行为,应帮助患儿逐渐学会自我护理,以增强其战胜疾病的自信心。

9.健康教育

(1)指导家长及患儿饮食控制的方法,解释每天锻炼对降低血糖水平、增加胰岛素分泌、降低血脂的重要性。

(2)教会患儿及家长正确抽吸和注射胰岛素的方法,并定期随访以便调整胰岛素用量。

(3)鼓励和指导患儿独立进行血糖和尿糖的检测,教会患儿及家长用纸片法检测指末梢血糖值,用班氏试剂或试纸法做尿糖检测。

(4)指导患儿随身携带糖块及卡片,写上姓名、住址、病名、膳食治疗量、胰岛素注射量、医院名称及负责医生,以便任何时候发生并发症可立即得到救治。

本章小结

先天性甲状腺功能减低症为儿童常见内分泌疾病,甲状腺不发育、发育不全或异位为主要原因。多数先天性甲低患儿常在出生后数月或1岁后因发育落后就诊,临床表现为特殊面容、生长发育迟缓、心血管功能低下、消化道功能紊乱、神经系统功能障碍;甲状腺发育异常导致的先天性甲低,需终身治疗。主要护理措施为注意保暖,防止感染;保证营养供给;保持大便通畅;加强行为训练,提高自理能力;指导用药;健康教育。

生长激素缺乏症按原因分为原发性、获得性和暂时性3类。原发性生长激素缺乏症的主要表现有生长障碍,骨成熟延迟,青春期发育推迟,智力发育正常,主要采用激素替代治疗,主要护理措施为一般护理、饮食护理、症状护理、用药护理(基因重组人生长激素治疗于睡前皮下注射)、心理护理、出院指导。

尿崩症可发生于任何年龄,主要临床表现为多尿、多饮和烦渴。获得性尿崩症以病因治疗为主,特发性尿崩症或遗传性尿崩症主要为药物治疗。尿崩症主要护理措施为加强生活护理、保证患儿休息;观察病情、准确记录出入水量;用药护理;心理护理;健康教育。

性早熟按病因不同分为中枢性和外周性两类。主要临床表现为第二性征提前出现。治疗依病因而定。主要护理措施为配合检查,做好会阴部护理、用药护理、心理护理、健康教育。

儿童糖尿病以1型多见,发病机制不明,临床表现为多尿、多饮、多食和体重下降。1型糖尿病患儿常规采用胰岛素替代、饮食控制、运动锻炼、血糖监测、健康教育和心理支持相结合的综合治疗方案。主要护理措施为饮食控制、运动锻炼、血糖监测、胰岛素用药护理、症状护理、预防感染、预防合并症、心理支持、健康教育。

客观题测验

主观题测验

第十四章

神经系统疾病患儿的护理

神经系统疾病患儿的护理PPT

学习目标

识记：儿童神经系统解剖生理特点；化脓性脑膜炎、病毒性脑炎、脑性瘫痪、癫痫、癫痫发作的概念、临床表现及常见护理问题。

理解：化脓性脑膜炎、病毒性脑炎及病毒性脑膜炎的相同点与不同点；神经系统不同疾病的临床表现、治疗要点和护理措施。

运用：本章习题能运用所学神经系统不同疾病相关知识，对临床案例进行分析讨论；本章习题能运用护理程序的方法对神经系统常见疾病患儿提供整体护理。

第一节　儿童神经系统解剖生理特点

神经系统包括中枢神经系统、周围神经系统和自主神经系统，其相互协调作用完成对躯体、智力和情绪活动的控制。中枢神经系统起着控制枢纽的作用，主要由脑和脊髓组成。周围神经系统包括 12 对脑神经、31 对脊神经、躯体神经等。自主神经系统包括交感神经和副交感神经，自主神经调节无意识过程以控制不随意的躯体功能。在儿童生长发育过程中，神经系统发育最早，速度最快。各年龄阶段具有一定的解剖生理特点和正常的表现特征。

（一）脑

脑是中枢神经系统的核心，儿童脑的发育是一个连续动态的成熟过程。在胎儿期，神经系统的发育领先于其他系统，新生儿脑重已达成人脑重的 25% 左右，占体重的 10%~12%；6 个月时脑重为 600~700 g；2 岁时达 900~1 000 g；7 岁时接近成人脑重。出生时大脑的外观已与成人相似，有主要的沟回，但大脑皮质较薄，沟回较浅，此时神经细胞数目已与成人接近，但其树突与轴突少而短。出生后脑重的增加主要是神经细胞体积的增大和树突的增多、加长，以及神经髓鞘的形成和发育。神经髓鞘的形成和发育约在 4 岁完成，在此之前，尤其在婴儿期，各种刺激引起的神经冲动传导速度缓慢，且易于泛化，不易形成兴奋灶，易疲劳而进入睡眠状态。随着年龄的增长，脑发育逐渐成熟与复杂化。儿童 1 岁时完成脑发育的 50%、3 岁时完成脑发育的 75%、6 岁时完成脑发育的 90%。在基础代谢状态下，儿童脑耗氧量占机体总耗氧量的 50%，而成人为 20%，所以儿童对缺氧的耐受性较成人差。

（二）脊髓

脊髓是脑部神经冲动上传下递的通道（图 14-1）。随年龄而增重，儿童出生时脊髓重 2~6 g，结构已较完善，功能基本成熟，2 岁时其结构接近成人。脊髓的结构发育与脊柱的发育相对不平衡，脊髓随年龄而增长，在胎儿期，脊髓下端在第 2 腰椎下缘，4 岁时上移至第 1 腰椎，所以在进行腰椎穿刺时要注意，以第 4~5 腰椎间隙为宜，4 岁以后以第 3~4 腰椎间隙为宜，以免

脊髓节段：31
颈段（C）8
胸段（T）12
腰段（L）5
骶段（S）5
尾段（Co）1

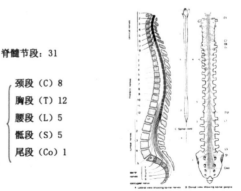

图 14-1　脊髓

损伤脊髓,脊髓的发育在出生后与运动功能进展平行,随着年龄的增长,脊髓的功能不断完善,运动功能更加成熟。

(三)脑脊液

脑脊液特点见表14-1。

表 14-1　儿童脑脊液测定正常值

脑脊液	总量 (mL)	压力 (mmH$_2$O)	细胞数	蛋白质 总量(g/L)	糖 (mmol/L)	氯化物 (mmol/L)
婴儿 (新生儿)	50 (新生儿)	30~80 (新生儿)	(0~20)×10^6/L	0.2~1.2	3.9~5.0	110~122
儿童	100~150	80~200	(0~10)×10^6/L	0.2~0.4	2.8~4.5	117~127

(四)神经反射

1. 生理反射

(1)终生存在的反射:①浅反射,出生时即存在,终生不消失的反射,如角膜反射、瞳孔反射、结膜反射、吞咽反射。这些反射减弱或消失,提示神经系统有病理改变。腹壁反射要到1岁后才比较容易引出,最初反射呈弥散性。提睾反射要到出生4~6个月后才明显。②腱反射,新生儿期可引出肱二头肌腱反射、肱三头肌腱反射、膝腱反射、跟腱反射等。这些反射减弱或消失提示神经、肌肉、神经肌肉接合处或小脑疾病。

(2)暂时性反射(原始反射):觅食反射、拥抱反射、握持反射、吸吮反射及颈肢反射等出生时已存在,以后逐渐消失。吸吮反射于1岁左右完全消失,觅食反射、拥抱反射、握持反射于生后3~4个月消失,颈肢反射于生后5~6个月消失。当神经系统发生病理改变时,这些反射存在与消失的时间将发生变化。

2. 病理反射

巴宾斯基(Babinski)征(2岁以下儿童阳性可考虑为生理现象)、戈登(Gordon)征、霍夫曼氏(Hoffmann)征、查多克氏(Chaddock)征等。正常2岁以下婴幼儿,呈现巴宾斯基(Babinski)征阳性可为生理现象;2岁以上或单侧阳性提示锥体束损伤。

对儿童神经系统采取的评估方法和评估结果的判断需结合其实际年龄。应根据儿童心理行为发育的特殊性,关注其情绪变化,尽量取得儿童的合作及其家庭成员的支持,减少其恐惧、不安的情绪,安抚其家长的心理,消除误解。

3. 脑膜刺激征

颈强直、屈髋伸膝试验(Kernig)征、抬颈试验(Brudzinski)征等,因婴儿屈肌张力紧张,故生后3~4个月阳性无病理意义。又因婴儿颅缝和囟门可以缓解颅内压,所以脑膜刺激征可能不明显或出现较晚。

第二节　化脓性脑膜炎

患儿，男，10 个月，因"发热 3 天，呕吐 4 次，伴抽搐 2 次"入院。抽搐时表现为意识丧失、双眼上翻、口吐白沫、四肢强直。体查：体温 39.7℃，呼吸 42 次/min，心率 146 次/min。呈嗜睡状态。前囟隆起，双侧瞳孔等大等圆，对光反射迟钝。Kernig 征(±)、Brudzinski 征(±)、Babinski 征(+)。

辅助检查：脑脊液压力 240 mmH$_2$O，外观浑浊，白细胞数 1 730×10^6/L，多核 83%，单核 17%，蛋白 920 mg/L，糖 2.24 mmol/L，氯化物 100 mmol/L。血常规：白细胞 17×10^9/L。

思考

(1)该患儿可能的临床诊断是什么？

(2)该患儿应采取哪些护理措施？

化脓性脑膜炎案例解析

　　化脓性脑膜炎(purulent meningitis，PM)是由各种化脓性细菌感染引起的急性脑膜炎症，是儿童(尤其婴幼儿时期)常见的中枢神经系统感染性疾病。临床上以急性发热、惊厥、意识障碍、颅内压增高和脑膜刺激征及脑脊液脓性改变为特征。随着脑膜炎球菌及流感嗜血杆菌疫苗、肺炎球菌疫苗的接种和对 PM 诊断治疗水平不断提高，PM 的发病率和病死率明显下降。

【病因】

　　化脓性脑膜炎常见的病原体有脑膜炎双球菌、流感嗜血杆菌、大肠埃希菌、肺炎链球菌、葡萄球菌等，其中脑膜炎双球菌、流感嗜血杆菌最为多见。新生儿及出生2个月内的婴儿则以革兰氏阴性细菌为主，如大肠埃希菌、副大肠埃希菌等，阳性球菌可见金黄色葡萄球菌感染。出生2个月至儿童期时，以流感嗜血杆菌、脑膜炎双球菌和肺炎链球菌为主。

　　机体免疫状态儿童机体免疫能力较弱，血—脑屏障功能较差，致病菌容易侵入机体引起化脓性脑膜炎。IgM是抗革兰阴性杆菌的主要抗体，因新生儿血清中的含量低，故新生儿易患革兰阴性杆菌感染，尤其是易患大肠埃希菌败血症。新生儿、婴幼儿血清中分泌型IgA(SIgA)含量较低，因此，易患呼吸道感染和胃肠道感染，导致化脓性脑膜炎。

化脓性脑膜炎(微课)

【发病机制】

　　致病菌可通过多种途径侵入脑膜，最常见的途径是通过血流，即菌血症抵达脑膜微血管。当儿童免疫防御功能降低时，细菌通过血—脑屏障到达脑膜。致病菌大多由上呼吸道入侵血流，新生儿的皮肤、胃肠道黏膜或脐部也常是感染的侵入门户，邻近组织器官感染，如中耳炎、乳突炎等扩散波及脑膜。与颅腔存在直接通道，如颅骨骨折、神经外科手术、皮肤窦道或脑脊膜膨出，细菌可因此直接进入蛛网膜下隙。

【临床表现】

　　90%化脓性脑膜炎患儿为5岁以下儿童，1岁以下是患病的高峰期。流感嗜血杆菌引起的化脓性脑膜炎多集中在2个月至2岁的儿童。一年四季均有化脓性脑膜炎发生，但肺炎链球菌以冬季、春季多见，而脑膜炎球菌和流感嗜血杆菌引起的化脓性脑膜炎分别以春秋季发病多。大多急性起病，部分患儿病前有上呼吸道感染或胃肠道感染病史。脑膜炎球菌和流感嗜血杆菌引起的化脓性脑膜炎有时伴有关节痛。

　　(1)感染性全身性中毒症状：发热、烦躁不安、面色灰白。

　　(2)急性脑功能障碍症状：进行性的意识改变，出现精神萎靡、嗜睡、昏睡、昏迷。

　　(3)颅内压增高表现：包括头痛、呕吐，婴儿则有前囟饱满与张力增高、头围增大等。病情严重时可合并脑疝，出现呼吸不规则、突然意识障碍加重及两侧瞳孔不等大、对光反射减弱或消失。

（4）脑膜刺激征：颈强直、Kernig 征、Brudzinski 征阳性，以颈强直最常见。

(二)非典型表现

年龄小于 3 个月的婴儿和新生儿化脓性脑膜炎表现多不典型。表现为体温升高或降低，甚至体温不升；面色青紫或苍白，吸吮力差、拒乳呕吐、黄疸加重等；肌张力减弱或不典型性惊厥发作；颅骨缝和囟门的缓冲作用使颅内压增高和脑膜刺激征表现不明显。

(三)并发症

1.硬脑膜下积液

30%～60%的化脓性脑膜炎并发硬脑膜下积液，若加上无症状者，其发病率可高达 80%。化脓性脑膜炎主要发生在 1 岁以下婴儿。凡经 48～72 小时治疗发热不退或退后复升，病情不见好转或病情反复的患儿，首先应考虑并发硬脑膜下积液的可能。行颅内透照检查或 CT 扫描有助确诊。如行硬膜下穿刺，积液量>2.0 mL、蛋白质>0.4 g/L 即可确诊。

2.脑室管膜炎

多见于革兰阴性杆菌感染且治疗延误的婴儿。表现为治疗过程中出现高热不退，前囟饱满、惊厥频繁、呼吸衰竭等病情加重的症状。行 CT 检查可见脑室扩大，脑室穿刺检查穿刺液白细胞数≥50×10^6/L、糖<1.6 mmol/L 或蛋白质>0.4 g/L 即可确诊。脑脊液检查始终异常，病死率和致残率较高。

3.抗利尿激素异常分泌综合征

炎症刺激神经垂体致抗利尿激素过量分泌，引起低钠血症和血浆低渗透压，可能加剧脑水肿，致惊厥和意识障碍加重，或直接因低钠血症引起惊厥发作。

4.脑积水

由于脑膜炎症导致脑脊液循环障碍。婴儿头围迅速增大，颅骨缝裂开、头皮变薄、静脉扩张，患儿额大面小。严重的脑积水由于颅内压增高压迫眼球，形成双目下视，巩膜外露的特殊表情，称"落日眼"（图 14-2）。由于颅骨缝裂开，头颅叩诊可呈"破壶音"。

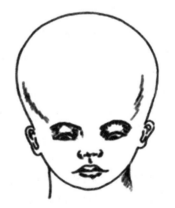

图 14-2　脑积水致落日眼示意图

5.各种神经功能障碍

由于炎症波及耳蜗迷路，10%～30%的患儿并发神经性耳聋。其他如智力低下、脑性瘫痪、癫痫、视力障碍和行为异常等。

【辅助检查】

1.脑脊液检查

脑脊液检查是确诊化脓性脑膜炎的重要依据。脑脊液典型的改变为颅内压力增高，外观混浊似米汤样，白细胞总数明显增多，达 1 000×10^6/L 以上，但有 20%的病例可能

在 $250×10^6/L$ 以下,白细胞分类以中性粒细胞为主;糖含量显著下降,糖<1.1 mmol/L,甚至难以测出;蛋白含量明显增高,定量>1.0 g/L。脑脊液涂片革兰染色找菌(阳性率为 70%~90%);细菌培养加药敏试验;检测细菌抗原等。确认致病菌对明确诊断和指导治疗均有重要意义,涂片革兰染色检查致病菌简便易行,检出阳性率甚至较细菌培养高。细菌培养阳性者应做药物敏感试验。以乳胶颗粒凝集试验为基础的多种免疫学方法可检测出脑脊液中致病菌的特异性抗原,对涂片和培养未能检测到致病菌的患者的诊断有参考价值。

2. 外周血检查

(1)血常规:外周血白细胞计数明显增多,为 $(20~40)×10^9/L$,白细胞分类以中性粒细胞增多为主,占 80% 以上。严重感染时白细胞可不增多。

(2)血培养:病程早期未使用抗生素,血培养阳性率较高,可帮助确定致病菌。

(3)头颅 CT:可确定脑水肿、脑膜炎、脑室扩大、硬脑膜下积液等病理改变。

【治疗要点】

1. 抗生素治疗

(1)用药原则:化脓性脑膜炎预后严重,应力求用药 24 小时内杀灭脑脊液中的致病菌,及早采用敏感、可通过血-脑脊液屏障、毒性较低的抗生素。急性期要静脉用药,做到早期、联合、足量、足疗程静脉给药。

(2)病原菌明确前的抗生素选择:包括诊断初步确立但致病菌尚未明确,或院外不规则治疗者。应选用对肺炎链球菌、脑膜炎球菌和流感嗜血杆菌 3 种常见致病菌皆有效的抗生素。目前主要选择能快速在患儿脑脊液中达到有效灭菌浓度的第三代头孢菌素,选用头孢曲松 100 mg/(kg·d)或头孢噻肟 200 mg/(kg·d)。流行性脑脊髓膜炎应用药物 7~10 天;肺炎链球菌、流感嗜血杆菌脑膜炎应静脉滴注给药 10~14 天;金黄色葡萄球菌和革兰阴性菌脑膜炎,应用药物 21 天以上。伴有并发症的患儿应延长给药时间。

2. 肾上腺皮质激素治疗

肾上腺皮质激素抑制多种炎症因子的产生,降低血管通透性,减轻脑水肿及颅内高压症状。常用地塞米松 0.6 mg/(kg·d),分 4 次静脉给药,连续 2~3 天。

3. 对症及支持治疗

急性期严密监测生命体征,密切观察患儿意识、瞳孔和呼吸节律改变情况,高热时可酌情应用退热药物。颅内压增高应给予脱水剂,如 20% 甘露醇降颅压。抽搐发作可给予地西泮、苯巴比妥钠等镇静。并保证能量摄入,维持水、电解质及酸碱平衡。

4. 并发症治疗

(1)硬脑膜下积液:少量积液无须处理,如积液量多而引起颅内压增高时,应采取硬膜下穿刺放出积液,注意每次、每侧放出积液量不超过 15 mL,大多数患儿的积液可逐渐减少而治愈。

(2)脑室管膜炎:采取侧脑室穿刺引流的方法缓解症状,同时针对病原菌结合用药安全性选择适宜的抗生素行脑室内注入。

(3)脑积水:主要行手术治疗,可行正中孔粘连松解、导水管扩张及脑脊液分流术。

【护理评估】

1.健康史

向患儿及家长询问，了解儿童患病前有无上呼吸道、消化道或皮肤的感染情况。

2.身体状况

测量患儿的生命体征，评估患儿有无发热、头痛、呕吐、嗜睡、昏迷等症状，并判断症状的程度和性质。注意观察患儿的精神状态、饮食情况、面色。检查患儿的囟门大小、有无膨隆、搏动及紧张，有无脑膜刺激征。分析血液、脑脊液的检查结果。

3.心理—社会状况

婴幼儿患化脓性脑膜炎的病死率和后遗症的发病率相对较高，所以要重视评估患儿家长对疾病的认知程度，对治疗、护理知识的掌握程度，对患儿健康的需求；是否有焦虑和恐惧的心理状况。评估家庭对疾病治疗和护理的经济承受能力和社会的支持水平。

【常见护理诊断/问题】

1.体温过高

与细菌感染有关。

2.潜在并发症

颅内压增高。

3.营养失调：低于机体需要量

与摄入不足、机体消耗增多有关。

4.焦虑

与疾病预后不良有关。

【护理目标】

(1)患儿体温正常。

(2)患儿颅内压恢复正常。

(3)患儿营养充足，满足机体的需要量。

(4)患儿家长情绪稳定，积极主动配合各项治疗和护理。

【护理措施】

1.一般护理及饮食管理

(1)病室温度保持在18℃~20℃，湿度50%~60%。

(2)给患儿多饮水，当体温超过38.5℃时，给予物理降温或遵医嘱予以药物降温，每4小时测体温1次并做好记录，降温后30分钟复测体温，并用降温曲线标明。

(3)给予高蛋白、高热量、富含维生素饮食；不能进食者，予以鼻饲。少量多餐，每日4~6次。

2.病情观察

(1)生命体征的观察：密切监测患儿的生命体征，每15~30分钟巡视病房1次，观察患儿的意识状态、面色、神志、瞳孔、囟门等变化，详细记录观察结果，早期预测病情变化。若患儿出现意识障碍、囟门隆起或肌张力增高、瞳孔改变、躁动不安、频繁呕吐、四肢肌张力增高为抽搐发作先兆；若呼吸节律深而慢或不规则，瞳孔忽大忽小或两侧不等大,对光反应迟钝,血压升高,应警惕脑疝及呼吸衰竭的发生。发现问题及时通知医生并做好抢救准备工作。

(2)并发症的观察:患儿出现并发症,预示疾病预后不良。若婴儿经 48~72 小时治疗发热不退或退后复升,病情不见好转或病情反复,首先应考虑并发硬脑膜下积液的可能。若高热不退,反复抽搐发作,前囟饱满,频繁呕吐,出现"落日眼"现象,提示出现脑积水,上述情况发生,应立即报告医生,做好各种急救的准备工作,配合急救处理。

儿童昏迷量表

(3)准确记录 24 小时出入量。

3.防治并发症

(1)评估皮肤情况及可能受损的程度。

(2)保持皮肤(尤其注意臀部)清洁、干燥,大小便不能控制者应及时更换纸尿裤并冲洗肛周。及时更换潮湿的衣服,先穿患侧,再穿健侧,脱衣服时,应先脱健侧,再脱患侧。保持肢体在功能位上,防止足下垂的发生。

(3)每 2 小时翻身 1 次,翻身时避免拖、拉、拽等动作,防止擦伤。减少探视的人员及探视次数,绝对卧床休息,治疗及护理工作应相对集中,减少不必要的干扰。

4.健康教育

(1)利用各种方式宣传化脓性脑膜炎的预防知识,加强卫生知识的大力宣传,预防上呼吸道、消化道等感染性疾病,预防化脓性脑膜炎。还可采用脑膜炎双球菌荚膜多糖疫苗在流行地区实施预防接种。

(2)对患儿及家长给予安慰、关心和爱护,使其接受疾病的事实,鼓励战胜疾病的信心。根据患儿及家长的接受程度,介绍病情,解释治疗、护理方法,使其主动配合。及时解除患儿不适,取得患儿及家长的信任

(3)对恢复期和有神经系统后遗症的患儿,应进行功能训练,指导患儿家长根据不同情况给予患儿相应护理,使患儿早日康复。

【护理评价】

患儿体温是否在正常范围;意识、精神状态是否恢复;所需能量、水分及其他营养物质是否得到满足;体重是否维持在正常范围;患儿家长是否能正确对待疾病,焦虑心情是否得到改善,有后遗症的患儿是否掌握康复护理的方法。

第三节　病毒性脑炎

案例导入

患儿，女，1岁3个月，因"咳嗽4天、发热2天伴抽搐2次"入院。体查：体温39.6℃，心率158次/min，呼吸50次/min，神志清楚，精神、反应差，双侧瞳孔等大等圆，对光反射灵敏，颈部略抵抗，双肺呼吸音粗，布氏征阴性，克氏征阴性，双侧巴宾斯基征阳性。

脑脊液检查：外观清亮，白细胞数增多，蛋白质升高，糖和氯正常，涂片和培养无细菌。

思考

(1)患儿目前最主要的护理诊断/问题有哪些？

(2)对于患儿的情况如何制定护理措施？

病毒性脑炎案例解析

病毒性脑炎(viral encephalitis)是儿科临床比较常见的由各种病毒引起的中枢神经系统感染性疾病。病情轻重不等，轻者可自行缓解，危重者呈进行性加重，可导致死亡及后遗症。

【病因与发病机制】

临床工作中，目前仅能在1/4~1/3的中枢神经病毒感染病例中确定其致病病毒。其中80%为肠道病毒(柯萨奇病毒、埃可病毒)感染，其次为单纯疱疹病毒、腮腺炎病毒和虫媒病毒等，虫媒病毒致病者约占5%。

病毒经呼吸道、肠道等途径侵入人体，在淋巴细胞内繁殖后入血，形成病毒血症，患儿出现发热等全身症状；病毒通过血-脑屏障侵犯脑实质及脑膜，使其弥漫性充血、水肿、血管周围有淋巴细胞浸润，胶质细胞增生及局部出血性软化坏死灶，出现中枢神经系统症状。因此，颅内急性病毒感染的病理改变主要是大量病毒对脑组织的直接入侵和破坏，然而，若宿主对病毒抗原发生强烈免疫反应，将进一步导致脱髓鞘、血管与血管周围脑组织的损害。

【临床表现】

急性起病，病情的轻重程度取决于病变受累的部位，病毒性脑炎的临床症状较脑膜炎严重，重症脑炎更易在急性期死亡或发生后遗症。

(1)病毒性脑膜炎：急性起病或先有上呼吸道感染或前驱传染性疾病，消化道感染病史，表现为发热、恶心、呕吐、嗜睡。年长儿自诉头痛，颈、背、下肢疼痛，畏光等，但意识多不受累，可有颈强直等脑膜刺激征。婴儿则出现烦躁不安，易被激惹；很少发生严重意识障碍和抽搐，无局限性神经系统体征。病程大多在1~2周内。

(2)病毒性脑炎：患儿起病时症状较轻，为不同程度的发热，后随体温增高出现不同程度的意识障碍，轻者出现表情淡漠、嗜睡，重者神志不清、谵妄、昏迷或出现精神障碍，如出现颅内压增高则表现为头痛、呕吐、局限性或全身性抽搐，严重者引起脑疝，甚至呼吸衰竭、循环衰竭而死亡。由于中枢神经系统受损部位不同可出现不同的局限性神经系统体征，如类似急性横贯性脊髓炎，多发性神经根炎、急性儿童偏瘫、脑神经核受累或急性小脑共济失调等。病毒性脑炎病程一般在2~3周。多数患儿完全恢复，但少数患儿留有智力障碍、肢体瘫痪、癫痫等后遗症。

【辅助检查】

1.脑脊液检查

压力正常或增高，外观清亮，白细胞数正常或轻度增多，分类计数早期以中性粒细胞为主，后期以淋巴细胞为主；蛋白质大多数正常或轻度升高，糖和氯化物一般在正常范围，涂片和培养无细菌发现。

2.病毒学检查

部分患儿脑脊液病毒培养及特异性抗体测试为阳性；恢复期患儿血清特异性抗体滴度高于急性期4倍以上时具有诊断价值。

3.脑电图

病程早期脑电图以弥漫性或局限性异常慢波背景活动为特征（图14-3），少数伴有棘波、棘-慢复合波。慢波背景活动只能提示异常脑功能，不能证实为病毒感染性质。某些患儿脑电图也可正常。

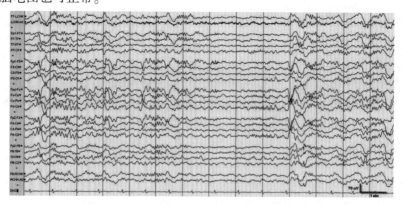

图14-3　弥漫性或局限性异常慢波背景脑电图

4.神经影像学检查

磁共振对显示病变比CT更有优势。可发现弥漫性脑水肿，皮质、基底节、脑桥、小脑的局灶性异常。病变部位T2信号延长，弥散加权时可显示高信号的水分子弥散受限等改变。

【治疗要点】

病毒性脑炎无特异性治疗。但由于病程呈自限性，急性期正确的支持与对症治疗是保证病情顺利恢复、降低病死率和致残率的关键。

1.对症治疗与支持疗法

卧床休息，维持体温正常及水、电解质平衡，保证合理营养供给，对营养状况不良者给予静脉营养剂或白蛋白。

2.控制脑水肿和颅内高压

可酌情采用以下方法：①严格限制液体入量；②过度通气将 $PaCO_2$ 控制于 20 kPa~25 kPa；③静脉注射脱水剂，如甘露醇、呋塞米等。

3.控制惊厥发作

可给予镇静药如地西泮、苯巴比妥钠等。如镇静药治疗无效时，可在控制性机械通气下给予肌肉松弛药。

4.抗病毒治疗

对疱疹病毒脑炎可给阿昔洛韦治疗，对其他病毒感染可酌情选用干扰素、更昔洛韦、利巴韦林、免疫球蛋白等。

5.抗生素应用

对于重症婴幼儿或继发细菌感染者，适当给予抗生素。

【常见护理诊断/问题】

1.体温过高

与感染有关。

2.有受伤的危险

与抽搐有关。

3.急性意识障碍

与脑实质炎症有关

4.躯体活动障碍

与昏迷、瘫痪有关。

5.知识缺乏

家长缺乏病毒性脑炎的相关知识。

【护理措施】

1.维持正常体温

监测体温，观察热型及伴随症状，出汗后及时给患儿更换衣物，体温>38.5℃时给予物理降温或遵医嘱给予药物降温、静脉补液等。

2.注意患儿安全

需专人守护，抽搐发作时给予平躺，头偏向一侧，保持呼吸道通畅，解开患儿的衣领，用备用牙胶或裹有纱布的压舌板置于患儿上下齿之间，以防唇、舌咬伤，同时防止舌头后坠堵塞气管而引起窒息，并移开患儿周围可能造成伤害的物品，必要时遵医嘱使用镇静药物。

3. 积极促进机体功能的恢复

(1)恢复脑功能：去除影响患儿情绪的不良因素，创造良好的环境；针对患儿存在的幻觉、定向力错误的现象采取适当措施，为患儿提供保护性的看护和日常生活的细心护理。

(2)促进肢体功能的恢复：保持瘫痪肢体呈功能位置，病情稳定后及早帮助患儿逐渐进行肢体的被动或主动功能锻炼，注意循序渐进，采取保护性措施，以防碰伤。在改变锻炼方式时加强指导，耐心帮助，给予鼓励，增强患儿的信心。

4. 密切病情观察变化、保证营养供给

(1)密切观察患儿瞳孔及呼吸，保持呼吸道通畅，及时清理口鼻分泌物防止误吸，必要时给予吸氧，如发现呼吸节律不规则、两侧瞳孔不等大、对光反应迟钝，多提示有脑疝及呼吸衰竭发生，发现问题及时报告医生及时处理。

(2)患儿取平卧位，一侧背部稍垫高，头偏向一侧，以便让分泌物排出；上半身可抬高 20°~30°，利于静脉回流，降低脑静脉窦压力，利于降颅内压。

(3)每 2 小时翻身 1 次，多拍背以促进痰液排出，预防坠积性肺炎。

(4)对昏迷或吞咽困难的患儿，尽早给予鼻饲，保证热卡供给，做好口腔护理。

(5)控制抽搐、保持患儿安静，因任何躁动不安均能加重患儿脑部缺氧，遵医嘱使用镇静药、抗病毒药、激素、促进脑康复的药物等。

5. 健康教育

向患儿及家长介绍病情，做好心理护理，增强战胜疾病的信心；向家长提供保护性看护、日常生活护理的有关知识；指导家长做好认知训练和瘫痪肢体功能训练；有继发癫痫者应指导长期正规服用抗癫痫药物；出院的患儿应定期随访。

第四节　癫痫发作和癫痫

案例导入

患儿，男，3 岁，因"确诊癫痫半年、抽搐 2 次"入院。4 天前患儿曾出现流涕、咳嗽，伴呕吐 2 次，量多，为胃内容物，患儿家属自行停止给患儿服抗癫痫药物，昨日上午患儿家属在给患儿喂奶时患儿突然出现抽搐，呈双眼凝视、四肢强直伴有意识丧失，持续时间约 30 分钟。

思考

(1)患儿目前最主要的护理诊断/问题有哪些？

(2)针对患儿的癫痫发作如何处理？

癫痫发作和癫痫案例解析

癫痫发作(seizures)是由于大脑神经元过度异常放电引起脑功能障碍的一组临床症状，表现为意识障碍、抽搐、精神行为异常等，多数癫痫发作持续时间短暂，呈自限性。癫痫(epilepsy)是多种原因引起的脑部慢性疾患，是脑内神经元反复发作性异常放电导致的突发性、暂时性脑功能失常，临床出现意识、运动、感觉、精神或自主神经运动障碍。多数癫痫在儿童期发病。

【病因】

1. 遗传因素

多数为单基因遗传，病理基因影响到神经细胞膜的离子通道，使癫痫发作阈值降低而发病。

癫痫发作和癫痫(微课)

2. 脑内结构异常

多种先天或后天性脑损伤产生异常放电的致病灶或降低癫痫发作阈值，如脑发育畸形、宫内感染、脑外伤后遗症等。

3. 诱发因素

年龄、内分泌、睡眠等均与癫痫发作有关。饥饿、过饱、饮酒、劳累、感情冲动等均可诱发癫痫发作。

【临床分类】

传统上，一直将癫痫发作进行部分性(局灶性)和全面性的两分类法。目前临床被广泛接受并使用的癫痫发作分类方案是1981年国际抗癫痫联盟(ILAE)根据临床发作的表现和脑电图改变制定的，2017 ILAE委员会提出了新的发作分类体系(表14-2)。

表14-2　癫痫发作 ILAE 分类

1981 年分类	2017 年分类
1. 部分性发作(partial seizure) (1)单纯部分性发作(simple partial seizure) 1)运动性发作：局灶性运动性、旋转性、Jackson 姿势性、发音性 2)感觉性发作 特殊感觉(嗅觉、视觉、味觉、听觉) 躯体感觉(痛、温、触、运动、位置觉) 眩晕 3)自主神经性发作(心慌、烦渴、排尿感等) 4)精神症状性发作：言语障碍、记忆障碍、认知障碍、情感变化、错觉、结构性幻觉 (2)复杂部分性发作(complex partial seizure) 1)单纯部分性发作后出现意识障碍：单纯部分性发作后出现意识障碍或自动症 2)开始既有意识障碍：仅有意识障碍、自动症 (3)部分发作继发全面发作 (seizure with partial onset with secondary generalization) 1)单纯部分性发作继发全面发作 2)复杂部分性发作继发全面发作 3)单纯部分性发作继发复杂部分性发作再继发全面性发作	1. 局灶性起始(focal onset) 先判断意识情况(知觉保留或知觉障碍)，然后可根据是否为运动性发作详细分类 (1)运动起始(motor onset) 1)自动症(automatisms) 2)失张力性(atonic) 3)阵挛性(clonic) 4)癫痫性痉挛(epileptic spasms) 5)运动过度性(hyperkinetic) 6)肌阵挛性(myoclonic) 7)强直性(tonic) (2)非运动起始(nonmotor onset) 1)自主神经性(autonomic) 2)行为中止(behavior arrest) 3)认知性(cognitive) 4)情绪性(emotional) 5)感觉性(sensory) (3)局灶到双侧强直-阵挛性发作(focal to bilateral tonic-clonic)

1981 年分类	2017 年分类
2. 全面性发作（generalized seizure） （1）失神发作 1）典型失神发作 2）不典型失神发作 （2）强直性发作 （3）阵挛性发作 （4）强直-阵挛性发作 （5）肌阵挛发作 （6）失张力发作	2. 全面性起始（generalized onset） （1）运动性（motor） 1）强直-肌阵挛性（tonic-clonic） 2）阵挛性（clonic） 3）强直性（tonic） 4）肌阵挛性（myoclonic） 5）肌阵挛-强直-阵挛性（myoclonic-tonic-clonic） 6）肌阵挛-失张力性（myoclonic-atonic） 7）失张力性（atonic） 8）癫痫性痉挛（epileptic spasms） （2）非运动性（nonmotor or absence） 1）典型性（typical） 2）非典型性（atypical） 3）肌阵挛性（myoclonic） 4）眼睑肌阵挛性（eyelid myoclonic）
3. 不能分类的发作（unclassified seizure）	3. 不能明确起始的发作（unknown onset） （1）运动性（Motor） 1）强直-阵挛（tonic-clonic） 2）癫痫性痉挛（epileptic spasms） （2）非运动性（nonmotor） 行为中止（behavior arrest）
	4. 不能分类的发作（unclassified seizure）

上述两版癫痫发作分类的基本理念并无明显差异，新版分类在局灶性发作和全面性发作中均增加了新的发作类型，并使得某些发作在起源不明确的情况下仍可暂时分类。

【临床表现】

1. 强直-阵挛发作

临床最常见，发作时突然意识丧失，全身骨骼肌出现剧烈的强直性收缩，呼吸肌的强直收缩将肺内空气压出，发出尖叫声，出现呼吸暂停、发绀，常有舌咬伤、尿失禁发生。强直症状持续数秒至数十几秒后出现较长时间反复的阵挛，即全身肌肉节律性抽搐，口吐白沫，持续 1~5 分钟逐渐停止。发作后深睡，醒后出现头痛、嗜睡、乏力、烦躁等现象。

2. 失神发作

失神发作以意识丧失为主要症状，双眼凝视，正在进行的活动突然停止，持续数秒钟后即恢复，对所发生的情况并无记忆。失神发作频繁，每天可发作数十次。

3. 痉挛发作

最常见的是婴儿痉挛，表现为点头、伸臂、弯腰、踢腿等。

4. 肌阵挛发作

广泛性脑损害的患儿多见。表现为全身或局部骨骼肌突然短暂收缩，如突然点头、身体前倾、两臂抬起等，严重者可致跌倒。

5. 癫痫持续状态

癫痫1次发作持续30分钟以上，或反复发作间歇期意识不能完全恢复达30分钟以上者，称为癫痫持续状态（status epilepticus，SE）。

【辅助检查】

1. 脑电图

脑电图是确诊癫痫发作与癫痫最重要的检查手段。典型脑电图可显示棘波、尖波、棘-慢复合波等癫痫样波。因癫痫波多数为间歇发放，单凭一次常规脑电图检查很难做出正确的判断，故需行24小时长程脑电图检测，才可能获得准确的结果。

2. 影像学检查

对脑电图提示为局灶性发作或局灶易继发全部性发作的患儿，应进行CT、MRI等颅脑影像学检查。

【治疗要点】

1. 抗癫痫药物

先选择单种药物，从小剂量开始直至完全控制发作。如单种药物不能控制癫痫，可选用多种药物联合治疗。一般在服药后2~4年完全不发作，再经3~6个月的逐渐减量过程后方可停药。常用的抗癫痫药物为丙戊酸钠、氯硝西泮等。新型抗癫痫药左乙拉西坦（LEV）作为添加治疗对4岁以上儿童部分性发作和难治性癫痫儿童安全有效。

癫痫持续状态时，可静脉注射足量的地西泮（安定），可于1~2分钟内止惊，必要时0.5~1小时后重复使用，24小时内可用2~4次。用药同时采取支持疗法，维持正常生命功能。发作停止后，立即开始长期抗癫痫治疗。

2. 手术及其他治疗

首先患儿必须被诊断为抗癫痫药物治疗无效的难治性癫痫，然后在充分进行术前评估的前提下实施手术治疗。如颞叶病灶切除等，可完全治愈或不同程度的改善癫痫症状。但伴有进行性大脑疾病、严重精神智能障碍等患儿禁忌手术。临床上对于难治性癫痫也可采用生酮饮食及神经调控疗法治疗。

【常见护理诊断/问题】

1. 有窒息的危险

与喉痉挛、呼吸道分泌物增多有关。

2. 有受伤的危险

与癫痫发作时抽搐有关。

3. 潜在并发症

脑水肿、酸中毒、呼吸衰竭、循环衰竭。

4. 知识缺乏

家长缺乏癫痫发作的急救知识及正确服用抗癫痫药物的知识。

【护理措施】

1. 维持气道通畅

发作时应立即使患儿平卧，头偏向一侧，松解衣领，保持呼吸道通畅，必要时用吸引器吸出痰液，准备好开口器和气管插管物品；给予低流量持续吸氧。

2.安全防护

护理操作时勿强行按压肢体，以免引起骨折。患儿癫痫发作时要保护患儿肢体，防止抽搐时碰撞造成皮肤破损、骨折或脱臼、坠床。移开患儿周围可能导致受伤的物品。拉紧床栏，专人守护。保持环境安静、减少外部刺激。意识恢复后仍要加强保护措施，以防因身体衰弱或精神恍惚发生意外事故。

3.病情观察

（1）观察癫痫发作状态：发作时的伴随症状，持续时间；患儿的生命体征、瞳孔大小、对光反射及神志改变。

（2）观察呼吸变化：有无呼吸急促、发绀，监测动脉血气分析及结果，及时发现酸中毒表现并予以纠正。

（3）观察循环衰竭的征象：定时监测患儿心率、血压，备好抢救物品，药品。

（4）观察患儿经抗癫痫治疗后，癫痫发作、智力和运动发育等状况的转归。

4.健康教育

（1）加强围生期保健：去除导致癫痫发作及癫痫发生的各种因素，如胎儿宫内窘迫等。积极治疗、预防颅内感染等与癫痫发作及癫痫有关的原发疾病。

（2）指导家长合理安排患儿的生活与学习：保证患儿充足的睡眠时间，避免情绪激动、受寒、感染，禁止游泳或登高等运动。

（3）指导用药，教会家长癫痫发作时的紧急护理措施。

癫痫持续状态处理流程

（4）解除患儿的精神负担：结合不同年龄患儿的心理状态，有针对性地进行心理疏导，给予关怀、爱护，鼓励他们与同伴交流，帮助他们建立信心，克服自卑、孤独、退缩等心理行为障碍。

第五节　脑性瘫痪

脑性瘫痪（cerebral palsy，CP）是一组持续存在的中枢运动和姿势发育障碍、活动受限症候群，这种症候群是由于发育中的胎儿或婴儿脑部非进行性损伤所致。脑性瘫痪的运动障碍常伴感觉、知觉、交流和行为障碍，以及癫痫和继发性肌肉骨骼问题。脑性瘫痪的发病率在世界范围内平均为 1‰~4‰。

【病因】

1.先天性因素

出生前脑发育障碍或损伤所致，主要包括母体因素及遗传因素。如母亲孕期感染，尤其是风疹病毒感染；母亲摄入药物、接触放射线、糖尿病和营养不良等疾病；母亲多胎妊娠；有报道单纯共济失调型脑瘫与常染色体隐性遗传有关，部分痉挛型双瘫、偏瘫患儿具有遗传倾向。

2. 围产期因素

围生期异常和难产增加了儿童脑性瘫痪发生的危险。如缺氧窒息及机械损伤；新生儿早产、低体重、颅内出血也是造成脑性瘫痪的重要原因。

3. 出生后因素

如婴儿脑部感染、头部创伤和长期缺氧均可导致脑部循环障碍。

【脑瘫分型】

《中国脑性瘫痪康复治疗指南（2015 年）》对脑瘫分型进行了修订，最新分型按运动障碍类型及瘫痪部位分为 6 型：痉挛型四肢瘫（spastic quadriplegia）；痉挛型双瘫（spastic diplegia）；痉挛型偏瘫（spastic hemiplegia）；不随意运动型（dyskinetic）；共济失调型（ataxic）；混合型（mixed）。

【临床表现】

临床表现以运动发育落后、姿势及运动模式异常、反射异常、局部或全身肌张力、肌力改变为主。动作的计划性不足、运动控制失调、动作与运动持久性障碍、动作稳定性缺欠、动作协调性缺欠等。其典型临床表现包括以下几个方面：运动功能障碍，早期以运动发育落后为主；姿势及运动模式异常；反射异常主要为原始反射延迟消失，立直（矫正）反射及平衡（倾斜）反应延迟出现；肌张力和肌力异常；随年龄增长的继发性损伤。

【诊断】

脑瘫诊断的必备条件：①中枢性运动功能障碍持续存在；②运动和姿势发育异常；③反射发育异常[原始反射延迟消失，立直（矫正）反射及保护性伸展反射延迟出现，平衡反应/倾斜反应延迟出现，锥体系损伤可出现病理反射、牵张反射亢进及踝阵挛等]；④肌张力及肌力异常。

【辅助检查】

辅助检查包括头部影像学检查（MRI、CT、B 超），遗传代谢和凝血机制检查，脑电图，诱发电位及相关智商发育量表检查等。

【治疗要点】

早期发现、早期干预，促进身心全面发育，开展综合康复，如中西医结合康复、内外科结合康复、辅助器具及矫形器应用等，康复治疗也包括躯体训练、技能训练、语言训练等的功能训练；药物及手术治疗以矫正肢体畸形，减轻肌肉痉挛，从而促进患儿正常运动发育，抑制异常运动，纠正异常姿势，控制其他伴随症状。目前，尚无一种康复方法是完美无缺的，因此康复治疗应按儿童发育规律实施综合治疗和康复。

【常见护理诊断/问题】

1. 生长发育迟缓

与脑损伤有关。

2. 有废用综合征的危险

与肢体痉挛性瘫痪有关。

3. 营养失调：低于机体需要量

与脑性瘫痪造成的进食困难有关。

4.知识缺乏

患儿家长缺乏脑瘫护理的相关知识。

【护理措施】

脑瘫患儿的护理措施主要包括饮食护理、生活护理、功能训练、安全管理、心理关爱和社会支持。

1.功能训练

（1）体能运动训练：针对运动障碍和异常姿势进行的物理学手段训练。

（2）技能训练：根据患儿年龄制订各种功能训练计划，并选择适当的康复方法，帮助和训练患儿上肢和手的精细运动（如用手抓玩具、餐具和翻滚物品，穿脱衣服，加强患儿对衣、裤、鞋、袜的认知），选择正确抱患儿的姿势（图14-4），既要使患儿舒服，又要防止肢体畸形和挛缩的发生，逐步达到与患儿年龄适当的肢体动作和独立生活的能力。

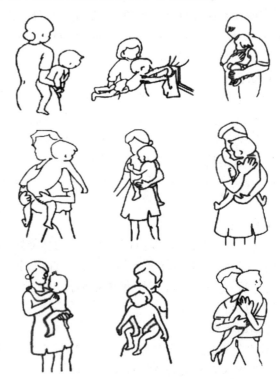

图14-4　对脑瘫患儿正确的9种抱姿

（3）语言训练：对伴有语言障碍者，应制订相应的运动方案，矫正其听力、发音、语言表达等方面的缺陷。

（4）进食训练：选择有把手，勺表面浅平，勺柄长的餐具，尽力鼓励患儿自我进食。保证正确的进食姿势，使患儿脊柱伸直，头肩稍前倾，收下颌使其贴近胸部；桌椅高度要合适，使患儿双足能够着地，增加稳定性，尽量抑制异常姿势。用冰块刺激口、唇、舌，进行口唇闭合锻炼，增加下颌随意运动的频率，减少流涎的发生；定时做舌的上下左右运动，促进闭合动作，以减少不随意运动，逐渐形成自我控制。饭前先用手在患儿面部两侧咬肌处轻轻按摩或热敷，帮助咀嚼肌松弛便于进食。饭后清洁口腔。

功能训练要进行从简单到复杂、从被动到主动的肢体锻炼，以促进肌肉、关节活动和改善肌张力。同时配合针刺、理疗、按摩、推拿和必要的矫形器等，纠正异常姿势，抑制异常反射。

2.饮食护理

根据患儿年龄及进食困难程度实施饮食护理，为患儿制订高热量、高蛋白及富含维生素、容易消化的食物计划，鼓励多活动，以使其适应高代谢的需求。

3.安全管理

保证环境安全，做到专人护理，必要时采取头部护具和垫床垫，防止患儿损伤。

4.心理关爱

发挥社会、家庭、学校全方位的力量，关爱脑瘫患儿。鼓励患儿参加集体活动，调动其积极性，克服自卑、孤独心理。

5.健康教育

（1）教会家长照顾患儿的方法：针对患儿所处的年龄阶段进行有重点的训练，婴儿期主要促进正常发育，幼儿期防治各种畸形，随年龄增长可结合功能训练配备支架、夹板和特殊的装置。

（2）帮助家长制订切实可行的康复计划：寻找社会支持系统，从而提高患儿的生活质量。把握训练时机，尽量取得患儿合作，在患儿情绪好、兴趣高时教一些新的动作并不断强化，但每次训练时间不可过长，内容不要单一。

（3）指导促进患儿心理健康：家庭应给患儿更多的关爱与照顾，耐心指导，积极鼓励，注意挖掘其自身潜力，使患儿有成就感并不断进步，切不可歧视或过于偏爱，以免造成性格缺陷。

本章小结

> 　　儿童神经系统疾病是发生于中枢神经系统、周围神经系统、自主神经系统，以感觉、运动、意识、自主神经功能障碍为主要表现的疾病。感染引起的化脓性脑膜炎、病毒性脑炎较多见。随着现代医学科学的进步，损害神经系统的疾病，如癫痫、脑性瘫痪，逐步在临床得到及时的诊治和康复。我们在护理过程中要密切观察、早期发现护理问题，及时制定护理措施，为患儿减轻病痛，同时也要加强神经系统功能的康复训练，使患儿早日康复，降低疾病后遗症。

客观题测验

主观题测验

第十五章

免疫性疾病和结缔组织疾病患儿的护理

免疫性疾病和结缔组织疾病
患儿的护理PPT

学习目标

识记：幼年特发性关节炎的概念与病因；过敏性紫癜的临床表现与护理措施；皮肤黏膜淋巴结综合征的概念、临床表现及护理措施。

理解：儿童免疫系统发育特点；原发性免疫缺陷病共同的临床表现；风湿热侵犯心脏时的临床表现；区别幼年特发性关节炎不同类型的临床表现。

应用：运用护理程序，对幼年特发性关节炎、过敏性紫癜和皮肤黏膜淋巴结综合征患儿进行护理评估，提出护理诊断/问题，制定护理计划，并能正确实施护理措施，及时评价护理效果；运用所学知识，能对过敏性紫癜及皮肤黏膜淋巴结综合征患儿及家长进行健康教育。

　　免疫（immunity）是机体的一种生理性保护反应，其功能包括免疫防御、免疫稳定和免疫监视。免疫功能失调或紊乱，则可导致异常的免疫反应。如免疫反应过强，则表现为各种变态反应或自身免疫性疾病；免疫反应过低，则表现为机体的抵抗力低下或免疫缺陷病，因而容易发生感染性疾病或恶性肿瘤。传统认为儿童时期，特别是新生儿时期免疫系统不成熟。目前认为婴儿出生时免疫器官和免疫系统均已相当成熟，免疫功能低下可能为未接触抗原、未建立免疫记忆之故。在儿童时期发生的自身免疫性疾病的种类较多，本章主要介绍原发性免疫缺陷病、继发性免疫缺陷病、风湿热、幼年特发性关节炎、过敏性紫癜和皮肤黏膜淋巴结综合征。

第一节　儿童免疫系统发育特点

一、非特异性免疫

非特异性免疫反应是机体在长期种族进化中不断与病原体相互斗争而建立起来的一种系统防御功能，是一种天然免疫功能，它可以遗传给后代，对各种有害异物无选择性地起防御作用。其主要包括屏障防御机制、细胞吞噬系统、补体系统和其他免疫分子作用。

(一)屏障防御机制

主要包括由皮肤-黏膜屏障、血-脑脊液屏障、血-胎盘屏障、淋巴结过滤作用等构成的解剖(物理)屏障和由溶菌酶、乳铁蛋白、胃酸等构成的生化屏障。儿童时期非特异性免疫功能尚未发育完善，随年龄增长而逐步发育成熟。

(二)细胞吞噬系统

血液中具有吞噬功能的细胞主要是单核/巨噬细胞和中性粒细胞。在胎龄第9周前后，末梢血中开始出现中性粒细胞，在胎龄第34周，中性粒细胞的趋化、吞噬和细胞内杀菌功能已趋成熟。但新生儿的各种吞噬细胞功能可呈暂时性低下状态，这与新生儿时期缺乏血清补体、调理素、趋化因子等有关。

(三)补体系统

第6~14周时胎儿便能合成补体成分，但母体的补体不能传输给胎儿，故新生儿血清补体含量低，补体经典途径(CH_{50})和C3、C4、C5活性是其母亲的50%~60%，一般在生后3~6个月，补体浓度或活性才接近成人水平。未成熟儿补体经典途径和旁路途径均低于成熟儿。

二、特异性免疫

特异性免疫反应是机体在后天生活过程中与抗原物质接触后产生的，是一种后天获得性免疫，包括细胞免疫和体液免疫。特异性免疫是在非特异性免疫的基础上，由免疫器官和免疫活性细胞完成的。前者包括骨髓、胸腺、脾、淋巴结；后者主要是 T 淋巴细胞和 B 淋巴细胞，T 淋巴细胞主要参与细胞免疫，B 淋巴细胞主要参与体液免疫。

(一)细胞免疫(T 细胞免疫)

细胞免疫是由 T 淋巴细胞(T 细胞)介导产生的一种特异性免疫反应，其主要功能是抵御细胞内的病原微生物(病毒、真菌、寄生虫等)感染和免疫监视。机体在抗原刺激后产生致敏的 T 细胞，再与相应抗原作用产生各种淋巴因子(转移因子、移动抑制因子、淋巴毒素、趋化因子、干扰素等)，发挥免疫防御和免疫监视作用。在 T 细胞成熟的过程中，形成了对自身组织的耐受性和对异体物质的反应性。足月新生儿外周血中 T 细胞绝对数已达到成人水平，但 T 细胞的分类比例和功能与成人不同。由于从未接触抗原，故需在较强抗原刺激下才有反应，并随着与多种抗原接触 T 细胞更趋完善。

(二)体液免疫(B 细胞免疫)

1. B 细胞

B 细胞免疫与 T 细胞免疫相比，B 细胞免疫的发育较迟缓。胎儿的 B 细胞在抗原的刺激下，可产生相应的 IgM 类抗体，而有效的 IgG 类抗体应答在出生 3 个月后才能出现。足月新生儿 B 细胞的数量略高于成人，而小于胎龄儿 B 细胞的数量则低于成人。B 细胞的数量少不利于抗感染的特异性抗体生成，容易发生暂时性的低丙种球蛋白血症。

2. 免疫球蛋白

具有抗体活性的免疫球蛋白(immunoglobulin, Ig)是 B 细胞最终分化为浆细胞的产物，根据理化和免疫性状的不同，可分为 IgG、IgM、IgA、IgD 及 IgE 五类。这些免疫球蛋白不仅存在于血液中，也存在于体液、外分泌液和 B 淋巴细胞的细胞膜上，它们的主要功能是参与体液免疫。正常胎儿无浆细胞，其免疫球蛋白直接由浆细胞的前身 B 细胞合成。

(1)IgG：在胚胎 12 周末时开始合成，但含量不多；IgG 是唯一可以通过胎盘的免疫球蛋白。新生儿血液中的 IgG 主要是通过胎盘从母体获得，这对婴儿出生后数个月内防御麻疹、白喉、脊髓灰质炎等细菌和病毒感染起重要作用。来自母体的 IgG 于儿童出生后因代谢分解而逐渐下降，至 6 个月时全部消失，故出生 6 个月后，儿童易患感染性疾病。儿童出生后 3 个月内自身产生的 IgG 数量不多，3 个月后产量逐渐增加，而 6~7 岁时血清中的 IgG 才接近成人水平。

(2)IgM：是个体发育过程中最早合成和分泌的抗体，但因无抗原刺激，胎儿自身合成的 IgM 极少，且母亲的 IgM 不能通过胎盘，故新生儿血液中 IgM 含量较低，若出生时脐血 IgM 增高，提示有宫内感染可能。因 IgM 是抗革兰阴性杆菌的主要抗体，故新生儿易患革兰阴性细菌尤其是大肠埃希菌感染。新生儿出生后 3~4 个月时，IgM 在血清中的含量为成人的 50%，1 岁时达成人的 75%。

(3)IgA：胎儿期不产生 IgA，且 IgA 不能通过胎盘，所以新生儿血清 IgA 含量很低，若脐血 IgA 含量升高也提示宫内感染。IgA 分为血清型和分泌型两种。血清型 IgA 于新生儿出生后第 3 周逐渐合成，1 岁时仅为成人的 20%，12 岁时达到成人水平。分泌型 IgA（SIgA）存在于唾液、泪水、乳汁等外分泌液中，是黏膜局部抗感染的重要因素，新生儿和婴幼儿 SIgA 水平很低，2~4 岁时达成人水平，是其易患呼吸道和胃肠道感染的重要原因。

（4）IgD 和 IgE：两者均难以通过胎盘。IgD 在新生儿血中含量极少，5 岁时达到成人水平的 20%，其功能目前尚不清楚。IgE 是血清含量最低的一种，约 7 岁时达成人水平，主要参与 I 型超敏反应。

第二节　原发性免疫缺陷病

原发性免疫缺陷病（primary immunodeficiency diseases，PID）是因免疫系统先天发育不全，免疫应答发生障碍，导致的一种或多种免疫功能缺损的疾病。主要特征是由于抗感染功能低下而发生反复、严重的感染，同时伴有免疫监视和免疫稳定功能异常，而发生自身免疫性疾病、过敏性疾病和恶性肿瘤。PID 有遗传倾向，往往在婴幼儿和儿童期发病。大约 40% 的 PID 于 1 岁内起病，另外 40% 于 5 岁以内起病，15% 于 16 岁以内起病，仅 5% 发病于成人期。

【病因与发病机制】

PID 的病因目前尚不清楚，可能与以下因素有关。①遗传因素：和遗传性疾病一样，PID 也是由于基因突变或基因复制过程中出现异常而引起的，几乎均为单基因遗传，多数为常染色体隐性遗传。②宫内因素：据报道，胎儿受风疹病毒、巨细胞病毒、疱疹病毒等感染后可引起免疫系统发育障碍。

目前 PID 尚无统一分类，2017 年国际免疫学会联盟（IUIS）PID 专家委员会会议将 PID 分为联合免疫缺陷病、具有综合征特点的联合免疫缺陷、抗体为主的免疫缺陷、免疫失调性疾病、先天性吞噬细胞数量和（或）功能缺陷、固有免疫缺陷、自身炎症性疾病、补体缺陷和原发性免疫缺陷病拟表型九大类。

【临床表现】

1. 共同表现

PID 的临床表现由于病因不同而极为复杂，但其共同表现非常一致，即反复感染、易患肿瘤和自身免疫性疾病。多数患儿有明确家族史。

（1）反复和慢性感染：感染是免疫缺陷最常见的症状，表现为反复、严重、持久的感染。不常见和致病力低的细菌也能致病。大多数患儿需持续使用抗菌药物预防感染。①感染发生的年龄：1 岁以内占 40%，1~5 岁占 40%，6~16 岁占 15%，成人仅占 5%。②感染的病原体：常见的有化脓性细菌、病毒、结核杆菌、沙门菌属、真菌和原虫感染。其毒力并不强，多为机会性感染。③感染的部位：以呼吸道感染最常见，如复发性或慢性中耳炎、鼻窦炎、结膜炎、支气管炎或肺炎；其次为胃肠道和皮肤感染。④感染的过程：多反复发作或迁延不愈，治疗效果不佳。

（2）自身免疫性疾病和恶性肿瘤：如未因严重感染死亡者，随年龄增长易发生自身免疫性疾病和肿瘤，尤以淋巴系统肿瘤多见。

（3）其他伴随症状：常见低钙血症、特殊面容、先天性心脏病、难以控制的惊厥、共济失调、严重湿疹、出血倾向等。

2. 特殊表现

除反复感染外，不同的免疫缺陷可有不同的临床特征。了解这些特征有助于临床诊断。如生长发育迟缓甚至停滞，卡介苗接种后致疫苗区域性或播散性感染，WAS 的湿疹和出血倾向，胸腺发育不全的特殊面容、先天性心脏病和难以控制的低钙惊厥等。

【辅助检查】

1. 实验室检查

（1）皮肤迟发型超敏反应和淋巴母细胞转化试验：测定细胞免疫的功能。

（2）血清免疫球蛋白含量的测定：以判断体液免疫功能。

（3）基因突变分析：基因测定能提高诊断准确率，以及提供遗传咨询、产前诊断。

2. 影像学检查

婴儿期胸部 X 线片缺乏胸腺影，提示 T 细胞功能缺陷。

【治疗要点】

（1）对患儿进行保护性隔离，尽量减少与感染原的接触。

（2）使用抗生素以清除或控制细菌感染。

（3）静脉注射丙种球蛋白等进行替代治疗。

（4）通过骨髓移植、胎肝移植、胎儿胸腺移植、脐血干细胞移植等免疫重建与基因治疗以恢复免疫功能。

（5）有免疫缺陷的患儿禁忌接种活疫苗或活菌苗，以防发生严重的疫（菌）苗性感染，T 细胞免疫缺陷的患儿不宜输新鲜血制品，以防发生移植物抗宿主反应。患儿一般不行扁桃体和淋巴结切除术，脾切除术为禁忌，免疫抑制类药物应慎用。

【常见护理诊断/问题】

1. 有感染的危险

与免疫功能缺陷有关。

2. 焦虑

与反复感染、预后较差有关。

3. 知识缺乏

家长缺乏疾病相关的预防、护理知识。

【护理措施】

PID 的特征是反复感染，护理的重点是采用多种措施预防感染。

1. 预防感染

（1）隔离患儿：给予患儿保护性隔离，避免与感染性疾病患儿接触。保持室内空气新鲜，定时消毒、通风换气，但应避免患儿受凉，防止发生呼吸道感染；患儿的食具、用具等应做好消毒处理，衣物应整洁，地面应湿扫；医护人员各种操作前要洗手、戴口罩，严格执行消毒隔离制度，禁止呼吸道、皮肤感染的人员进入隔离区，避免医源性感染。

（2）生活护理：指导患儿及家长进食易消化、营养丰富的饮食，食物应含足够热量、蛋白质和维生素，保证营养的摄入，增强机体抵抗力。同时，做好皮肤护理和口腔护理。

（3）监测病情：密切观察患儿病情变化，监测体温，及时发现感染迹象。使用免疫球蛋白的患儿在用药过程中应密切观察有无过敏反应，以免发生意外。

2. 减轻焦虑恐惧

患儿由于反复发生感染，长期多病易致孤独、焦虑、沮丧、恐惧等心理，医护人员应经常与患儿及家长沟通，倾听患儿和家长的感情表达，评估患儿及家长对疾病的认识程度及心理状况，及时给予心理支持，提供力所能及的帮助，减轻其负性情绪，以利于疾病恢复。

3. 健康教育

（1）向患儿及家长介绍 PID 的病因、预防感染知识、疫苗接种的注意事项、主要治疗方法及护理措施，做好心理护理，帮助患儿和家长树立战胜疾病的信心。

（2）做好遗传咨询，检出致病基因携带者。对曾生育过免疫缺陷病患儿的孕妇应行产前检查，必要时终止妊娠。

第三节　继发性免疫缺陷病

一、暂时性继发性免疫缺陷病

暂时性继发性免疫缺陷病（secondary immunodeficiency diseases，SID）是因其他疾病或某些理化因素所致的免疫功能障碍，多为暂时的，原发疾病治愈或致病因素消除后，免疫功能即可恢复正常。人的一生中，在某一特定的时期或环境下均可能发生一过性SID。SID 的发病率远高于 PD，且为可逆性。

【病因与发病机制】

1. 营养紊乱

营养紊乱是儿童时期最常见的 SID 的病因，发展中国家尤为突出，包括蛋白质-热能营养不良、亚临床微量元素锌和铁、亚临床维生素 A、维生素 B 族和维生素 D 缺乏、脂肪、糖类摄入过度等。

2. 感染

感染是免疫缺陷的临床表现之一，也是导致 SID 的原因。人类免疫缺陷病毒（HIV）感染致获得性免疫缺陷综合征就是感染引起 SID 的典型例子，事实上任何一次感染都可能在不同程度上引起暂时性免疫损伤。

3. 其他

使用免疫抑制药（如放射线、抗体、糖皮质激素、环孢素），遗传病（如染色体异常、血红蛋白病），肿瘤和血液病等都是引起 SID 的原因。

【临床表现】

SID 最常见的临床表现为反复呼吸道感染，包括反复上呼吸道感染、支气管炎和肺炎，亦有胃肠道感染者，一般症状较轻，但反复发作。反复感染尤其是胃肠道感染可引起更严重的营养吸收障碍，从而加重营养不良；感染本身也可直接引起免疫功能进一步恶化。如此,形成"营养不良-免疫功能下降-感染-加重营养不良"的恶性循环,构成了儿童时期重要的疾病谱。

【治疗要点】

(1)积极防治原发性疾病,去除导致免疫损伤的诱发因素。

(2)对于体液免疫缺陷者,每个月肌内注射丙种球蛋白1次。

(3)对于蛋白质-热能营养不良或补体缺损者,输注新鲜或冷藏血浆。

(4)对于T细胞功能受损、粒细胞功能缺陷者,口服左旋咪唑,注射转移因子、胸腺肽等。

二、获得性免疫缺陷综合征

获得性免疫缺陷综合征(acquired immunodeficiency syndrome, AIDS)即艾滋病,由人类免疫缺陷病毒(human immunodeficiency virus, HIV)引起的一种传播迅速且病死率极高的感染性疾病。

【病因与发病机制】

HIV属RNA反转录病毒,直径为100~200 nm。该病毒对热敏感,56℃下30分钟能被灭活,应用50%乙醇溶液、0.3%过氧化氢溶液、0.2%次氯酸钠溶液及10%漂白粉,经10分钟能够灭活病毒,但HIV对甲醛溶液、紫外线和γ射线不敏感。

HIV产生的逆向转录酶以病毒RNA为模板,使逆向转录而产生cDNA,然后整入宿主细胞DNA链中,随着宿主细胞DNA的复制而得以繁殖。病毒感染靶细胞后1~2周内芽生脱落而离开原细胞侵入新的靶细胞,使得人体$CD4^+T$淋巴细胞遭受破坏。由于$CD4^+T$淋巴细胞被大量破坏,丧失辅助B淋巴细胞分化的能力,使体液免疫功能亦出现异常,表现为高免疫球蛋白血症、出现自身抗体和对新抗原反应性降低。抗体反应缺陷,使患儿易患严重化脓性病变;细胞免疫功能低或衰竭,引起各种机会性感染,如结核菌、卡氏肺囊虫、李斯特菌、巨细胞病毒等感染,常是致死的原因。

【流行病学】

AIDS遍及全世界,据联合国艾滋病规划署估计,截至2018年底,全球有170万15岁以下儿童感染了HIV,其中90%以上在发展中国家。HIV感染的新生儿中在1岁前死亡的约占1/3,在2岁时如果没有有效治疗,近一半的患儿将面临死亡。

1. 传染源

患者和无症状病毒携带者是AIDS的传染源,特别是后者。主要存在于血液、精子、子宫和阴道分泌物中。其他体液如唾液、眼泪和乳汁亦含有病毒,均具有传染性。

2. 儿童HIV感染的传播方式

母婴传播是儿童感染的主要途径。感染AIDS的孕妇可以通过胎盘、产程中及产后血性分泌物或喂奶等方式传播给婴儿;其次为血源传播:如输血、注射、器官移植等。

目前尚未证实空气、昆虫、水及食物或与AIDS患者的一般接触,如握手、公共游泳、被褥等能造成感染,亦未见到偶然接触发病的报道。

【临床表现】

儿童HIV感染的临床表现差异很大,出生前感染者发病较早,发展较快。而生后感染者，发病较晚，发展较慢。

1. 潜伏期

潜伏期2~10年，平均5年。胎内感染者大多在1年内发病，此期无任何临床表现。

2. 发病后的临床表现

(1)一般表现：常见的有发热、厌食、多汗、体重减轻和疲乏无力；慢性腹泻；口腔真菌感染、中耳炎或上呼吸道感染、全身浅表淋巴结肿大、肝脾肿大；生长发育障碍。

(2)突出表现：主要是感染，可发生反复或持续的病毒、细菌、真菌或寄生虫的感染，尤其是机会性感染。最常见的机会性感染为卡氏肺囊虫肺炎(pneumocystis carinii pneumonia, PCP)，典型表现为发热、呼吸困难、缺氧，肺部X线片可见间质浸润或弥漫性肺泡病灶、结节状或大叶浸润等，可导致死亡。

3. 先天性HIV感染

出生时HIV感染的婴儿，通常为小样儿，可有淋巴结肿大，其余表现不明显，常在出生后9个月左右才能确诊。

4. 其他表现

(1)HIV脑病：较为常见，表现为生长发育停滞、智力低下、语言能力丧失、运动障碍、痴呆、瘫痪或昏迷等。

(2)淋巴细胞间质性肺炎(lymphocytic interstitial pneumonitis, LIP)：在气管、支气管上皮有结节性淋巴结增殖，呈慢性间质性过程，常引起肺泡破裂。患儿出现发作性呼吸困难、缺氧、肺部可闻及啰音等。

(3)肿瘤：约有2%的AIDS患儿可合并恶性病变，如非霍奇金淋巴瘤、多发性软组织瘤、中枢神经系统淋巴瘤等。

【辅助检查】

1. 病毒抗体检测

病毒抗体检测是初筛试验的主要手段，包括以下两种：①初筛试验，血清或尿的酶联免疫吸附试验，血快速试验；②确认试验，蛋白印迹试验或免疫荧光检测试验。病毒抗体检查对于小于1岁半婴幼儿的诊断存在局限性。

2. 抗原检测

抗原检测主要是检测病毒核心抗原P24，一般在感染后1~2周内即可检出。

3. 病毒核酸检测

利用PCR或连接酶链反应(LCR)技术，可检出微量病毒核酸。

4. 血淋巴细胞亚群分析

CD4$^+$/CD8$^+$倒置，自然杀伤细胞活性降低，皮肤迟发型变态反应减退或消失，抗淋巴细胞抗体和抗精子抗体、抗核抗体阳性。β2微球蛋白增高，尿中新蝶呤升高。

【治疗要点及预后】

1. 抗病毒治疗

(1)核苷类反转录酶抑制药：如齐多夫定、二脱氧肌苷、拉米夫定和司坦夫定。

(2)非核苷类反转录酶抑制药：如奈韦拉平、地拉韦定，其主要作用于HIV反转录酶的某个位点，使其失去活性，从而抑制HIV复制。

(3)蛋白酶抑制药：如沙奎那韦、茚地那韦、奈非那韦和利托那韦。单用一种药物治疗效果差，目前提倡2种以上药物联合使用，但药物最佳搭配尚无定论。已确诊的 AIDS 患儿应转入指定医院接受治疗。

2. 免疫学治疗

基因重组 IL-2 与抗病毒药物同时应用可改善免疫功能。

3. 支持及对症治疗

支持及对症治疗包括输血和营养支持疗法，补充维生素尤其是维生素 B_{12} 和叶酸。

4. 抗感染和抗肿瘤治疗

患儿若发生感染和肿瘤，应给予相应的治疗。

5. 预后

15%~25%围生期 HIV 感染的婴儿在数月内发病，并迅速发展为 AIDS，并于 1~5 岁死亡，少数存活到 9 岁或更长。症状轻，相对稳定在较高水平 CD_4 细胞数的患儿相对较好，而淋巴细胞减少的患儿在 1 岁前表现为 AIDS 性感染者则预后较差。总的来说，有效的抗病毒治疗，预防机会感染及良好的护理能够延长患儿生命和提高生活质量。

【常见护理诊断/问题】

1. 有感染的危险

与机体免疫功能缺陷有关。

2. 营养失调：低于机体需要量

与疾病消耗和感染有关。

3. 恐惧

与 AIDS 病情重、治疗效果差、预后不良及担心受歧视有关。

4. 社交孤立

与 AIDS 不易被社会接受有关。

【护理措施】

1. 预防和控制机会性感染

由于目前 AIDS 无特效药物治疗，因此预防和控制机会性感染是减轻患儿痛苦、缓解病情、延长患儿生命的重要措施。

(1)对患儿采取保护性隔离，以减少感染机会，同时注意观察患儿有无真菌感染或继发性病毒感染。

(2)输注免疫球蛋白，每个月 2 次，可以减少感染机会，有利于控制感染。

(3)对于卡氏肺囊虫感染的患儿，要注意保持呼吸道通畅，给予吸氧，协助患儿排痰，安慰患儿并让其学会放松，以减少氧消耗。严密观察患儿呼吸频率、深度的变化，并遵医嘱应用磺胺甲噁唑控制感染。

(4)对于腹泻患儿应认真观察患儿肛门周围是否有表皮脱落或发炎。排便后，用温水清洗肛门周围皮肤，用软布轻轻吸干，防止皮肤破裂，并于肛周涂凡士林防止发生糜烂。腹泻频繁者遵医嘱给予止泻药。

2. 生活护理

(1)休息与活动：如病情允许，可以进行户外活动；病情重或伴有严重并发症时，应限制活动或卧床休息，鼓励患儿深呼吸和咳嗽，必要时吸痰，以保持呼吸道通畅。注意皮肤清洁干燥，及时翻身、按摩，以防压疮的发生。作好安全护理，患儿出现意识障碍时，应防止坠床或受到其他伤害。

(2)饮食：给予富含维生素和含锌丰富的食物，并且清淡易消化，少量多餐；作好口腔护理，使患儿口腔清洁舒适以增加食欲；不能进食者经静脉补充液体及营养。

3. 监测病情

(1)观察患儿的一般情况，如精神状态，有无疲乏、消瘦、盗汗等。

(2)每周测量体重1~2次，体温、脉搏、呼吸及血压每日测量2~4次，如病情发生变化，酌情增加测量次数。

(3)观察皮肤、口腔和生殖道黏膜的病损情况，如口腔黏膜白斑、溃疡，皮肤的斑丘疹、疱疹、瘀点、瘀斑和结节病变的存在与演变情况。

(4)观察患儿有无咳嗽、咳痰、胸痛及呼吸困难等呼吸道症状。注意痰液的性状，认真按规定和要求留取标本。

(5)观察患儿有无头痛、呕吐、意识障碍、痴呆、抽搐等神经系统症状。

(6)了解患儿有无腹泻，以及排便的次数、量和性状，并作好粪便标本的留取。

(7)观察有无感染迹象，遵医嘱使用药物，并注意观察药物的不良反应。

4. 用药护理

抗病毒药物齐多夫定的临床应用较多，能控制HIV的逆向转录过程，对AIDS有一定的治疗作用。但因其毒性不良反应较强，约有30%的患儿不能耐受药物反应，故使用中要注意骨髓抑制、头痛、恶心等不良反应。使用IL-2、干扰素、胸腺刺激素、抗胸腺素α-1、细菌性死疫苗可以改善免疫功能，但要注意观察药物疗效及不良反应。

5. 心理护理

(1)正确对待患儿，应给予更多的帮助和同情，在严格执行血液/体液隔离措施的前提下，多巡视患儿，多和患儿及其家长交谈，了解患儿的需要、困难，尽量满足其合理要求，以解除其孤独、恐惧感。鼓励患儿面对现实，树立恢复正常生活的信心，调动患儿及家长内在积极因素，解除压抑、沮丧的不良心理状态。

(2)作好患儿家长的工作，要正确对待患儿，尊重患儿的人格，多给予关怀、温暖和同情、帮助解决各种困难，不可歧视、孤立患儿，要注意及时沟通，解决其心理障碍的问题。为患儿提供宽松的治疗环境。

(3)作好母亲的心理护理：若患儿是由于母婴传播引起的，母亲会出现愧疚、罪恶感，应给予母亲心理支持，多与之沟通，倾听其叙述，使不良情绪得以宣泄，缓解其心理压力。

6. 健康教育

(1)广泛开展宣传教育和综合治理，使群众了解AIDS的病因和感染途径，采取自我防护措施进行预防，尤其应加强性健康的教育，严禁卖淫、嫖娼、吸毒。

(2)严格血源管理，合理、安全使用血液制品，控制HIV的血源传播。注射、手术、拔牙等均应严格按照无菌操作，对精液及组织器官提供者严格筛查，防止医源性感染。

(3)建立AIDS监测网络，加强对高危人群的监测及国境检疫。

(4)对HIV感染者实施管理，包括以下几点：定期或不定期的访视及医学观察；适当限制其活动范围，但要保证其工作、生活的权利，不被社会歧视；严禁献血、献器官、献精液，性生活应使用避孕套；出现症状、感染或恶性肿瘤者，应住院治疗。

（5）由于免疫功能低下，患儿常死于机会性感染，应向患儿及家长介绍预防和减少感染的措施、感染时的症状及体征、常见的危急症状，以及必要时采取的紧急措施和护理。

（6）慎用血制品及有关的生物制品（如免疫球蛋白等），加强对注射针头的管理。

第四节　风湿热

案例导入

患儿，女，8岁，因持续发热20余天，关节游走性肿痛3周以"风湿热"收入院。患儿20余天前无明显诱因出现发热，体温波动在38℃～39℃之间，以上午发热为主，无咳嗽、呕吐、腹泻等。伴有精神不振、食欲差、乏力、易出汗，有时腹痛，以脐周为多，反复发作。近期出现胸闷、心慌、乏力明显。曾在当地医院就诊，治疗后发热一直未退至正常，患儿20天前曾患"化脓性扁桃体炎"，予以注射"先锋霉素"4天后停药。患儿及家属表现出焦虑、恐惧、痛苦。

体格检查：神清，面色苍白，呼吸急促，体温38.4℃。躯干、四肢可见环形红色斑丘疹，咽部充血，扁桃体Ⅱ度肿大，双肺无异常。双肘关节伸侧可扪及数个如豌豆粒大小的结节，位于皮下，活动度好，无压痛，对称性分布，颈部浅表淋巴结轻度肿大。膝、肘、腕关节游走性疼痛、肿胀。心率140次/min，心尖部可闻及Ⅱ级收缩期杂音，主动脉瓣区可闻及Ⅱ级舒张期杂音，肝脾肋下未触及。

辅助检查：WBC $12×10^9$/L，ASO 800U，血沉 29 mm/h，CRP（＋），心电图 P-R 间期延长。

思考

（1）该患儿的哪些表现提示风湿热？

（2）该患儿目前主要的护理诊断/问题有哪些？

（3）护理重点是什么？

风湿热案例解析

风湿热(rheumatic fever)是一种与 A 组乙型溶血性链球菌感染密切相关的免疫炎性疾病。临床表现为发热，多伴有关节炎、心肌炎，较少出现环形红斑和皮下结节或舞蹈病。发病年龄为 6~15 岁。以冬、春季节多见，寒冷、潮湿地区发病率高，如治疗不彻底可形成慢性风湿性心瓣膜病。近年来风湿热的发病率有回升趋势，值得重视。

【病因与发病机制】

风湿热是 A 组乙型溶血性链球菌感染后的自身免疫性疾病。风湿热的发病机制与 A 组乙型溶血性链球菌的特殊结构成分和细胞外产物有关。

1.链球菌抗原的分子模拟

有多种 A 组乙型溶血性链球菌的抗原与发病有关。当链球菌感染后，机体产生抗链球菌抗体，一方面能清除链球菌起保护作用，另一方面由于链球菌抗原的分子模拟，此抗体也可与人体组织产生免疫交叉反应导致器官损害。

2.免疫复合物

链球菌抗原与抗链球菌抗体可形成循环免疫复合物，沉积于人体关节滑膜、心肌、心瓣膜等，激活补体成分，产生炎性病变。

3.其他

①细胞免疫损伤：细胞免疫反应也参与风湿热的发病机制。②遗传机制：以遗传特征为基础的人体易感性或免疫应答的个体差异性在风湿热发病机制中起一定作用。

【临床表现】

通常急性起病，心肌炎及舞蹈病初发时多呈缓慢过程。临床表现轻重不一，取决于疾病侵犯的部位和程度。风湿热发生于咽峡部链球菌感染后，潜伏期长短不一，一周至数周，如不进行预防，可反复周期性发作。

1.一般表现

发热，热型不规则，有面色苍白、食欲差、多汗、疲倦、腹痛等症状，个别有风湿性胸膜炎和肺炎表现。

2.心脏炎

心脏炎是风湿热最严重的表现，占风湿热患儿的 40%~50%，以心肌炎及心内膜炎多见，亦可发生全心炎。轻者不明显，重者可致心力衰竭，甚至死亡。

(1)心肌炎：轻者可无症状，重者可伴有不同程度的心力衰竭。常见心率增快与体温升高不成比例，心尖区第一心音减弱，可出现期前收缩、心动过速等心律失常。心尖部可闻及轻度收缩期杂音，主动脉瓣区可闻及舒张中期杂音。ECG 示 P-R 间期延长，伴有 T 波低平和 ST 段异常。

(2)心内膜炎：主要侵犯二尖瓣，其次为主动脉瓣。二尖瓣关闭不全表现为心尖部全收缩期杂音，向腋下传导。主动脉瓣关闭不全约占 20%，主动脉瓣关闭不全严重者脉压增大。急性期瓣膜损害多为充血水肿，恢复期可渐消失。多次复发可使心瓣膜形成永久性瘢痕，导致风湿性心瓣膜病。

(3)心包炎：表现为心前区疼痛、心动过速、呼吸困难，部分患儿心底部可闻及心包摩擦音。少数患儿积液量多时心前区搏动消失，心音遥远，有颈静脉怒张、肝脏肿大等心脏压塞表现。

3.关节炎

关节炎占风湿热患儿的 50%～60%，以游走性和多发性为特点，常累及膝、踝、肘、腕等大关节，局部出现红、肿、热、痛，活动受限。治疗后关节可不留强直或畸形。

4.舞蹈病

舞蹈病占风湿热患儿的 3%～10%，也称 Sydenham 舞蹈病。女孩多见，表现为皱眉、挤眼、歪嘴、伸舌等奇异面容和颜面肌肉抽动、耸肩等动作，在兴奋或注意力集中时加剧，入睡后消失。可单独存在或与其他症状并存，约 40%伴心脏损害，伴关节炎者罕见。

5.皮肤症状

(1)皮下小结：常见于复发病例，好发于肘、腕、膝、踝等关节伸侧，呈无痛结节，经 2～4 周自然消失。

(2)环形红斑：呈环形或半环形红斑，边界清楚，大小不等，中心苍白，边缘可轻度隆起，分布于躯干及四肢屈侧，可反复出现，不留痕迹。

风湿热与风心病的关系

【辅助检查】

1.实验室检查

(1)风湿热活动指标：白细胞计数增多，血沉增快、C 反应蛋白(CRP)阳性和黏蛋白增高为风湿活动的重要标志，但对诊断风湿热无特异性。

(2)抗链球菌抗体测定：80%的患儿抗链球菌溶血素"O"(ASO)滴度升高，同时测定抗脱氧核糖核酸酶 B、抗链球菌激酶(ASK)和抗透明质酸酶(AH)，则阳性率可提高到 95%。

2.心电图检查

心电图检查可见 P-R 间期持续延长。

【治疗要点】

1.一般治疗

一般治疗包括卧床休息、加强营养，补充维生素等。

2.清除链球菌感染

大剂量青霉素静脉滴注，持续 2～3 周。青霉素过敏者改用红霉素。

3.抗风湿热治疗

心肌炎时早期使用糖皮质激素，总疗程为 8～12 周，无心肌炎者使用阿司匹林，总疗程为 4～8 周。

4.对症治疗

有充血性心力衰竭时加用地高辛，但剂量宜小，并加用卡托普利、呋塞米和螺内酯。舞蹈病时可用苯巴比妥、氯丙嗪等镇静药，关节肿痛时应给予制动。

【护理评估】

1.健康史

询问患儿发病前有无上呼吸道感染的表现，有无发热、关节疼痛，是否伴有皮疹等，有无精神异常或不自主的动作表现。既往有无心脏病或关节炎病史。家庭居住的气候、环境条件，家族成员中有无类似的疾病。

2. 身体状况

测量生命体征，注意心率加速与体温升高是否成比例，听诊有无心音减弱、奔马律及心脏杂音；检查四肢的关节有无红、肿、热、痛表现，有无活动受限；有无皮疹，尤其应注意躯干和关节伸侧。同时了解心电图、实验室检查结果。

3. 心理—社会状况

因风湿热常反复发作，产生心脏损害，易导致慢性风湿性心脏病，严重地影响患儿的生命质量。所以应注意评估家长有无焦虑，对该病的预后、疾病的护理方法、药物的不良反应、复发的预防等知识的认识程度。对年长儿还需注意评估有无因长期休学带来的担忧、由于舞蹈病带来的自卑等。了解患儿家庭环境及家庭经济情况，既往有无住院的经历。

【常见护理诊断/问题】

1. 心排血量减少

与心脏受损有关。

2. 疼痛

与关节受累有关。

3. 体温过高

与感染的病原体毒素有关。

4. 焦虑

与发生心脏损害有关。

【护理目标】

(1)患儿保持充足的心排血量，表现为生命体征在正常范围。

(2)患儿主诉疼痛减轻并能进行自理活动。

(3)患儿体温恢复正常。

(4)患儿表现出放松和舒适。

【护理措施】

1. 防止发生严重的心功能损害

(1)限制活动：急性期卧床休息2周，有心肌炎时轻者绝对卧床4周，重者绝对卧床6~12周，至急性症状完全消失，血沉接近正常时方可下床活动，伴心力衰竭者，待心功能恢复后再卧床3~4周，活动量要根据心率、心音、呼吸、有无疲劳而调节。一般恢复至正常活动量所需的时间：无心脏受累者1个月，轻度心脏受累者2~3个月，严重心肌炎伴心力衰竭者6个月。

(2)监测病情：注意患儿面色、呼吸、心率、心律及心音的变化，如有烦躁不安、面色苍白、多汗、气急等心力衰竭的表现，应及时处理。

(3)加强饮食管理：给予易消化、营养丰富的食物，少量多餐，心力衰竭患儿适当地限制盐和水，并详细记录出入量，以及保持大便通畅。

(4)按医嘱抗风湿治疗，有心力衰竭者加用洋地黄制剂，同时配合吸氧、利尿及维持水、电解质平衡等治疗。

2. 缓解关节疼痛

关节疼痛时，可让患儿保持舒适的体位，避免患肢受压，移动肢体时动作要轻柔，

也可用热水袋热敷局部关节止痛。注意患肢保暖，避免寒冷潮湿，并作好皮肤护理。

3. 降低体温

密切观察体温变化，注意热型。高热时采用物理降温法或按医嘱抗风湿治疗。

4. 用药护理

服药期间注意观察药物不良反应，如阿司匹林可引起胃肠道反应、肝功能损害和出血，可饭后服药以减少对胃的刺激，并按医嘱加用维生素 K 防止出血；密切观察使用泼尼松后引起的不良反应，如满月脸、肥胖、消化道溃疡、肾上腺皮质功能不全、精神症状、血压升高、电解质紊乱、免疫抑制等；发生心肌炎时对洋地黄敏感且易出现中毒，用药期间应注意观察有无恶心、呕吐、心律不齐、心动过缓等不良反应。

5. 心理护理

向患儿耐心解释各项检查、治疗、护理措施的意义，以争取其配合。关心爱护患儿，及时解除各种不适感，如发热、出汗、疼痛等，以利于缓解急躁情绪，增强其战胜疾病的信心。

6. 健康教育

(1)积极锻炼身体，增强体质，预防上呼吸道感染；避免寒冷潮湿。教育家长在疾病流行期间，尽量减少带儿童去公共场所的次数。发生链球菌感染，应及时彻底治疗。

(2)合理安排患儿的日常生活，避免剧烈的活动，以及防止受凉。讲解疾病的有关知识和护理要点，使家长学会观察病情、预防感染和防止疾病复发的各种措施。

(3)定期到医院门诊复查，强调预防复发的重要性，预防药物首选长效青霉素 120 万 U 肌内注射，每个月 1 次，至少持续 5 年，最好持续到 25 岁，有风湿性心脏病者，宜终身药物预防。

【护理评价】

评价患儿生命体征是否恢复正常；疼痛是否减轻并能进行自理活动；是否表现出放松和舒适，是否积极参与护理计划，配合治疗和护理。

第五节　幼年特发性关节炎

幼年特发性关节炎(juvenile idiopathic arthritis，JIA)是一种以慢性关节滑膜炎为特征的自身免疫性疾病，是儿童时期残疾或失明的重要原因。多见于 16 岁以下的儿童，男孩多于女孩。表现为长期不规则发热及关节肿痛，伴皮疹、肝脾及淋巴结肿大，若反复发作可致关节畸形和功能丧失。年龄越小，全身症状越重，年长儿则以关节多种症状为主。

【病因与发病机制】

病因不明，可能与感染、免疫、遗传等有关。①感染：目前报道细菌、病毒、支原体和衣原体的感染与 JIA 有关，但不能证实是引起 JIA 的直接诱因。②免疫：有许多证据提示 JIA 与免疫功能异常密切相关。③遗传：有资料证明 JIA 有遗传学背景，有单卵双胎及同胞兄妹共患的病例。

JIA 的发病机制可能为：各种感染性微生物的特殊成分作为外来抗原，作用于具有遗传学背景的人群，激活免疫细胞，通过直接损伤或分泌细胞因子、自身抗体触发异常免疫反应，引起自身组织的损害和变性。自身组织变性成分如变性 IgG 或变性的胶原蛋白，也可作为抗原引发针对自身组织成分的免疫反应，进一步加重免疫损伤。

【病理】

JIA 以关节病变为主。早期关节病变呈非特异性水肿、充血，伴有淋巴细胞及浆细胞浸润。反复发作后滑膜组织增厚呈绒毛状向关节腔突起，并沿软骨延伸形成血管翳。关节软骨被侵蚀，随之关节面相互粘连，关节腔被纤维组织所代替，引起关节强直和变形。受累关节周围可发生肌腱炎、肌炎、骨质疏松和骨膜炎。胸膜、心包膜及腹膜可发生非特异性纤维素性浆膜炎。

【临床表现】

根据关节症状与全身症状分为不同类型，各型表现极为不同。

1.全身型

多见于 2~4 岁儿童。以全身症状起病，发热和皮疹为典型症状，每个月发热至少 2 周以上，呈弛张热，高达 40℃以上，伴一过性红斑样皮疹，多见于胸部和四肢，随体温升降时隐时现。关节症状主要是关节痛或关节炎，常在发热时加剧，热退后减轻或缓解。胸膜、心包或心肌也可受累。脾、肝脏及淋巴结常有不同程度肿大。

2.多关节型

女孩多见。发病最初 6 个月受累关节≥5 个，多为对称性，大小关节均可受累，颞颌关节受累时导致张口困难，小颌畸形。晨僵是 JIA 的特点。反复发作者关节发生强直变形，最终一半以上患儿关节发生强直变形，影响关节功能。

3.少关节型

多见于较大儿童。发病最初 6 个月受累关节不超过 4 个，多为非对称性，以膝、踝、肘等大关节为主，多无严重的关节活动障碍。少数患儿发生虹膜睫状体炎而造成视力障碍甚至失明。

4.与附着点炎症相关的关节炎

男孩多见，多于 8 岁以上起病，首发症状为四肢关节炎，但以下肢关节炎多见，如髋关节、膝关节、踝关节，表现为肿胀、疼痛和活动受限。患儿还可有反复发作的急性虹膜睫状体炎和足跟疼痛。

5.银屑病性关节炎

1 个或更多的关节炎合并银屑病，或关节炎合并以下任意 2 项：①指（趾）炎；②指甲凹陷或指甲脱离；③家族史中一级亲属有银屑病。此型儿童时期罕见，女性多见，表现为 1 个或几个关节受累，常为不对称性，约半数以上患儿有远端指间关节受累及指甲凹陷。关节炎可发生于银屑病发病之前或数个月、数年后。40%患者有银屑病家族史。

【辅助检查】

1.实验室检查

（1）血液检查：在活动期可有轻度或中度贫血，多数患儿白细胞总数增多，以中性粒细胞增多为主；血沉加快，C 反应蛋白、黏蛋白大多增高。

（2）免疫检测：免疫球蛋白 IgG、IgM、IgA 均升高，部分病例类风湿因子和抗核抗体可为阳性。

2.影像学检查

X线片检查早期可见关节附近软组织肿胀；晚期可见骨质疏松和破坏，关节腔变窄，关节面融合，骨膜反应和关节半脱位。

【治疗要点】

治疗原则：控制病变的活动度，减轻或消除关节疼痛和肿胀，预防感染和关节炎症的加重；预防关节功能不全和残疾，恢复关节功能及生活与劳动能力。

1.药物疗法

应用水杨酸制剂与非甾体类抗炎药物（如阿司匹林、萘普生、布洛芬等）、甲氨蝶呤、羟氯喹、肾上腺皮质激素、免疫抑制药等抗 JIA 治疗。

2.理疗

理疗对保持关节活动、肌力强度是极为重要的。所有病例都要尽早开始保护关节活动及维持肌肉强度所设计的锻炼，如清晨热浴、中药热浴都可能减轻病情及晨僵。根据具体情况选择锻炼方式或夹板固定等手段有利于预防或纠正关节残疾。

3.眼科治疗

与眼科医生一起联合治疗 JIA 患儿虹膜睫状体炎，局部使用皮质激素和阿托品能够有效控制眼部炎症。

【常见护理诊断/问题】

1.体温过高

与非化脓性炎症有关。

2.疼痛

与关节炎症和肿胀有关。

3.躯体活动障碍

与关节疼痛、畸形有关。

4.潜在并发症

药物不良反应。

5.焦虑

与发生关节强直畸形有关。

【护理措施】

1.降低体温

密切监测体温变化，注意热型。观察有无皮疹、眼部受损及心功能不全的表现，有无脱水体征。高热时采用物理降温法（有皮疹者忌用乙醇擦浴），及时擦干汗液，更换衣服，以保持皮肤清洁，防止受凉。同时要保证患儿摄入充足水分及热量，并给予高热量、高蛋白、富含维生素、易消化饮食。遵医嘱给予抗炎药物。

2.减轻关节疼痛，维护关节的正常功能

（1）急性期应卧床休息，并注意观察关节炎症状，如有无晨僵、疼痛、肿胀、热感、运动障碍及畸形。

（2）可利用夹板、沙袋固定患肢于舒适的位置或用支被架保护患肢不受压等以减轻疼痛，也可告知患儿用放松、分散注意力的方法控制疼痛或局部湿热敷止痛。

（3）急性期过后尽早开始关节的康复治疗，指导家长帮助患儿进行关节的被动运动和按摩，同时将治疗性的运动融入游戏中，如游泳、抛球、骑脚踏车、踢球等，以恢复关节功能，防止畸形。若运动后关节疼痛、肿胀加重，可暂时停止运动。鼓励患儿在日常生活中尽量独立，像正常儿童一样生活，并提供帮助独立的设备。

（4）对关节畸形的患儿，注意防止外伤。

3.用药护理

非甾体类抗炎药常见的不良反应为胃肠道反应，对凝血功能、肝脏、肾脏和中枢神经系统也有影响。故长期用药的患儿应每2~3个月检查血常规和肝功能、肾功能；使用免疫抑制药应注意观察药物不良反应，如白细胞数降低等。

4.心理护理

关心患儿，多与患儿及家长沟通，了解患儿及其家长的心理感受，并及时给予精神安慰。指导患儿及家长做好受损关节的功能锻炼，帮助患儿克服因慢性病或残疾造成的自卑心理。

5.健康教育

（1）指导父母不要过度保护患儿，多让患儿接触社会，并且多尝试一些新的活动，对其独立性进行奖赏。鼓励患儿参加正常的活动和学习，促进其身心健康的发展。

（2）广泛宣传引发JIA的诱因，如寒冷、潮湿、疲劳、营养不良、外伤、精神因素等，也可介绍JIA的治疗进展和有关康复的信息，以提高他们战胜疾病的信心。

第六节　过敏性紫癜

案例导入

　　患儿，男，8岁，因"双下肢皮疹10天，全身水肿5天，腹痛1天"入院。患儿于半月前无明显诱因出现皮肤紫癜，以臀部、双下肢、足背为主，伴有低热，体温37.8℃，轻度咳嗽。口服抗过敏药治疗3天，皮疹加重，同时出现腹痛、腰痛，尿色加深，无肉眼血尿，5天前出现全身水肿，以双下肢、眼睑明显，尿量减少，既往体健，1个月前患儿出现感冒、发热、咳嗽，在家注射"青霉素"5天，咳嗽减轻。无食物及药物过敏史，近日未行预防接种。

　　体格检查：体温36.9℃，脉搏82次/min，呼吸18次/min，体重21 kg。发育正常，营养尚可，神志清，精神尚好，呼吸平稳，双侧臀部、下肢及上肢皮肤散在暗红色紫癜，压之不褪色，略高出皮面，呈对称性分布，双下肢轻度凹陷性水肿，膝关节、踝关节肿痛。头颅未见异常，双眼睑及颜面部轻度水肿。咽充血，扁桃体Ⅰ度肿大，颈软，双肺呼吸音粗，心音有力，心律齐、未闻及杂音。腹平软，脐周围有轻度压痛，无肌紧张及反跳痛，肝脾肋下未及，肠鸣音5~6次/min，四肢肌张力正常。

　　辅助检查：血常规示 WBC 18.35×10⁹/L，L 19.7%，N 71.89%，RBC 4.89×10¹²/L，PLT 412×10⁹/L，Hb 134 g/L。尿常规检查，尿蛋白(+++)、红细胞(++)。

　　思考
　　(1)该患儿的哪些症状提示过敏性紫癜？
　　(2)目前对这患儿的护理重点是什么？

过敏性紫癜案例解析

　　过敏性紫癜(anaphylactoid purpura)称亨-舒综合征，是以全身小血管炎为主要病变的血管炎综合征。临床表现为非血小板减少性皮肤紫癜，伴关节肿痛、腹痛、便血和血尿、蛋白尿等。主要见于学龄期儿童，男孩多于女孩，四季均有发病，以春秋二季多见。

【病因与发病机制】

病因尚未明确，可能与链球菌感染、病毒感染、药物（阿司匹林、抗生素等）、食物（蛋类、乳类、豆类）、虫咬、疫苗接种等致敏因素引起的自身免疫反应有关，发生机制是由于抗原与抗体结合形成免疫复合物在血管壁沉积，激活补体，导致毛细血管和小血管壁及其周围产生炎症，使血管壁通透性增加。过敏性紫癜的基础病理改变为全身性白细胞碎裂性小血管炎，皮肤小血管周围有多形核细胞、淋巴细胞和嗜酸粒细胞。

【临床表现】

多为急性起病，病前1~3周常有上呼吸道感染史。约半数患儿伴有低热、乏力、精神萎靡、食欲减退等全身症状。

1. 皮肤紫癜

常为首发症状，反复出现为过敏性紫癜特征，多见于下肢和臀部，以下肢伸面为多，对称分布，严重者累及上肢，面部及躯干少见。初起为紫红色斑丘疹，高出皮肤，压之不褪色，此后颜色加深呈暗紫色，最终呈棕褐色而消退。少数重症患儿紫癜可大片融合形成大疱伴出血性坏死。皮肤紫癜一般在4~6周后消退，部分患儿间隔数周、数个月后再次复发。

2. 消化道症状

约半数以上患儿可出现消化道症状，常见脐周或下腹部疼痛，伴恶心、呕吐，部分患儿有腹泻或便血。偶可发生肠套叠、肠梗阻、肠穿孔及出血坏死性小肠炎。

3. 关节症状

约1/3患儿出现关节肿痛，多累及膝、踝、肘、腕等大关节，表现为关节肿胀、疼痛和活动受限，多在数日内消失而不遗留关节畸形。

4. 肾脏症状

30%~60%患儿有肾脏损害的临床表现。过敏性紫癜是否引起肾脏病变及其程度是决定远期预后的关键因素，也是儿科最常见的继发性肾小球疾患。多发生于起病1个月内，症状轻重不一。多数患儿出现血尿、蛋白尿及管型，伴血压升高和水肿，称为紫癜性肾炎。少数呈肾病综合征表现。一般患儿肾脏损害较轻，大多数都能完全恢复。少数发展为慢性肾炎，死于慢性肾功能衰竭。

5. 其他

偶因颅内出血导致失语、瘫痪、昏迷、惊厥。个别患儿有鼻出血、牙龈出血、咯血等。

【辅助检查】

1. 实验室检查

（1）血常规：白细胞数正常或轻度增多，中性粒细胞和嗜酸性粒细胞可增多。血小板计数正常甚至升高，出血和凝血时间正常，血块退缩试验正常，部分患儿毛细血管脆性试验阳性。

（2）其他：肾脏受损可有血尿、蛋白尿、管型；血清 IgA 浓度往往升高，IgG、IgM 水平升高或正常；大便隐血试验阳性。

2. 影像学检查

早期 X 线片仅显示软组织肿胀，关节周围骨质疏松，关节附近呈现骨膜炎。晚期可见关节面破坏，以手腕关节多见。腹部超声检查有利于早期诊断肠套叠。

【治疗要点】

1. 一般治疗

卧床休息，积极寻找和去除致病因素，如控制感染、补充维生素等。

2. 肾上腺皮质激素和免疫抑制药

泼尼松每日 1~2 mg/kg，分次口服，症状缓解后即可停药。重症过敏性紫癜肾炎可加用免疫抑制药如环磷酰胺等。

3. 抗凝治疗

应用阻止血小板凝集和血栓形成的药物，例如，阿司匹林每日 3~5 mg/kg；双嘧达莫(潘生丁)每日 2~3 mg/kg，分次服用。以过敏性紫癜性肾炎为主要病变时，可选用肝素治疗。

4. 对症治疗

出血患儿应卧床休息，给予镇静药，有消化道症状时限制粗糙饮食，有大量出血时要考虑输血并禁食；抗组胺药及钙剂等可减轻一些过敏反应强度，恢复毛细血管内壁完整性，缓解部分患儿腹痛症状。

【常见护理诊断/问题】

1. 皮肤完整性受损

与血管炎有关。

2. 疼痛

与关节肿痛、肠道炎症有关。

3. 潜在并发症

消化道出血、紫癜性肾炎。

【护理措施】

1. 恢复皮肤的正常形态和功能

(1)观察皮疹的形态、颜色、数量、分布，是否反复出现，可绘成人体图形，每日详细记录皮疹变化情况。

(2)患儿衣着应宽松、柔软，保持清洁、干燥，保持皮肤清洁，防擦伤和儿童抓伤，如有破溃及时处理，防止出血和感染。

(3)避免接触可能的各种致敏原，同时按医嘱使用止血药、脱敏药等。

2. 缓解关节疼痛

观察患儿关节疼痛及肿胀程度，协助患肢采取不同的功能位置。根据病情给予热敷，教会患儿利用放松、娱乐等方法减轻疼痛。患儿腹痛时应卧床休息，尽量在床边守护，并作好日常生活护理。按医嘱使用肾上腺皮质激素，以缓解关节疼痛和解除痉挛性腹痛。

3. 监测病情

(1)观察有无腹痛、便血等情况，同时注意腹部体征并及时报告和处理。有消化道出血时，应卧床休息，限制饮食，给予无渣流食，出血量多时要考虑输血并禁食，经静脉补充营养。

（2）观察尿色、尿量，定时行尿常规检查，若有血尿和蛋白尿，提示紫癜性肾炎，按肾炎护理。

4. 健康教育

（1）近年来研究表明 A 组溶血性链球菌感染是导致过敏性紫癜的重要原因，过敏性紫癜以春秋二季好发，故在春秋季节向儿童及家长宣传预防感染的重要性，避免去人群集中的公共场所，防止受凉。

（2）过敏性紫癜可反复发作或并发肾损害，给患儿和家长带来不安和痛苦，故应针对具体情况予以解释，帮助其树立战胜疾病的信心。

（3）指导家长和患儿学会观察病情，合理调配饮食；指导其尽量避免接触各种可能的过敏原，以及定期去医院复查。

第七节　皮肤黏膜淋巴结综合征

皮肤黏膜淋巴结综合征（mucocutaneous lymphnode syndrome，MCLS）又称川崎病（kawasaki disease，KD），由日本川崎富作于 1967 年首先报道，是一种全身中、小动脉炎性病变为主要病理改变的急性发热出疹性疾病。表现为急性发热、皮肤黏膜病损和淋巴结肿大。MCLS 以婴幼儿多见，男孩多于女孩。一年四季均有发病，以春秋季节居多。

【病因与发病机制】

病因不明，可能与立克次体、葡萄球菌、链球菌、反转录病毒、支原体等多种病原体感染有关，但均未能证实。

发病机制尚不清楚。目前认为川崎病是一定易患宿主对多种感染病原触发的一种免疫介导的全身性血管炎。

【临床表现】

1. 主要表现

（1）发热：体温 38℃～40℃，呈稽留热或弛张热，持续 1～2 周，甚至更长，抗生素治疗无效。

（2）皮肤表现：皮疹在发热或发热后出现，呈向心性、多形性，常见的为斑丘疹、多形红斑样或猩红热样，无疱疹及结痂，躯干部多见，持续 4～5 天后消退；手足

指端膜状脱皮

皮肤呈广泛性硬性水肿，手掌和脚底早期出现潮红，恢复期指（趾）端膜状脱皮，重者指（趾）甲亦可脱落，此为川崎病的典型临床特点。肛周皮肤发红、脱皮。

（3）黏膜表现：双眼球结膜充血，但无脓性分泌物或流泪；口唇潮红、皲裂或出血，舌乳头明显突起、充血，呈草莓舌。咽部弥漫性充血，扁桃体可有肿大或渗出。

（4）颈淋巴结肿大：单侧或双侧，质硬有触痛，表面不红，无化脓，热退后消散。

2.心脏表现

可于发病第1~6周出现心肌炎、心包炎和心内膜炎；冠状动脉瘤常在疾病的第2~4周发生，心肌梗死和巨大冠状动脉瘤破裂可导致心源性休克甚至猝死。

川崎病并发
冠状动脉瘤的高危因素

3.其他

可有间质性肺炎、无菌性脑膜炎、消化系统症状(如呕吐、腹泻、腹痛、肝脏肿大、黄疸等)、关节疼痛和肿胀。

【辅助检查】

1.实验室检查

(1)血液检查：轻度贫血，白细胞计数升高，以中性粒细胞增多为主，有核左移现象。血沉增快，C反应蛋白和免疫球蛋白增高，为炎症活动指标。

(2)免疫学检查：血清IgG、IgM、IgA、IgE和血液循环免疫复合物升高，总补体和C3正常或增高。

2.影像学检查

(1)X线片检查：肺纹理增多，少数患儿有片状阴影或胸膜反应；心影常轻度扩大，少数患儿可见冠状动脉钙化。

(2)冠状动脉造影：冠状动脉造影是诊断冠状动脉病变最精确的方法，根据冠状动脉造影时冠状动脉瘤的特征，可确定冠状动脉瘤的类型、分级和部位，以指导治疗。

3.心血管系统检查

心脏受损者可见心电图和超声心动图改变。心电图主要为ST段和T波改变、P-R间期和Q-T间期延长、低电压、心律失常等。

【治疗要点】

1.控制炎症

(1)阿司匹林：为首选药物，剂量为30~100 mg/(kg·d)，分3~4次口服，热退后3天逐渐减量。如有冠状动脉病变时，根据血小板调整剂量、疗程，直至冠状动脉病变恢复正常。

(2)静脉注射丙种球蛋白(IVIG)：IVIG可明显降低急性期冠状动脉病变的发病率，对已形成冠状动脉瘤者可使其早期退缩。剂量为1~2 g/kg于8~12小时静脉缓慢输入，宜于发病早期应用。

(3)糖皮质激素：静脉注射丙种球蛋白无效者，可考虑使用糖皮质激素，也可与阿司匹林和双嘧达莫合并使用。剂量为每日2 mg/kg，使用2~4周。

2.抗血小板凝聚

除阿司匹林外可加用双嘧达莫。

3.其他治疗

根据病情给予对症支持治疗，如补液、护肝、控制心力衰竭、纠正心律失常等；有心肌梗死时及时进行溶栓治疗。

【常见护理诊断/问题】

1. 体温过高

与感染、免疫反应等因素有关。

2. 皮肤完整性受损

与小血管炎有关。

3. 口腔黏膜受损

与小血管炎有关。

4. 潜在并发症

心脏受损。

【护理措施】

1. 降低体温

(1)急性期患儿应绝对卧床休息。维持病室适当的温度、湿度。监测体温变化、观察热型及伴随症状，及时采取必要的治疗护理措施。

(2)给予清淡的高热量、富含维生素、高蛋白质的流质或半流质饮食。鼓励患儿多饮水，必要时静脉补液。

(3)按医嘱用药并注意观察应用阿司匹林是否有出血倾向，以及静脉注射丙种球蛋白有无过敏反应，一旦发生及时处理。

2. 皮肤护理

保持皮肤清洁，每天清洗患儿皮肤，剪短指甲，以免抓伤和擦伤；衣被质地柔软而清洁，每次便后清洗臀部；对半脱的痂皮用干净的剪刀剪除，切忌强行撕脱，防止出血和继发感染。

3. 黏膜护理

评估患儿口腔卫生习惯及进食能力，观察口腔黏膜病损情况，每天晨起、睡前、餐前、餐后漱口，以保持口腔清洁，防止继发感染，并增进食欲。口唇干裂者可涂护唇油；禁食生、辛、硬的食物，必要时遵医嘱给予药物涂擦口腔创面；每天用0.9%氯化钠溶液洗眼1~2次，也可涂眼膏，以保持眼的清洁，预防感染。

4. 监测病情

密切监测患儿有无心血管损害的表现，如面色、精神状态、心率、心律、心音、心电图异常，一旦发现立即进行心电监护，根据心血管损害程度采取相应的护理措施。

5. 心理支持

家长因患儿心血管受损及可能发生猝死而产生不安心理，应及时向家长交代病情，给予心理支持；根据病情患儿需定期行心电图、超声心动图等，应结合患儿年龄进行解释，以取得配合；给患儿安排一些床上娱乐，制订合理的活动与休息，多给其精神安慰，减少各种不良刺激。

6. 健康教育

及时向家长交代病情，并给予心理支持。指导家长观察病情，定期带患儿复查，对于无冠状动脉病变患儿，于出院后1个月、3个月、6个月及1年全面检查1次。有冠状动脉损害者密切随访。

本章小结

免疫系统包括特异性免疫和非特异性免疫，通过细胞免疫和体液免疫清除外界入侵物和抗原。

原发性免疫缺陷病是因免疫细胞和免疫分子发生缺陷引起的免疫反应缺如或降低，导致机体抗感染免疫功能低下的一组临床综合征。共同的临床表现为反复感染和慢性感染、易患肿瘤和自身免疫性疾病。

母婴传播是儿童 HIV 感染的主要途径。

风湿热是一种反复发作的结缔组织性疾病，临床表现包括发热，通常伴随关节炎、心肌炎，部分治疗不当的患儿可发展为慢性风湿性心瓣膜病。

幼年特发性关节炎多见于 16 岁以下的儿童，是一种全身性结缔组织病，临床表现包括慢性不规则发热，关节肿痛，常伴有皮疹、肝脾肿大和淋巴结肿大，反复发作可致关节畸形和功能丧失。

过敏性紫癜又名亨—舒综合征，临床表现包括紫癜、关节肿痛或关节炎、腹痛、消化道出血和肾炎，最严重的并发症是渐进性肾功能衰竭。

皮肤黏膜淋巴结综合征又称川崎病，病变累及黏膜、皮肤和淋巴结，血管炎为主要病理改变，川崎病的最严重并发症是对心脏和冠状动脉的损害。

客观题测验

主观题测验

第十六章

遗传代谢性疾病患儿的护理

遗传代谢性疾病患儿的护理PPT

学习目标

识记：遗传性疾病的概念和分类。21-三体综合征、苯丙酮尿症和糖原累积病的定义和病因。

理解：遗传性疾病的预防手段。21-三体综合征、苯丙酮尿症和糖原累积病的发病机制。

运用：运用所学知识制订一份针对遗传代谢性疾病患儿的饮食管理，并对遗传代谢性疾病患儿提供护理。

第一节 概述

遗传(heredity, inheritance)是指子代与亲代之间在解剖、形态结构、生理、生化、免疫功能等方面的相似而言。遗传性疾病(hereditary disease)是由于遗传物质结构或功能改变所导致的疾病,简称遗传病(genetic disease)。目前,人类的疾病谱发生了很大的改变,急性感染性疾病得到有效控制,遗传性疾病所占的比重增大,遗传病和先天畸形已成为儿童主要死因之一。

自20世纪50年代以来,由于重组DNA技术的问世和人类基因组计划的启动,使人们对遗传性疾病的认识进入现代分子遗传学水平,人们对3 000多种疾病的致病基因有了明确的认识,为该类疾病的诊断、治疗、预防开拓了新的途径。

课程思政

拒绝歧视

在社会上,有一群不同于四肢健全、心智健全的儿童,他们在听力、语言、肢体或者智力上有残缺,也许在正常人看来,他们缺少了点什么,但是他们不会缺失对生活的信心、对美好生活的向往,我们作为健全的人,应该用正常的眼光去看待他们、尊重他们、帮助他们。

一、遗传的物质基础

遗传物质包括细胞核中的染色体(chromosome, CS)及其基因(gene)或DNA。染色体是遗传信息的载体。正常人体细胞的染色体数目为23对(46条),其中有22对为常染色体,男女相同,另1对决定性别的为性染色体,女性为XX,男性为XY;正常女性染色体的核型为46,XX,正常男性染色体的核型为46,XY。

人类细胞的遗传信息几乎全部都编码在组成染色体的DNA分子上。DNA分子由2条脱氧核苷酸链组成双螺旋结构,脱氧核苷酸是由脱氧核糖、磷酸和碱基所构成。在DNA分子长链上,每三个相邻的脱氧核苷酸碱基构成一个密码子,一个密码子代表一种氨基酸,即是DNA分子储存的遗传信息。

基因(gene)是指能够表达和产生一定功能产物的核酸序列(DNA或RNA),它有3个基本特性:一是可自体复制,即DNA的复制,用以保持遗传的连续性;二是基因决定性状,基因可通过转录和翻译决定多肽链氨基酸的顺序,从而决定某种酶或蛋白质的性质而表达某一性状;三是基因突变,DNA分子中的碱基序列发生变异,导致组成蛋白质的氨基酸发生改变,并可进行自体复制,因此遗传表型不同,临床上可能会出现遗传性疾病。人体每个细胞中包含有2万~2.5万个基因,人类基因组研究计划就是在整个基因组层次上,总体研究人类所有基因的结构功能,并建立人类基因组的遗传图、物理图、

DNA 序列测定、基因确定和分析等。

二、遗传性疾病的分类

(一)染色体病

染色体病是由于染色体结构畸变和(或)数目异常而引起的疾病,通常累计数个或上百个基因。其可分为常染色体病和性染色体病两大类,如唐氏综合征、Turner 综合征(先天性卵巢发育不全综合征)和 Klinefelter 综合征等。

(二)基因病

基因病指遗传物质的改变仅涉及基因水平,分为以下几种情况:

1. 单基因遗传病

单基因遗传病是单个基因突变造成的遗传性疾病,目前发现的超过 5 000 种,其遗传符合孟德尔遗传规律,如血红蛋白病、糖原贮积症、苯丙酮尿症和遗传代谢缺陷病。单基因遗传病按照不同遗传模式可分为常染色体显性遗传、常染色体隐性遗传、X 连锁显性遗传、X 连锁隐性遗传和 Y 连锁遗传。

2. 多基因遗传病

多基因遗传病又称复杂遗传病,由多个基因与环境因素共同作用导致的遗传病。这些微效基因单独对遗传性状的作用较小,几种微效基因累加,一旦超过阈值,就产生明显的表型效应,导致疾病的发生,如高血压病、精神分裂症、糖尿病等。

3. 线粒体病

线粒体病是指以线粒体 DNA 突变导致线粒体功能异常为主要起因的一类疾病。线粒体中所含的 DNA,是独立于细胞核染色体之外的一组基因组,含多个裸露闭环双链结构的 DNA 分子(mtDNA)编码多种 tRNA、rRNA 及与细胞氧化磷酸化有关的酶,称线粒体基因组。由这些基因突变而导致的疾病称线粒体基因病。由于精子不含 mtDNA,其表达是经母系遗传的,如帕金森病、线粒体肌病、母系遗传性糖尿病等。

4. 分子病

分子病是调控生物大分子合成的基因发生突变,导致生物大分子结构或数量改变所致的疾病,可涉及血浆蛋白(血友病)、血红蛋白(如血红蛋白病)、膜转运蛋白(胱氨酸尿症等)、细胞受体蛋白(遗传性高脂蛋白血症等)和酶蛋白(苯丙酮尿症等)。

(三)体细胞遗传病

体细胞遗传病是由于体细胞中的遗传物质改变引起的疾病,如各种肿瘤,其发病都涉及特定组织细胞中的癌基因和染色体或抑癌基因的变化,因此属于体细胞遗传病。

三、遗传性疾病的传递方式

(一)常染色体显性遗传

常染色体显性遗传(autosomal dominant inheritance,AD)的致病基因位于常染色体上,只要亲代有一个这样的显性致病基因传递给子代,子代就会表现与亲代之一相同的病症。例如,健康纯合子与杂合子患者婚配,则子代半数健康,半数患病,而无携带者。先天性成骨不全、多指(趾)、并指(趾)、D 型地中海贫血、肾性糖尿病等疾病均属此类遗传方式。

(二)常染色体隐性遗传

常染色体隐性遗传(autosomal recessive inheritance, AR)的致病基因位于常染色体上,只有成双的致病基因同时存在时,方可得到表现,即在纯合子时方能出现临床症状,带有一个病理隐性基因的个体不发病,但能将致病基因传递给子代,称为携带者。例如,两个带有致病基因的杂合子婚配,则子代中 1/4 为正常个体,1/4 将发病,1/2 为杂合子(即表型正常的致病性基因携带者)。临床上有白化病、苯丙酮尿症、半乳糖血症、糖原代谢病、肝豆状核变性等。

(三)伴性遗传

致病基因多位于 X 染色体上,临床上以 X 连锁隐性遗传较为多见,女性为携带者(表型为正常的女性个体,一个带有隐性病理基因,而另一个 X 染色体为正常基因),男性发病(因男性只有一个 X 染色体,只要有一个隐性致病基因在 X 染色体上,即能表现疾病)。红绿色盲、血友病、假性肥大型进行性肌营养不良症等疾病均属此类遗传病。显性伴性遗传比较少见,致病基因位于 X 性染色体,故男女均可患病,如遗传性肾炎、抗维生素 D 佝偻病等。

(四)多基因遗传

一些遗传性状或遗传病是由多对基因共同作用的结果,每对基因彼此没有隐性和显性的关系,单独作用比较微小,但各对基因的作用有累积效应。现认为多基因遗传病既受遗传因素的制约,又受发育环境的影响。精神分裂症、支气管哮喘、幼年型糖尿病、原发性高血压、冠心病等疾病均属此类遗传病。

四、遗传性疾病的预防

(一)医学遗传咨询与指导

医学遗传咨询的主要咨询对象:①已确诊或疑有遗传病的患者及其亲属;②疑有与遗传有关的原发性智能低下、先天畸形者;③家庭成员连续发生不明原因疾病者;④致病基因或易位染色体携带者;⑤不明原因的反复流产、死胎、死产及不孕不育夫妇;⑥孕早期接触放射线、致畸药物、化学毒物或病原微生物感染者;⑦性发育异常者;⑧有可疑遗传病家族史并准备结婚或生育者。

医学遗传指导是向遗传病患者或可疑遗传病患者及亲属讲解疾病的遗传方式、诊断、治疗、护理及疾病后果、再发风险和防治等知识。避免近亲结婚,注意孕期保健,提高人们对遗传性疾病的认识,增强预防遗传性疾病的意识。

(二)检测杂合子携带者

杂合子携带者一般均无临床症状而为致病基因携带者,若检出男女双方均为致病基因携带者则不应结婚。在常染色体隐性遗传(AD)中，若男女双方同是杂合体，将有1/4的机会生出患病的下一代；在X连锁隐性遗传中，母亲若是杂合子，所生男性将有1/2的机会发病。因此，如能在母亲孕前检出杂合子，则有利于对子代遗传病进行再发风险的预测。

(三)产前诊断

对可疑生育遗传性疾病患儿的母亲，孕期内可作羊水穿刺，行羊水细胞染色体检查或生化测定，亦可通过超声波等检查手段监测胎儿有无畸形。如有异常则尽早干预，必要时终止妊娠。

(四)做好筛查工作

对可疑患儿应结合临床特征、皮纹学检查、生化测定、染色体核型分析、基因诊断等做出判断，早诊断，早治疗，以提高患儿的生存质量。

第二节　21-三体综合征

案例导入

患儿，男，1岁6个月，因"流涎、伸舌及不爱说话"就诊。

患儿为 G_2P_1 ，足月顺产，出生体重 2 800 g，母亲38岁，父亲39岁，非近亲结婚，无遗传代谢性疾病家族史。

体格检查：体温37.2℃，心率110次/min，呼吸30次/min，神志清楚，表情呆滞，体重9.2 kg，身长69 cm，头围42 cm，前囟1.3 cm×1.3 cm，眼裂小，眼距宽，双眼外眦向上斜，鼻梁低平，耳郭小，舌大唇厚，常常张口伸舌、流涎，牙9枚。下腹膨隆，四肢肌张力低下，通贯手，手指粗短，小手指向内弯曲。普通饮食，食量少，食欲差。能扶墙站立，只会叫"妈妈""奶奶"。患儿家长情绪焦虑。

思考

(1)该患儿可能的临床诊断是什么？

(2)该患儿目前主要的护理诊断/问题是什么？

(3)应采取哪些护理措施？

21-三体综合征案例解析

21-三体综合征(trisomy 21 syndrome)又称 Down 综合征，是在人类首先被描述的染色体畸变疾病，也是最常见的常染色体疾病。此病在活产婴儿中的发病率为 0.56‰~0.64‰。母亲年龄越大，发病率越高，约60%患儿在胎儿早期就夭折。

【病因与发病机制】

1. 母亲妊娠年龄

大多数单纯型 21-三体综合征都是新发生的，生育先天愚型和其他染色体病患儿的风险，随孕母妊娠年龄的增加而增大。这是由于亲代之一的生殖细胞在减数分裂形成配子时，或受精卵在有丝分裂时，21 号染色体发生不分离的结果。

2. 放射线及化学药物的影响

接触放射线及化学物质可使染色体畸变，据统计，21-三体综合征的发生与妊娠前后使用解热镇痛药、磺胺类药物有一定关系。

3. 生物因素

孕母在孕前或孕早期有病毒感染(如风疹病毒、流行性腮腺炎病毒及肝炎病毒等)，也可增加 21-三体综合征的发病率。

4. 遗传因素

易位型和嵌合型的 21-三体综合征在同一家族中发病率增加。

【临床表现】

1. 特殊面容

出生时即可有明显的特殊面容(图 16-1)：头型短小，前囟迟闭，面圆而扁平，眼裂小，眼距宽，双眼外眦上斜。鼻子短，鼻孔上翘，鼻根低平。上缘过度折叠，耳长度减小。伸舌张口，流涎多。颚弓高尖，有的病儿可伴有唇裂、腭裂。患儿表情呆滞，喂养困难。

2. 智能落后

智能落后是 21-三体综合征最严重、最突出的临床表现。绝大多数患儿都有不同程度的智力低下，并随年龄增长而日益明显，缺乏抽象思维能力。嵌合体型患儿智能水平多高于单纯型。

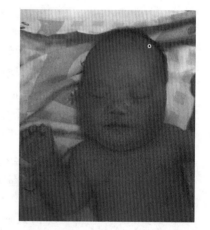

图 16-1　21-三体综合征特殊面容

3. 生长发育迟缓

患儿出生时平均体重、身高均较正常新生儿低，体格、智力发育均落后于同龄儿，出牙顺序异常且延迟，牙呈楔状，骨龄落后于实际年龄。四肢短，肌张力低下，小指短粗且向内弯曲，关节过度屈伸。腹部膨隆，常伴有脐疝。

4. 皮肤纹理特征

可有通贯手(猿线)，轴三角的 atd 角增大，第4、5 指桡箕增多，小指只有一条指褶纹(图 16-2)。

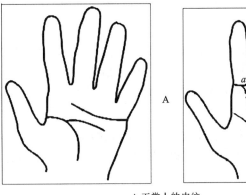

A.正常人的皮纹

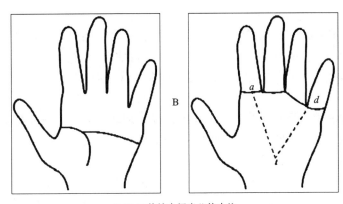

B.21-三体综合征患儿的皮纹

图 16-2 正常人与 Down 综合征患儿皮纹比较

5.伴发畸形

约 50% 的患儿伴有先天性心脏病，其次是消化道畸形。先天性甲状腺功能减低症和急性淋巴细胞白血病的发病率明显高于正常人群。部分男孩可有隐睾，成年后大多无生育能力。女孩多数无月经，仅少数有生育能力。免疫功能低下，易患感染性疾病。

【辅助检查】

1.染色体核型分析

根据孕母羊水细胞或患儿外周血淋巴细胞染色体核型检查，可将 21-三体综合征分为三种类型，①标准型：占患儿总数的 95% 左右，染色体总数为 47 条，其染色体核型为 47，XY(或 XX)，+21，有一个多出来的 21 号染色体。②易位型：占患儿总数的 2.5%~5%；染色体总数为 46 条，其中一条是易位染色体。有两种类型的易位，第一类是 D/G 易位，最为常见，即 G 组 21 号染色体与 D 组 14 号染色体发生着丝粒融合(Robertsonian translocation)，又称罗伯逊易位，其核型为 46，XY(或 XX)，-14，+t(14q21q)。第二类为 G/G 易位，即两条 21 号染色体发生着丝粒融合，核型为 46，XY(或 XX)，-21，+t(21q21q)。③嵌合体型：占患儿总数的 2%~4%。患儿体内存在两种细胞株，一株为正常细胞,另一株为21-三体细胞,形成嵌合体,其核型为46,XY(或XX)/47,XY(或XX),+21。

2.生化检查

患儿红细胞内过氧化物歧化酶-1(SOD-1)活性增高,含量为正常人的150%,嗜中性粒细胞碱性磷酸酶活性亦增高;T淋巴细胞转化反应受抑制,粒细胞分叶过少并呈鼓槌状;血中胸腺因子水平及丙种球蛋白含量均降低。

【治疗要点】

21-三体综合征目前尚无有效治疗方法。应注重遗传咨询、产前诊断及治疗感染。如伴有畸形,可行手术矫治。针对患儿可以进行针对性康复训练,以达到生活自理,掌握简单的工作技能。

【护理评估】

1.健康史

评估母亲妊娠年龄,患儿父母是否近亲婚配,有无家族史,母亲孕期是否用过化学药物及接受射线照射,孕母是否有病毒感染(如流行性腮腺炎、风疹、病毒性肝炎、传染性单核细胞增多症等)及自身免疫性疾病(如慢性甲状腺炎)。

2.身体状况

评估患儿智能落后情况、营养状况及生长发育迟缓的程度,有无特殊面容、皮肤纹理特征,以及有无伴发畸形、免疫功能低下、患感染性疾病的情况。

3.心理—社会状况

患儿家长常常会产生焦虑感,对患儿疾病的治疗失去信心,而患儿因智能低下,无正常生活能力,甚至生活不能自理,不能接受正常入学教育,易受到嘲笑,加重患儿及家长的自卑感。患儿免疫功能低下易患病,伴发多种畸形,长期求医加重患儿家庭的经济负担,使患儿家长的心理及社会负担过重,甚至有的家长不能承受压力而遗弃患儿。

【常见护理诊断/问题】

1.自理缺陷

与智能低下有关。

2.有感染的危险

与免疫功能低下有关。

3.焦虑(家长)

与智能低下及伴发畸形的严重程度有关。

【护理目标】

(1)患儿生活逐步提高。

(2)患儿没有发生严重感染。

(3)患儿家长掌握疾病知识及对患儿进行长期耐心的教育和训练。

【护理措施】

1.加强生活护理,提高自理能力

(1)协助康复医生分阶段评估患儿的智力水平及生活自理能力。

(2)协助患儿家长制订教育及训练方案,并进行示范,使患儿通过训练能逐步达到生活自理，并能逐步从事简单劳作。

（3）悉心照顾患儿，协助日常活动，如穿衣、吃饭、大小便，定期洗澡，防止意外事故的发生。

（4）保持皮肤清洁、润滑。患儿长期流涎，需及时擦干，保持面部、下颌部及颈部清洁，避免皮肤糜烂。

（5）遵照医嘱早期应用酪氨酸、谷氨酸、甲状腺素片、叶酸、维生素 B_1 口服，以促进智能发育。必要时辅助穴位针灸，促进肌力的发育和体能改善。

2. 预防感染

（1）保持环境清洁，避免接触感染者。

（2）注意个人卫生，做好皮肤、口腔清洁护理，避免皮肤糜烂继发感染。

（3）注意饮食卫生，注意手卫生，防止消化道传染病。呼吸道感染者须戴口罩才能接触患儿。

（4）适当体育锻炼，提高患儿抗病能力。

3. 健康指导及家庭支持

（1）评估患儿和家长的心理状态及家长对疾病的了解程度。

（2）理解并耐心开导家长的情绪，为家长提供教养孩子及家庭照顾的知识，使其尽快适应疾病带来的影响。

（3）为家长讲授疾病发生及临床表现的相关知识，提供遗传咨询，避免同类疾病患儿再次出生。

（4）知识宣教，发动周围人群及社会理解、支持患儿及家长，不嘲笑，为其生活、教养提供便利条件，给患儿及家长情感、信息及社会支持。

【护理评价】

（1）患儿能否逐步自理生活，能否从事简单劳动。

（2）患儿家长是否掌握有关疾病知识及教育、训练的技巧。

（3）患儿家长是否达到良好心理适应状态。

第三节　苯丙酮尿症

案例导入

患儿，男，1岁5个月，因"面肌抽动、表情呆滞3个月余"就诊。

患儿为 G_2P_1，足月顺产，出生体重3 100 g，无产伤窒息史。出生后混合喂养，奶量尚可，3个月后逐渐出现呕吐、喂养困难，易兴奋。患儿6个月时发现智力发育与运动发育落后于同龄儿，近4个月来面部肌肉抽动，抽搐反复发作，头发由黑渐渐变黄。母孕期健康，患儿无特殊服药史。

体格检查：体重9 kg，身长68 cm，头围44 cm，营养发育差，面部及全身多处湿疹，皮肤干燥白皙，毛发黄，前囟闭合，心率98次/min，节律整齐，未闻及杂音。全身有明显的特殊气味。饮食为软普食加配方奶。患儿家长询问孩子的智力发育和体格发育落后的原因。

思考

(1)该患儿可能的临床诊断是什么？

(2)该患儿目前主要的护理诊断/问题是什么？应如何帮助患儿母亲正确喂养？

苯丙酮尿症案例解析

苯丙酮尿症(phenylketonuria，PKU)是一种较常见的先天性氨基酸代谢障碍性疾病，为常染色体隐性遗传病。由于苯丙氨酸代谢通路中的酶缺陷，导致苯丙氨酸及其代谢产物在体内蓄积引起的疾病。临床表现为智力发育落后，毛发、皮肤色素浅淡和鼠尿臭味。其发病率随地区和种族而异，我国的发病率为1：11 000，北方人群高于南方。PKU是新生儿筛查领域中最成功、最经典的病种之一。

【病因与发病机制】

PKU按酶缺陷的不同可分为典型和非典型，绝大多数患儿是典型病例。①典型PKU是由于患儿肝细胞先天性缺乏苯丙氨酸羟化酶(phenylalanine hydroxylase，PAH)，从而不能将苯丙氨酸转化为酪氨酸，引起苯丙氨酸在体内蓄积所致。大量苯丙氨酸在血液、脑脊液、各种组织和尿液中浓度显著增高，同时产生大量苯丙酮酸、苯乙酸、对羟基苯乙酸等旁路代谢产物并从尿中排出。高浓度苯丙氨酸及其旁路代谢产物导致脑损伤；同时由于酪氨酸生成减少，致使甲状腺素、肾上腺素及黑色素合成亦不足。②非典型PKU，仅占1%~3%，是由于四氢生物蝶呤(tetrahydrobiopterin，BH4)的缺乏，使苯丙氨酸不能氧化成酪氨酸，造成多巴胺、5-羟色胺等重要的神经递质缺乏，加重神经系统的功能损害，其临床症状更重，治疗也更困难。

【临床表现】

患儿出生时正常，通常在3~6个月时开始出现症状，1岁时症状逐渐加重并明显。

1. 神经系统表现

以智力低下为主，是PKU最为重要的症状。患儿可有表情呆滞、行为异常、兴奋不安、过度活动、肌痉挛或癫痫发作，80%脑电图有异常。BH4缺乏型PKU的患儿神经系统症状出现较早且较重，常见肌张力明显减低，嗜睡、惊厥及智能明显落后，不经治疗者常在幼儿期死亡。

2. 外貌特征

生后数个月因黑色素合成不足，致毛发由黑变黄，虹膜和皮肤色泽变浅。皮肤干燥白皙，常伴湿疹。

3. 体味

由于尿液及汗液中含有较多苯乙酸，有明显的鼠尿臭味。

【辅助检查】

1. 新生儿筛查

新生儿哺乳3天后，针刺足跟采集婴儿外周血一滴，滴于专用采血滤纸上，晾干后即寄送至筛查实验室，进行苯丙氨酸浓度测定。当苯丙氨酸浓度大于切割值，应进一步检查和确诊。

2. 苯丙氨酸浓度测定

正常苯丙氨酸浓度<120 μmol/L(2 mg/dL)，经典型PKU>1 200 μmol/L，中度PKU 360~1 200 μmol/L，轻度PKU 120~360 μmol/L。

3. 尿蝶呤图谱分析和DHPR活性测定

主要用于BH4缺乏症的鉴别诊断。

4. DNA分析

用DNA分析方法进行基因突变的检测、基因诊断和产前诊断。

【治疗要点】

疾病一旦确诊，立即进行治疗，开始治疗的年龄越小，效果越好。

(1)低苯丙氨酸饮食为主要治疗手段，原则是摄入苯丙氨酸的量既要保证生长发育和体内代谢的最低需要，又能使血中苯丙氨酸浓度控制在理想范围内。血苯丙氨酸浓度过高或过低都会影响生长发育。血苯丙氨酸理想控制浓度范围：0~3岁，120~240 μmol/L；3~9岁，180~360 μmol/L；9~12岁，180~480 μmol/L；12岁以上，180~600 μmol/L。若血苯丙氨酸浓度异常，每周监测1次；若血苯丙氨酸浓度在理想控制范围之内，且饮食无明显变化时，每个月监测1~2次。

（2）BH4、5-羟色氨酸和左旋多巴治疗：非典型病例除饮食控制外，需补充此类药物。

【常见护理诊断/问题】

1. 生长发育迟缓

与高浓度的苯丙氨酸导致脑细胞损伤有关。

2. 有皮肤完整性受损的危险

与异常分泌物对皮肤的刺激有关。

3. 焦虑（家长）

与患儿疾病预后有关。

【护理措施】

1. 饮食护理

患儿新生儿期主要采用无（低）苯丙氨酸配方奶粉，待血浓度降至理想浓度，可逐渐添加天然饮食，其中首选母乳，因母乳的苯丙氨酸含量仅为牛乳的1/3。较大婴儿及儿童可加入牛奶、面、粥、蛋等，添加食物的原则为低蛋白、低苯丙氨酸，量和次数随血苯丙氨酸浓度而调整。治疗时应定期监测血中的苯丙氨酸浓度，同时定期监测患儿生长发育情况。饮食控制要求至少持续到青春期结束，终身治疗对患者将更有益。

女性成年患者在怀孕前应重新开始饮食控制直至分娩，控制血苯丙氨酸浓度在 $120\sim360\ \mu mol/L$，避免母亲高苯丙氨酸血症影响胎儿的生长发育。

2. 皮肤护理

保持皮肤清洁干燥，勤换尿布，对皮肤皱褶处尤其是腋下、腹股沟应保持清洁，及时处理湿疹。剪短指甲，预防抓伤皮肤。

3. 家庭支持

协助家长制订饮食治疗方案，提供遗传咨询；避免近亲婚配，所有新生儿出生3天后行常规筛查；有阳性家族史的新生儿生后应作详细检查；对患儿家族成员作苯丙氨酸耐量试验，检出杂合子，给予遗传咨询。

第四节　糖原贮积症

糖原贮积症（glycogen storage disease，GSD）是一组由于参与糖原合成和分解的酶缺陷所造成的先天性代谢障碍性疾病。GSD 的主要特点是由于糖原分解或合成过程中各种酶缺乏，以致结构正常或异常的糖原累积在肝脏、肌肉、肾脏、心脏等组织，并出现相应的临床症状。根据受累器官、部位和临床表现不同分为肝糖原贮积症和肌糖原贮积症。GSD 依据其所缺陷的代谢酶可分为12型，大多是常染色体隐性遗传。在白人中的发病率约为 1/100 000。Ⅰ型糖原贮积症最为常见，约占总数的25%。

【病因与发病机制】

糖是人体主要的能量来源，占人体所需能量的50%～70%。正常情况下，糖原被葡萄糖-6-磷酸酶（G6Pase）分解为葡萄糖，在维持血糖的稳定方面起主导作用。G6Pase 编码基因位于第 17 号染色体上，由于基因点突变导致的 *G6Pase* 系统活力受损，造成 I 型糖原累积病。由于 *G6Pase* 系统的缺陷，6-磷酸葡萄糖不能水解成葡萄糖，而造成机体低血糖。低血糖刺激分泌的胰高血糖素使大量糖原分解产生的部分 6-磷酸葡萄糖进入糖酵解途径。同时由于 6-磷酸葡萄糖的累积，大部分 1-磷酸葡萄糖又重新合成糖原。而低血糖又导致组织蛋白不断分解，向肝脏输送糖异生原料。这些异常代谢加速了肝糖原的合成。糖代谢异常还造成脂肪代谢紊乱，亢进的糖异生和糖酵解过程使血中丙酮酸和乳酸含量增高导致酸中毒，同时还产生大量乙酰辅酶 A，为脂肪和胆固醇的合成提供原料，产生合成脂肪和胆固醇所必需的辅酶。这些代谢改变造成脂质合成旺盛，引起高脂血症和肝脂肪变性的发生。

患儿因低血糖和酸中毒发作频繁，常有体格和智力发育障碍。伴有高尿酸血症患儿常于青春期并发痛风。患儿在成年期的心血管疾病、肝脏腺瘤和胰腺炎的发病率高于正常人群。经过正确饮食治疗的患儿，能保持正常生长发育。

【临床表现】

患儿表现轻重不一，变异性较大，大多数起病隐匿，婴儿期除肝脏肿大外，无其他典型临床表现。重症患儿在新生儿期即发病，表现为严重低血糖(血糖低至 0.5 mmol/L)、肝脏肿大、酸中毒和呼吸困难等。

1. 生长发育落后

由于糖代谢紊乱、慢性酸中毒及肝脏受损，患儿身材明显矮小，骨质疏松，骨龄落后，但身体各部分比例正常。

2. 腹部膨隆

肝脏出现持续增大而坚实，表面光滑无触痛，可导致腹部显著隆起。

3. 饥饿性低血糖

患儿时有低血糖发作和腹泻发生，严重者可因低血糖伴发惊厥或癫痫发作。随年龄增长，低血糖发作次数可以减少。

4. 其他

患儿由于血小板功能不良，常有鼻出血等出血倾向。视网膜黄斑周围病变，肌肉松弛，四肢伸侧皮下常可见黄色瘤等。

【辅助检查】

1. 生化检查

血糖降低，血乳酸、尿素及血脂升高，肝功能可异常。

2. 葡萄糖耐量试验

测定空腹血糖和空腹血乳酸，口服葡萄糖 2 g/kg 后 30 分钟、60 分钟、90 分钟、120 分钟、180 分钟测定血糖和血乳酸。正常时血乳酸升高不超过 20%，明显下降则提示 GSD I a 型。

3. 胰高血糖素刺激试验

空腹和餐后 2 小时，肌内注射胰高血糖素后 15 分钟、30 分钟、45 分钟、60 分钟后测定血糖。患儿血糖无明显升高，或血糖升高低于正常。

4. 外周血白细胞 DNA 分析

检测 *G6Pase* 基因突变可确诊并分型。

【治疗要点】

治疗的目标是维持血糖正常，抑制低血糖所继发的各种代谢紊乱，延缓并发症出现。

1. 饮食治疗

饮食治疗是治疗 GSD 的主要手段。可采用日间少量多次喂给碳水化合物和夜间使用鼻饲点滴葡萄糖液的治疗方案，通常维持血糖水平在 4~5 mmol/L。为避免长期鼻饲的困难，在 1 岁以后也可用口服生玉米淀粉液的替代方法，每次间隔 4~6 小时。饮食治疗时需注意补充各种矿物质和微量元素。

2. 严重低血糖治疗

静脉补充葡萄糖 0.5 g/(kg·h)。

3. 其他

骨髓移植或肝移植等。应定期检查家庭中未发病的同胞兄妹，尽早做出诊断；再次生育时，需进行遗传咨询、产前基因诊断。

【常见护理诊断/问题】

1. 生长发育迟缓

与糖代谢障碍有关。

2. 有感染的危险

与患儿免疫功能低下有关。

【护理措施】

1. 合理膳食，促进生长发育

(1)给予高蛋白、低脂肪、丰富的无机盐和维生素、总热卡适宜的饮食。

(2)各种瘦肉、蛋、鱼、谷类、蔬菜等均为常选食物。

(3)乳类应根据年龄和病情适当增减；甜点、糖果等含糖量高的食品需忌选。

(4)少量多餐，在两餐之间和夜间加 1~2 次淀粉类食物，根据不同年龄和血糖浓度及时调整食物种类，确保必需营养物质的供给。

(5)不宜剧烈运动，以防止低血糖。

2. 预防感染

避免患儿与感染者接触，指导家长给予患儿适度锻炼，以增强体质。一旦发现有感染迹象应及时给予治疗，以免诱发酸中毒和低血糖。

本章小结

21-三体综合征是常染色体畸变疾病,发病与孕母高龄有关,智能低下是最突出、最严重的临床表现,目前无特殊有效的治疗方法,加强生活护理,培养自理能力,做好遗传咨询和产前筛查。

苯丙酮尿症是由于苯丙氨酸羟化酶基因突变导致酶活性降低引起智能发育落后,皮肤巩膜颜色变浅,尿液及汗液有鼠尿样臭味,有效治疗措施为低苯丙氨酸饮食。

糖原贮积症是糖原分解或合成过程中酶缺乏导致出现低血糖、酸中毒、呼吸困难和肝脏肿大等,治疗和护理要点为合理饮食,防止低血糖和酸中毒。

客观题测验

主观题测验

第十七章

感染性疾病患儿的护理

感染性疾病患儿的护理PPT

学习目标

识记：麻疹、水痘、流行性腮腺炎、手足口病、猩红热、中毒性细菌性痢疾、原发性肺结核等儿童常见感染性疾病的病原体、临床表现。

理解：儿童结核病的发病机制及结核性脑膜炎的病理特点。

运用：按照护理程序对麻疹、水痘、流行性腮腺炎、手足口病、猩红热、中毒性细菌性痢疾、原发性肺结核等常见感染性疾病患儿进行护理。

课程思政

面对新型冠状病毒肺炎疫情的挑战

新型冠状病毒肺炎疫情是中华人民共和国成立以来传播速度最快、感染范围最广、防控难度最大的一次重大突发公共卫生事件，儿童和成人都是新型冠状病毒肺炎的易感者。但在党中央统一部署和坚强领导下，疫情很快得到了控制，体现了中国特色社会主义制度的优势，体现了我国医护工作者的责任和担当，也体现了整个中华民族的团结与力量。作为护理专业的学生，我们应当坚信党的领导，致敬前辈，努力学习，迎接未来可能面对的各种挑战。

第一节　麻疹

麻疹(measles)是由麻疹病毒引起的急性呼吸道传染病。临床以发热、咳嗽、流涕、结膜炎、口腔麻疹黏膜斑(Koplik spots)、全身斑丘疹及疹退后遗留色素沉着伴糠麸样脱屑为特征。麻疹传染性强,易造成流行。我国使用麻疹减毒活疫苗后,麻疹的发病率低于0.1%。

【病因与发病机制】

麻疹病毒属副黏液病毒科,无亚型,抗原性稳定。麻疹病毒在外界生活能力弱,不耐热,对紫外线和消毒剂均很敏感,在阳光和空气飞沫中半小时即失去活力;耐低温及干燥,在-70℃可保存数个月至数年。

麻疹病毒通过鼻咽部侵入上呼吸道和眼结膜上皮细胞后,在其上皮细胞内复制,通过局部淋巴组织进入血流,形成第一次病毒血症。经单核-巨噬细胞系统吞噬,复制活跃,大量病毒再次侵入血流,形成第二次病毒血症,侵犯脾、胸腺、肺、肝脏、肾脏、消化道黏膜等,出现高热和皮疹等一系列临床表现,此时传染性最强。目前认为麻疹发病机制是一种全身性迟发型超敏性细胞免疫反应。

主要病理变化为全身广泛单核细胞浸润及有多核巨细胞形成。主要分布在皮肤、淋巴结、呼吸道及肠道黏膜。皮疹为真皮内毛细血管内皮细胞肿胀、增生,单核细胞浸润,毛细血管扩张,红细胞和血浆渗出表皮所致。疹退后表皮细胞肿胀、变性、坏死、角化遗留色素沉着伴糠麸样脱屑。

【临床表现】

(一)典型麻疹

病程可分4期:

1. 潜伏期

潜伏期为6~18天,平均10天,本期末可有低热、全身不适。

2. 前驱期

前驱期亦称出疹前期,从发病到出疹为3~5天。麻疹前驱期主要表现:①上呼吸道炎症。有发热(多为中度以上发热,热型不定)、咳嗽、流涕、打喷嚏、流泪、畏光、结膜充血、眼睑浮肿等。②麻疹黏膜斑(koplik斑)。在出疹前1~2天,90%患者在口腔两侧颊黏膜附近第一白齿处可见0.5~1 mm大小细砂样灰白色小点,周围红晕相互融合,称麻疹黏膜斑(Koplik斑),该黏膜斑也可见于唇内及牙龈等处。黏膜斑在出疹后1~2天即可消失,对早期诊断有重要意义。③非特异性表现。还可有头痛、全身乏力及食欲不振、呕吐、腹泻等消化道表现,婴幼儿偶有惊厥。

3. 出疹期

出疹期为3~5天。自发病3~4天后开始出现典型皮疹,从耳后发际开始,渐及额、面、颈部,自上而下蔓延至躯干及四肢,最后达手掌及足底。皮疹初为红色斑丘疹,逐渐融合成片,色加深成暗红,压之退色,疹间皮肤正常。此时全身中毒症状加重,体温高达40℃左右,精神萎靡、嗜睡,重者有谵妄、抽搐,咳嗽频繁,肺部可闻及干、湿性啰音。

4. 恢复期

恢复期为 3~5 天。若无并发症,皮疹 3~4 天后病情缓解,发热逐渐降至正常,上呼吸道症状减轻,皮疹按出疹顺序隐退,留浅褐色色素斑,伴糠麸样脱皮,一般 7~10 天痊愈。

(二)非典型麻疹

1. 轻型麻疹

潜伏期(21~28 天)长,低热,上呼吸道症状轻,麻疹黏膜斑不典型,皮疹少而色淡,病程为 3~5 天。并发症少,多见于接受过疫苗免疫者。

2. 重型麻疹

重型麻疹见于体弱多病、营养不良、免疫功能低或继发感染严重者,体温持续 40℃以上,中毒症状重,病情凶险,病死率高。

(三)并发症

1. 支气管肺炎

支气管肺炎最常见,多见于 5 岁以下患儿。主要表现为体温上升,呼吸困难,白细胞增多。并发细菌感染时病情加重,可有高热、咳嗽、脓性痰、鼻翼扇动、口唇发绀、肺部啰音等。常见的病原体有金黄色葡萄球菌、肺炎链球菌、流感嗜血杆菌等,易并发急性心力衰竭、心肌炎、脓胸等,病死率较高。

2. 喉炎

麻疹过程中可有轻度喉炎,疹退后症状消失。并发细菌感染后可发生声音嘶哑、犬吠样咳嗽、吸气性呼吸困难、缺氧等,严重者可窒息死亡。

3. 心肌炎

婴幼儿多见。轻者可出现心音低钝、心率增快和一过性心电图改变。重症可出现心力衰竭症状。

4. 脑炎

多发生在出疹 2~6 天后,表现与病毒性脑炎相似,较罕见但病情重。

【辅助检查】

1. 血常规

白细胞总数减少,多为 $(4~6) \times 10^9/L$,淋巴细胞相对增多。

2. 病原学检查

初期取患儿鼻咽分泌物、痰液和尿沉渣涂片,可见多核巨细胞。可用直接荧光抗体检测剥脱细胞中麻疹病毒抗原。

3. 血清学检测

可检测患儿血清中的抗麻疹 IgM,是早期特异性的诊断方法。

【治疗要点】

治疗原则是加强护理、对症治疗和防治并发症。

1. 一般治疗

卧床休息，保持室内适当温湿度。维持水、电解质、酸碱平衡，必要时静脉补液。

2. 对症治疗

高热者酌情使用小剂量退热药；咳嗽用祛痰止咳药；烦躁不安或有惊厥者可用镇静药；继发细菌感染可用抗生素。

3. 并发症治疗

有并发症给予相应治疗。

【常见护理诊断/问题】

1. 体温过高

与麻疹病毒感染有关。

2. 皮肤完整性受损

与麻疹病毒引起皮疹有关。

3. 潜在并发症

肺炎等。

4. 知识缺乏

家长缺乏护理和预防麻疹的相关知识。

【护理措施】

1. 一般护理

出疹期或有并发症者应卧床休息，直至皮疹消退，体温正常。室温维持在 18℃ ~ 22℃，湿度 50% ~ 60%。室内光线不宜过强，防止对患者眼睛的刺激。给予清淡、易消化、营养丰富的流质或半流质饮食，少量多餐；多喂温开水和热汤，利于排毒、退热、透疹；恢复期给予高蛋白、高热量及富含多种维生素的食物；观察患儿呕吐、腹泻及进食情况，进食不足、呕泄严重者可静脉补充。

2. 高热的护理

监测体温，观察热型。患儿应绝对卧床休息至皮疹消退、体温正常为止；出疹期一般不用退热，体温升至 40℃ 以上的患儿可用小剂量退热药；处理高热时应兼顾透疹，忌用大剂量发汗退热药，尤其忌用乙醇浴、冷敷，以免导致并发症。

3. 皮肤、黏膜的护理

及时评估透疹情况，皮肤有无抓伤或继发感染，勤剪指甲。保持床单整洁干燥及皮肤清洁，勤换内衣，在保温情况下每天用温水沐浴更衣 1 次，忌用肥皂。腹泻患儿注意保持臀部皮肤清洁。加强眼、耳、鼻、咽的护理，用 0.9% 氯化钠溶液漱口；眼部避免刺激，室内光线宜柔和，常用 0.9% 氯化钠溶液清洗双眼，再滴入抗生素眼液或眼膏，一日数次，可遵医嘱加服维生素 A 预防干眼病；防止呕吐物或泪水流入外耳道引发中耳炎，可用 0.9% 氯化钠溶液浸润棉签后轻轻擦拭清除鼻痂，保持呼吸道通畅。加强口腔护理，多喂白开水，可用 0.9% 氯化钠溶液或朵贝液含漱。

4. 病情观察

麻疹并发症多且重，为及早发现，应密切观察病情。若患儿出现持续高热、咳嗽加剧、鼻翼扇动、喘憋、发绀、肺部啰音增多，则为肺炎；若重症肺炎患儿出现心率明显增快、心音减弱、肝肿大等则为心力衰竭。若患儿出现频咳、声嘶，甚至犬吠样咳嗽、吸气性呼吸困难及三凹征，则为喉炎；若患儿出现嗜睡、惊厥、昏迷，则为脑炎；若出现上述并发症，应予以相应护理。

5. 预防感染传播

（1）管理传染源：对麻疹患儿应早期发现、早期诊断、早期隔离和早期治疗。隔离期为出疹后5天，有并发症者延长至10天。对密切接触麻疹的易感儿应检疫3周，已做被动免疫者应延长至4周。

（2）切断传播途径：患儿居室应每日通风换气2次并消毒，患儿的衣被及玩具曝晒2小时，减少不必要的探视。接触患儿后应立即在阳光下或通风好的环境停留30分钟。医务人员要做好隔离、消毒。

（3）保护易患人群：流行期间易感儿避免到公共场所。8个月以上未患过麻疹的儿童均应接种麻疹减毒活疫苗，18~24月龄复种。易感儿接触麻疹患儿后2天内接种疫苗有预防效果或可减轻病情。年幼体弱者接触麻疹患儿后，应在5天内肌内注射人血丙种球蛋白3 mL或胎盘球蛋白3~6 mL，可起保护作用或减轻症状。

抗麻疹病毒抗体影响因素分析

6. 健康教育

向社区广泛介绍麻疹是传染性强、传播快、对儿童健康有严重威胁的一种传染病。宣传预防麻疹的措施，麻疹流行期间不带易感儿童去公共场所，托幼机构暂不接纳新生；为提高易感者免疫功能，对8个月以上未患过麻疹的儿童可接种麻疹减毒活疫苗；对年幼、体弱的易感者可肌内注射人血丙种球蛋白或胎盘球蛋白。

无并发症的轻症患儿可在家中隔离、治疗与护理，以减少继发感染及并发症。对麻疹的家庭护理给以具体指导，以促进患儿顺利康复。

第二节　水痘

水痘（chickenpox，varicella）是水痘—带状疱疹病毒（varicella-zoster，VZV）所引起的儿童常见的出疹性传染病，传染性极强。临床上以皮肤黏膜分批出现的多形性皮疹为特点。斑疹—丘疹—疱疹—结痂相继出现并同时存在为其演变过程，一般全身症状轻。水痘痊愈后可获得持久免疫功能，但经再激活即可引起带状疱疹。

【病因及发病机制】

水痘—带状疱疹病毒属疱疹病毒科，呈球形，为双链DNA病毒。本病毒只有一个血清型，人为唯一宿主。本病毒在体外生活能力较弱，在痂皮中不能生存，不耐热，不耐酸，能被乙醚等灭活。

病毒经口鼻侵入机体后，首先在上呼吸道黏膜繁殖，2~3天少量病毒侵入血流，形成第一次毒血症。随后在单核-巨噬细胞系统内繁殖，再次侵入血流，形成第二次病毒血症。病毒主要侵犯皮肤及黏膜，偶尔侵犯内脏引起发病。临床上水痘皮疹呈分批出现与间歇性病毒血症有关。水痘痊愈后，病毒潜伏于脊髓后根神经节及颅神经节内，当人体免疫功能下降或某些诱因激活病毒时，发生带状疱疹。

【临床表现】

（一）典型水痘

潜伏期为2周左右。

1. 前驱期

前驱期为1~2天，婴幼儿常无症状或症状轻微。年长儿及成人可有低热、乏力、头痛和厌食、咽痛等上呼吸道感染症状，随后出疹。

2. 皮疹期

发热1~2天后出疹，皮疹首发于头、面及躯干部，继而扩散到四肢，末端较少，头部、躯干部密集而四肢皮疹散在，呈向心性分布。皮疹初为红色斑疹，数小时后变为丘疹，再经数小时后成为清凉透明、椭圆形疱疹，周围有红晕，约24小时后液体变混浊中间凹陷，壁薄易破。2~3天后疱疹从中心开始干枯和结痂，持续1周左右痂皮脱落，一般不留瘢痕。水痘皮疹是分批、连续出现，每批历时1~6天，在同一部位可见丘疹、斑疹、斑丘疹、疱疹和结痂同时存在。部分患儿皮疹也可发生于口腔、咽喉、结膜和阴道黏膜，破溃后形成溃疡。

（二）其他

1. 重症水痘

免疫缺陷的儿童和新生儿患水痘时症状严重，持续高热及全身中毒症状明显，易形成播散型水痘，其皮疹易融合成大疱型或因DIC导致疱疹内出血者，称为出血型，也可因继发感染形成坏疽型等。患儿可有高热，毒血症症状严重，常有继发感染等并发症。

2. 先天性水痘

孕妇在妊娠早期感染水痘，可导致胎儿多发性先天畸形；若孕母发生水痘后数天分娩，可出现新生儿水痘，病死率高。

3. 并发症

最常见的为皮肤继发感染。水痘性肺炎主要见于免疫缺陷病和新生儿。

【辅助检查】

1. 血常规

白细胞总数正常或稍降低，分类正常。

2. 疱疹刮片检查

刮去新鲜疱疹肌底液组织和疱疹液涂片，瑞氏染色见多核巨细胞；苏木素-伊红染色可查到细胞核内包涵体。

3. 病毒分离

将疱疹液直接接种于人纤维母细胞,分离出病毒。

4. 血清抗体检测

血清学水痘病毒特异性 IgM 抗体检测,可早期帮助诊断。

【治疗要点】

水痘为自限性疾病,无合并症时主要是一般治疗及对症治疗。

1. 一般治疗

发热期应注意水分和营养的补充。

2. 对症治疗

皮肤瘙痒可用炉甘石洗剂,必要时给予镇静。

3. 抗病毒治疗

首选阿昔洛韦,尽早使用,一般在皮疹出现 4 小时内开始口服,重症时可静脉用药。水痘一般禁用激素,可能导致病毒扩散。

【常见护理诊断/问题】

1. 皮肤完整性受损

与水痘病毒对皮肤损害有关。

2. 体温过高

与水痘病毒感染有关。

3. 潜在并发症

肺炎等。

【护理措施】

1. 一般护理

(1)室内空气新鲜,温湿度适宜,症状明显或有并发症者应注意卧床休息。

(2)给予营养丰富、易消化饮食,如稀粥、牛奶、蛋汤、米粉、果汁等,多饮水,进食不足者,静脉补液。

(3)加强皮肤、口腔黏膜的清洁卫生,口腔黏膜破溃者可用温盐水或复方硼砂溶液每日常规口腔护理 2~3 次。

2. 发热的护理

监测体温,患儿为中低热时,不用药物降温;高热时患儿可用小剂量退热药,忌用阿司匹林,以免增加 Reye 综合征的危险。

3. 皮肤、黏膜的护理

观察出疹情况及疱疹有无破裂或继发感染;水痘皮疹痒感明显,易抓破或擦破疱疹,疱疹继发感染,愈合后遗留疤痕,故应修剪患儿指甲,必要时包裹双手,防止抓破皮疹;保持床单整洁干燥及皮肤清洁,勤换内衣;腹泻患儿注意保持臀部皮肤清洁;皮疹较少的部位可用清水擦洗,保持患儿的双手皮肤清洁,对皮肤瘙痒的患儿,在疱疹未溃破处涂含炉甘石洗剂或 5% 碳酸氢钠溶液,可减轻瘙痒;若皮肤破溃继发感染,局部涂擦抗生素软膏,并遵医嘱用有效抗菌药物口服或注射予以控制感染。

4.病情观察

大多数患儿病情轻,但接受激素治疗、免疫功能缺陷者可使病情加重,少数患儿可出现并发症,应密切观察病情。患儿出现高热、咳嗽、胸痛、呼吸困难、咯血则为肺炎,应给予相应护理。

5.预防感染传播

(1)管理传染源:一般水痘患儿呼吸道隔离和接触隔离至疱疹全部结痂。对密切接触的易感儿应检疫3周。

(2)切断传播途径:患儿居室应每日通风并消毒,患儿衣被及玩具曝晒2小时,减少不必要的探视。医务人员要做好隔离、消毒。

(3)保护易患人群:流行期间水痘易感儿不宜去公共场所,外出时应戴口罩。流行期间易感儿避免到公共场所。水痘带状疱疹减毒活疫苗能有效预防易感儿发生水痘,可持续10年以上。对正在使用激素、免疫功能低下的患儿及孕妇,在接触水痘72小时内肌注水痘—带状疱疹免疫球蛋白,可起到预防和减轻症状的作用。

6.健康教育

在水痘流行季节向群众进行预防水痘的知识教育,重点加强预防教育。讲述水痘传染性强的特点和疾病的发病过程,并介绍隔离时间,指导家长作好皮肤护理以预防感染。水痘患儿一般可在家治疗护理,护理人员每天家庭访视1~2次。若病情加重,应及时就诊,并进行上述护理指导。

第三节　流行性腮腺炎

流行性腮腺炎(mumps)是由腮腺炎病毒引起的急性呼吸道传染病。临床特征主要为腮腺的非化脓性炎症性肿胀、疼痛和发热等。此外,其他腺体组织或脏器及神经系统可累及。流行性腮腺炎传染性极强,常在幼儿园和学校流行,大多预后良好,一次传染后可终身免疫。

【病因与发病机制】

腮腺炎病毒属副黏液病毒,为单链RNA病毒,仅有一个血清型。人是唯一宿主。此病毒对理化因素抵抗力弱,不耐热,对75%乙醇、乙醚、氯仿、福尔马林和紫外线均敏感,在2~5分钟内灭活。加热至56℃、20分钟即失去活力。

腮腺炎病毒通过飞沫经口鼻侵入呼吸道后,在黏膜上皮细胞和淋巴组织中大量繁殖,导致局部炎症和免疫反应。然后进入血液形成毒血症。病毒经血液侵入腮腺等腺体和全身各器官,首先使腮腺、舌下腺、颌下腺、胰腺、生殖腺等发生炎症改变;侵犯神经系统则引起脑膜炎等。

【临床表现】

潜伏期为14~25天,平均18天。儿童大多无前驱表现。少数病例可有发热、肌肉酸痛、周身不适、食欲不振等症状。

1. 腮腺肿胀

发病后,腮腺肿大、疼痛为首发症状。常先见一侧出现颧骨弓或耳部疼痛,腮腺肿大,位于下颌骨后方和乳突之间,2~3 天后对侧亦肿大。腮腺肿大以耳垂为中心向前、向后、向下方发展,边界不清,局部皮肤发亮但不红,触之有弹性并有触痛,局部皮肤温度增高。因腮腺导管被阻塞,故咀嚼或进食酸性食物等促进唾液分泌增加,继而疼痛加剧。腮腺肿大多于 1~3 天达高峰,持续 5 天后逐渐消退。

2. 颌下腺或舌下腺肿胀

颌下腺肿大时,下颌部明显肿胀,可触及椭圆形腺体。舌下腺肿大时,可见舌下及颈前下颌部明显肿胀,并有吞咽困难。

3. 发热

患儿可有不同程度发热,持续时间不一,可伴有头痛、食欲减退等。

4. 并发症

(1)脑膜炎和脑炎:可在腮腺炎出现前、后或同时发生,为儿童时期常见表现,其中以脑膜炎多见。表现为发热、头痛、呕吐、颈强直等,脑脊液呈无菌性脑膜炎改变。症状多在 2 周内消失,预后良好。少数可致耳聋、阻塞性脑炎改变,偶可因引发重症脑膜脑炎或脑炎而致死。

(2)睾丸炎或卵巢炎:主要见于青春期后。男性常见睾丸肿大、疼痛等睾丸炎的表现,多为单侧,大部分患者有发热、寒战等严重全身表现;睾丸肿胀持续 3~4 天逐渐消退,部分患者可出现不同程度的睾丸萎缩,但不影响生育。女性出现下腹部卵巢区疼痛,明显者可触及肿大的卵巢,有触痛,多为单侧受累,症状持续 3~5 天后逐渐消退,一般不影响生育能力。

(3)胰腺炎:表现为体温再次升高,上腹部轻度疼痛,并出现恶心、呕吐、上中腹疼痛和压痛阳性。多在 1 周内恢复。

【实验室检查】

1. 血常规

白细胞计数大多正常或稍低,淋巴细胞相对增多。有并发症时白细胞总数可增多。

2. 血清淀粉酶和尿淀粉酶测定

90%患儿发病早期有血清淀粉酶和尿淀粉酶中度增高,其增高的程度与腮腺肿大的程度大致呈正比,2 周左右恢复正常。此项检查可作为早期诊断的依据。

3. 血清学检查

血清中腮腺炎病毒特异性 IgM 抗体检测的敏感性高、特异性强,阳性提示近期感染。

4. 病毒分离

从早期患儿的唾液、血液、尿液、脑脊液中可分离出腮腺炎病毒。

【治疗要点】

流行性腮腺炎尚无特效治疗,以对症治疗为主,并加强并发症的防治。

减轻腮腺胀痛,局部可选用紫金锭、青黛散或如意金黄散等;高热时给予药物或物理降温。发病早期可使用利巴韦林每日 1 g,疗程 5~7 天,儿童 10~15 mg/(kg·d)静脉点滴。睾丸疼痛者可局部冷敷并用丁字带托起。脑膜炎患儿除对高热、头痛、呕吐等进行对症治疗外，还可静脉滴注 20% 甘露醇进行脱水治疗。重症患儿可短期使用肾上腺皮质激素。

【常见护理诊断/问题】

1. 潜在并发症

睾丸炎、脑膜脑炎等。

2. 疼痛

与腮腺炎病毒引起腮腺炎症有关。

3. 体温过高

与腮腺炎病毒感染有关。

4. 有感染传播的危险

与腮腺炎病毒可经呼吸道或接触传播有关。

【护理措施】

1. 一般护理

给予高热量、高蛋白质、富含维生素、易消化饮食(稀粥、牛奶、蛋汤、米粉、果汁等)，避免酸性刺激性食物，进食不足者，予以静脉补液。症状明显或有并发症者应注意卧床休息。

2. 病情观察

流行性腮腺炎应注意观察病情、多器官受累情况及并发症，以便及早发现并及时处理。若患者出现头痛、呕吐、抽搐、嗜睡等则为病毒性脑膜脑炎。男性患者在腮腺肿大开始消退时又出现发热，睾丸明显肿胀和疼痛则为睾丸炎。若女性患者出现下腹部酸痛及轻压痛，月经周期失调，下腹部扪及肿大的卵巢，则为卵巢炎。如出现上述表现应予以相应护理。

3. 疼痛的护理

进行疼痛评估，及时发现疼痛并做相应处理；忌刺激性食物，尤其是酸、辣、硬、干燥的食物，以免唾液分泌增加导致局部疼痛加剧；保持口腔清洁，餐后用 0.9% 氯化钠溶液或 4% 硼酸溶液漱口，供给充足水分；局部冷湿敷，选用中药制剂局部外敷以减轻受累组织的胀痛；睾丸肿痛者可用丁字带托起。

4. 发热的护理

监测体温及热型，发热伴有并发症者卧床休息；高热或有并发症者遵医嘱用药。

5. 预防感染传播

(1)管理传染源：采用呼吸道隔离至患儿腮腺肿胀完全消退为止。易感儿接触后应医学观察 3 周。

(2)切断传播途径：对易感者较多的机构应注意通风，患儿衣被及玩具曝晒 2 小时，减少不必要的探视。医务人员要做好隔离、消毒。流行期间不去人多的公共场所；发生疫情的幼托机构等暂时不接纳新进儿童。

(3)保护易患人群：易感儿可应用减毒活疫苗预防接种，对易感者进行预防接种是预防流行性腮腺炎的重点。对易感者接触后 5 天内注射特异性高价免疫球蛋白可预防流行性腮腺炎发生,则应用普通免疫球蛋白则无效。

6. 健康教育

积极宣传预防接种的重要性,特别是要做好儿童的预防接种工作;在流行期间,幼儿园、托儿所等儿童较集中的机构应加强空气消毒等。对患儿家长说明隔离的重要性,无并发症患儿可在家中隔离,指导家长对患儿饮食、隔离、清洁口腔、减轻疼痛等的护理。

第四节 手足口病

手足口病(hand-foot-mouth disease,HFMD)是由多种肠道病毒引起的急性传染病,多发生于学龄前儿童,尤以3岁以下年龄组发病率最高。大多数患者症状轻微,主要特征为发热,手、足、口腔等部位的皮疹或疱疹。少数重症病例可出现呼吸系统、中枢神经系统损害,引起脑膜炎、脑炎、脑脊髓炎、肺水肿、循环障碍、弛缓性麻痹等,脑干脑炎和肺水肿是主要致死原因。

大多数患者症状轻微,主要表现为手、足、口腔等部位的斑丘疹、疱疹,多由EV71感染引起,致死原因主要为重症脑干脑炎及神经源性肺水肿。

【病因与发病机制】

病原体是肠道病毒,我国主要是肠道病毒71型(EV71)、柯萨奇病毒A组16型(Cox A16)。肠道病毒适合在湿、热的环境下生存与传播,对乙醚、去氯胆酸盐等不敏感,不易被胃酸、胆汁灭活。耐低温,病毒在4℃可存活1年,在-20℃可长期保存。但不耐强碱,对紫外线及干燥敏感。各种氧化剂(高锰酸钾、漂白粉等)、甲醛、碘酒都能灭活病毒。

肠道病毒进入机体后,在咽部和肠黏膜细胞内繁殖,进而侵入血液导致病毒血症,进而散布至中枢神经系统、呼吸道、心脏、肌肉、皮肤等靶器官,引起炎性病变并出现相应临床表现等。

【临床表现】

(一)普通病例

潜伏期一般为3~7天,急性起病,发热,多在38℃左右。可伴有咳嗽、流涕等症状。口腔黏膜出现散在疱疹和溃疡,多见于舌、颊和硬腭等处。手、足、口、臀等部位可见斑丘疹、疱疹,疱疹周围可有炎性红晕,疱内液体较少,呈离心性分布。部分病例皮疹不典型,例如,在单一部位或仅表现为斑丘疹。水疱和皮疹通常在1周内消退。预后良好,无后遗症。

手足口病病原学与
临床特征的关系

(二)重症病例

少数病例(尤其是小于3岁者)病情进展迅速,可出现脑炎、脑脊髓炎、脑膜炎、肺水肿和循环衰竭等。极少数可致死亡或存活后留有后遗症。

1.神经系统

多发生在病程第1~5天,出现精神差、嗜睡、易激惹、头痛、呕吐、肢体抖动、颈强直等中枢神经损伤表现;查体可见Kerning征和Brudzinski征阳性。

2.呼吸系统

呼吸浅促、困难,呼吸节律改变,口唇发绀,咳嗽加剧,咳白色、粉红色或血性泡沫液(痰);肺部可闻及痰鸣音或湿啰音。

3.循环系统

面色苍白,心率增快或缓慢,四肢发凉,脉搏细速,指(趾)端发绀,血压下降或休克。

【辅助检查】

1.血常规

白细胞计数多正常或降低,重症病例者白细胞计数可明显升高。

2.血生化检查

部分病例可有轻度谷氨酸氨基转移酶(ALT)、谷氨酸氨基转移酶(AST)、肌酸激酶同工酶(CK-MB)升高,危重病例可有肌钙蛋白、血糖升高。

3.脑脊液检查

神经系统受累时脑脊液外观清亮,压力增高,白细胞计数增多,蛋白正常或轻度增多,糖和氯化物正常。

4.血清学检查

急性期与恢复期血清Cox A16、EV71等肠道病毒中和抗体有4倍以上的升高。

5.胸部X线片检查

可表现为双肺纹理增多,呈网格状、斑片状阴影,部分病例以单侧为著。

【治疗要点】

1.普通病例

尚无特异性治疗措施,主要为对症治疗,注意隔离,避免交叉感染。适当休息,清淡饮食,做好口腔和皮肤护理,发热等症状可采用中西医结合治疗。

2.重症病例

(1)神经系统受累者,给予甘露醇控制颅内高压,必要时加用呋塞米。酌情应用糖皮质激素和免疫球蛋白治疗,并用降温、镇静、止惊等对症治疗。

(2)呼吸、循环衰竭者,需监测呼吸、心率、血压和血氧饱和度,保持呼吸道通畅,吸氧。有呼吸功能障碍时,及时使用正压机械通气。

(3)恢复期,给予支持疗法,促进各脏器功能恢复,可采用功能康复治疗或中西医结合治疗。

【常见护理诊断/问题】

1. 体温过高

与病毒感染有关。

2. 皮肤完整性受损

与病毒侵犯皮肤有关。

3. 潜在并发症

脑膜炎、肺水肿、心肌炎等。

【护理措施】

1. 一般护理

给予营养丰富、易消化、易消化的流质或半流质饮食，避免酸性刺激性食物。保持口腔清洁，用温水或0.9%氯化钠溶液漱口，因口腔疼痛拒食或其他原因导致进食不足者，予以静脉补液。

2. 发热的护理

监测体温，观察热型，及时补充热量、水分、电解质及维生素；中低热无须处理，体温超过38.5℃，遵医嘱用退热药。高热患儿须密切观察，预防惊厥发生。

3. 皮肤、黏膜的护理

衣被穿盖适宜，忌捂汗，出汗后及时擦干并更换衣被；避免用肥皂、沐浴露清洁皮肤，勤剪指甲以免抓破皮肤；手足疱疹未破溃处，涂炉甘石洗剂或5%碳酸氢钠溶液；破溃或有继发感染者，局部用抗生素软膏。保持臀部皮肤清洁干燥，便后及时清洗。

4. 病情观察

出现精神差、嗜睡、易激惹、头痛、呕吐、肢体抖动、颈强直等，则为中枢神经损伤表现；若患儿出持续高热、咳嗽加剧、鼻翼扇动、喘憋、发绀、肺部啰音增多，则为肺炎；患儿出现心率明显增快、心音减弱则为心力衰竭；若患儿出现嗜睡、惊厥、昏迷，则为脑炎。以上情况均应及时报告医生，并积极配合治疗。

5. 预防感染传播

(1)管理传染源：早发现、早诊断、早隔离、早治疗患者。发现可疑患儿时，及时送诊，轻症患儿、无并发症者不必住院，可居家治疗和休息。直到发热、皮疹消退及水疱结痂，一般须隔离2周。患儿用过的物品应彻底消毒。可用含氯的消毒液浸泡，不宜浸泡的物品可置于日光下曝晒。

(2)切断传播途径：饭前、便后、外出后要用肥皂或洗手液给儿童洗手，不要让儿童喝生水、吃生冷食物。手足口病流行期间不宜带儿童到人群聚集、空气流通差的公共场所，注意保持家庭环境卫生，居室要经常通风，勤晒衣被。医务人员要做好隔离和消毒。

(3)保护易患人群：对密切接触者应加强自身防护，并作定期检查。疫苗正在研制中。

6. 健康教育

对家长进行疾病知识教育，如手足口病流行病学特点、主要临床表现、治疗措施等。指导家长本病流行期间不带儿童到人群密集、空气流通差的公共场所。居室要经常通风，勤晒衣被。饭前便后要洗手，不喝生水，不吃生冷食物，养成良好的卫生习惯。

第五节 流行性乙型脑炎

流行性乙型脑炎(Japanese encephalitis，JE)简称乙脑，是由乙型脑炎病毒(简称乙脑病毒，JEV)引起的急性中枢神经系统传染病。病毒主要侵犯大脑，故又称大脑炎。临床以高热、意识障碍、抽搐、脑膜刺激征及病理反射为主要特征。重症患者常出现中枢性呼吸衰竭，病死率较高，并留有神经系统后遗症。

【病因与发病机制】

乙脑病毒属虫媒病毒B组，呈球形，核酸为单链RNA，外有脂蛋白的包膜。此病毒能寄生在人或动物的细胞内，尤其在神经细胞内更适宜生长繁殖，故又称嗜神经病毒。乙脑病毒抵抗力不强，易为常用消毒剂杀灭，加热100℃、2分钟和56℃、30分钟即可灭活，对低温和干燥抵抗力强，经冷冻干燥置于4℃冰箱可保存数年，5%来苏或5%石碳酸有很强的灭火作用，病毒对去氧胆酸钠、乙醚、氯仿等均敏感。

人被带有乙脑病毒的蚊叮咬后，病毒即经皮肤进入人体，在单核-巨噬细胞内繁殖，继而进入血液循环，是否发病取决于病毒数量及毒力大小，特别取决于宿主的免疫防御机能。当机体抵抗力强时，病毒不侵入中枢神经系统，而只是形成短暂毒血症，病毒很快被清除，则呈隐性感染或轻型病例，可获终生免疫功能。当机体防御机能低下或病毒量多、毒力强时，病毒可经过血—脑屏障进入中枢神经系统，在神经细胞内复制，引起一系列脑炎症状。

当脑实质出现广泛性炎症时，引起神经元变性、肿胀和液化性坏死、噬神经细胞现象，淋巴细胞、单核细胞浸润及胶质细胞弥漫性增生，脑实质及脑膜血管充血扩张，有大量浆液性渗出而形成脑水肿，血管内皮细胞肿胀、坏死，产生附壁血栓形成栓塞，局部有淤血和出血。大脑皮质、深部灰质神经核、脑干、小脑，乃至脊髓都有可能被损坏。由于病变的程度及部位不同，故临床上出现多样化的神经系统表现。

【临床表现】

(一)临床分期

根据大部分患儿的临床表现，一般把乙脑分为5期。

1. 潜伏期

潜伏期为6~16天。

2. 初期

初期又称前驱期，病程一般3天。起病急，症状体征可能由毒血症引起。体温在1~2天内升高至39℃~40℃，伴头痛、恶心、呕吐，可出现不同程度的精神倦怠或嗜睡。少数患儿可有颈项强直或抽搐。

3. 极期

极期为病程第4~10天，持续7天左右。初期症状逐渐加重，主要为脑实质损害表现，高热、惊厥和呼吸衰竭为乙脑极期的三大严重表现，三大表现互相影响，互为因果。

(1)持续高热：为乙脑必有的表现，体温常达39℃～40℃，多呈稽留热，持续7～10天，重者可达2～3周。体温越高，热程越长，则病情越重。

(2)意识障碍：为乙脑的主要表现，表现为嗜睡、昏睡、谵妄或不同程度的昏迷。意识障碍多发生于病程第3～8天，通常持续1周左右，重者可达4周以上。意识障碍程度越深、越早，持续时间越长，则病情越重。

(3)抽搐或惊厥：是乙脑严重表现之一，多见于病程第2～5天。主要由于高热、脑实质炎症、脑水肿、缺氧所致。先有面部、眼肌、口唇的小抽搐，随后出现肢体阵挛性抽搐或全身强直性抽搐，历时数分钟至数十分钟不等，均伴有不同程度的意识障碍。频繁抽搐可出现发绀，甚至呼吸暂停，使脑缺氧和脑水肿加重。抽搐、惊厥越频繁越久，部位越广，病情越重。

(4)呼吸衰竭：是乙脑最严重的表现和主要死亡原因，多发生于深度昏迷患儿。重症患儿主要是中枢性呼吸衰竭，常因脑实质炎症、呼吸中枢损害、脑水肿、脑疝和低钠性脑病等引起。表现为呼吸节律不整、呼吸表浅、双吸气、叹息样呼吸、潮式呼吸、间停呼吸等，最后呼吸停止。呼吸衰竭由颞叶钩回疝(主要压迫中脑)及枕骨大孔疝(压迫延脑)引起者，可出现剧烈头痛、喷射性呕吐、昏迷加重或烦躁不安、瞳孔不等大、上睑下垂、呼吸节律不规整、肌张力增强及不易控制的反复抽搐等。此外，外周性呼吸衰竭可与中枢性呼吸衰竭同时存在，外周性呼吸衰竭多为脊髓病变引起的呼吸肌麻痹、呼吸道痰液黏稠、蛔虫阻塞气道或肺部感染等所致。主要表现为呼吸困难、呼吸频率改变(先增快后变慢)、胸式或腹式呼吸减弱、发绀，但呼吸节律始终整齐。

(5)其他：脑膜刺激征，一般年长儿有不同程度的脑膜刺激征，如颈强直、凯尔尼格征、布鲁津斯基征阳性，但婴儿则不典型，主要为前囟隆起。病理反射出现，如巴宾斯基征等呈阳性。浅反射(如腹壁反射与提睾反射)减弱或消失，深反射(如膝反射、跟腱反射)先亢进后消失。其他神经受损体征因病变部位和程度不同而异，如可出现吞咽困难、瘫痪、语言障碍、大小便失禁等。

4.恢复期

多数患儿于病程第8～12天后进入恢复期，患儿体温数日内逐渐下降，神志、精神症状逐渐好转，以后语言、表情、运动及各种神经反射逐渐恢复。部分患儿需要1～3个月的恢复期。少数重症患儿可有肢体瘫痪、神经思维异常、失语、自主神经紊乱等，经积极治疗后大多数患儿于6个月内恢复。

5.后遗症期

5%～20%重症患儿在发病半年后仍留有精神、神经症状，称为后遗症。其中以失语、中枢性瘫痪、精神障碍较为常见，经积极治疗后多可逐渐恢复。

(二)临床分型

根据病情轻重，乙脑临床可分为4型：

1.轻型

体温通常在38℃～39℃之间，神志清晰或有不同程度的嗜睡，一般无抽搐，少数可有高热惊厥，但体温正常后停止。无恢复期症状，在1周内可完全恢复。

2. 中型

体温常在 40℃ 左右，烦躁、有意识障碍或浅昏迷。腹壁反射和提睾反射消失，偶有抽搐。病程约为 10 天，多无恢复期症状。

3. 重型

体温在 40℃ 以上，有昏迷、躁动、持续、反复抽搐表现，浅反射消失，深反射先消失后亢进，病理反射强阳性，常有定位病变。可出现呼吸衰竭。病程多在 2 周以上，恢复期常有不同程度的精神异常及瘫痪表现，部分患儿可有后遗症。

4. 暴发型

少见。起病急骤，有高热或超高热，体温可达 41℃ 以上。1~2 天后迅速出现深昏迷并有反复强烈抽搐。如不积极抢救，可在短期内因中枢性呼吸衰竭而死亡。幸存者也常有严重后遗症。

重型和爆发型患儿往往出现各种并发症，以支气管肺炎最为常见，多因昏迷患儿呼吸道分泌物不易咳出，或因应用人工呼吸机后引起。其次为肺不张、败血症、尿路感染、压疮等。重症患儿亦可出现应激性溃疡导致上消化道大出血。

【辅助检查】

1. 血常规

白细胞总数常为 $(10~20)\times10^9/L$，中性粒细胞增至 0.8 以上，嗜酸性粒细胞减少。

2. 脑脊液检查

脑脊液压力增高，外观清亮或微混，白细胞计数多为 $(50~500)\times10^6/L$。少数病例可达 $1000\times10^6/L$，类似于化脓性改变，白细胞分类早期以中性粒细胞为主，以后则以淋巴细胞为主。蛋白轻度增高，糖正常或偏高，氯化物正常。

3. 血清学检查

特异性 IgM 抗体检查可作为早期诊断。在病程第 3~7 天即出现阳性，3 周内阳性率达 70%~90%。

4. 病毒分离

在死亡病例的脑组织中可分离获得病毒，从而得出回顾性诊断。

【治疗要点】

乙脑尚无特效抗病毒药物，治疗应采用对症治疗及综合治疗措施，包括中药治疗。重点做好高热、惊厥、呼吸衰竭等危重症状抢救，是提高治愈率、降低病死率之关键。

1. 一般治疗

住院隔离治疗，病室安静，避免不必要的刺激。及时补充必要的营养物质，注意水和电解质平衡。

2. 对症治疗

(1)高热：对持续高热、惊厥频繁的患儿，物理降温与药物降温须同时使用，使体温控制在 38℃ 左右，药物降温可用复方阿司匹林、氨基比林等。高热伴频繁抽搐者多用亚冬眠疗法，异丙嗪和氯丙嗪各 0.5~1 mg/(kg·次)，肌注或静脉注射，每 4~6 小时 1 次。

(2)惊厥：在解痉的同时应针对发生惊厥的不同原因进行治疗。①如脑水肿所致者，以脱水治疗为主，常应用 20% 甘露醇 2 g/kg，在 30 分钟内快速静脉滴注，每 4~6 小时 1

次,也可同时用50%葡萄糖、呋塞米、糖皮质激素。②如因脑实质病变引起的抽搐,常用抗惊厥药物,地西泮(安定)为首选药,肌内注射或缓慢静脉推注。此外,还可用水合氯醛、苯巴比妥钠等。③如因呼吸道分泌物阻塞致脑细胞缺氧引起抽搐者,应予以吸痰、吸氧,必要时气管切开。

(3)呼吸衰竭:应针对引起呼吸衰竭的不同原因进行治疗。脑水肿、脑疝所致呼吸衰竭,应进行脱水治疗。中枢性呼吸衰竭的患儿及时应用呼吸中枢兴奋药,如可拉明(尼可刹米)、山梗菜碱(洛贝林)等。近年来采用山莨菪碱(654-2)等血管扩张药改善血液循环,对抢救乙脑中枢性呼吸衰竭有效。呼吸衰竭发展迅速或呼吸突然停止者可给予气管插管;深昏迷痰液阻塞,反复吸痰、吸氧仍不能维持其换气功能者,自主呼吸停止或呼吸微弱等,则酌情气管切开。

3. 肾上腺皮质激素

肾上腺皮质激素是否使用意见不一。有人认为可减轻炎症反应、退热、降低毛细血管通透性、保护血—脑屏障、减轻脑水肿,过去临床上使用一般认为疗效不显著。但也有人认为它抑制免疫功能、触发胃肠道出血,应慎用或不用。

4. 抗菌药物

并发细菌感染者可针对性选用抗菌药物。

5. 中医中药治疗

中医中药治疗以清热解毒、芳香化浊等药物为主,可按卫气证及气营证进行辩证施治,常用中成药安宫牛黄丸,达到清热解毒、开窍安神、止惊、抗昏迷作用。

6. 恢复期及后遗症的治疗

恢复期患儿应加强护理,注意营养,防止压疮及继发感染,并给以中西医结合治疗。有后遗症者,应根据不同情况采用相应的综合治疗措施,如针灸、按摩及各种功能康复锻炼。

【常见护理诊断/问题】

1. 体温过高

与乙脑病毒感染有关。

2. 急性意识障碍

与脑实质损伤、脑水肿有关。

3. 气体交换受损

与呼吸衰竭有关。

4. 潜在并发症

呼吸衰竭、脑疝等。

5. 皮肤黏膜受损的危险

与长时间卧床有关。

6. 有窒息的危险

与昏迷有关。

7. 有感染传播的危险

与乙脑病毒传播有关。

8. 焦虑

与病情重及预后不确定有关。

【护理措施】

1. 一般护理

急性期注意卧床休息，昏迷者应注意及时翻身，防止压疮的发生。乙脑患儿应按疾病不同时期给以不同饮食，以补充营养。初期及极期应给以清淡流质饮食，如菜汤、牛奶等。昏迷及有吞咽困难者给以鼻饲或静脉输液，保证每日入水量 1 500~2 000 mL，并注意电解质平衡。恢复期应逐渐增加营养、高热量饮食。

2. 高热的护理

密切观察热型、热程及体温变化，及时监测体温，每 1~2 小时测体温 1 次。注意补充水分。乙脑患儿体温不易下降，常采用综合措施控制体温。物理降温采用在大血管处、头部放置冰袋等，也可采用温水浴，要注意防止局部冻伤或坏死。药物降温时，注意用量不宜过大以防虚脱。另外采用亚冬眠疗法，应用于高热并频繁抽搐的患儿，连续应用 3~5 天。

3. 惊厥或抽搐的护理

(1) 密切观察病情，消除惊厥或抽搐的诱因，发作时注意防止窒息及外伤。

(2) 脑水肿所致者采用 20% 的甘露醇进行脱水治疗，应注意脱水剂应于 30 分钟内快速静脉滴注，注射速度过慢影响脱水效果。因甘露醇等脱水剂是高渗液体，应注意观察药物外渗情况及患儿心脏功能，防止发生心功能不全。准确记录出入液量，注意维持水、电解质平衡。

(3) 脑实质病变引起的抽搐，可按医嘱使用抗惊厥药物。严格遵医嘱记录给药途径、给药剂量并观察药物疗效及不良反应。应特别注意观察地西泮等药物对呼吸的抑制作用。

(4) 呼吸道分泌物阻塞引起抽搐者，应予以吸痰、吸氧，并加大氧流量至 4~5 L/min，以迅速改善脑组织缺氧。

(5) 高热所致者，在积极降温的同时按医嘱予以镇静药。

(6) 专人看护，加床栏防坠床，惊厥发作时加牙垫防舌被咬伤。

4. 呼吸衰竭的护理

(1) 及时、准确评估引起呼吸衰竭的原因并给予相应护理。

(2) 解除呼吸道梗阻，保持呼吸通畅。因呼吸道分泌物梗阻引起者，及时、彻底吸痰是解除呼吸道梗阻的有力措施，并加强翻身、拍背引流，有利于痰液排出，在保持呼吸道通畅的基础上保证氧气供给。

(3) 脑水肿、脑疝所致呼吸衰竭，应进行脱水治疗。中枢性呼吸衰竭的患儿应及时应用呼吸中枢兴奋药，如可拉明(尼可刹米)、山梗菜碱(洛贝林)等，并及早应用血管扩张药如东莨菪碱等改善微循环。呼吸衰竭发展迅速或呼吸突然停止者可给予气管插管；深昏迷痰液阻塞，反复吸痰、吸氧仍不能维持其换气功能者，自主呼吸停止或呼吸微弱等，则酌情气管切开。

(4) 肺部感染者遵医嘱使用抗菌药物治疗感染。

5. 病情观察

(1)观察体温变化，呼吸的频率、节律，以判断有无呼吸衰竭。

(2)观察意识状态，注意意识障碍是否继续加重。

(3)观察惊厥发作先兆、发作次数、每次发作持续时间、每次抽搐部位和方式。

(4)观察颅内压增高及脑疝的先兆，重点应观察瞳孔的大小、形状、两侧是否对称、对光反射是否灵敏等。

(5)观察有无并发症，如有无肺部感染及压疮的症状及体征。

6. 皮肤的护理

对昏迷、瘫痪，长时间卧床的患儿要定时协助翻身。保持衣物清洁、干燥、透气性好，床单及被褥平整、清洁、干燥。每天用温水擦身 1~2 次，以预防压疮的发生和继发感染。一旦形成压疮，皮肤感染，应积极作相应护理，以促使愈合。

7. 昏迷的护理

将患儿头转向一侧，定时翻身拍背促使痰液咳出，吸出呼吸道分泌物，预防吸入性肺炎。用 0.9%氯化钠溶液或 1%硼酸水洗眼 2 次/天，用氯霉素滴眼液滴眼睛，0.9%氯化钠溶液纱布遮盖眼部。用 0.9%氯化钠溶液或 3%过氧化氢溶液清洗口腔，3~4 次/天，鼻、唇部涂以石蜡油。经常注意膀胱充盈情况，尿潴留时按摩膀胱底部协助排尿，必要时给予导尿。

8. 预防感染传播

(1)管理传染源：加强对猪的管理，流行季节前对猪进行疫苗接种能有效地控制乙脑在人群中的流行。

(2)切断传播途径：防蚊、灭蚊是预防乙脑的主要措施。应注意消灭蚊虫，可应用灭蚊药物。流行季节采用各种防蚊措施，如蚊帐、驱蚊剂等。

(3)保护易患人群：乙脑灭活疫苗的接种可提高人群免疫功能，接种对象主要为 10 岁以下儿童及其他感染者。此疫苗安全性大、效果好，人群保护率可达 60%~90%。预防疫苗接种应在流行前 1 个月完成，接种后 2~3 周产生免疫功能，免疫期为 1 年。连续加强 3 次可获得持久免疫功能。

9. 后遗症的护理

(1)促进机体运动功能的恢复，瘫痪的患肢、关节常呈强直或挛缩状态，长期不活动肌肉会萎缩，根据病情每天按摩或进行被动运动，鼓励患者自觉锻炼，瘫痪不易恢复者注意保持肢体于功能位置，可用针灸、理疗等方法。对吞咽障碍、失语者，应坚持进行吞咽、语言的功能训练，促进功能恢复。

(2)对有精神、神经后遗症的患者应耐心护理，鼓励并指导患儿进行功能锻炼，帮助其尽快康复。

(3)出院前应向患儿及家属讲述积极治疗的意义，尽可能使患儿的功能障碍于 6 个月内恢复，以防成为不可逆性后遗症，增加家庭及社会负担。

10. 心理护理

由于该病较重者可有生命危险，或造成后遗症，给患儿及家属带来不安、烦躁、焦虑，甚至极少数家属因患者病情严重，预后差而放弃治疗或遗弃。首先要评估患儿及家属患病后的心理反应和应对方式，积极做好解释工作，鼓励患者树立战胜病情的信心，动员社会支持系统关心、爱护、支持、帮助患儿。

第六节　猩红热

猩红热（scarlet fever）为 A 组 β 型溶血性链球菌引起的急性呼吸道传染病，其临床表现为发热、咽峡炎、全身弥漫性红色皮疹和皮疹消退后明显脱屑。多见于 3~7 岁儿童。

【病因与发病机制】

病原菌是 A 组 β 型溶血性链球菌，能产生 A、B、C 三种抗原性不同的红疹毒素，均可致发热和猩红样皮疹。对热及干燥的抵抗力较弱，经 56℃ 处理 30 分钟或一般消毒剂均可将其杀灭。也易被各种消毒液杀死，但在 0℃ 环境中可存活几个月。

A 组 β 型溶血性链球菌自呼吸道侵入并附于咽峡部，引起局部炎症，使咽部和扁桃体急性充血、红肿，可向局部扩散，亦可血行播散。病灶处红疹毒素可使皮肤充血，水肿，上皮细胞增殖，形成猩红热样皮疹，有时可有溃疡形成。恢复期表皮细胞逐渐脱落造成脱皮。舌乳头突起形成杨梅舌。部分病例在病程第 2~3 周时，产生免疫反应引起心脏、肾脏及关节的变态反应性病变。

【临床表现】

发热、咽峡炎、典型的皮疹为猩红热三大特征性表现。

1. 潜伏期

多数为 2~3 天，长则 5~6 天。

2. 前驱期

一般不超过 24 小时。起病较急，有高热、畏寒，偶有寒战，体温多在 39℃ 左右，可伴有头痛、头晕、恶心和呕吐、咽痛。检查有典型的咽峡炎，咽部充血，扁桃体红肿，扁桃体腺窝处可见片状脓性分泌物或出血性红疹，可有大片假膜，但较易拭去。颈部及颌下淋巴结肿大。

3. 出疹期

皮疹在起病 1~2 天后出现，从耳后、颈部，很快扩散至胸部、背部、腹部及上肢。全身皮肤弥漫性潮红，其上散布点状红疹，高出皮面，疹间无正常皮肤，压之退色，出现苍白手印。皮肤皱褶处如腋窝、颈部、腹股沟等处，皮疹密集成线，压之不退，称为"帕氏线"。部分患儿口鼻周围相对苍白，称"口周苍白"，出疹的同时，舌乳头红肿，覆着白苔，舌刺突起，2~3 天后舌苔剥脱，舌面光滑呈肉红色，舌乳头仍突起，称"杨梅舌"。

4. 恢复期

3~5 天后皮疹颜色转暗，按出疹顺序开始脱皮，脱皮的程度与皮疹的轻重程度有关。轻症呈片屑状，重者可呈大片状脱皮，以指趾部明显。目前多为轻症。

【辅助检查】

1. 血常规

白细胞总数增多，可达 $(10~20)\times10^9/L$，中性粒细胞在 80% 以上，严重者可出现中毒颗粒。

2. 血清学检查

可用免疫荧光法检测咽拭子涂片进行快速诊断。

3. 病原性检查

可用咽拭子或其他病灶的分泌物行细菌培养。

【治疗要点】

1. 一般治疗

卧床休息，给予足够的水分、热量和营养。

2. 病原治疗

首选青霉素，早期进行病原治疗，可缩短病程、减少并发症。青霉素 5 万 U/kg，分为两次肌内或静脉给药，疗程为 5~7 天，严重者可增加剂量。对青霉素过敏者，可用红霉素或头孢菌素等。

3. 对症治疗

若发生感染中毒性休克，应积极补充血容量，纠正酸中毒，给予血管活性药物等，高热给予物理降温或药物降温。

【常见护理诊断/问题】

1. 体温过高

与乙型溶血性链球菌感染有关。

2. 皮肤完整性受损

与细菌产生的红疹毒素引起的皮肤损害有关。

3. 潜在并发症

急性肾小球肾炎、心肌炎。

【护理措施】

1. 一般护理

病室保持适宜的温度、湿度，应注意通风、避免噪音。给予高热量、营养丰富、易消化饮食及充足水分，保持口腔清洁，较大儿童可用温水漱口。症状明显应注意卧床休息。

2. 发热的护理

高热时应卧床休息。可采用物理降温，如温水擦浴、冰袋等，忌用冷水或乙醇擦浴，避免对皮肤的刺激。遵医嘱使用退热药。

3. 皮疹的护理

保持皮肤清洁，每日用温水轻擦皮肤，禁用肥皂水、乙醇擦拭皮肤。皮疹脱皮时让其自行脱落，不要强行撕脱，应注意修剪指甲，幼儿自制能力差，可将手包起来，衣着应宽松，内衣、内裤应勤换洗，床褥应保持清洁、松软、平整、干燥。

4. 病情观察

监测生命体征，观察咽部黏膜及分泌物的变化，注意查看尿液变化，如尿色、尿量及性质的改变，及时发现肾小球肾炎的发生。

5. 预防感染传播

(1)管理传染源：明确诊断后对患儿及接触者应进行隔离，至少 7 天。咽培养 3 次阴性且无化脓性并发症者，即可解除隔离。密切接触者严密观察，有条件可行咽拭子培养。

（2）切断传播途径：猩红热流行时，儿童应避免到公共场所活动。接触者应戴口罩，患者的分泌物随时消毒。

（3）保护易患人群：目前无疫苗。流行期间避免到人群密集的公共场所，外出时应戴口罩，对接触者可用苄星青霉素120万U肌注1次进行预防。

6. 健康教育

应向患儿及家长讲述猩红热传播方式、预防方式、临床表现等相关知识，注意公共卫生，猩红热流行时，儿童应避免到公共场所活动。

第七节 中毒性细菌性痢疾

细菌性痢疾（bacillary dysentery）简称菌痢，是由志贺菌属引起的急性肠道传染病。临床表现主要为发热、腹痛、腹泻、里急后重和黏液脓血便，可伴有全身毒血症状。我国多流行于夏秋季节，多见于3岁以上儿童，主要通过消化道传播。

【病因及发病机制】

菌痢的病原体为痢疾杆菌，属肠杆菌科志贺菌属。为革兰阴性菌，需氧，菌体短小、无鞭毛、无芽孢，不能运动。根据O抗原结构不同，致病性志贺菌可分为4群，A群痢疾志贺菌、B群福氏志贺菌、C群鲍氏志贺菌、D群宋内志贺菌，共47个血清型。我国引起流行的多数为福氏志贺菌，其次为宋内志贺菌。该菌在外界环境的生存力较强，在蔬菜、水果及患儿接触过的物品上能存活1~2周，在水中（37℃）存活20天。但对理化因素的抵抗力较低，日光直接照射30分钟，加热60℃、10分钟，煮沸2分钟即被杀死。对各种化学消毒剂及酸很敏感。各型病菌均具有侵袭能力，能产生强烈的内毒素，并释放肠毒素和细胞毒素，志贺菌还能产生外毒素。

中毒性菌痢的发病机制尚不十分清楚，志贺菌能侵袭肠上皮细胞并在其中繁殖，经过一系列病理生理变化（目前认为可能是超敏感反应）。内毒素从肠壁吸收入血，引起毒血症状，如发热、意识障碍、感染性休克等，作用于肾上腺髓质及兴奋交感神经，释放各种血管活性物质，引起急性微循环障碍，进而导致感染性休克、DIC及脏器功能衰竭。中毒型痢疾可发生脑水肿，甚至脑疝，出现昏迷、抽搐和呼吸衰竭等，是中毒性痢疾死亡的最主要原因。

【临床表现】

潜伏期多为1~2天，短者数小时。儿童多见。起病急，发展快，体温可高达39℃~40℃或以上，全身毒血症状严重，可有嗜睡、昏迷及抽搐，迅速发生循环衰竭和呼吸衰竭等严重症状。患儿肠道症状在早期轻，可无腹泻和脓血便。由于全身各脏器微循环障碍程度不同，根据临床表现可分为以下几型：

1. 休克型（皮肤内脏微循环衰竭型）

由于有的患儿皮肤内脏微循环障碍，大量血液淤积在胸腹内腔，回心血量减少，有效循环血量不足，以感染性休克为主要表现。患儿初期出现面色苍白、唇周青灰、四肢厥冷、指(趾)甲发白、皮肤花纹、脉细速，心率增快。后期出现血压下降、脉搏细速甚至不能触及、青紫、心音低钝，甚至无尿。严重者血压测不出，心、肾功能不全及意识障碍。

2.脑型(脑微循环障碍型)

脑型以脑微循环障碍为主。由于脑血管痉挛引起脑缺血缺氧、脑水肿而发生反复惊厥、昏迷甚至呼吸衰竭。轻度表现为面色发灰、精神萎靡、嗜睡、口唇发绀、呼吸增快、四肢肌张力增高、血压轻度升高。重症患儿可出现中枢性呼吸衰竭，如神志昏迷，频繁或持续性惊厥，瞳孔大小不等，对光反射迟钝或消失，呼吸深浅不均，节律不整，有双吸气、叹息样呼吸、然后呼吸次数减少，最后至 12 次/min，是一个危险信号，如不抢救，患儿可能出现死亡。

3.肺型(肺微循环障碍型)

肺型又称呼吸窘迫综合征，以肺微循环障碍为主，此型少见，常在脑型或休克型基础上发展而来。轻型表现为烦躁不安、面色暗红、呼吸加快、呼吸频率 35 次/min、急性呼吸困难；重型表现有严重的吸气性呼吸困难、张口大幅吸气、发绀进行性加重等。

4.混合型

同时具有上述两型或三型临床表现，常先出现高热惊厥，如未能及时抢救则迅速发展为呼吸衰竭和循环衰竭，最为凶险，病死率很高。

【实验室及其他检查】

1.血常规

血白细胞总数和中性粒细胞增多。

2.粪便常规

大便为黏液脓血便，镜检有大量红细胞、成堆的白细胞与脓细胞，如发现巨噬细胞更有助于诊断。

3.大便培养

在应用抗菌药物前，取新鲜大便的脓血黏液部分，可分离出痢疾杆菌。

4.其他

采用核酸杂交或聚合酶链反应(PCR)可直接检查粪便中的痢疾杆菌核酸，可早期快速诊断，但易出现假阳性。对疑难和慢性病例可进行结肠镜检查，并在直视下取溃疡部分的渗出物作细菌培养。

【治疗要点】

由于中毒性细菌性痢疾病情凶险，发展迅速，应争分夺秒全力抢救。救治过程应严密监测病情，综合治疗。

1.降温止惊

可采用物理降温或药物降温的方案或亚冬眠疗法。持续惊厥者可予以地西泮 0.3 mg/kg 肌内注射或静脉注射(每次最大剂量≤10 mg)；或用水合氯醛或苯巴比妥钠。

2.控制感染

多采用两种以上痢疾杆菌敏感的抗生素静脉滴注，如阿米卡星、头孢哌酮、头孢他定、头孢噻肟等。

3.抗休克治疗

(1)补充血容量：早期应快速输液，补充血容量。首先可快速输入低分子右旋糖酐10 mL/kg，30分钟内通过静脉输注于体内；继以5%碳酸氢钠5 mL/kg，首批快速输液，一般于30~60分钟内输完；首批输完后，再用1/2~1/3张液体静脉滴注，直至休克纠正为止。原则上应先快后慢、先盐后糖、见尿补钾，全天输液总量为50~80 mL/kg。

(2)解除血管痉挛：早期给予血管扩张药，首选山莨菪碱(654-2)，轻度0.5~1 mg/kg，重度1~2 mg/kg，静脉推注，每10~15分钟可重复1次，直到面色转红、四肢转暖、血压回升后，逐渐延长给药时间或停药。

(3)其他：注意纠正酸中毒，必要时给予强心药、糖皮质激素等。

4.防治脑病

及时控制高热、惊厥。当患者出现颅内压增高、呼吸衰竭时，及时应用20%甘露醇控制脑水肿。注意保持呼吸道通畅、给氧，如出现呼吸衰竭可给予呼吸兴奋药，必要时可行气管切开及应用人工呼吸器。

【常见护理诊断/问题】

1.体温过高

与毒血症有关。

2.腹泻

与痢疾杆菌感染有关。

3.组织灌注量改变

与微循环障碍有关。

4.有感染传播的危险

与痢疾杆菌容易传播有关。

【护理措施】

1.一般护理

中毒型菌痢应绝对卧床休息，专人护理，患儿平卧或置于休克体位，中毒症状消失，病情缓解后可下床活动，逐步增加活动量。慢性期应根据病情决定，以休养为主。腹泻频繁伴呕吐时，暂禁食，由静脉补充水分和热量。能进食者给予营养丰富、易消化的低脂流质饮食，如米汁、脱脂奶、豆浆等。病情好转后改半流质饮食，如米粥、面条等。少量多餐，避免生冷、有刺激性的食物。

2.高热的护理

监测体温，遵医嘱采用物理降温或药物降温的方案或亚冬眠疗法。

3.腹泻的护理

急性期禁用止泻药。正确评估大便次数、形状、量，及时采集大便标本送检。保持肛周皮肤清洁。

4.周围循环衰竭的护理

(1)设专人护理、详细记录。严密观察病情，每15~30分钟监测呼吸、脉搏、血压、神志、尿量、血氧饱和度。当患者出现面色苍白、四肢发冷、皮肤花斑、脉细速、心率加快时应考虑周围循环衰竭；当出现频繁惊厥、昏迷加深、口唇发绀、呼吸不规则时应考虑脑水肿、脑疝致呼吸衰竭。

（2）注意保暖，给氧。

（3）迅速建立并维护静脉通道，保证输液通畅和药物及时使用。

（4）遵医嘱扩容、纠正酸中毒等抗休克治疗，根据血压、尿量调整输液速度，防止肺水肿的发生。

（5）治疗中注意观察休克症状改善情况。

5. 预防感染传播

（1）管理传染源：对患儿进行消化道隔离，早期彻底治疗患儿，对其粪便进行消毒处理是预防的重点，至患儿临床症状消失后 1 周或连续 3 次粪便培养阴性方可解除隔离。

（2）切断传播途径：加强消毒隔离，加强对饮食、饮水、粪便的管理，消灭苍蝇。养成良好的个人卫生习惯，饭前、便后要洗手，不吃变质、生冷、不洁食物。指导家长对患儿餐具消毒煮沸 15 分钟，粪便要用 1% 含氯消毒液处理，尿布要用沸水浸泡或煮沸过再清洗。

（3）保护易患人群：在菌痢流行季节期间可口服活菌苗，目前国内主要采用变异菌株。活菌苗主要通过刺激肠道产生分泌性 IgA 及细胞免疫而获得免疫性。

6. 健康教育

对患儿家长进行疾病的特点及治疗知识的宣教，指导患儿养成良好的个人卫生习惯，饭前、便后要洗手，不吃变质、生冷、不洁食物。

第八节 儿童结核病

案例导入

患儿，男，3岁，因"低热、咳嗽、盗汗10天"入院。

患儿10天前无明显诱因出现持续性低热，伴咳嗽、盗汗、食欲减退、疲乏等，自行口服退热药后无明显好转。起病以来精神欠佳，食欲明显减退，睡眠可，活动减少，体重减轻，大小便正常。

体格检查：体温37.8℃，心率118次/min，呼吸24次/min，体重10 kg，神清，精神稍差，抱入病房。全身皮肤无黄染、皮疹及出血点。双侧瞳孔等大等圆，对光反射正常，唇发绀，咽充血，颈软，淋巴结无肿大。胸廓对称，双肺呼吸音粗，可闻及少许湿啰音。心界不大，心率118次/min，律齐，未闻及明显杂音。腹平软，移动性浊音(-)。四肢肌张力正常，脑膜刺激征(-)。

辅助检查：WBC $9.5×10^9$/L，RBC $2.7×10^{12}$/L，Hb 80 g/L，PLT $255×10^9$/L。结核菌素试验(++)。胸部X线片：双肺门影增强。

思考

(1)该患儿可能的临床诊断是什么？

(2)该患儿目前主要的护理诊断/问题是什么？如何进行饮食护理？

儿童结核病案例解析

一、概述

结核病(tuberculosis)是由结核杆菌引起的慢性感染性疾病，可累及全身各器官，以肺结核最多见。近年来，由于耐药结核菌株的产生和人类免疫缺陷病的流行，许多国家结核病发病率有所回升。据WHO报道，2014年全球罹患结核病儿童约为100万，约14万死于结核病。儿童结核病中最常见的是原发型肺结核，严重病例可引起粟粒型肺结核和(或)结核性脑膜炎,后者是儿童结核病致死的主要原因。1993 年,WHO 宣布全球结核病处于紧急状态。1997 年开始将每年的 3 月 24 日定为"世界结核病防治日"。

【病因及发病机制】

结核杆菌属分枝杆菌属,抗酸染色呈红色,革兰染色阳性,为需氧菌,包括人型、牛型、鸟型和鼠型,对人类致病的结核杆菌主要是人型。结核杆菌对酸、碱和消毒剂的耐受力较强,在外界环境中可长期存活并保持致病力。结核杆菌对干热抵抗力较强,阳光直射下 1~2 小时死亡,干热 100℃、20 分钟灭活,但在干燥的痰液中能存活 6~8 个月。痰液中的结核杆菌用 5%的苯酚或 20%的漂白粉(氯石灰)经 24 小时处理才能被杀死,其对湿热较敏感,68℃、20 分钟即被灭活。

结核杆菌初次侵入机体后是否引起发病,取决于细菌的数量和毒力,更重要的是取决于机体的免疫功能,尤其是细胞免疫功能的强弱。儿童对结核菌及其代谢产物有较高的敏感性,当结核杆菌初次侵入机体,通过致敏 T 淋巴细胞并激活吞噬细胞功能,产生特异性细胞免疫,激活 CD4$^+$,产生 IF-2 和 IFN-γ。4~8 周后,机体产生Ⅳ型(迟发型)变态反应,此时结核菌素试验呈阳性反应。机体感染结核菌后,在获得免疫功能的同时,也产生变态反应,结核变态反应和免疫反应是同一细胞免疫过程中的两种不同表现。感染结核菌后,机体抵抗力强时,病变被局限,可不发病,机体获得免疫功能,90%可终身不发病;5%的机体因抵抗力低下当即发病,为原发性肺结核;另有 5%仅于日后抵抗力低下时才发病,为继发性肺结核,是成人肺结核的主要类型。结核分枝杆菌随血液转运到其他脏器,成为肺外结核发病的来源。

【辅助检查】

(一)结核菌素试验

可测定受试者是否感染过结核杆菌。在儿童接触结核分枝杆菌 4~8 周后,机体产生迟发型变态反应,结核菌素试验呈阳性反应。

1.试验方法

常用的抗原制剂是结核菌纯蛋白衍化物(PPD)0.1 mL(含结核菌素 5 个单位),在左前臂掌侧中下 1/3 交界处作皮内注射,使之形成直径为 6~10 mm 的皮丘。如患儿有疱疹性结膜炎、结节性红斑或一过性多发性结核过敏性关节炎等结核变态反应强烈表现,宜用 1 个结核菌素单位的 PPD 试验,以防结核变态反应强烈导致局部过度反应。

2.结果判断

48~72 小时后,一般以 72 小时为准观察注射部位反应。测定局部硬结的直径,取横、纵两径的平均值来判断反应强度(表 17-1)。红晕多为非特异性反应,不作为判断依据。记录时单位为 mm。

表 17-1　结核菌素试验结果判定

结果	局部硬结直径
阴性(-)	局部无硬结或硬结平均直径<5 mm
阳性(+)	局部硬结平均直径为 5~9 mm
中度阳性(++)	局部硬结平均直径为 10~19 mm
强阳性(+++)	局部硬结平均直径为≥20 mm，或硬结平均直径<20 mm 但局部出现水泡、破溃及淋巴管炎

3. 临床意义

(1)阳性反应：①接种卡介苗后。②年长儿无明显临床症状，仅呈一般阳性反应者，表示曾感染过结核杆菌。③3 岁以下尤其是 1 岁以内未接种过卡介苗者，阳性反应提示体内有新的结核病灶。年龄愈小，活动性结核的可能性愈大。④强阳性反应，提示体内有活动性结核病。⑤由阴性反应转为阳性反应者，或反应强度由原来的直径<10 mm 增至直径>10 mm，且增加幅度>6 mm，提示新近有感染。

接种卡介苗后与自然感染阳性反应的主要鉴别(表 17-2)。

表 17-2　接种卡介苗后与自然感染阳性反应的主要鉴别

	接种卡介苗后	自然感染
硬结直径	多为 5~9 mm	多为 10~15 mm
硬结颜色	浅红	深红
硬结质地	较软、边缘不清	较硬、边缘清楚
阳性反应持续时间	较短，2~3 天即消失	较长，可达 10 天以上
阳性反应的变化	有较明显的逐年减弱倾向，一般于 3~5 年内逐渐消失	短时间内反应无减弱倾向，可持续若干年甚至终身

(2)阴性反应：①未感染过结核；②初次感染结核 4~8 周内(结核迟发型变态反应前期)；③假阴性反应，机体免疫反应低下或受抑制，如重症结核；急性传染病如麻疹、水痘、百日咳等；体质极度虚弱者如重度营养不良、重度脱水、重度水肿等；长期使用糖皮质激素或其他免疫抑制药治疗时，原发或继发免疫缺陷病；④技术误差或结核菌素效价不足。

(二)实验室检查

1. 结核杆菌检查

从痰液、胃液(婴幼儿抽取空腹胃液)、脑脊液、胸腔积液等标本中找到结核杆菌即可确诊，是目前诊断的重要手段。

2. 免疫学及分子生物学检测

可用 DNA 探针、聚合酶链反应(PCR)快速检测结核杆菌。选用酶联免疫吸附试验(ELISA)或酶联免疫电泳技术(ELIEP)检测标本中的抗结核抗体。

3. 血沉检查

多增快,反映结核病活动性,但无特异性。

(三)影像学检查

胸部 X 线片检查是筛查儿童结核病的重要手段之一,可检出病变部位、范围、性质、活动及进展情况。必要时可行胸部 CT 或 MRI 以发现隐匿病灶。

(四)其他辅助检查

纤维支气管镜检查,有助于支气管内膜结核及支气管淋巴结结核的诊断;周围淋巴结穿刺液涂片检查,可发现特异性结核改变;肺穿刺活检组织或胸腔镜取肺组织活检对特殊疑难病例确诊有帮助。

【治疗要点】

治疗原则是早期、联合、适量、规律、全程、分段治疗。

(一)一般治疗

注意休息,居住环境应阳光充足,空气流通。给予高蛋白质和富含维生素饮食;尽量避免接触麻疹、百日咳等各类传染病;定期复查随诊。

(二)抗结核药物治疗

(1)抗结核药物分类:①全杀菌药,如异烟肼(INH)、利福平(RFP);②半杀菌药,如链霉素(SM)、吡嗪酰胺(PZA);③抑菌药,如乙胺丁醇(EMB)、乙硫异烟胺(ETH);④针对耐药菌株的几种新型抗结核药:如卫非特、利福喷丁、利福定、力排肺疾等。

(2)抗结核药物的使用:见表 17-3。

(3)抗结核治疗方案:①标准疗法,一般用于无明显症状的原发型肺结核。每日服用 INH、RFP 和(或)EMB,疗程 9~12 个月。②两阶段疗法,用于活动性原发型肺结核、急性粟粒性肺结核和结核性脑膜炎。A. 强化治疗阶段:联用 3~4 种杀菌药,目的在于迅速杀灭敏感菌及生长繁殖活跃的细菌与代谢低下的细菌,防止或减少耐药菌株的产生。长程疗法时需 3~4 个月,短程疗法时一般为 2 个月。B. 巩固治疗阶段:联用 2 种抗结核药物,目的在于消灭残存的结核杆菌以巩固疗效,防止复发。长程疗法时可长达 12~18 个月,短程疗法时一般为 4 个月。③短程疗法:疗程 6~9 个月,可选用以下方案:2HRZ/4HR、2SHRZ/4HR、2EHRZ/4HR,其中数字为月数。若无 PZA,则将疗程延长至 9 个月。

表 17-3 儿童抗结核药物的使用

药物	剂量[mg/(kg·d)]	给药途径	主要不良反应
异烟肼(INH 或 H)	10~15(≤300 mg/d)	口服或静脉滴入	肝毒性、末梢神经炎、过敏
利福平(RFP 或 R)	10~20(≤600 mg/d)	口服	肝毒性、胃肠道反应和流感样症状
吡嗪酰胺(PZA 或 Z)	30~40(≤750 mg/d)	口服	肝毒性、胃肠道反应、高尿酸血症、关节痛
乙胺丁醇(EMB 或 E)	15~25	口服	视神经炎、皮疹
丙硫异烟胺(PTH)	10~15	口服	胃肠道反应、肝毒性、末梢神经炎、过敏
阿米卡星(Am)	10~15	肌内注射	听神经损伤、肾毒性

二、原发型肺结核患儿的护理

原发型肺结核(primary pulmonary tuberculosis)是指结核杆菌初次侵入肺部发生的原发感染,是儿童肺结核的主要类型,包括原发综合征(primary complex)和支气管淋巴结核(tuberculosis of tracheobronchial lymphonodus)。原发综合征由原发病灶、局部淋巴结病变和两者相连的淋巴管组成。一般预后良好,少数在机体免疫状态低下时继续发展,甚至恶化,出现干酪性肺炎、粟粒性肺结核及结核性脑膜炎。

【病理生理】

基本病变为渗出、增殖和坏死。渗出以炎症细胞、单核细胞及纤维蛋白为主要成分;增殖以结核结节和结核性肉芽肿为主;坏死的特征为干酪样改变。典型的原发综合征呈"双极"病变,即一端为原发病灶,一端为肿大的肺门淋巴结。由于儿童机体处于高度过敏状态,使病灶周围炎症甚为广泛,原发病灶范围扩大到一个肺段甚至一叶。原发型肺结核的转归为吸收好转、进展或恶化,以吸收好转最常见。

【临床表现】

1.症状

多数患儿起病缓慢,症状轻重不一,轻者可无任何临床症状,仅在 X 线片检查时被发现。患儿可有不规则低热、盗汗、食欲不振、疲乏及消瘦等结核中毒症状,可伴有咳嗽,多为干咳或轻咳,多见于年龄较大儿童。婴幼儿及重症患儿起病较急,体温达39℃~40℃,但一般情况较好,与发热不相称。持续2~3周转为低热,伴结核中毒症状。干咳和呼吸困难是最常见的症状。婴儿可有体重不增等生长发育障碍。

2.体征

以不同程度淋巴结肿大为主,但肺部体征不明显。

【辅助检查】

1.结核菌素试验

结核菌素试验呈强阳性反应或由阴性转为阳性,应行进一步检查。

2. 胸部 X 线片检查

胸部 X 线片检查是诊断儿童肺结核的重要方法之一。局部炎性淋巴结相对较大而肺部初染灶相对较小是原发性肺结核的特征。原发综合征典型的哑铃状双极影已少见。X 线片诊断以支气管淋巴结结核多见，可有炎症型、结节型两种 X 线片表现类型。

3. 其他

CT、支气管镜等。

【治疗要点】

1. 无明显症状的原发型肺结核

选用标准疗法，每日服用 INH、RFP 和(或)EMB，疗程 9~12 个月。

2. 活动性原发型肺结核

宜选用直接督导下短程化疗(DOTS)。强化治疗阶段宜用 3~4 种杀菌药，如 INH、RFP、PZA 或 SM；2 ~ 3 个月以后以 INH、RFP 或 EMB 巩固治疗，常用方案为 2HRZ/4HR。

【护理评估】

1. 健康史

询问患儿有无开放性肺结核接触史、卡介苗接种史，以及生活环境、卫生习惯。家中有无肺结核患者。有无麻疹、百日咳等急性传染性疾病。

2. 身体状况

评估患儿营养状况，神志、呼吸、脉搏、体温(温度、热型)、盗汗、疲劳、疱疹性结膜炎、淋巴结肿大及淋巴结高度肿大引起的压迫症状等。

分析实验室检查结果，如 PPD 试验、胸部 X 线片等。

3. 心理—社会状况

应从家长和患儿两方面进行评估，了解其是否知晓原发型肺结核的病因、感染途径、隔离方式、服药、预后及是否积极配合治疗和护理等情况，了解家庭结构、经济状况、社会支持及应对方式等，评估家庭成员对疾病的认识程度及有无焦虑、恐惧等心理。

【常见护理诊断/问题】

1. 营养失调：低于机体需要量

与疾病消耗及食欲减退有关。

2. 活动无耐力

与结核杆菌感染、机体消耗、食欲不振有关。

3. 有传播感染的危险

与结核杆菌经飞沫传播有关。

4. 知识缺乏

家长及患儿缺乏预防、治疗、护理等方面的知识。

【护理目标】

(1)患儿摄入足够营养，体重无减轻。

(2)患儿倦怠乏力有所减轻，能适当参加锻炼。

(3)患儿不发生交叉感染。

（4）患儿及家长了解原发型肺结核的相关知识，积极配合治疗和护理，能坚持正确用药并对药物不良反应有所了解。

【护理措施】

1. 饮食护理

鼓励进食，应为患儿提供高热量、高蛋白、富含维生素、富含钙质且容易消化的食物，以增强抵抗力；尽量提供患儿喜爱的食物，注意食物的制作，以增进患儿食欲；注意抗结核药物不良反应引起的食欲变化。

2. 合理安排休息和活动

有发热和中毒症状的患儿应卧床休息；患儿在保证充足睡眠的基础上，适当进行户外活动。

3. 病情观察

注意监测和观察患儿体温变化，有高热时及时向医生汇报并遵医嘱用药；观察咳嗽是否减轻，指导有效咳嗽，保持呼吸道通畅；观察盗汗是否消失，保持皮肤清洁，及时更换衣物。

4. 用药护理

（1）向患儿家长讲解抗结核药物的正确给药方法：如异烟肼和利福平宜在晨起时顿服，有利于吸收及短时间内达到有效浓度；用异烟肼加服维生素 B$_6$ 时，两者的服药时间要分开，因维生素 B$_6$ 可降低异烟肼的杀菌能力。

（2）密切观察用药后不良反应，注意部分药物可导致肝功能损害、手足麻木、视力下降、视野缺损及红绿色盲、关节痛等不良反应。

5. 预防感染传播

（1）管理传染源：结核菌涂片阳性患者是儿童结核的主要传染源，早期发现，合理治疗是预防结核病的关键。

（2）切断传播途径：肺结核患儿活动期需进行呼吸道隔离，室内保持良好通风，每天用紫外线消毒，其餐具煮沸消毒或用消毒液浸泡消毒，被褥、书籍在烈日下暴晒 6 小时以上。

（3）保护易患人群：普及卡介苗接种是预防儿童结核病的有效措施。接种对象为新生儿和结核菌素试验阴性的儿童。此外，为了预防儿童活动性肺结核及肺外结核病发生，防止青春期结核病复燃，可以进行预防性抗结核治疗，适应证如下：①与开放性结核患者有密切接触的患儿；②3 岁以下未接种卡介苗，但结核菌素试验阳性者；③结核菌素试验新近由阴性转为阳性者；④结核菌素试验阳性，且伴有结核中毒症状者；⑤结核菌素试验阳性，新患麻疹或百日咳儿童；⑥结核菌素试验阳性需长期使用肾上腺皮质激素或其他免疫抑制药者。用药方法：异烟肼每天 10 mg/kg（≤300 mg/d），疗程为 6~9 个月；或 INH 每天 10 mg/kg（≤300 mg/d）联合 RFP 每天 10 mg/kg（≤300 mg/d），疗程为 3 个月。

6. 健康教育

对患儿及其家属采取通俗易懂的语言和形象具体的描述来讲解结核病的有关知识，特别是隔离和治疗的目的、休息和饮食的要求、不随地吐痰的重要性。指导家长监测患儿体温、合理喂养；解释应用抗结核药物是治愈肺结核的关键，治疗期间应坚持全程规律服药，并密切观察抗结核药物的不良反应，定期复查随诊。

【护理评价】

患儿是否得到足够营养，倦怠乏力是否有所减轻，患儿结核菌感染有无传播至其他患儿，患儿及家长是否能了解原发型肺结核的相关知识，能否积极配合治疗和护理。

三、急性粟粒型肺结核患儿的护理

急性粟粒性肺结核(acute military tuberculosis of the lungs)又称急性血行播散型肺结核，为结核杆菌经血液播散所致，是原发型肺结核恶化的结果。多见于婴幼儿。

【发病机制】

结核杆菌侵入机体后，免疫功能降低时，原发病灶或淋巴结干酪样坏死溶解破溃，大量结核杆菌侵入血液循环引起血行播散型结核病。若仅肺部受累，成为粟粒性肺结核；若结核菌由肺静脉播散到全身，则肺、脑、脑膜、肝、脾、肠、肾、腹膜等引起全身粟粒性结核病。

【临床表现】

起病多急骤，婴幼儿多突发高热(39℃~40℃)，呈稽留热或弛张热，多伴有精神不振、食欲减退、盗汗、乏力、面色苍白、气促、发绀等。部分患儿可伴有肝脾及浅表淋巴结肿大。少数婴幼儿主要表现为发热、食欲不振、消瘦、倦怠，易被误诊为营养不良。50%以上患儿起病时就出现脑脊髓膜炎征象。眼底检查可发现脉络膜结核结节，后者分布于视网膜中心动脉分支周围。

【辅助检查】

1.胸部 X 线片检查

起病 2~3 周后胸部 X 线片可发现大小一致、分布均匀、密度均匀的粟粒状阴影，密布于双侧肺野。对诊断起决定性作用。

2.结核菌素试验

结核菌素试验呈阳性。

3.其他

肺部 CT 等。

【治疗要点】

1.抗结核治疗

可采用两阶段疗法，强化治疗阶段：INH+RFP+PZA+SM 治疗 2~3 个月；巩固治疗阶段：INH+RFP 治疗 9~12 个月。

2.糖皮质激素

有严重中毒症状及呼吸困难者，在应用足量抗结核药物的同时，可用泼尼松 $1~2$ mg/(kg·d)，疗程为 1~2 个月。

【常见护理诊断/问题】

1.体温过高

与结核杆菌感染有关。

2.气体交换受损

与肺部广泛粟粒性结核病灶有关。

3.潜在并发症

结核性脑膜炎、药物不良反应。

【护理措施】

1.一般护理

维持室内安静,温度18℃~22℃,湿度50%~60%。保证摄入充足的营养和水分。

2.高热护理

严密监测体温变化。当体温过高时遵医嘱给予物理降温或药物降温。预防高热惊厥的发生。

3.保持呼吸道通畅

经常改变体位,注意拍背,及时清理口鼻分泌物,必要时吸痰,保持呼吸道通畅。凡有呼吸困难、喘憋、口唇发绀等情况,立即吸氧。

4.病情观察

严密观察患儿生命体征变化,如患儿出现烦躁不安、嗜睡、头痛、呕吐、惊厥等脑膜炎症状时应及时通知医生,并积极配合抢救;密切观察药物疗效及不良反应。

四、结核性脑膜炎患儿的护理

结核性脑膜炎(tuberculous meningitis)简称结脑,常在结核原发感染后1年内发生,尤其在初染结核3~6个月最易发生,是儿童结核病中最严重的类型,多见于3岁以内的婴幼儿。

【发病机制】

儿童神经系统发育不成熟,血—脑屏障功能不完善,免疫功能低下,入侵的结核杆菌易通过血行播散。当结核杆菌体种植于脑膜,突破蛛网膜下隙引起炎症反应,导致结核性脑膜炎。

【临床表现】

大多数患儿起病缓慢,病程分为三期,但三期之间并没有严格的界限。

1.早期(前驱期)

早期为1~2周。主要症状为性情改变,如少言、懒动、易怒等。可有低热、盗汗、消瘦等结核中毒症状。年长儿可自诉头痛,多轻微或非持续性;婴儿则表现为蹙眉皱额,或凝视、嗜睡,或发育迟滞等。

2.中期(脑膜刺激征期)

中期为1~2周。由于颅内压增高,患儿出现剧烈头痛、喷射性呕吐、嗜睡或烦躁不安、惊厥等。出现明显脑膜刺激征。婴儿则以囟门隆起、颅缝增宽为主。此期可出现脑神经障碍,以面神经瘫痪最为常见,其次为动眼神经和外展神经瘫痪。

3.晚期(昏迷期)

晚期为1~3周。上述症状进行性加重,由意识朦胧、浅昏迷继而深昏迷。患儿频繁惊厥甚至呈强直状态,极度消瘦,呈舟状腹,常出现水、电解质平衡紊乱。最终因颅内压急剧增高而死于脑疝。

【辅助检查】

1. 脑脊液检查

脑脊液压力升高，外观无色透明或呈毛玻璃样，亦可呈黄色。脑脊液静置 12~24 小时后，有蜘蛛网状薄膜形成，取其涂片作抗酸染色，结核杆菌检出率较高。脑脊液直接涂片及培养找到结核杆菌即可确诊。蛋白定量增加，一般为 1.0~3.0 g/L，白细胞总数为(50~500)×10⁶/L，分类以淋巴细胞为主，糖和氯化物均降低为结脑的典型改变。

2. 结核抗原检测

ELISA 法是敏感、快速地检测结核分枝杆菌的辅助方法。

3. 抗结核抗体测定

如抗结核抗体(PPD-IgG、PPD-IgM)及 PCR 检查。

4. 结核菌素试验

阳性对诊断有帮助，但高达 50% 的结脑患儿结核菌素试验可呈阴性反应。

5. 眼底检查

如有脉络膜粟粒状结节，对确诊结核性脑膜炎有重要意义。

6. 影像学检查

85% 结脑患儿胸部 X 线片有结核病改变，其中 90% 为活动性病变。

【治疗要点】

抗结核治疗和降低颅高压为主要治疗方法。

1. 抗结核治疗

联合使用易透过血—脑屏障的抗结核杀菌药物，分阶段治疗。

(1)强化治疗阶段：联合使用 INH、RFP、PZA 和 SM，疗程为 3~4 个月。开始治疗的 1~2 周，将 INH 全日量的一半加入 10% 葡萄糖中静脉滴注，余量口服，待病情好转后改为全日量口服。

(2)巩固治疗阶段：继用 INH、RFP 或 EMB。RFP 或 EMB 9~12 个月。抗结核药物总疗程不少于 12 个月，或待脑脊液恢复正常后继续治疗 6 个月。

2. 降低颅高压

最早于 10 天即可出现，故应及时控制颅内压，措施如下：

(1)脱水药：常用 20% 甘露醇，每次 0.5~1.0 g/kg，于 30 分钟内快速静脉滴入，每 4~6 小时 1 次。脑疝时可加大剂量至每次 2 g/kg，2~3 天后逐渐减量，7~10 天后停用。

(2)利尿药：一般于停用甘露醇前 1~2 天加用乙酰唑胺(diamox)，每日 20~40 mg/kg(<0.75 g/d)，根据颅内压情况，可服用 1~3 个月甚至更长。

(3)其他：视病情可考虑做侧脑室引流术、腰椎穿刺减压、侧脑室小脑延髓池分流手术等。

3. 肾上腺糖皮质激素

能抑制炎症渗出从而降低颅内压，减轻脑膜刺激症状及感染中毒症状，从而减轻或防止脑积水的发生，早期使用效果好。一般用泼尼松，每日 1~2 mg/kg(<45 mg/d)，1 个月后逐渐减量，疗程为 8~12 周。

【常见护理诊断/问题】

1. 潜在并发症

颅内高压、水电解质紊乱。

2. 有窒息的危险

与呕吐物吸入有关。

3. 有皮肤完整性受损的危险

与极度消瘦、长期卧床、排泄物刺激有关。

4. 焦虑

与病情严重、预后差有关。

【护理措施】

1. 一般护理

为患儿提供高热量、高蛋白质及富含维生素、易消化的食物。能口服者，少量多餐，耐心喂养；昏迷患儿可采用鼻饲或静脉营养。患儿需绝对卧床休息，保持病室安静，避免一切不必要的刺激，治疗、护理须轻、准、快且集中进行。每日清洁口腔 2~3 次。

2. 病情观察

密切观察患儿生命体征、神志、肌张力、瞳孔大小及对光反射等，若发现两侧瞳孔大小不等、对光反射减弱或消失、意识障碍加重，呼吸不规则等脑疝先兆，及时采取抢救措施。

3. 惊厥的护理

惊厥发作时，立即松懈患儿衣服，让患儿去枕平卧位，头偏向一侧，及时清除口鼻分泌物及呕吐物，保持呼吸道通畅，防窒息；将舌向外牵拉，防止舌后坠，及时清除呼吸道分泌物及口腔呕吐物。给予吸氧，必要时吸痰或行人工辅助呼吸。放置床栏防止坠床；颅内压增高时遵医嘱使用脱水药、利尿药，注意输液速度和药物的不良反应。

4. 皮肤、黏膜护理

保持皮肤清洁干燥，出汗时及时更换衣物，维持床铺平整清洁。昏迷患儿长期卧床后，应每 2 小时翻身 1 次，按摩受压部位皮肤，可在骨隆起部位置气垫圈或棉垫。呕吐后及时清除颈部、耳部的残留物。

5. 心理护理

加强与患儿及家长的沟通，及时解除患儿痛苦不适，并为家长提供耐心解释和心理上的支持，克服其焦虑、恐惧、怨恨等心理，密切配合治疗和护理。

6. 健康教育

耐心讲述疾病相关知识，告知家长要有长期治疗的思想准备及坚持规律、全程、合理用药的重要性，以取得家长的配合及支持。指导家长观察病情及药物不良反应，并定期门诊复查。指导患儿避免继续与开放性结核病人接触，以防重复感染。积极预防和治疗各种急性传染病。部分留有后遗症的患儿，指导家长进行理疗、被动活动等功能锻炼，促进肢体恢复。

Healthy survival
after tuberculosis

本章小结

1. 病原体

(1)麻疹：麻疹病毒。

(2)水痘：水痘—带状疱疹病毒。

(3)腮腺炎：腮腺炎病毒。

(4)手足口病：多种肠道病毒。

(5)流行性乙型脑炎：乙脑病毒。

(6)猩红热：A 组 β 型溶血性链球菌。

(7)中毒性细菌性痢疾：志贺菌。

(8)儿童结核：结核分枝杆菌。

2. 临床表现

(1)麻疹：发热、咳嗽、流涕、眼结膜充血、麻疹黏膜斑和全身斑丘疹。

(2)水痘：皮肤黏膜分批出现的多形性皮疹。

(3)腮腺炎：腮腺的非化脓性炎症性肿胀、疼痛和发热等。

(4)手足口病：发热，手、足、口等部位的皮疹或疱疹等。

(5)流行性乙型脑炎：高热、意识障碍、抽搐、脑膜刺激征及病理反射征阳性。重症出现呼吸衰竭。

(6)猩红热：发热、咽峡炎、全身弥漫性鲜红色皮疹和疹退后脱屑。

(7)中毒性细菌性痢疾：发热、腹痛、腹泻、里急后重和黏液脓血便。可伴有全身毒血症状，严重病例可出现感染性休克和(或)中毒性脑病。

(8)儿童结核：低热、盗汗等结核中毒症状，PPD 试验阳性。

3. 主要护理诊断

(1)体温过高：与麻疹、水痘等病毒感染有关。

(2)皮肤完整性受损：与麻疹水痘等病毒引起皮疹有关。

(3)疼痛：与腮腺炎病毒引起腮腺炎症有关。

(4)急性意识障碍：与乙脑病毒引起脑实质损伤有关。

(5)潜在并发症：颅内压增高。

4. 护理措施

(1)发热护理。

(2) 皮肤黏膜护理。

(3) 惊厥或抽搐的护理。

(4) 疼痛的护理。

(5) 惊厥、颅内压增高等护理。

客观题测验　　　　　　　　主观题测验

第十八章

常见危急重症患儿的护理

学习目标

识记：惊厥、急性呼吸衰竭、急性肾衰竭、急性颅内高压的定义；惊厥、急性呼吸衰竭、急性肾衰竭、急性颅内高压的临床表现。

理解：惊厥、急性呼吸衰竭、急性肾衰竭、急性颅内高压、心跳呼吸骤停的病因及发病机制。

运用：运用护理程序对惊厥、急性颅高压、急性呼吸衰竭、急性肾衰竭及心跳呼吸骤停的患儿实施急救及护理；熟悉运用 CRP 技术对心跳呼吸骤停的患儿进行心肺复苏。

第一节 惊 厥

案例导入

患儿，男，1岁5月，半天前接触感冒家属后出现发热、流涕、咳嗽。半小时前突然抽搐1次，持续约5分钟，为全身性发作，无大小便失禁。既往有发热抽搐2次。体查：神志清楚，一般情况好，温度39.5℃，咽部充血，双侧扁桃体I度肿大，双肺呼吸音稍粗，未闻及啰音，心音有力，心率112次/min，律齐，未闻及杂音，神经系统(-)，来医院急诊。

思考

(1)该患儿抽搐的原因可能是什么？
(2)首选何种镇静止惊药物？
(3)对该患儿应采取哪些护理措施？

惊厥案例解析

惊厥(convulsion)可以是痫性发作，也可以是非痫性发作。痫性发作是神经元功能紊乱引起神经元细胞群发作性过度放电所致的全身或局部肌肉不自主收缩，常伴有意识障碍；非痫性发作包括脑干、脊髓、神经—肌肉接头和肌肉本身兴奋性增高所致，也可以是情绪改变所致。惊厥是原发疾病所引起的一种症状。大约有4%的儿童在15岁以前至少有1次惊厥发作，其中近半数为热性惊厥。

热性惊厥(Febrile seizures，FS)是指在一次发热过程中(肛温≥38.5℃，腋温≥38℃)出现的惊厥发作，除外中枢神经系统感染导致惊厥的其他原因，既往也没有无热惊厥史。热性惊厥通常发生于发热24小时内，如发热≥3天才出现惊厥发作，应注意寻找其他导致惊厥发作的原因。部分热性惊厥患儿以惊厥起病，发作前监护人可能未察觉到发热，但发作时或发作后立即发现发热，临床上应注意避免误诊为癫痫首次发作。

根据临床特点，热性惊厥分为单纯性热性惊厥和复杂性热性惊厥。单纯性热性惊厥占70%~80%，发病年龄多为6月龄至5岁，表现为全面性发作，发作时间<15 min、1次热性病程中发作1次、无异常神经系统体征；复杂性热性惊厥占20%~30%，发病年龄多为<6月龄或>5岁，发病前有神经系统异常，表现为局灶性发作或全面性发作，发作持续时间≥15分钟或1次热程中发作≥2次，发作后可有神经系统异常表现。

热性惊觉持续状态是指热性惊觉发作时间≥30 min 或反复发作、发作间期医生未恢复达 30 分钟以上。

【病因与发病机制】

1. 病因

(1)感染性疾病：①颅内感染，各种细菌、病毒、原虫、真菌等引起的脑膜炎及脑脓肿；②颅外感染，各种感染造成的热性惊厥、中毒性脑病、破伤风、Reye 综合征等，以高热惊厥最常见。

(2)非感染性疾病：①颅内疾病，如新生儿窒息、缺氧缺血性脑病、癫痫、颅脑畸形、颅内占位性病变、神经遗传病、自身免疫性脑病等；②颅外疾病，如急性中毒、代谢紊乱、心脏疾病、肾脏疾病等。

2. 发病机制

儿童大脑皮质发育未臻完善，分析鉴别及抑制功能较差。神经纤维轴突髓鞘未完全形成，绝缘和保护作用差。较弱刺激即可使兴奋冲动泛化；免疫功能低下，容易感染诱发惊厥；血—脑屏障功能差，各种毒素和病原微生物易于进入脑组织；某些特殊的疾病如产伤、遗传代谢性疾病、先天发育缺陷常见于儿童，导致儿童惊厥发病率高于成人。

【临床表现】

惊厥主要表现为突然发生的全身性或局部肌群强直或阵挛性抽动。发作前，部分患儿可有先兆，多表现为意识突然改变，双眼上翻，凝视或斜视。由于喉肌痉挛，气道不通畅，可有屏气发作，甚至青紫。常伴有四肢及面部肌肉抽动或强直痉挛，痫性发作患儿可表现为刻板重复动作。发作大多在数秒或数分钟内停止，严重者可持续数十分钟或反复发作。发作终止后大多无神经意识障碍，止惊后多入睡。新生儿惊厥发作不典型，表现为凝视、斜视、眨眼运动，面肌抽动似咀嚼、吸吮动作，单一肢体震颤、固定或四肢踩踏板或划船样运动及呼吸暂停发作等。

【辅助检查】

1. 实验室检查

血常规、尿常规、大便常规；血液生化检查，如血糖、血钙、血镁、血钠、肌酐及尿素氮等。怀疑颅内感染者需行脑脊液常规、生化及病原学检查。

2. 影像学检查

所有惊厥患儿应做脑电图检查。怀疑颅内出血、占位性病变和颅脑畸形可行头颅 CT 及 MRI 检查。头颅 B 超适用于前囟未闭的婴儿，对脑室内出血、脑积水有诊断价值。随着医疗技术的发展，头颅功能成像等新技术已广泛应用于临床，对颅脑代谢性疾病及颅脑微小病灶的发现有很大的帮助。

【治疗要点】

维持生命体征，控制惊厥发作，治疗惊厥病因，预防惊厥复发。

1. 镇静止惊

(1)苯二氮䓬类：控制惊厥的首选药。常用地西泮及咪达唑仑。地西泮每次 0.3~0.5 mg/kg，注射速度每分钟不超过 2 mg。必要时 5~10 分钟后可重复应用。

(2)苯巴比妥钠：肌内注射吸收较慢，不适用于急救。负荷剂量 10 mg/kg，静脉注射，速度<25 mg/min。维持剂量为3~5 mg/(kg·d)，分两次使用。该药常用于新生儿惊厥的初始治疗。

(3)10%水合氯醛：每次0.5 mL/kg(50 mg/kg)，稀释至3%灌肠。

2. 对症治疗

高热者予降温。维持内环境稳定。

3. 病因治疗

针对惊厥的不同病因采取相应治疗措施。

【护理评估】

1. 健康史

详细询问患儿既往有无类似发作、有无相关的遗传性疾病及家族史、外伤史、传染病接触史、药物服用史及食物中毒史。

2. 身体状况

测量患儿生命体征，重点关注体温变化、瞳孔对光反射、意识障碍的程度及持续时间的长短。

3. 心理—社会状况

及时了解患儿及患儿家属对于疾病相关知识的认识及心态。

【常见护理诊断/问题】

1. 有窒息的危险

与意识障碍、咳嗽反射减弱有关。

2. 有受伤的危险

与意识障碍、惊厥导致不能自主控制有关。

3. 体温过高

与感染或惊厥持续状态有关。

4. 焦虑/恐惧

与家长担心患儿病情、无法应对惊厥发作有关。

【护理目标】

(1)患儿住院期间不发生误吸或发生时能及时发现并得到有效处理。

(2)患儿未出现坠床、骨折等外伤。

(3)患儿维持正常体温。

(4)患儿及家属焦虑缓解，并积极配合治疗。

【护理措施】

1. 气道管理

惊厥发作时应就地及时抢救。将患儿平卧，头偏向一侧，防止误吸，解开衣服、裤带。及时清理呼吸道分泌物及呕吐物。必要时给予氧气吸入。

2. 预防受伤

专人守护，使用床挡，防止坠床。移开周围可能伤害患儿的物品。切勿移动患儿或使用强力按压及约束带约束肢体，已长牙的患儿上下臼齿之间，放置纱布包裹的压舌板，牙关紧闭者，应合理使用开口器。

3. 发热的护理

及时准确地监测体温,每 4 小时测量 1 次,并准确记录。如为超高热或有惊厥史患儿,需 1~2 小时测量 1 次,体温骤升或骤降时要随时测量并记录。行退热处置后,应间隔 1 小时复测体温。

4. 心理护理

患儿惊厥发作时允许家长陪伴。指导患儿家长惊厥发作的急救处理(如体位、安全、保持气道通畅等)。讲解惊厥的病因、治疗、预后等知识。评估患儿家长焦虑及恐惧的程度,指导减轻焦虑的方法、获取支持和资源的方法。

5. 健康教育

(1)指导患儿家属掌握简单的止惊急救措施及有效的物理降温方法。

(2)癫痫患儿,应嘱咐家属按时按量喂药,不可随意更改药物剂量和停药;并定期进行门诊随访。

【护理评价】

患儿是否呼吸道通畅,不发生误吸;是否避免患儿外伤的发生;患儿体温是否维持在正常范围;患儿及家属焦虑情绪是否得到缓解,并积极配合治疗。

第二节 急性呼吸衰竭

案例导入

患儿,男,9 个月。因"发热、咳喘 2 天"入院。诊断支气管肺炎。1 小时前患儿出现烦躁不安,哭声弱,口唇面色发绀,体温 39℃,心率 186 次/min,呼吸 62 次/min,有呼吸三凹征,心音低钝,双肺呼吸音粗,肺部可闻及干湿啰音,肝肋下 3.5 cm,脾脏肋下未触及,病理征未引出。

思考

(1)该患儿可能发生了何种情况?应如何处理?

(2)该患儿护理诊断是什么?

急性呼吸衰竭案例解析

急性呼吸衰竭(acute respiratory failure)是指各种原因导致呼吸功能发生异常,出现通气或换气功能严重障碍，致缺氧，可伴有二氧化碳潴留而引起一系列生理功能和代谢紊乱的临床综合征。儿童急性呼吸衰竭是导致儿童心跳呼吸骤停的主要原因，具有较高的病死率。

【病因与发病机制】

1.呼吸道梗阻

呼吸道梗阻以通气障碍为主。

(1)上呼吸道梗阻：如异物吸入、咽喉壁脓肿、喉气管支气管炎、扁桃体肥大、喉痉挛、喉头水肿、颅面部发育畸形等。

(2)下呼吸道梗阻：如哮喘急性发作、支气管软化、狭窄等。

2.肺实质病变

肺实质病变以换气障碍为主。常见疾病有肺炎、毛细支气管炎、间质性肺疾病等。其他如肺水肿、肺出血、肺栓塞、新生儿呼吸窘迫综合征、先天性肺发育不良。

3.呼吸泵异常

呼吸泵异常可引起通气不足，晚期可继发感染、肺不张等实质病变。

【临床表现】

1.原发病表现

根据原发病不同而异。

2.呼吸系统表现

(1)中枢性呼吸衰竭：主要表现为呼吸节律改变，可呈呼吸浅慢，严重时出现周期性呼吸。常见潮式呼吸、抽泣样呼吸、叹息样呼吸、呼吸暂停和下颌式呼吸等。

(2)周围性呼吸衰竭：主要表现为不同程度的呼吸困难，呼吸做功增加，可见呼吸三凹征，鼻翼扇动，婴儿可表现为点头样呼吸、呻吟等。早期呼吸多增快，晚期呼吸减慢无力。上呼吸道梗阻以吸气性呼吸困难为主，下呼吸道梗阻以呼气性呼吸困难为主。

(3)低氧血症表现：缺氧可出现发绀、烦躁不安、意识模糊甚至昏迷、惊厥。

(4)高碳酸血症表现：神经系统早期表现为头痛、神志淡漠或烦躁、谵妄，严重者出现抽搐、昏迷、颅内压增高甚至出现脑疝。循环系统除有与缺氧相类似的改变外，可出现毛细血管扩张表现，多汗、皮肤潮红、唇红、球结膜充血及水肿等。

【辅助检查】

血气分析测定 PaO_2、$PaCO_2$、SaO_2、动脉血 pH、SB、BB 等，以判断呼吸衰竭的类型、程度及酸碱平衡紊乱程度。

【治疗要点】

积极治疗原发病，改善呼吸功能，纠正低氧血症和高碳酸血症，保护重要脏器功能，减少呼吸衰竭并发症。

1.病因治疗

明确病因，给予针对性治疗。

2.气道管理

湿化、雾化及排痰。解除支气管痉挛及水肿。

3. 呼吸治疗

积极纠正缺氧是治疗的关键环节。根据患儿原发病、病情、缺氧程度选择适宜的氧疗方法。

4. 对症支持治疗

防治脑水肿及颅内压增高,改善微循环及心功能,纠正水、电解质及酸碱失衡。

【常见护理诊断/问题】

1. 气体交换受损

与肺换气功能障碍有关。

2. 清理呼吸道无效

与呼吸道分泌物黏稠、无力咳痰有关。

3. 营养失调:低于机体需要量

与摄入不足及疾病消耗有关。

4. 潜在并发症

继发感染、多器官功能衰竭等。

【护理措施】

1. 气体交换受损的护理

(1)合理用氧:①鼻导管给氧,儿童的氧流量为 1~2 L/min,婴幼儿 0.5~1 L/min,氧浓度 25%~40%;②面罩吸氧,儿童的氧流量为 3~5 L/min,婴幼儿 2~4 L/min,氧浓度 40%~60%;③头罩吸氧,氧浓度可根据需要调节,通常为 4~6 L/min,氧浓度 40%~50%;④持续气道正压给氧(CPAP),新生儿常用经鼻 CPAP,年长儿可用面罩和鼻罩CPAP。

(2)机械通气的护理:监测呼吸机参数,防止导管脱落及堵塞。观察患儿胸部起伏、面色和周围循环状况。根据病情逐步撤离呼吸机,帮助患儿进行呼吸肌功能锻炼。

2. 气道管理

(1)湿化气道:采用加温湿化器湿化呼吸道。必要时予雾化吸入治疗。

(2)胸部物理治疗:包括体位引流、翻身、拍背、吸痰等,可有效减少呼吸道阻力和呼吸做功。对于气管插管者应根据吸痰指征适时吸痰,吸痰前 30~60 秒充分给氧(儿童提供 100%氧、婴儿采用高于基线 10%~20%的氧气吸入),以避免吸痰时低氧血症的发生。吸痰时依序吸出口腔、鼻咽部及气管内的分泌物。儿童吸引负压<40 kPa,新生儿<13.3 kPa,吸引时间<15 秒,以防损伤气道黏膜。注意观察咳嗽、咳痰性状、呼吸音等。

3. 营养管理

评估患儿营养状况,给予高热量、高蛋白、易消化和富含维生素饮食。

4. 预防感染

加强手卫生、皮肤护理、口腔护理,做好病室通风及消毒,观察体温及感染征象。

5. 观察病情

观察呼吸频率和节律、心率、心律、血压、血氧饱和度、意识、皮肤颜色、末梢循环等。

第三节 急性肾衰竭

案例导入

患儿，女，1岁。因"呕吐、腹泻伴发热9天，无尿5天"入院。9天前无诱因出现腹泻，为黄绿色稀水便，每天3~4次，伴频繁呕吐，非喷射状，量较多；同时发热，体温最高41℃。给予口服头孢克洛、肌注地塞米松治疗，3天后腹泻、呕吐次数减少，但体温仍在38℃~39℃之间，并开始咳嗽。近5天一直无尿。入院前一天门诊就诊，查胸部X线片示右下肺斑片状影，诊断支气管肺炎，静滴阿莫西林克拉维酸钾粉剂及0.9%氯化钠溶液200 mL后，体温下降，但仍无尿。次日颜面及双眼睑水肿，血清尿素氮35.97 mmol/L，血肌酐794.21 μmol/L，血钾8.1 mmol/L，二氧化碳结合力6.91 mmol。

思考

(1)该患儿可能发生了何种情况？应如何处理？

(2)该患儿护理诊断是什么？

急性肾衰竭案例解析

急性肾衰竭(acute renal failure，ARF)是指由多种原因引起的肾功能短期内急剧下降或丧失的临床综合征，体内代谢产物堆积，出现氮质血症、水及电解质紊乱、代谢性酸中毒等症状。新生儿期以围生期缺氧、败血症、严重溶血或出血引起者较常见，婴儿期以严重腹泻脱水、重症感染及先天畸形引起者多见。依据疾病发生机制的研究进展，逐渐采用急性肾损伤(acute kidney injury，AKI)的概念代替急性肾衰竭。

【病因与发病机制】

1.病因

(1)肾前性：任何原因引起血容量减少，导致肾血流量下降，肾小球滤过率降低而出现肾衰竭。常见原因有腹泻、呕吐、脱水、心源性休克、充血性心力衰竭、过敏反应、败血症、烧伤、外科手术大出血等。此型肾实质无器质性病变，病因消除后肾功能多可恢复正常。

(2)肾性：各种肾实质疾病导致的肾衰竭，也可由肾前性肾衰竭未能及时去除病因，疾病进一步发展所致。主要包括：①肾小球疾病，各种肾脏原发性或继发性疾病，如急性肾炎、急进性肾炎、紫癜性肾炎、狼疮性肾炎、肾脏肿瘤、溶血尿毒综合征等；②肾小管疾病，以急性肾小管坏死最多见，常见原因有肾缺血、肾毒性物质（如汞、砷、氨基糖苷类药物）；③肾间质疾病，主要见于感染和药物过敏引起肾小管和间质损害，如急性间质性肾炎、急性肾盂肾炎等；④肾血管性疾病，如血管炎、血管栓塞等。

（3）肾后性：各种原因引起的泌尿道梗阻所致。常见有尿路结石、尿路梗阻致肾盂积水、双侧输尿管连接部狭窄、先天性尿路畸形、肾结核、肿瘤压迫输尿管等。肾后性因素多为可逆性的，及时解除病因可使肾功能恢复。

2. 发病机制

急性肾衰竭的发病机制尚未完全阐明，主要有以下几种学说。

（1）肾血流减少学说：任何原因引起血管内有效循环量减少，使肾血流减少，均可导致少尿、无尿。

（2）肾小管损伤学说：①肾小管反漏学说，肾缺血或中毒均可引起肾小管损伤，使肾小管上皮细胞变性、坏死、基膜断裂。肾小管内液反漏入肾间质，压迫毛细血管，进一步减少肾血流，导致少尿、无尿；②肾小管阻塞学说，肾小管上皮受损肿胀，各种管型阻塞、间质水肿压迫，均可阻塞肾小管导致少尿、无尿。

（3）缺血再灌注肾损伤学说：由于缺血细胞内钙通道开放，Ca^{2+}向细胞内流，肌浆网摄取 Ca^{2+} 能力下降，细胞内钙超负荷；再灌注后中性粒细胞爆发式呼吸产生大量氧自由基，而清除氧自由基能力下降，使细胞损伤继续加重，肾小管的可逆性损伤发展为不可逆损伤。

（4）非少尿型急性肾小管坏死：是由于肾单位受损轻重不一所致。该型患者肾单位血流灌注相差很大，部分肾单位灌注量可正常，血管阻力也不升高，而另一部分肾单位灌注量明显减少，血管收缩和阻力增大。

【临床表现】

根据尿量可分为少尿型肾衰竭及非少尿型肾衰竭，临床以前者多见。少尿型肾衰竭表现为急性肾衰竭伴少尿或无尿，非少尿型肾衰竭为血中尿素氮、肌酐迅速增高，而不伴有少尿表现。少尿型肾衰竭一般分为以下 3 期：

1. 少尿期

少尿（尿量 <250 mL/m^2）或无尿（尿量 <50 mL/m^2）一般持续 10 天左右，持续 2 周以上或病程中少尿与无尿间歇出现则提示预后不良可能性大。少尿期的主要问题：①水潴留，肾脏排尿减少，大量水滞留于体内，出现全身水肿、胸腔积液、腹腔积液、高容量性高血压，严重者可发生充血性心力衰竭、肺水肿、脑水肿，是此期死亡的主要原因。②电解质紊乱，表现为"三高三低"，即高钾血症、高磷血症、高镁血症和低钠血症、低钙血症、低氯血症，其中以高钾血症最多见。③代谢性酸中毒，由于肾脏泌 H^+ 功能障碍所致，具有进行性、不易纠正的特点。表现为精神萎靡、乏力、嗜睡、呼吸深长、面色发灰、口唇樱桃红色，可伴心律不齐。④氮质血症，蛋白质分解代谢增强，代谢产物不能由肾脏充分排出，血中尿素、肌酐等非蛋白含氮物质大量增加。首先出现消化道症状，如食欲减退、恶心、呕吐、腹部不适等，10%~40% 有消化道出血。神经系统可出现意识障碍、躁动、谵妄、抽搐、昏迷等症状。血液系统可出现贫血、出血、皮肤瘀斑等。⑤感

染，是 ARF 最常见的并发症，约 70% 的患儿合并感染，以呼吸道感染和泌尿道感染最常见，约 1/3 患儿死于感染。

2. 多尿期

若能度过少尿期则尿量可突然或逐日增加，5~6 天可达高峰。尿量超过 250 mL$(m^2 \cdot d)$ 表示进入多尿期。多尿期一般持续 1~2 周，部分患儿可长达 1~2 个月。早期血尿素氮和肌酐可持续上升，后期逐渐恢复正常。多尿期因大量水和电解质随尿排出，可导致低钾血症、低钠血症及脱水。此期患儿抵抗力低，易并发感染，感染是多尿期患儿死亡的主要原因。

3. 恢复期

多尿期后肾小管上皮细胞再生、修复，肾功能逐渐恢复（约在病后 1 个月），血尿素氮及肌酐逐渐恢复正常。肾小球滤过功能恢复较快，而肾小管功能恢复较慢。肾浓缩功能需数个月才逐渐恢复正常，少数患儿留有不同程度的肾功能损害或转为慢性。此期患儿体质仍较弱，多有消瘦、营养不良、贫血和免疫功能低下等。

药物所致的非少尿性肾衰竭，临床表现较少尿型急性肾衰竭症状轻，并发症少，病死率低。

【辅助检查】

1. 实验室检查

尿液检查测定尿比重、尿渗透压、尿肌酐、尿电解质等。血生化检查监测电解质、血尿素氮和肌酐。

2. 影像学检查

腹部 X 线片、B 超、CT、MRI 等可了解肾脏大小、形态、肾脏血供情况及输尿管、膀胱有无梗阻，也可了解肾血流量、肾小球功能和肾小管功能。

3. 肾活检

对原因不明的急性肾衰竭，肾活检是可靠的诊断手段。

【治疗要点】

去除病因，积极治疗原发病，减轻症状，改善肾功能，防止并发症的发生。

1. 少尿期

重点是去除病因和治疗原发病，纠正水、电解质和酸碱平衡失调，控制氮质血症，供给充足营养。

(1) 病因治疗：肾前性肾衰竭应及时纠正全身循环血流动力学障碍、积极纠正肾血流减少，包括补液、输注血浆和白蛋白、使用洋地黄药物等；避免接触肾毒性物质，密切监测尿量及肾功能变化；控制感染应选择有效、不易产生耐药性、肾毒性低的抗生素，尽可能避免预防性抗感染治疗。

(2) 控制水钠入量：量出为入，每日液量=尿量+显性失水+不显性失水-内生水。无发热患儿不显性失水为 300 mL/$(m^2 \cdot d)$，体温每升高 1℃ 不显性失水增加 75 mL/$(m^2 \cdot d)$。内生水在非高分解代谢状态约以 100 mL/$(m^2 \cdot d)$ 计算。所用液体均为非电解质液。袢利尿药对少尿型急性肾衰竭可短期使用。

(3) 营养治疗：为了促进蛋白质合成，可用苯丙酸诺龙 25 mg 肌内注射，每周 1~2

次。高分解状态或不能口服者可予静脉营养支持。

（4）维持电解质及酸碱平衡：积极纠正高钾血症、低钠血症、低钙血症、高磷血症等。轻症代谢性酸中毒一般无须处理，血浆 $HCO_3^-<12$ mmol/L 或动脉血 pH<7.2 时可给予 5%碳酸氢钠，纠正酸中毒时注意预防低钙惊厥。

（5）血液净化：凡上述保守治疗无效者均应尽早进行透析，如血液透析、腹膜透析、连续动静脉血液滤过，婴幼儿常用腹膜透析。

2. 多尿期

注意监测尿量和血压，积极防治水、电解质紊乱及酸碱失衡。当血肌酐接近正常时应增加饮食中蛋白质的摄入量。

3. 恢复期

注意休息、加强营养、防治感染。

【常见护理诊断/问题】

1. 体液过多

与肾小球滤过率降低有关。

2. 营养失调：低于机体需要量

与摄入不足及丢失过多有关。

3. 有感染的危险

与免疫功能低下有关。

4. 潜在并发症

心力衰竭、肺水肿、脑水肿等。

【护理措施】

1. 维持体液平衡

少尿期应限制水、钠、钾、磷的摄入。观察生命体征，定期监测尿量、尿常规、肾功能等。记录 24 小时出入量，每日监测体重，有腹腔积液的患儿应监测腹围变化。重点监测水、电解质紊乱。

2. 营养支持

给予高糖、低蛋白、富含维生素饮食。供给热量 210~250 J/(kg·d)，脂肪占总热量的 30%~40%。蛋白质 0.5 g/(kg·d)，以优质动物蛋白为主(如鸡蛋、肉类、奶类蛋白)，少尿期限制蛋白质摄入量，在保证能量供给的基础上，减少组织蛋白分解。透析治疗时因大量蛋白质丢失，可无须限制蛋白质入量。评估患儿营养状况，讲解肾衰竭疾病知识，指导家长为患儿提供合理营养。

3. 预防感染

实行保护性隔离，作好病室清洁和空气净化。指导患儿加强个人清洁卫生，做好皮肤护理及口腔护理。卧床时间视病情而定，一般少尿期、多尿期均应卧床休息，恢复期逐渐增加活动。

4. 防治并发症的发生

卧床休息，限制钠盐和水的摄入，密切观察生命体征，密切观察血压的变化，每日测量血压 1~2 次或进行动态血压的监测。

第四节　急性颅内压增高

患儿，男，4 岁，因右耳流脓 3 天后出现高热、头痛、反复呕吐、抽搐 2 次入院。无特殊服药史，家族史正常。查体：嗜睡，颈项强直，布氏征（+），克氏征（+）。血常规：WBC $20×10^9$/L，中性粒细胞 0.88，CRP 168 mg/L。脑脊液检查：脑脊液压力 290 mmH$_2$O，WBC $1\,000×10^6$/L，蛋白质 0.65 g/L，糖 1.8 mmol/L，诊断为化脓性脑膜炎。

思考

（1）该患儿目前主要的护理诊断/问题是什么？

（2）应采取哪些护理措施？

急性颅内压增高案例解析

急性颅内压增高（acute increased intracranial）是指由于多种原因引起脑实质和（或）颅内液体量增加所致的一系列临床表现。如未及时处理，可迅速发展成为脑疝，导致患儿突然死亡。

【病因与发病机制】

1. 病因

（1）脑脊液的循环损伤：如先天性畸形、肿瘤、脑室内出血、蛛网膜下隙出血等。

（2）脑组织的容量增加：各种原因引起的脑组织水肿。

（3）颅内血容量增加：如上腔静脉综合征、静脉栓塞、高血压等。

2. 发病机制

颅内压（intracranial pressure，ICP）是指颅内容物对颅腔壁产生的压力，以脑脊液腔压力为代表。颅腔内是由脑组织（80%）、血液（10%）及脑脊液（10%）组成的有固定容积的密闭腔，其中任何一种内容物容积增加时其他内容物相应减少以维持容量平衡，否则将导致压力增高。允许 ICP 增加的临界容积约为 5%，超过此范围 ICP 开始增高。

【临床表现】

临床表现与发病原因、部位、病情进展速度及合并症等密切相关。早期临床表现复杂多样且缺乏特异性，晚期常合并生命体征改变。

1. 头痛

开始为阵发性，以后逐渐发展为持续性，晨起为重，以前额和双颞侧为主，咳嗽、用力排便或头部位置改变时头痛加剧。婴儿多表现为烦躁不安、尖叫、拍打头部。婴儿因前囟未闭及颅缝裂开可部分缓解颅内高压，故其头痛不明显。头痛、恶心呕吐、视神经盘水肿是颅内高压的三主征。

2. 喷射性呕吐

清晨为重，很少恶心，与饮食无关，且呕吐可减轻头痛。

3. 眼部表现

可出现眼球突出、球结膜充血和水肿、落日征、瞳孔改变、视神经盘水肿等。

4. 意识障碍

早期出现性格变化，表情淡漠、反应迟钝、嗜睡或躁动，如不能及时控制脑水肿则可出现昏迷。

5. 头部体征

婴儿可见前囟饱满及张力增高、颅缝裂开、头围增大等。

6. 生命体征改变

急性颅内压升高时，会出现脉率减慢，呼吸节律慢而不规则甚至暂停；下丘脑体温调节中枢受累时可致高热。若不及时治疗，颅内压持续上升，发生脑疝。

7. 惊厥和肌张力增高

脑缺氧或炎症刺激大脑皮质可导致抽搐甚至癫痫样发作。

8. 脑疝

脑疝（brain herniation）是颅内压增高最严重的后果之一。意识障碍、瞳孔扩大、血压升高伴缓脉称为库欣三联征（Cushing triad），为颅内高压危象，常为脑疝的先兆。严重颅内压增高可导致小脑幕切迹疝或枕骨大孔疝，两侧瞳孔不等大是早期诊断小脑幕切迹疝的一项可靠依据。枕骨大孔疝时生命体征变化出现较早，瞳孔改变和意识障碍出现较晚，易发生中枢性呼吸衰竭。

【辅助检查】

1. 实验室检查

血常规、尿常规、大便常规检查，必要时检查血液生化及肝功能、肾功能。脑脊液检查对颅内感染、颅内出血有诊断价值，疑有颅内高压者行腰椎穿刺术时应慎重，以免诱发脑疝。需进行腰椎穿刺以明确诊断者，应术前给予甘露醇降低颅内压，术中应控制脑脊液滴速，避免大量引流脑脊液，同时应密切监测患儿生命体征。

2. 影像学检查

增强 CT 扫描可观察局部脑血流情况，显示与解剖异常之间的关系。MRI 检测脑内含液量的变化较 CT 更灵敏，可观察到脑疝的形成。经颅多普勒超声可协助临床判断颅内高压程度、治疗效果及预后。通过脑电图可了解脑功能紊乱情况。

3. 测定颅内压

利用生物物理学方法直接测量颅内压力，是诊断颅内高压较准确的方法。脑室内监测是 ICP 监测的金标准，前囟测压主要用于新生儿和婴儿。

【治疗要点】

1. 病因治疗

去除病因、控制病变，针对原发病积极采取相应治疗，如抗感染、改善通气、清除颅内占位病变、侧脑室引流等。

2. 对症治疗

保持正常体温及血压，控制惊厥，纠正酸碱、电解质紊乱等。

3. 降低颅内压

20%甘露醇，降颅压作用最为有效，0.25~1 g/kg 静脉滴注，每 4~6 小时 1 次。一般要求在 20 分钟内滴完，速度 120~140 滴/min（过快可引起头痛、视力模糊），注意防止外渗以免组织坏死；呋塞米，每次 0.5~1 mg/kg，20 mL 液体稀释后静脉注射，每天 2~3 次；类固醇激素，常用于治疗脑水肿，它对肿瘤或感染引起的脑水肿有效，而对外伤和缺氧缺血性损伤常无效；其他治疗，如高压氧治疗、过度通气、控制性脑脊液引流等。

4. 低温疗法

尽早使用亚低温疗法减轻中枢神经功能损害，体温每降低 1℃则 ICP 降低 5.5%。一般控制核心体温在 32℃~34℃。常用药物降温（如氯丙嗪、乙酰氨基酚）及物理降温（如降温毯、亚低温治疗仪、冰帽、体腔降温、血液降温等）。

5. 液体疗法

目前主张颅内高压患儿液体入量主要根据病情和出入量予以调整。应用脱水剂时不必过分限制液体入量。

【常见护理诊断/问题】

1. 颅内适应能力降低

与 ICP 增高引起脑水肿或脑脊液增加使脑组织受压有关。

2. 有误吸的危险

与感知障碍、运动功能受损有关。

3. 有受伤的危险

与颅内压增高、意识障碍有关。

4. 营养失调：低于机体需要量

与呕吐、吞咽障碍、进食困难等有关。

5. 焦虑/恐惧

与患儿父母担心患儿病情及预后有关。

【护理措施】

1. 维持正常颅内压

保持患儿静卧，保持环境安静，避免情绪激动、咳嗽痰堵、用力排便等引起颅内压升高。抬高床头 30°以利静脉回流。有脑疝前驱症状者宜平卧，检查、操作时不可猛力转头、翻身、按压患儿腹部及肝脏。遵医嘱应用脱水制、利尿药等，观察药物疗效及不良反应。评估生命体征、神经系统症状及体征等。

2. 保持呼吸道通畅

及时清除呕吐物及气道分泌物,尽量避免吸引和叩击,如需吸痰应在吸引前给予高浓度氧气吸入。备好氧气、吸引器等物品。

3. 预防受伤

专人守护,加床挡保护。抽搐发作时勿强力按压或约束患儿肢体,勿将物品放入患儿口中或强力撬开紧闭的牙关。遵医嘱给予镇静止惊药。指导患儿家长掌握预防患儿受伤的护理措施。指导合理休息,协助患儿活动。

4. 营养支持

评估患儿营养状况及进食情况。提供均衡的营养及促进营养摄入的方法(如体位、饮食种类等),必要时予以管饲或静脉营养支持。

5. 心理护理

向家长讲解颅内高压的疾病知识、患儿的病情及预后,鼓励其参与患儿护理。鼓励患儿及家长表达自己的感受,指导减轻焦虑和恐惧的方法。

第五节　心跳呼吸骤停

心跳呼吸骤停是指突然呼吸及循环功能的停止。心肺复苏(cardiopulmonaryresuscit-ation,CPR)是指在心跳呼吸骤停的情况下所采取的一系列急救措施,旨在恢复患儿的自主呼吸和自主循环,使生命得以维持。随着对保护脑功能和脑复苏重要性认识的深化,更宜将复苏全过程称为心肺脑复苏(cardiopulmonary cerebral resuscitation,CPCR)。

【病因与发病机制】

1. 病因

(1)心跳骤停的原因:呼吸系统疾病(如肺炎、窒息、气胸、气管异物等)是导致心跳骤停最常见的原因。循环系统疾病(如先天性心脏病、心律失常、心肌病、心内膜疾病等),此外还包括手术、治疗操作和麻醉意外、外伤及意外、心脏疾病、中毒、低血压、电解质紊乱、婴儿猝死综合征等。

(2)呼吸骤停的原因:包括呼吸道梗阻、严重肺组织疾患、意外、中毒、中枢神经系统病变、胸廓损伤、肌肉神经疾病(如吉兰—巴雷综合征、晚期皮肌炎、重症肌无力)、内分泌系统疾病(低血糖、甲状腺功能低下)、婴儿猝死综合征等。

2. 发病机制

缺氧、心肌缺血和心律失常是心跳骤停最常见的三种机制。

【病理生理】

心跳呼吸骤停的本质为呼吸停止以及心脏射血功能终止而导致重要器官缺血、缺氧、代谢性酸中毒,可引起一系列病理过程。

(1)可逆性损伤:细胞所需能量由线粒体生成的 ATP 供给,缺氧使 ATP 产生减少甚至停止。本阶段如能恢复血流灌注和供氧,细胞损伤可完全恢复,一般不留后遗症。

(2)不可逆性损伤:长时间或严重缺氧,将导致不可逆性细胞损伤,此阶段即使恢复血流灌注和供氧，上述变化仍不能完全恢复。存活者可留有后遗症。

（3）缺血再灌注损伤：细胞内钙超载和氧自由基增加，可导致细胞的进一步损伤。

【临床表现】

1. 突然昏迷

一般心脏停搏 8~12 秒后出现，可有一过性抽搐。

2. 瞳孔扩大

心脏停搏 30~40 秒瞳孔开始扩大，对光反射消失。

3. 大动脉搏动消失

心跳呼吸骤停后颈动脉、股动脉搏动消失。

4. 心音消失

心脏停搏时心音消失。

5. 呼吸停止

心脏停搏 30~40 秒后呼吸停止。面色灰暗或发绀。

6. 心电图

可见等电位线、电机械分离或心室颤动等。

【急救处理】

凡突然昏迷伴大动脉搏动或心音消失者即可确诊。对于心跳呼吸骤停，现场抢救最重要，强调黄金 4 分钟，即在 4 分钟内进行基础生命支持，并在 8 分钟内进行高级生命支持。复苏过程如下：

1. 基础生命支持（basic life support，BLS）

（1）迅速评估和启动急救医疗服务系统：迅速评估现场施救者和患儿是否安全。检查患儿反应，无呼吸或仅是叹息样呼吸、不能在 10 秒内明确感觉到脉搏即可确认为心跳骤停，应立即启动急救医疗服务系统。

（2）实施 CPR：新生儿心脏骤停多为呼吸因素所致，其 CPR 程序为 A-B-C。婴儿和儿童的 CPR 程序为 C-A-B：①胸外心脏按压（chest compression/circulation，C），将患儿放置于硬板上，对儿童采用单手或双手按压胸骨下半部，而婴儿胸外心脏按压可采用双指法（两手指置于乳头连线下方按压胸骨）或双手环抱拇指法（两手掌及四手指托住两侧背部，双手拇指按压胸骨下 1/3 处）。按压深度至少为胸廓前后径的 1/3（婴儿约 4 cm；儿童约 5 cm，不超过 6 cm），按压频率为 100 ~120 次/min。每次按压后使胸廓充分回弹，保持按压连续性（中断时间限制在 10 秒以内）。②开放气道（airway，A），首先清除口、咽、鼻分泌物、异物或呕吐物。开放气道多采取仰头抬颏法，用一手的小鱼际（手掌外侧缘）置于患儿前额，另一手的示指和中指置于下颏将下颌骨上提，使下颌角与耳垂的连线和地面垂直。疑有颈椎损伤者使用托颌法，将双手放置于患儿头部两侧，握住下颌角向上托下颌，使头部后仰程度为下颌角与耳垂连线和地面呈 60°（儿童）或 30°（婴儿）。③建立呼吸（breathing/ventilations，B），口对口人工呼吸适合于现场急救，婴儿采用口对口鼻，儿童采用口对口。条件允许时可采用辅助呼吸的方法，如球囊-面罩通气，常用气囊通气装置为自膨胀气囊（婴儿和低龄儿童容积为 450 ~500 mL，年长儿容积为 1 000 mL），可输入空气或氧气，采用 E-C 手法进行通气。注意观察患儿的胸廓起伏情况，了解辅助通气的效果。婴儿和儿童单人复苏时胸外按压与人工呼吸比例为30:2,若双人复苏则为15:2,呼吸频率为8~10次/min。心肺复苏的有效指征包括扪及大动脉搏动、口唇及甲床颜色转红、出现自主呼吸、扩大的瞳孔缩小及对光反射恢复、肌张力恢复。

(3)除颤:在复苏过程中出现心室颤动,室性心动过速和室上性心动过速时可用电除颤复律。1~8岁儿童使用儿科剂量衰减型自动体外除颤器(automated external defibrillator, AED),婴儿首选手动型除颤仪或不带儿科剂量衰减型的AED。初始除颤能量为2 J/kg,若需第2次除颤,则电击能量至少升至4 J/kg,但不超过10 J/kg。除颤后应立即恢复CPR,2分钟后重新评估心率。

2. 高级生命支持(advanced life support, ALS)

(1)高级气道通气:放置口咽或鼻咽气道、喉面罩通气道、气管插管、食管-气管联合导气管等。

(2)供氧:自主循环未恢复前,推荐使用100%纯氧。开始自主呼吸后动态检测动脉血氧饱和度,逐步调整供氧,保证动脉血氧饱和度≥95%。

(3)建立静脉通道:首选周围静脉通道,必要时同时建立周围静脉通道和中心静脉通道。如静脉通道不能迅速建立时应建立骨内通路。如果上述通路均无法及时建立,则可采用气管内途径给药。

(4)药物治疗:其主要作用包括抗心律失常、纠正休克、纠正电解质及酸碱失衡、维持心排血量和复苏后稳定等。常用急救药物为肾上腺素,静脉用药剂量为0.01 mg/kg(1:10 000溶液0.1 mg/kg),最大剂量为1 mg。气管内给药剂量为0.1 mg/kg,最大剂量为2.5 mg。必要时间隔3~5分钟重复1次,勿与碱性液体同一管道输注。

目前不主张常规给予碳酸氢钠、阿托品和钙剂。由于高血糖和低血糖均可导致脑损伤,危重患儿应床旁监测血糖浓度,及时给予葡萄糖。其他急救药物还包括纳洛酮、腺苷、胺碘酮等。

3. 延续生命支持(prolonged life support, PLS)

延续生命支持即复苏后稳定处理,旨在保护脑功能,防止继发性器官损害,积极寻找原发病进行病因治疗,力争患儿达到最佳存活状态,主要包括循环系统监护、呼吸系统监护、脑缺氧监护、肾功能监护、防止继发感染等。

客观题测验

主观题测验

参考文献

[1] 崔焱, 仰曙芬. 儿科护理学[M]. 6版. 北京: 人民卫生出版社, 2017.

[2] 沙丽艳, 崔文香. 儿科护理学[M]. 北京: 科学出版社, 2018.

[3] 董萍, 王卫平. 儿科学[M]. 9版. 北京: 人民卫生出版社, 2018.

[4] 易礼兰, 汪小玉. 儿科护理学[M]. 2版. 北京: 北京大学医学出版社, 2018.

[5] 曲桂玉, 丁建萍. 儿科护理学[M]. 武汉: 华中科技大学出版社. 2017.

[6] 申昆玲, 姜玉武. 儿科学[M]. 3版. 北京: 北京大学出版社, 2013.

[7] 申昆玲. 儿童营养学[M]. 北京: 人民军医出版社, 2015.

[8] 张玉侠. 实用儿科护理学[M]. 4版. 北京: 人民卫生出版社, 2015.

[9] John Katw inkel MD, FAAP. 新生儿复苏教程[I]. 北京: 人民卫生出版社, 2012.

[10] 封志纯, 钟梅, 实用早产及早产儿学[M]. 北京: 军事医学科学出版社, 2010.

[11] 原著Richard A. Polin Mervin C. Yoder. 主译杜立中. 新生儿案例实践[M]. 北京: 人民卫生出版社, 2011.

[12] 美国心脏协会. 基础生命支持[M]. 杭州: 浙江大学出版社, 2016.

[13] 黄绍良, 陈纯, 周敦华. 实用儿童血液病学[M]. 北京: 人民卫生出版社, 2013.

[14] 顾龙军. 儿童白血病[M]. 北京: 人民卫生出版社, 2017.

[15] 张琳琪, 王天. 实用儿科护理学[M]. 北京: 人民卫生出版社, 2018.

[16] 李晓捷. 实用儿童康复医学[M]. 2版. 北京: 人民卫生出版社, 2016.

[17] 王茂斌. 神经康复学[M]. 北京: 人民卫生出版社, 2009.

[18] 刘晓燕. 临床脑电图培训教程[M]. 北京: 人民卫生出版社, 2011.

[19] 中华人民共和国国家卫生和计划生育委员会. 国家免疫规划疫苗儿童免疫程序及说明(2016年版)[J]. 中国病毒病杂志, 2017, 7(2): 81-86.

[20] 张燕, 刘丁玮, 王雨露. 我国婴幼儿家庭意外伤害及防护现状的研究进展[J]. 中国妇幼保健, 2019, 34(7): 1687-1689.

[21] 王青, 张圆圆, 徐佳薇. 首剂脊髓灰质炎灭活疫苗纳入儿童基础免疫程序效果评价[J]. 中国疫苗和免疫, 2019, 25(4): 378-382.

[22] 林红, 刘秀芹. 大于胎龄儿体格发育的纵向研究[J]. 中国儿童保健杂志, 2017, 15(3): 305-306.

[23] 郑康杰, 李明珠. 儿童青少年缺铁性贫血防治研究进展[J]. 中国学校卫生, 2017, 38(9): 1435-1437.

[24] American Heart Association. Pediatric advanced life support[M]. American Heart Association, 2016.